ANOMALIES
ET
PERVERSIONS
SEXUELLES

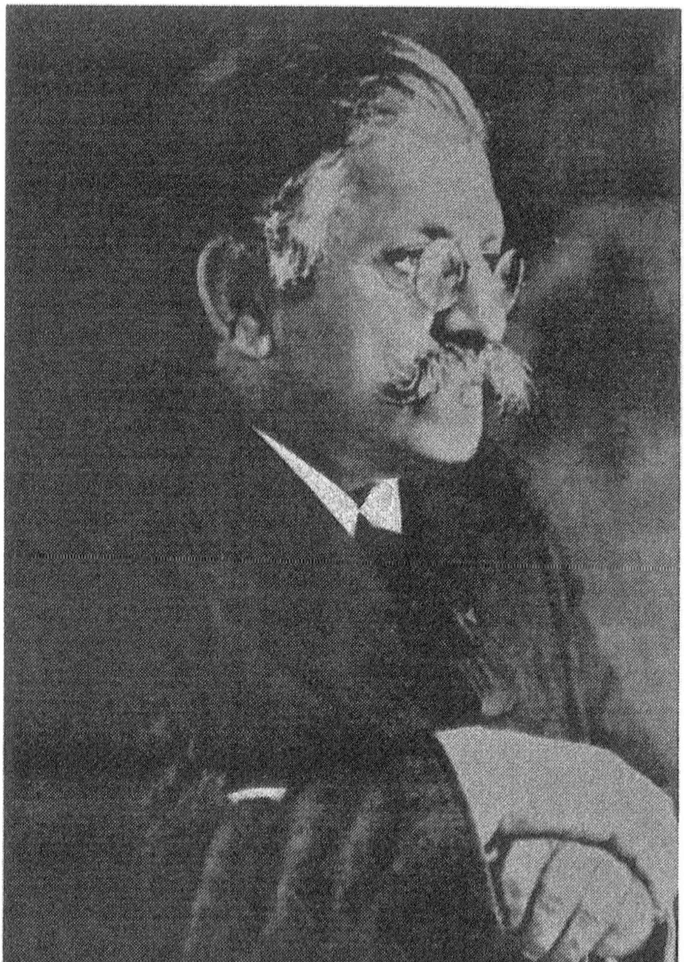

Prof. Docteur Magnus Hirschfeld.

MAGNUS HIRSCHFELD

ANOMALIES ET PERVERSIONS SEXUELLES

GESCHLECHTS ANOMALIEN UND PERVERSIONEN

Traduit par Anne-Catherine STIER

L'HARMATTAN

5-7, rue de l'École-Polytechnique ; 75005 Paris

http://www.librairieharmattan.com
diffusion.harmattan@wanadoo.fr
harmattan1@wanadoo.fr

ISBN : 978-2-296-04739-6
EAN : 9782296047396

troubles »[4]. De même dut-il subir, outre la surveillance policière, les attaques des socialistes d'extrême gauche (il était lui-même un membre important du *SPD* [Parti Social Démocrate]). ***Sa tentative réformatrice fut rejetée par le Parlement (Reichstag) en 1898***, malgré le soutien de BEBEL, et celui des innombrables personnes qui étaient venus demander conseil à l'Institut sur la contraception, les problèmes conjugaux, la prévention des maladies vénériennes, les « anomalies » dont elles souffraient etc... Sa pétition avait reçu plus de 6000 signatures illustres où l'on retrouve non seulement les noms de RICHARD von KRAFFT-EBING, SIGMUND FREUD[5], LOU ANDRÉAS-SALOMÉ, mais encore ceux de LEV (LÉON) NICOLAÏEVITCH comte TOLSTOÏ, ÉMILE ZOLA, ALBERT EINSTEIN, RAINER MARIA RILKE, HERMANN HESSE, STEPHAN ZWEIG, THOMAS MANN, ARTHUR SCHNITZLER, MARTIN BUBER, CARL MARIA WEBER, EDUARD BERNSTEIN, KARL KAUTSKY, etc.

Avec l'arrivée de Hitler au pouvoir, alors que le *Reichstag* s'apprêtait à l'abrogation, le paragraphe 75 sera renforcé, en 1935 [(6)], dans la

---

[4] On évoque moins souvent la rivalité entre *L'Association Homosexuelle d'*ADOLF BRAND, apologiste des « confréries guerrières », où se retrouveront beaucoup de chefs nazis S.A. (avant la nuit des longs couteaux) et celle (mixte) de HIRSCHFELD que le premier (après de vaines tentatives de rapprochement) dénoncera comme « juive » et affaiblissant « l'Éros germanique » (*sic* !)

[5] Rappelons en passant que, dans la première édition (1905) de ses *Trois Essais sur la Théorie Sexuelle...* S. FREUD citait trois fois, dont la première *dès sa note d'entrée*, le *Jahrbuch für Sexuelle Zwischenstufen* que HIRSCHFELD avait créé en 1899. En 1910, il rajouta une note sur ce que S. FERENCZI s'était inspiré du sexologue sur les différentes formes d'homosexualité (homoérotisme « subjectif », d'origine développementale et essentiellement « constitutionnelle », et homoérotisme « objectif », avec conflits d'agressivité et polarité obsessionnelle). HIRSCHFELD, quant à lui, qui montrait le rôle si important du développement hormonal dans l'orientation sexuelle, ne niait pas systématiquement celui des facteurs psychiques, des conflits d'intégration des pulsions partielles et de leurs fixations, etc. Il évoquait « l'École psychanalytique », citant FREUD et, surtout STEKEL, avec - suivant les chapitres - une considération réservée, un désaccord scientifique (non idéologique), ou un accord total...

[6] *Cf.* note 4. HITLER aurait eu une sexualité « multidéviante » (si l'on en croit WALTER G. LANGER dont la *Psychanalyse d'Adolf Hitler* [Paris, Denoël,1993], est - sous un titre français racoleur, alors qu'il s'agit en américain de *The mind of Adolf Hitler*, soit « La mentalité d'Adolf Hitler » [Basic Books, 1992] - la reprise, après guerre, d'un rapport remis au Général W. DONAVAN (patron de l'O.S.S., l'ancêtre de la C.I.A.) qui s'est montré exact jusqu'à la prévision du suicide final... On sait par ailleurs que, dans ses débuts munichois, le futur Führer aurait vu dans les homosexuels des combattants contre « l'ordre bourgeois »... Lors de la prise (démocratique) du pouvoir, il aurait cédé à l'armée (d'autant

lourdeur des peines encourues (de un jour à six mois, à cinq ans), l'homosexualité passant du statut d' « infraction » à celui de « crime » bientôt susceptible d'entraîner *la déportation* sur simple « présomption », même sans « contact physique » ; sanction parfois étendue aux « tribades » (alors que la loi ne les concernaient pas dans ses termes écrits).

Ce ne sera qu'en 1969 que le loi fut modifiée. Elle ne fut définitivement abolie, cependant, qu'en 1994 (alors que presque cent ans s'étaient écoulés depuis la présentation du premier examen de la proposition inspirée par HIRSCHFELD !).

C'est pendant une tournée de conférence en Amérique en 1932 / 33, que les étudiants nazis, entourés par quelques S.A., firent l'*autodafé* de ses archives et de la bibliothèque de l'Institut (où se trouvaient, parmi bien d'autres, les œuvres de S. FREUD, B. BRECHT, S. ZWEIG etc.). Les noms et adresses relevés sur les listes saisies servirent, plus tard, à la Gestapo pour établir *la « liste rose »*.

Sous la République (pendant laquelle HIRSCHFELD avait contribué par son action à faire créer un Ministère de la Santé), son disciple EDGAR J. BAUER avait affirmé (Au cours de journées organisées au centre Moïse Mendelssohn à Postdam) que *son travail et son combat pour l'émancipation des déviants sexuels dérivaient de son judaïsme*, tandis que CHRISTINA von BRAUN, elle aussi son élève, renchérissait sur ce que *la sexologie était une science « juive »* !!! Voilà ce qui - avec le fait qu'HIRSCHFELD était « soupçonné » de vendre des médicaments inefficaces et d'extorquer, par chantage, de l'argent à ses riches patients homosexuels pour financer ses activités - suffisait à la dictature nazie pour faire de lui « *l'un des plus grands criminels juifs du pays* ». La presse du régime (le *Wölklischer Beobabachter*, *Der Stürmer)*, se déchaîna contre lui en en faisant *le prototype du « juif éternel »*. En conséquence, il chercha d'abord refuge à Paris, où il échoua dans son *projet de recréer un Institut de sexologie scientifique* avec EDMOND ZAMMERT. Il se retira alors à Nice où il mourut subitement d'une crise cardiaque le jour anniversaire de ses 67 ans.

JACQUES CHAZAUD

---

plus facilement que leur chef, l'homosexuel Roehme, était son rival) pour éliminer les « hordes dévoyées » des S.A. au profit des très disciplinés… S.S.

« vocation » de sexologue. Mais ce qui, bien évidemment, ***ne diminue en rien la valeur intrinsèque de son travail***, tout en étant certainement une cause, sinon efficiente, occasionnelle, voire matérielle, formelle ou finale (pour parler comme le stagirite « péripatéticien ») de son ***militantisme*** .

Car, mêmes savants (et ils le sont, et restent classiques), les travaux de HIRSCHFELD, qui firent de lui un « leader » de la *sexualwissenschaft* (les journaux américains ne virent-ils pas en lui, du temps de République de Weimar, *« l'EINSTEIN du sexe »* ? [2]) resteront toujours au service de sa passion principale : ***la lutte qu'il mena à ses risques et périls*** *(il subit plusieurs agressions et tentatives d'assassinat sur sa personne),* ***contre le paragraphe 175 du code pénal allemand réprimant « l'inversion »*** (l'homosexualité *masculine*). La loi, qui existait depuis 1794 en Prusse, avait été étendue en 1871 à tout l'Empire Germanique lors de sa création par v. BISMARCK. Dans le cadre du ***WhK*** *: (Comité Humanitaire Scientifique)* fondé en 1897, HIRSCHFELD préconisait une réforme « raisonnable »[3] de la Loi, en faveur de l'égalité des droits des homosexuels, fondée sur la recherche, afin de combattre les préjugés homophobes. La devise de l'association était « ***Per scientiam ad justiciam*** ».

Paradoxalement, ou pas, ceci lui valut *l'hostilité de bien des homosexuels de la « bohême berlinoise »* qui trouvaient son action trop centrée sur la reconnaissance d'une « *respectabilité bourgeoise* » pour leur orientation sexuelle, et de *celles et de ceux qui* jugeaient qu'elle ne ferait qu'augmenter leurs tracas, et *ne voyaient en lui qu'un « fauteur de*

---

[2] Ce à quoi il avait spirituellement répliqué qu'il eût préféré que l'on dise qu'EINSTEIN était le HIRSCHFELD de la physique... Mais ce « titre » n'en devint pas moins, en 1999, celui d'un film allemand qui sera tourné sur sa vie. Lui-même avait été co-scénariste, du temps de Weimar, du film « *Différent des autres* », le premier sur le sujet, où jouait le célèbre acteur de l'époque K. Veith.

[3] HIRSHFELD fit justement observer que de nombreux homosexuels étaient des gens, non seulement distingués, mais de grande valeur intellectuelle et que leurs pratiques sexuelles étaient souvent plus *limitées* que celles des « normaux ». Il soulignait que la loi favorisait le chantage, la délation, voire la prostitution masculine. Il maintenait, par contre, qu'il fallait réprimer sévèrement les abus ou incitations homo ou hétérosexuelles sur mineurs de moins de 16 ans, et les attentats à la pudeur. Il demandait simplement la *dépénalisation des relations homosexuelles privées entre adultes consentants*, en conformité avec les législations française, italienne, hollandaise et de celle de nombreux autres pays où, précisait-il, il ne s'en était suivi « aucune dépravation » ou « autres conséquences fâcheuses ».

AVANT-PROPOS

Point n'est question de refaire ici la biographie, rédigée anonymement, que l'on trouve en Préface de cet ouvrage (achevé par quelques disciples, eux aussi restés dans l'ombre) où MAGNUS HIRSCHFELD résume « peu de temps avant sa mort [...] l'essentiel de son œuvre ».

On pourrait ajouter quelques détails sur la vie et l'importance de l'œuvre du célèbre sexologue. Les uns sans grande importance : comme préciser que le Kolberg de sa naissance se nomme désormais Kolobrzeg; D'autres qui comptent plus, comme de relever qu'il emprunta à KÁROLY-MÁRIA BENKERT ***le terme, qu'il popularisa, d'« homosexualité »***, tandis qu'***il créait celui de transvestisme***. Moins insignifiant aussi est le fait qu'il hérita d'une fortune assez confortable de son père, un médecin réputé et conservateur (qui ne manqua pas, en son temps, de lui faire remontrance de ce qu'il aurait été plus « honorable » pour sa famille qu'il étudiât le choléra plutôt que les anomalies sexuelles...). Cette aisance matérielle lui assura une large autonomie qui lui permit de voyager, de travailler de façon indépendante (sa réputation « sulfureuse » aidant, qui avait fait fuir la clientèle générale, il put se consacrer à aider les homosexuels « honteux » qui le consultaient), et contribuer au financement des Revues, Associations, Congrès, ainsi que de la Ligue mondiale (Présidée par Von KRATFF-EBING) qu'il créa. Ce serait après avoir reçu une somme considérable pour avoir permis, par sa médiation, l'une des premières opérations sur un transsexuel qu'il acheta une grande bâtisse, ancienne résidence princière, dans l'élégant quartier Tiergarten à Berlin, pour y fonder, en 1919, l'Institut de sexologie. Cet *Institut für Sexualwissenschaft* fut visité, entre autres, par ANDRÉ GIDE et JAWAHARLAL NEHRU et servit de modèle mondial. Il avait eu, en 1910, l'idée moins heureuse de créer la Société médicale de sexologie et d'*eugénisme...*[1]

Mais ce qui est beaucoup plus décisif, c'est que, dans la présentation, silence est fait sur ce que *le fameux spécialiste était, lui-même, homosexuel* ! Ce qui donne pourtant tout son relief à sa

[1] Il est étonnant de constater que, dans son dernier livre, écrit en exil, il ne critique que mollement la castration par les nazis des « dégénérés » et malades mentaux et ne voit pas de différence entre les lois « eugéniques » du III° Reich et celles existant à l'époque aux États-Unis...

SOMMAIRE

L'IMPULSION SEXUELLE ANORMALE

LES IMPULSIONS IRRÉPRESSIBLES ET LEURS SÉQUELLES DANS LES DIVERS ÉGAREMENTS DE LA SEXUALITÉ

D'AUTRES IMPULSIONS COMPLÉMENTAIRES

PRÉFACE

HABENT SUA FATA LIBELLI
(De la Préface de l'Édition anglaise.)

Dans *Anomalies sexuelles et Perversions*, l'ouvrage que nous mettons à la disposition des médecins, des criminologistes, des prêtres, des pédagogues et autres spécialistes intéressés, Magnus Hirschfeld, peu de temps avant sa mort, a résumé l'essentiel de son œuvre.

Pour apprécier à sa juste valeur le travail du savant, il faut se rappeler que la sexologie a vu le jour dans la seconde moitié du siècle dernier et que ses premiers représentants furent aux prises avec tous les obstacles dressés par les préjugés sociaux, les informations erronées, les attaques et les persécutions acharnées. Si le XIXe siècle a été une époque de progrès scientifique prodigieux dans le domaine de la recherche pure et de son utilisation pratique, l'analyse objective et la classification des anomalies sexuelles, qui, en fonction de leurs origines et de leur portée, représentent un problème social d'importance considérable, étaient prohibées par un véritable « tabou ». La morale officielle du XIXe siècle refusait d'admettre l'existence de ces phénomènes et, devant les spécialistes décidés à les étudier, elle multipliait les obstacles et les entraves.

L'un des premiers pionniers œuvrant dans le domaine de l'analyse systématique des irrégularités sexuelles fut le docteur Kahn, qui, en dépit des conditions de travail peu favorables aux travaux de recherches, a enrichi la pathologie sexuelle de plusieurs découvertes considérables. Un autre précurseur de grand mérite fut Auguste Forel qui, dans son ouvrage monumental, a analysé les anomalies sexuelles avec le même soin, le même amour du détail qui caractérisent ses travaux sur les fourmis. La *Psychopathia Sexualis*, de Krafft-Ebing, est demeurée, jusqu'à nos jours, une véritable source de découvertes de cas pathologiques dans laquelle les spécialistes modernes puisent encore, malgré l'accumulation de nombre de cas plus récents. Dans son œuvre désormais classique, Havelock Ellis a étudié la détermination physiologique des phénomènes sadomasochistes, tandis que Moll, Schrenk-Notzing, Féré et Bloch, les grands spécialistes de la sexologie de la fin du XIXe siècle, étaient déjà en mesure d'établir les bases d'une théorie générale des sciences sexuelles.

Pour leur entreprise hasardeuse, tous ces pionniers furent frappés d'un ostracisme sévère. Considéré comme un « écrivain pornographique », Havelock Ellis, pendant de longues années, se trouvait dans l'impossibilité de publier ses travaux dans son propre pays. Krafft-Ebing fut en butte à une interdiction analogue.

L'œuvre de Magnus Hirschfeld, psychologue, constitue l'apogée des travaux des médecins spécialisés qui l'avaient précédé dans les recherches concernant les anomalies sexuelles. Magnus Hirschfeld n'a point échappé aux persécutions. Pour cette raison, un bref aperçu de sa vie et de son œuvre semble indispensable.

Magnus Hirschfeld est né le 14 mai 1868 à Kolberg (Pays Baltes). Médecin réputé et apprécié, ne vivant que pour sa profession, Hirschfeld père exposa à son fils les cas pathologiques les plus importants ; il l'amena à ses consultations et fit tout ce qui était en son pouvoir pour initier et intéresser le jeune Magnus à la médecine. Il lui démontra qu'un praticien averti et expérimenté doit être en mesure de formuler un diagnostic en prenant pour base les symptômes extérieurs et la constitution du malade, mais que ce diagnostic purement intuitif doit toujours correspondre aux faits objectifs. Au sommet de sa carrière, Magnus Hirschfeld se souvint encore des leçons de son père qui ont fécondé ses propres travaux.

Bien que son éducation l'eût, pour ainsi dire, prédestiné à la carrière médicale, Hirschfeld étudia d'abord la philosophie et la philologie. Ce choix ne fut pas la conséquence d'une réaction « freudienne » contre l'autorité et la profession du père, et son explication est plus simple. Comme nombre de jeunes gens doués, Magnus était attiré par la littérature et désirait être écrivain, comme Heyse ou Sudermann, les demi-dieux de l'époque. De nos jours, à la lecture de ses livres, écrits dans un style précis et élégant qui procure un véritable plaisir esthétique, on comprend aisément que Hirschfeld ne s'était pas trompé quant à ses capacités littéraires.

En définitive, il fit quand même ses études médicales et soutint sa thèse, son examen d'Etat, en 1893. Or il ne put se décider à ouvrir un cabinet et, pour apaiser son inquiétude, il entreprit de voyager. Il visita en Amérique des établissements médicaux, perfectionnés et subventionnés par des millionnaires généreux : or, tout en admirant les dimensions gigantesques et le rythme de vie intensif et accéléré du Nouveau Monde, il comprit que ces hommes d'affaires, aux nerfs de fer, étaient en réalité des névrosés. Hirschfeld voyagea également en Afrique où la conception de l'hédonisme de la vie et la morale tolérante des peuples primitifs confirmèrent davantage son opinion, à savoir que les préjugés sexuels du monde civilisé ne sont que des conventions sociales. Il comprit alors qu'il est injuste de persécuter les êtres qui satisfont leurs instincts sexuels, d'une manière inaccoutumée et non conforme à la norme.

Hirschfeld termina son périple en visitant les grandes villes de notre continent, et il entra en rapport avec les autorités les plus éminentes du domaine de la pathologie sexuelle.

En 1910, il ouvrit un cabinet à Magdeburg, mais, peu de temps après, il le transféra à Charlottenburg (près de Berlin). Il était fermement décidé à se spécialiser dans le traitement des anomalies sexuelles, non seulement parce que son intérêt était captivé par ce groupe de phénomènes pathologiques, mais parce qu'il avait compris que les individus qui souffraient de ces « tares » n'étaient pas traités avec l'intelligence et la compréhension exigées par la nature de leur égarement.

Pour ses malades, Hirschfeld fut le médecin et l'ami à la fois. Il rédigea une série d'ouvrages concernant ses expériences acquises, grâce à sa nombreuse clientèle. *Sapho et Socrate* (1896), son premier essai, avait pour sujet l'analyse des causes psychologiques du suicide d'un officier homosexuel ; et, dès la parution du livre, le nom de Hirschfeld fut célèbre. Puis divers essais se succédèrent rapidement (*Les Lois naturelles de l'Amour, L'Homosexualité,* etc.), suivis par une *Pathologie de la sexualité,* en trois volumes. L'une de ses enquêtes les plus importantes fut son *Abrégé de la Sexualité* (cinq volumes, 3 000 pages) où Hirschfeld, selon sa méthode personnelle, avait résumé et classifié les résultats des recherches de la sexologie. Il n'existe sans doute nul aspect des manifestations sexuelles qui n'eût été analysé dans cet ouvrage.

Ses travaux scientifiques et pratiques affermirent la conviction du savant, à savoir que la proscription sociale et les sanctions légales dirigées contre les homosexuels sont injustifiées, inhumaines et injustes. En 1897, Hirschfeld fonda une société ayant pour but la défense des individus qui souffraient de cette sorte de comportements anormaux. Plus tard, il tenta d'amplifier son action sur le plan politique, et il adressa au Reichstag une pétition, signée par les hommes les plus éminents de l'époque, visant l'abolition du paragraphe 175 du Code pénal dirigé contre les homosexuels. Or cette noble initiative ne porta ses fruits que de longues années plus tard.

Grâce à son activité humanitaire, Hirschfeld était connu du monde entier. La jeune génération des sexologues le considérait comme un maître et son cabinet était, pour ainsi dire, pris d'assaut par les malades. Sa demeure devint le centre des recherches de la pathologie sexuelle. Dans sa revue, la *Monatsschrift für Sexualwissenschaft* (Revue mensuelle de Sexologie), fondée en 1908 par Hirschfeld, Rohleder (Leipzig) et Kraus (Vienne), Hirschfeld et tous ses collaborateurs publièrent les résultats de leurs recherches. Le monde médical officiel ne pouvait plus ignorer l'œuvre de ces hommes courageux qui avaient fondé une « Association des Sexologues » réunissant les représentants les plus éminents de la science de la pathologie sexuelle.

Les circonstances dans lesquelles fut fondé l'Institut de Sexologie témoignent de l'idéalisme et du désintéressement de Hirschfeld. Avec sa fortune personnelle, le savant acheta l'une des résidences princières de Berlin et, après l'aménagement des laboratoires, des cabinets de consultation et l'installation du matériel scientifique, il en fit don au peuple allemand.

Avant sa clôture par le régime hitlérien, l'Institut de Sexologie fut non seulement unique dans son genre, mais servit de modèle pour d'autres institutions scientifiques. Clinique et Université indépendante à la fois, le traitement médical y était gratuit pour ceux qui ne pouvaient payer et l'accès aux conférences populaires données par les spécialistes de l'Institut était libre. La bibliothèque réunissait tout ce qui concerne la littérature de la pathologie sexuelle. Inaugurée en 1919 à l'Institut, l'Agence Matrimoniale était consultée par des milliers de personnes. Elle eut tant de succès qu'elle fut imitée dans la plupart des pays.

Sous le patronage de l'Institut de Sexologie et de l'Association des Sexologues, nombre de revues scientifiques virent le jour ; Hirschfeld en fut l'animateur et l'âme.

Les découvertes scientifiques du savant et de ses disciples donnèrent un caractère urgent au problème de la réforme sexuelle. Dans le but de débattre la question, Hirschfeld réunit en 1921 un Congrès international, suivi bientôt par d'autres congrès à Copenhague, à Londres (sous la présidence du sexologue anglais Norman Haire), à Vienne et en d'autres villes. Ils aboutirent à la création de la Ligue mondiale pour la réforme sexuelle qui, sous la présidence d'honneur de Havelock Ellis, travailla à la réalisation pratique des idées humanitaires de Hirschfeld.

Or Magnus Hirschfeld fut avant tout un humaniste. Il prit fait et cause pour la vérité et la justice, même de sujets en dehors de la sphère de ses préoccupations immédiates. Ainsi, il lutta contre l'alcoolisme et ses terrifiants effets sur les anomalies sexuelles qui étaient pour lui un sujet de recherches incessantes. Lors de la première guerre mondiale, sa voix s'éleva pour protester contre les orgies du meurtre et de la destruction et, désespéré, mais objectif et impartial, il se pencha sur les psychoses de guerre. Après la défaite de l'Allemagne, il fut un des premiers à réclamer l'instauration d'un ministère de la Santé publique.

Ses multiples travaux scientifiques et pratiques n'épuisèrent pas son immense vitalité. Sa loyauté passionnée, sa personnalité puissante apparurent dans toute leur force lorsqu'il dut justifier ses principes devant l'opinion publique. Expert de médecine légale auprès des tribunaux de

Berlin, il prit la défense de centaines de personnes accusées de délits sexuels et, dans nombre de cas, ce fut uniquement grâce à son intervention que les accusés, affligés d'une quelconque anomalie sexuelle, échappèrent à la prison ou à l'échafaud.

Cet homme, qui avait sacrifié sa personne et tout ce qu'il possédait à un grand idéal, avait bien mérité de l'humanité. Sa récompense fut la destruction de son œuvre, la persécution et le bannissement.

Avec l'avènement du National-Socialisme, l'Institut fut fermé, la collection de Hirschfeld fut détruite, ses collaborateurs furent emprisonnés ou expulsés. Sa bibliothèque si précieuse fut publiquement détruite dans un monstrueux autodafé.

Heureusement, Hirschfeld se trouvait à cette époque à Paris et il échappa ainsi à une mort ignominieuse. Il fut désormais un exilé. Mais, en dépit de son grand âge et de sa faiblesse physique, son esprit n'était point abattu et il continua à travailler et à enseigner jusqu'à sa mort.

Avant les recherches de Hirschfeld, la science médicale considérait les manifestations anormales de la vie sexuelle comme des phénomènes constitutionnels ayant pour origine les dispositions physiques et psychiques de l'individu en question. Les symptômes physiques qui accompagnent les anomalies sexuelles étaient reconnus, analysés et classifiés ; les perversions sexuelles étaient groupées en type et les rapports entre la constitution et le caractère définitivement établis. Les savants responsables de ces théories — Sigaud, Chaillou, Mac Auliffe, Moll et Kretschmer — se basaient sur le parallélisme psycho-physique et croyaient que la conformation et le caractère étaient les manifestations d'un seul et unique principe vital, un peu comme si la nature voulait exprimer une seule idée par deux médiums différents. Cette hypothèse est certainement exacte, mais ceux qui la développèrent commirent une erreur ; attachés aux conceptions mécanistes du XIXe siècle, ils appliquèrent leurs théories d'une manière trop étroite et systématique en fonction d'une confiance injustifiée dans l'absolue uniformité de la nature.

⁂

Au début de sa carrière, Hirschfeld reprit les conclusions précieuses de ses prédécesseurs, mais il enrichit le domaine de ses recherches par la théorie des hormones, l'une des découvertes médicales les plus fructueuses des temps modernes. Grâce à cette théorie, Hirschfeld et ses disciples réussirent à découvrir la chimie de la vie sexuelle. La quintessence de la doctrine stipulait que l'évolution et les manifestations de la sexualité dépendaient de l'activité des glandes sexuelles et, au lieu d'écarter la théorie du parallélisme psycho-physique élaborée par ses prédécesseurs, Hirschfeld était en mesure de l'exprimer avec une exactitude plus précieuse et de la formuler sur des bases plus solides.

L'œuvre scientifique de Hirschfeld peut être brièvement résumée comme suit :

1° Avant Steinach, Hirschfeld affirma que la quantité et la répartition des hormones sexuelles (andrine et gynécine) exercent une influence décisive sur l'évolution de l'individu sexuellement déterminé. (Théorie des phases sexuelles.)

2° Il a prouvé que les anomalies sexuelles ont leur origine dans les irrégularités de l'évolution.

3° Il appliqua les résultats de l'Ecole psychanalytique aux anomalies sexuelles d'origine physiologique.

Cette doctrine est officiellement reconnue de nos jours et même les psychanalystes admettent qu'elle est à la base de la sexologie, par rapport à la sexualité normale et anormale.

***

Hirschfeld projeta d'écrire un livre d'études pour tous ceux qui, en raison de leurs obligations professionnelles, ont besoin de connaître l'essentiel de la pathologie sexuelle, c'est-à-dire, en premier lieu, les médecins, les prêtres et les pédagogues. Après avoir décidé de la forme de l'ouvrage et de l'ordonnance du texte, il fournit le matériau, et le contenu de chaque chapitre fut élaboré soigneusement. Malheureusement, Hirschfeld mourut en France avant d'avoir pu achever ce manuel récapitulant l'essentiel de son œuvre. Les chapitres 1, 2, 3, 4, 8, 9, 10, 11, 12, 13, 15, 16, 18, 21, 22, 23, 24, par contre, étaient prêts pour l'impression.

En remerciement et à la mémoire de leur maître, ses élèves entreprirent l'achèvement de l'ouvrage en suivant consciencieusement la trame élaborée par Hirschfeld. Ils décidèrent de rester dans l'anonymat, car leur collaboration correspondait au travail du maçon qui met la touche finale à une construction pratiquement terminée. Pour cette raison, les élèves estimèrent que le présent ouvrage devait être signé uniquement par Hirschfeld.

***

La structure des *Anomalies sexuelles et Perversions* consiste dans une représentation logique et graduelle du matériau :

Le livre n° I traite de *l'évolution normale de la sexualité* physique et psychologique, de la phase embryonnaire jusqu'à la mort.

Le livre n° II décrit *les irrégularités quantitatives de l'évolution sexuelle*, c'est-à-dire les anomalies produites par un sous-développement ou un hyper-développement de la vie sexuelle, physique ou psychique. Pour cette raison, cette partie du livre comprend des chapitres sur *l'infantilisme, l'évolution sexuelle précoce, la castration et l'hyperérotisme.*

Le livre n° III est consacré aux anomalies qu'il faut attribuer à une *mauvaise orientation de l'instinct sexuel*, c'est-à-dire à une déviation de la direction normale. *Le narcissisme, l'hermaphrodisme, l'androgynie, les travestis et l'homosexualité* font l'objet de cette étude.

Les livres n°s IV et V traitent des anomalies sexuelles provoquées par *l'évolution indépendante d'une impulsion complémentaire* qui fusionna avec l'instinct sexuel pour y être assujettie. La plus importante de ces anomalies est désignée par le nom collectif de *sadomasochisme*. En raison de la complexité du matériau, ce groupe de phénomènes occupe une partie entière de l'ouvrage. Le livre n° IV est donc composé par les chapitres sur le *sadisme*, le *masochisme*, le *meurtre sexuel* et la *nécrophilie*.

Le livre n° V analyse d'autres anomalies issues de la même cause : le *fétichisme*, l'*exhibitionnisme* et la *scopophilie* qui, toutes, sont provoquées par l'évolution indépendante d'impulsions complémentaires.

Les éditeurs, élèves de Hirschfeld et collaborateurs de l'Institut de Sexologie ayant partagé l'exil de Magnus Hirschfeld, espèrent que, grâce à leur collaboration anonyme, ils auront contribué à sauvegarder pour la postérité l'œuvre de leur maître.

L'ÉVOLUTION NORMALE DE LA SEXUALITÉ

CHAPITRE PREMIER

LES BASES ORGANIQUES DE LA SEXUALITE

Les phases de la sexualité organique. L'évolution des organes sexuels. La base anatomique commune aux deux sexes. La période de la différenciation sexuelle. La phase de repos. La puberté. Les glandes sexuelles. Les hormones. Andrine. Gynécine. La zone érogène. La périodicité des processus sexuels. La classification des caractères sexuels. Steinach : les expériences sur les animaux. L'hypophyse, principale régulatrice du processus sexuel. Les glandes surrénales. La phase de puissance sexuelle maxima. La ménopause. La mort sexuelle.

On sait que l'évolution organique — comme par exemple la croissance du corps humain — se déroule d'une manière uniforme depuis l'état embryonnaire jusqu'à la pleine maturité. Dès la conception, le corps humain croît avec régularité, quoique de plus en plus lentement, jusqu'au moment où il atteint sa taille définitive, c'est-à-dire à l'âge de vingt ans environ. Son évolution est alors terminée.

Or, l'évolution sexuelle du corps humain ne procède point parallèlement avec le développement général. Les phases et les périodes pendant lesquelles l'évolution sexuelle demeure, pour ainsi dire, stagnante alternent avec les phases et les périodes pendant lesquelles ont lieu les transformations et les modifications diverses des organes sexuels, ainsi que de la mentalité sexuelle.

Pour obtenir une représentation précise et claire de l'évolution sexuelle de l'homme, il faut examiner séparément les phases successives de ce développement ; précisons toutefois que chaque perturbation intervenant lors de ces phases dans l'évolution organique entraîne pour la sexualité une déviation de l'état normal.

En ce qui concerne l'évolution sexuelle physique et psychique, les phases les plus importantes de l'existence de l'homme sont les suivantes :

a) La phase de l'évolution embryonnaire ;
b) La phase de repos ;
c) La phase de la puberté ;
d) La phase de la maturité sexuelle ;
e) La phase de la ménopause ;
f) La phase de la mort sexuelle.

Au cours de ces phases, l'évolution de la sexualité organique et de la sexualité psychique n'est donc pas uniforme, cette constatation est confirmée lorsqu'on examine de près les différentes phases.

La dénomination de la première de ces phases, appelée *embryonnaire*, manque d'exactitude, car cette phase évolutive est close quelques semaines avant la naissance et, de ce fait, une partie de la période embryonnaire doit être incluse dans la phase évolutive suivante. L'accouchement en soi ne joue pas de rôle par rapport au développement sexuel.

Le moment de la conception, par contre, est de la plus grande importance quant à l'évolution sexuelle, car on n'ignore pas que la question fondamentale de l'appartenance sexuelle (féminine ou masculine) de l'être en devenir est déterminée au moment même de la conception. Toutefois, le sexe de l'embryon, qui, lui, grandit et se développe rapidement, ne peut être défini qu'après un certain laps de temps. Au cours de la cinquième semaine seulement, lorsque les contours du corps existent déjà, les organes sexuels commencent à se développer. Les cinq premières semaines représentent donc la première période de repos de la sexualité ; au cours de cette période, le corps, par contre, se développe. Les méthodes d'investigation de la science actuelle ne nous permettent point de constater alors des traces d'organes sexuels, c'est-à-dire d'une évolution. Quoique nous sachions que le sexe de l'être en devenir est déterminé et que sa sexualité existe dans un *état latent*, nous ne sommes pas en mesure de définir son appartenance sexuelle et, pour cette raison, nous appellerons les cinq premières semaines de l'évolution sexuelle embryonnaire la « phase latente ».

Après la cinquième semaine de vie embryonnaire, l'évolution des organes sexuels débute, et cette seconde période est du plus grand intérêt par rapport au sujet qui nous occupe. Or, une loi de l'évolution des plus importantes, dont la connaissance est essentielle en fonction de la découverte de la cause de tant de troubles sexuels, veut que les organes sexuels des individus masculins et féminins ne soient pas encore différenciés à cette période. Les organes sexuels, en effet, se développent à partir d'une base anatomique commune aux deux sexes, et ce n'est qu'avec la seconde ou avec la troisième période qu'ils évoluent pour devenir des organes sexuels ou féminins ou masculins.

On peut alors diviser la phase embryonnaire en trois sous-groupes :

1° La période embryonnaire latente, pendant laquelle l'existence des organes sexuels n'est pas démontrable.

2° La période pendant laquelle les organes sexuels ne sont pas encore différenciés ; au cours de cette période, la base anatomique du sexe — identique pour les deux sexes — se développe.

3° La période de la différenciation sexuelle au cours de laquelle les organes féminins et masculins se développent à partir de cette structure anatomique commune.

Au cours de la différenciation sexuelle, certains fragments de la structure primitive commune s'atrophient *sans toutefois disparaître totalement.* Par contre, d'autres parties se développent et forment des divisions et des sillons qui se maintiennent, pour un sexe, et se referment, pour l'autre. De cette manière, les types sexuels masculins et féminins naissent d'une structure primitive identique (tubercule génital).

Citons quelques exemples pour illustrer ce qui précède.

Les organes sexuels principaux de l'homme sont les testicules, ceux de la femme, les ovaires. Ces organes ont leur origine dans une structure de base non différenciée située dans la cavité abdominale. Les ovaires, qui en proviennent, demeurent toujours dans la cavité abdominale, tandis que les testicules, qui y restent pendant un certain temps, descendent lentement (au cours de la période embryonnaire) jusqu'à ce qu'ils occupent leur place définitive dans le scrotum. Cette descente des testicules est importante et on verra plus loin que c'est à ce moment que peuvent débuter certains troubles dont les conséquences sont graves. Chez le sexe mâle, comme chez le sexe féminin, tous les organes sexuels se développent par paires, de la même structure primitive. L'organe le plus apparent de l'appareil génital de l'homme est le pénis. Il provient de la même structure embryonnaire qu'un petit organe féminin de peu d'importance, le clitoris, qui, de ce fait, est en réalité un pénis non développé. Le clitoris est situé au-dessus de l'orifice de l'urètre, entre les petites lèvres, et il a la forme d'un pénis en miniature. A l'opposé du pénis, il n'est pas traversé par l'urètre ou, mieux, il n'entoure pas l'ouverture de l'urètre. La structure du jeune embryon ne permet pas de distinguer si elle donnera naissance à un pénis ou à un clitoris. S'agit-il d'un embryon mâle, cette structure commence alors à croître rapidement et à entourer l'urètre ; chez l'embryon féminin, par contre, elle se développe plus lentement et le petit organe n'entoure pas l'orifice de l'urètre. Les lèvres et le scrotum évoluent également à partir d'une structure commune qui consiste en deux lobes de peau séparés par une fente. Chez la femme, cette fente persiste, tandis que, chez l'homme, les deux lobes adhèrent par le milieu pour former plus tard un seul grand repli qui s'agrandit pour devenir un sac dans lequel descendront les testicules.

Cela nous mènerait trop loin d'énumérer tous les organes sexuels. Précisons toutefois que les bases primitives, pour le vagin et pour les organes sexuels féminins internes, existent également dans l'embryon mâle, mais elles ne se développent pas et demeurent atrophiées. Or, chez l'homme adulte, on peut encore observer ces fragments atrophiés ; ils se trouvent sur la paroi de l'urètre supérieur dans lequel ils s'embouchent. Des perturbations sexuelles peuvent survenir lors de la première période embryonnaire et provoquer ainsi ce que l'on appelle les anomalies organiques congénitales.

La période de la différenciation des organes sexuels s'étend sur plusieurs semaines. Lorsque les organes sexuels, ou masculins ou féminins, sont différenciés dans l'embryon, une nouvelle phase, celle du repos, commence. Au cours de cette phase, seules quelques faibles modifications ont lieu. L'embryon évolue, il vient au monde, le nourrisson grandit pour devenir un petit enfant et, pendant toutes ces années de développement physique et spirituel, les organes sexuels demeurent dans un état de repos presque complet, leur croissance est infime et ce n'est qu'avec la puberté que cette troisième phase, celle du repos, est interrompue.

Si cette phase de repos est sans importance pour la sexualité physique, son importance par rapport à la sexualité psychique est d'autant plus grande. L'Ecole psychanalytique va jusqu'à affirmer que cette phase est décisive en fonction de l'évolution de la sexualité psychique.

Ce chapitre étant consacré à la base organique de la sexualité, l'aspect psychique sera analysé dans le deuxième chapitre.

La troisième phase de l'évolution sexuelle, celle de la puberté, est caractérisée par l'éveil de la sexualité. Cet éveil, cette éclosion, est provoqué par l'action d'une substance chimique, les hormones, que les testicules et les ovaires commencent à produire avec la puberté et qui atteignent l'organisme par la voie de la circulation sanguine.

Avant d'examiner la nature et les fonctions des hormones sexuelles, il faut préciser que les glandes sexuelles produisent non seulement des hormones, c'est-à-dire une substance mise en incubation par le sang, mais également le sperme et les ovules.

La fonction des glandes sexuelles qui aboutit à la production des hormones consiste en ce que l'on appelle les sécrétions internes ou endocriniennes. Les autres fonctions des glandes sexuelles, c'est-à-dire la production des spermatozoïdes et des ovules qui, pour leur part, ne sont pas transportés par la circulation sanguiné, sont des sécrétions externes ou exocriniennes.

Avec la puberté, les glandes sexuelles commencent à fonctionner, en tant qu'endocrines et en tant qu'exocrines. Les glandes, inactives jusqu'alors, produisent ou des spermatozoïdes ou des ovules, ainsi que des hormones. On étudiera plus loin le mécanisme qui donne naissance à cette activité.

On sait depuis fort longtemps que les glandes sexuelles produisent non seulement des spermatozoïdes et des ovules, mais qu'elles ont une importance capitale en fonction de l'évolution sexuelle et de la différenciation des caractères physiques et psychiques. Cette connaissance date de loin ; il y a des siècles déjà, on avait coutume de châtrer des animaux mâles, et la pratique de châtrer des hommes est plus ancienne encore. On avait observé que les hommes et les bêtes châtrés ne perdaient pas seulement leur pouvoir procréateur, mais, en même temps, nombre de caractères physiques et psychiques propres aux animaux de sexe mâle et aux hommes, et qu'à la place ils acquéraient des caractères physiques et psychiques véritablement féminins.

Vers le milieu du siècle dernier, les premières expériences scientifiques visant à expliquer ces phénomènes furent tentées. Or, comme il est souvent le cas pour les découvertes importantes, les résultats de ces recherches furent mésestimés. A la fin du siècle dernier seulement, le savant français Brown-Séquard déclara — en se basant sur ses expériences — que les testicules produisaient une substance (appelée aujourd'hui les hormones) responsable de la virilité physique et psychique. C'est ainsi que débutèrent les analyses des sécrétions internes des glandes sexuelles. Grâce aux expériences effectuées par nombre de savants, et notamment par Steinach, on découvrit que les *testicules et les ovaires produisent en effet une substance spécifique, les hormones, qui sont l'agent causal de la virilité et de la féminité physiques et psychiques.*

Les testicules sont composés par de fins canaux formant le cordon spermatique et qui sécrètent les spermatozoïdes. Entre ces vaisseaux sont situés de petits « îlots » cellulaires qui produisent *les hormones sexuelles mâles.* Dans l'ovaire a lieu un processus analogue : les parois des minuscules follicules renfermant l'ovule produisent les *hormones sexuelles féminines.*

En 1912 déjà, lorsque les hormones proprement dites n'étaient pas encore connues, nous comprenions leur importance. A l'époque, nous avions désigné l'hormone mâle sous le nom d' « andrine » et l'hormone féminine sous le nom de « gynécine ». Au cours des dernières années, les recherches ont fait de grands progrès, on a découvert la structure chimique des hormones et, à l'aide d'un processus chimique, on a reconstitué des hormones synthétiques. L'hormone sexuelle féminine est aujourd'hui connue sous le nom d' « œstrine » et, grâce aux expériences effectuées sur les animaux et sur les êtres humains, on a démontré que la féminité physique et psychique dépend réellement de l'activité de l'œstrine. Une autre hormone détectée dans les organes féminins est désignée sous le nom de « progestérone », ou hormone du *corpus luteum.* La périodicité de la vie sexuelle de la femme, dont le signe extérieur est la menstruation, dépend de l'activité coordonnée de ces deux hormones. L'hormone sexuelle de l'homme s'appelle « androstérone » (1).

De quelle nature sont les réactions des hormones mâles et féminines ? La réponse à cette question dépend d'une part des modifications psychophysiques qui, lors de la puberté, s'effectuent avec l'entrée en activité de ces hormones et, d'autre part, des phénomènes irréguliers que l'on peut observer lorsque les glandes sexuelles qui produisent les hormones font défaut ou ont été enlevées lors d'une intervention chirurgicale. Les phénomènes irréguliers seront analysés plus loin, seules les modifications qui accompagnent la puberté nous intéressent actuellement par rapport à notre sujet. La *production des spermatozoïdes et des ovules* qui débute avec la puberté est accompagnée de manifestations physiques et psychiques. Pour l'homme, les phénomènes physiques consistent principalement dans une *croissance accélérée des organes sexuels internes et externes,* très apparente au pénis et aux testicules. Puis il y a le développement des poils, au pubis d'abord et dans les régions axillaires, sur les joues et les lèvres, la poitrine, les bras et les jambes ensuite. Pour la femme, il y a également développement des poils et une croissance accélérée des organes génitaux internes et externes. Or le développement des poils est différent de celui de l'homme ; limité au pubis et aux aisselles, la figure et la poitrine demeurent habituellement nettes et lisses. La pilosité du pubis est nettement délimitée par une ligne horizontale en dessous de l'abdomen, tandis que, chez l'homme, les poils forment une pointe fine qui, verticalement, monte jusqu'au nombril, ou se perd dans la pilosité du bas-ventre. La chevelure de la femme est en général plus riche et plus fournie que celle de l'homme. Avec la puberté, la poitrine de la femme se développe et son corps entier prend des formes différentes de celles de l'homme. Les tissus adipeux sont disposés différemment ; plus plantureux, les amas adipeux arrondissent les formes féminines. Les hanches de la femme sont habituellement plus amples que celles de l'homme, car les os du bassin sont nécessairement plus larges pour permettre la grossesse et l'accouchement, et les tissus sont plus adipeux. Le corps masculin est plus étroit, moins arrondi. Il existe également une différence entre la voix masculine et féminine. Pour la femme, la puberté marque le début des règles menstruelles.

Ces caractères distinctifs entre les deux sexes ont été groupés selon leur importance ; on les appelle différences primaires, secondaires, ter-

(1) De nos jours « testostérone ». (N. du T.)

tiaires et quaternaires. Les *différences primaires* groupent les différences de structure des organes sexuels internes et externes — le pénis, le scrotum, les testicules et certaines glandes qui en font partie pour l'homme ; les grandes et les petites lèvres, le clitoris, le vagin, l'utérus et les ovaires pour la femme.

Les *différences secondaires* concernent les organes qui ne sont pas des organes sexuels en soi, mais qui sont tout de même en rapport avec la procréation. Il s'agit, chez la femme, de la poitrine et du bassin plus large et, chez l'homme, de l'absence de ces caractères distinctifs. Les *différences tertiaires* désignent toutes celles qui sont sans rapport avec la procréation, comme la pilosité, la répartition des tissus graisseux, le développement distinctif des os et des muscles et la différence de la tonalité de la voix. Les *différences quarternaires* entre les sexes sont d'ordre psychique. Il en sera question dans le chapitre suivant.

A l'opposé de la classification habituelle énumérée ci-dessus, nous proposerons une classification différente des caractères sexuels qui servira de base à l'exposé de cet ouvrage :

1° Les organes sexuels.
2° D'autres caractères sexuels physiques.
3° Les instincts sexuels.
4° D'autres caractères sexuels psychiques.

Il s'agit donc, par conséquent, de caractères physiques pour les deux premiers groupes et de caractères psychiques pour les deux derniers groupes.

Il convient d'ajouter que les rudiments de tous les caractères masculins existent chez la femme et les rudiments des caractères féminins, chez l'homme ; cette loi organique, significative, a été observée par les grands précurseurs de la sexologie : Darwin, Weissmann et Hegar. Darwin a démontré que, dans la plupart et probablement dans tous les cas, les caractères d'un sexe existent à l'état latent dans le sexe opposé et que ces caractères sont susceptibles d'évoluer si les circonstances sont favorables. Weissmann a également affirmé qu'il est certain que les caractères sexuels à l'état latent de l'autre sexe existent généralement dans tous les êtres sexuellement différenciés. En dehors des exemples déjà cités (le clitoris chez la femme, le vagin et l'utérus atrophiés chez l'homme) qui témoignent de la survivance d'organes sexuels non développés, il y a les mamelons de l'homme et l'apparition, occasionnelle, d'une pousse de poils accrue chez la femme (sur la face, les bras, les jambes).

Quelle est la raison de ces phénomènes ? On n'ignore pas que les organes sexuels masculins et féminins se développent à partir de la même structure anatomique et qu'à l'origine les rudiments des organes sexuels des deux sexes existent chez l'homme comme chez la femme. Des analyses ultérieures à cette découverte ont démontré que les hormones mâles se trouvent en petite quantité chez la femme, et les hormones féminines (en petite quantité) existent dans l'organisme de l'homme. La présence dans l'organisme d'hormones du sexe opposé peut être éventuellement la cause d'une accentuation des caractères de cet autre sexe ; en effet, lorsqu'on injecte aux animaux des hormones spécifiques du sexe contraire, les caractères du sexe opposé se développent et s'accentuent (Steinach, etc.).

⁂

Si nous avons mentionné uniquement jusqu'à présent la sécrétion interne des glandes sexuelles, cela ne signifie pas que d'autres glandes endocrines ne puissent influencer l'évolution des organes sexuels.

Dans quelle mesure les glandes sexuelles, inactives jusqu'à la puberté, jouent-elles un rôle en fonction de la formation des cellules sexuelles et des hormones ? Les recherches plus récentes relatives aux hormones ont permis de répondre à cette question. Il existe une autre glande endocrine, l'hypophyse, dont la tâche consiste à produire des hormones. Logée à la base du crâne, dans la selle turcique, l'hypophyse produit plusieurs hormones importantes, dont l'une se manifeste pour la première fois à l'époque de la puberté et qui met en activité les glandes sexuelles : *si on pratique l'ablation de l'hypophyse d'un animal avant la puberté, ou si, chez l'homme ou chez l'animal, elle subit une affection ou une lésion, la puberté ne peut se réaliser et les glandes sexuelles restent inactives.* Si, d'autre part, on injecte l'hormone de cette glande à un animal qui n'est pas encore pubère, les symptômes de la puberté se manifestent immédiatement.

Tandis que les glandes sexuelles de l'homme produisent une hormone spécifiquement mâle, et les glandes sexuelles de la femme une hormone spécifiquement féminine, l'hypophyse produit la même hormone chez les deux sexes : les ovaires et les testicules sont mis en activité par la même hormone de l'hypophyse. Par conséquent, cette hormone est sexuellement non différenciée. Les particularités propres à la puberté sont dues à l'activité de cette hormone, mais, d'une manière indirecte, à travers l'influence qu'elle exerce sur les glandes sexuelles. Les glandes sexuelles font-elles défaut ou sont-elles gravement déficientes et endommagées par une affection, l'hormone de l'hypophyse n'est pas assez puissante pour provoquer la puberté.

Les fonctions de l'hypophyse ne sont pas limitées à la mise en activité des glandes sexuelles à l'époque de la puberté. Si, avec la puberté, les glandes sexuelles ne peuvent fonctionner que sous l'influence des hormones de l'hypophyse, celles-là doivent également contribuer au maintien de ces fonctions. L'ablation, ou une grave lésion, de l'hypophyse après la puberté provoquerait l'arrêt des fonctions des glandes sexuelles qui ne produiraient plus ni spermatozoïdes (ou ovules) ni hormones et qui s'atrophieraient.

Par conséquent, l'hypophyse est le régulateur principal de l'activité sexuelle.

Les glandes surrénales, endocrines, produisent également des hormones qui exercent une influence sur les fonctions sexuelles. Les hormones des surrénales jouent un rôle capital quant au développement des organes sexuels et des caractères secondaires.

*
**

La phase de la puberté est terminée avec la maturité organique de l'individu. L'activité coordonnée des hormones sexuelles assure le maintien de la sexualité de l'individu pubère et aboutit à la phase de la pleine maturité physique.

*
**

A partir d'un certain âge, les glandes sexuelles ralentissent leurs sécrétions internes et externes et cette phase de la lente détérioration des glandes s'appelle la ménopause.

Pour la femme, la ménopause se produit entre la quarantième et la cinquantième année. Cette phase marque la cessation de fonctions ovariennes. Les ovaires ne produisant plus ni ovules, ni hormones, la conception devient impossible ; les règles cessent et, dans la majorité des cas, la sexualité psychique diminue également. Il existe des cas où les caractères sexuels secondaires subissent une légère virilisation (pousse de poils sur la face, modification du timbre de la voix, etc.). Toutefois, aucun de ces phénomènes n'apparaît brusquement ; ils se manifestent lentement, peu à peu, d'une manière pour ainsi dire graduelle et fluctuante.

Pour l'homme, cette désagrégation procède plus lentement et d'une manière plus progressive que chez les femmes. Les glandes sexuelles, et notamment les testicules, cessent finalement de fonctionner. Or l'âge où la « ménopause » se produit chez l'homme dépend — beaucoup plus que chez la femme — des prédispositions individuelles.

***

Le processus de la cessation de l'activité des glandes sexuelles est-il terminé, la phase ultime de l'évolution de la sexualité humaine lui succède : c'est *la mort de la sexualité*. Le chapitre suivant est consacré aux facteurs psychologiques du processus évolutif.

CHAPITRE II

LES BASES PSYCHIQUES DE LA SEXUALITE

Les phases de l'évolution psycho-sexuelle. La « psyché » de l'embryon. L'éveil des impulsions sexuelles. Les stimuli sexuels. L'impulsion interne. Les théories de Freud. Le début et la fin de l'orgasme. Les impulsions qui en font partie. L'activité et la passivité. La sexualité infantile. Le rôle des zones orales, anales et urétrales. D'autres sources de jouissance sexuelle. La cruauté. Le complexe d'Œdipe. Les facteurs psycho-sexuels pendant la puberté. La masturbation. Les pollutions.

Tandis que les différentes phases de l'évolution sexuelle organique sont faciles à distinguer parce qu'elles sont toujours accompagnées de modifications physiques externes, visibles (développement des organes sexuels, sécrétion des glandes, etc.), les phases individuelles de l'évolution psycho-sexuelle sont bien plus difficiles à surprendre. Pour cette raison, les diverses écoles de la pensée scientifique professent par rapport à cette évolution des opinions divergentes. A travers cet ouvrage, nous tenterons de découvrir un dénominateur commun pour les résultats apparemment opposés des Ecoles les plus importantes.

***

Il va de soi que la phase embryonnaire n'a aucune importance pour la phase psycho-sexuelle. Tant que la conscience n'existe pas, il ne peut naturellement être question d'une sexualité consciente, et l'idée d'attribuer à l'embryon une conscience paraît trop absurde pour justifier une discussion à ce sujet. Quelques disciples étourdis de Freud (comme par exemple Ferenczi, le psychanalyste de Budapest, récemment décédé) affirment reconnaître une psycho-sexualité embryonnaire et opinent pour ce qu'ils appellent le « traumatisme de la naissance ». Il nous semble qu'une telle hypothèse soit du domaine de l'imagination pure, ce domaine qui, hélas ! est surpeuplé des disciples des Ecoles psychanalytiques.

***

En ce qui concerne l'évolution psycho-sexuelle, la première, ou phase embryonnaire, ne compte donc pas pour l'individu.

S'il fallait commencer notre analyse, avec l'équivalent spirituel de la sexualité physique, nous devrions débuter par la troisième phase, à savoir la puberté, car cet équivalent, que nous appelons l'instinct sexuel, se manifeste pour la première fois lors de la puberté sous l'influence des hormones sexuelles qui, on ne l'ignore pas, ne sont produites qu'à partir de ce moment précis.

Or nous serions en opposition avec les opinions de nombre de savants — pour ne parler que de Freud, de Havelock Ellis, de Stanley Hall et de A. Moll — qui affirment que la sexualité existe déjà pendant la première enfance, lors de la période de repos.

Que signifie cette contradiction ?

Pour répondre à cette question, il est indispensable d'examiner ce que nous appelons l'instinct sexuel et d'analyser isolément ses éléments. Sous sa forme la plus simple, l'instinct sexuel est cet instinct qui pousse l'homme et l'animal à accomplir une union physique d'une nature déterminée (l'acte sexuel, le coït) avec un être appartenant au sexe opposé, et qui consiste à introduire le pénis dans le vagin. L'instinct sexuel de l'homme se distingue de celui de la femme du fait que l'homme possède *l'impulsion de pénétrer*, tandis que la femme éprouve *l'impulsion de recevoir*.

Ce désir réciproque entre l'homme et la femme — à savoir l'instinct sexuel en tant que tel — n'est pas constamment en éveil, il est provoqué par les stimuli les plus divers ; la stimulation peut venir de l'extérieur ; en général, elle est suscitée par la vue, la sensation tactile et l'odorat.

Pour comprendre les égarements sexuels dont il sera question plus loin, il importe de savoir que *l'excitabilité sexuelle se réalise non seulement par une stimulation réelle, mais aussi par son seul souvenir*.

En dehors des stimuli externes transmis par les cinq sens, il existe également *un stimulus interne* qui dépend de l'activité des glandes sexuelles. Hors d'une sécrétion hormonale excessive, qui a généralement lieu lorsque l'acte sexuel n'a point été pratiqué pendant une assez longue période, le désir du coït peut être ressenti sans qu'il y ait une stimulation de l'extérieur. D'autre part, la stimulation externe répétée excite l'impulsion interne. Cette impulsion produit une *tension sexuelle* dont il est difficile de décrire la nature intime, et ses manifestations physiques sont l'érection du pénis ou l'humidification du vagin.

L'instinct sexuel est donc, avant tout, une impulsion, un désir (libido) orienté vers un partenaire de sexe opposé.

L'élément primaire de l'instinct sexuel, la libido, s'actualise donc à travers des stimuli externes et internes. Le second élément de l'instinct sexuel est l'impulsion de se libérer de ce désir, de cette « pression ». Cette libération s'effectue à l'aide d'une excitation des muqueuses du pénis et du vagin à l'aide des organes sexuels réciproques, c'est-à-dire par l'acte sexuel. Cette stimulation réciproque des muqueuses provoque d'abord un début d'orgasme qui, par l'action des réflexes, s'élève jusqu'à l'apogée de la totale satisfaction : pour l'homme, le point culminant est l'éjaculation ; pour la femme, l'orgasme ; pour les deux, ces manifestations sont accompagnées par l'orgasme final.

Pour résumer, on peut constater que l'instinct sexuel se compose de deux éléments : 1° l'impulsion sexuelle (la libido), provoquée par des stimuli ou externes ou internes ; 2° le désir de libérer cette impulsion à l'aide d'une excitation réciproque des muqueuses.

⁂

Nous avons constaté que les stimuli externes optiques, tactiles et autres excitent aussi bien chez le partenaire actif que chez le partenaire passif le désir des rapports sexuels. Or la stimulation optique ne consiste pas nécessairement dans la vue des organes sexuels en soi, de la même manière que la stimulation tactile ne provient pas à priori de l'attouchement des organes sexuels. La vue des autres parties du corps, et en particulier celles qui représentent des caractères secondaires (les seins de la femme, la silhouette féminine, la pilosité sexuelle), cette vision peut également stimuler le désir sexuel. Ceci est vrai également en ce qui concerne la stimulation tactile, qui se réalise grâce à l'attouchement de ces parties du corps ou de toute autre partie du corps du partenaire.

En dehors de la peau et des muqueuses des parties génitales, d'autres endroits du corps sont particulièrement sensibles à cette excitation. Certaines de ces parties ont une afférence directe avec les rapports sexuels, mais d'autres, par contre, ne les concernent nullement. On les appelle « zones érogènes » (Freud). Les muqueuses des lèvres et les mamelons font partie du premier groupe de ces zones. Le second groupe comprend les zones qui ne jouent aucun rôle dans l'acte sexuel normal : les muqueuses de la bouche et de l'anus, l'extrémité de l'urètre et les seins. On les appelle zones orales, anales, urétrales et mamellaires. Il faut toutefois constater que la classification des zones érogènes et des zones jouant un rôle dans l'acte sexuel normal et de celles qui ne jouent aucun rôle pendant l'acte, cette classification est arbitraire. Qu'une zone érogène soit utilisée ou non lors de l'acte dépend des données les plus diverses, souvent d'ordre culturel. Il suffit de rappeler pour mémoire que certains individus ne pratiquent pas le baiser et, par conséquent, pour eux les muqueuses des lèvres ne font pas partie des zones érogènes ou, en d'autres termes, ces individus n'ont pas découvert la nature érogène des muqueuses des lèvres. Ceci peut être vrai pour d'autres zones érogènes.

La sensation de jouissance réalisée par la stimulation des zones érogènes appartient généralement au domaine des prémices de l'orgasme ; *l'orgasme final et la plénitude ne peuvent habituellement se résoudre qu'au moyen des zones génitales.*

*
**

Pour compléter cet exposé des zones érogènes, il convient d'ajouter l'existence de ce que l'on appelle les impulsions complémentaires (Freud). Nous avons défini l'instinct sexuel comme étant le désir d'une union physique de nature déterminée. Pour compléter cet instinct essentiel et principal, il existe des instincts secondaires qui, en partie, sont reliés aux zones érogènes. Ces impulsions complémentaires éveillent le désir de placer en contact intime des zones érogènes ou d'autres parties du corps du partenaire sexuel avec ses propres zones érogènes ou d'autres parties du corps (baisers, embrassements, attouchements, caresses, etc.). Il existe des impulsions complémentaires qui suscitent le désir de regarder les organes sexuels, les caractères secondaires, ou toute autre partie du corps généralement dissimulée par les vêtements (scopophilie) ou le désir de montrer ces parties du corps (exhibitionnisme). Ces impulsions sont également réglées par des acquis ou des influences culturels (et autres) et leurs manifestations concernent les parties du corps qui sont habituellement dissimulées. Celles qui, selon les coutumes du pays, sont normalement dévoilées n'éveillent pas à priori ces impulsions, tandis que, d'autre part, des parties du corps, sans relation avec la sexualité, sont susceptibles d'éveiller des impulsions scopophiliques et exhibitionnistes si, selon les mœurs en vigueur, elles sont généralement couvertes (les mollets, les épaules, etc.).

D'autres impulsions secondaires sont en rapport avec l'activité de l'homme et la passivité de la femme, lors de l'acte sexuel. L'activité masculine comprend la pénétration des organes sexuels féminins, l'attaque de ces organes et la soumission du corps féminin. Cette activité, liée à l'instinct primaire, peut toutefois se servir d'autres formes d'attaque et de soumission et, de cette manière, des impulsions complémentaires comme apparentées sont orientées vers la subjugation et peuvent se manifester (impulsion sadique). Le contraire est valable en ce qui concerne la passivité féminine où il s'agit de l'impulsion complémentaire opposée (masochisme).

Au cours du premier chapitre, nous avons constaté que les caractères physiques propres à un sexe existent également dans le sexe opposé. Ce phénomène s'explique du fait que les hormones sexuelles mâles, en petites quantités, sont présentes dans l'organisme féminin et que les hormones sexuelles féminines existent en faibles quantités dans l'organisme masculin.

Ce même principe est valable en ce qui concerne les caractères psychiques et, pour cette raison, il n'est pas étonnant que l'homme puisse témoigner d'une certaine tendance à la passivité ou à une impulsion masochiste et que la femme, par contre, puisse faire preuve d'une tendance vers l'activité ou vers une impulsion sadique active.

Signalons ici que ce furent Freud et ses disciples qui, les premiers, avaient observé le rôle des zones érogènes et des impulsions complémentaires dans la vie sexuelle.

Tandis que l'instinct sexuel proprement dit, qui aboutit à l'union spécifique avec un partenaire sexuel (coït), surgit pour la première fois lors de la puberté, *les zones érogènes et les impulsions complémentaires jouent un rôle important pendant la phase de repos, c'est-à-dire avant la puberté.* L'école psychanalytique désigne la sexualité de cette phase par le nom de « sexualité infantile ». Pour notre part, nous aimerions laisser la question pendante, à savoir si la sexualité infantile est en fait une sexualité véritable, pour souligner au contraire que les zones érogènes et les impulsions complémentaires ne doivent point être considérées, à priori, comme des phénomènes de caractère sexuel *primitif.* Bien que de telles impulsions existent sans distinction chez tous les enfants et qu'elles possèdent toujours le caractère d'une jouissance, il n'est pas absolument certain que cette jouissance soit l'équivalent de la véritable libido. Sans aucun doute, il est probable que ces phénomènes ne puissent être coordonnés qu'avec la phase de la puberté.

Afin de pouvoir pénétrer nombre d'anomalies sexuelles examinées plus loin, il est indispensable de se pencher ici sur les impulsions infantiles.

*
**

En esquissant l'évolution psycho-sexuelle de la phase de repos, c'est aux travaux de Sigmund Freud et de Wilhelm Stekel qu'on se réfère ici.

La première zone érogène jouant un rôle dans la vie du nourrisson est la *bouche,* qui, grâce à la succion, attire son attention. Il semble que l'action de sucer est accompagnée par une sorte de plaisir érotique, et c'est pour cette raison que l'enfant est poussé à provoquer cette sensation agréable par la succion de ses doigts, d'autres parties de son corps et même d'objets inanimés.

D'après Freud, l'évacuation des fèces et de l'urine est associée à des sensations de jouissance analogues et c'est alors que les zones anale et urétrale acquièrent une certaine importance. Ceci — toujours d'après Freud — va si loin que, dans certains cas, le nourrisson retient la défécation jusqu'à ce que « la rétention provoque une forte contraction musculaire qui, lors de l'évacuation, permet une excitation des muqueuses de l'anus ». (Freud.)

Pour écarter tout malentendu, signalons à nouveau que ce phénomène ainsi que le jeu du nourrisson avec ses parties génitales ne doivent pas nécessairement être considérés comme appartenant à des manifestations purement sexuelles. Néanmoins, ils *peuvent* avoir une influence décisive sur l'évolution de la sexualité. Freud écrit : « On peut admettre que tous les enfants chez lesquels l'importance érotique de la zone buccale est fortement accentuée s'adonnent à la succion. Si cette tendance persiste, ces enfants deviendront des adultes qui cultiveront l'art du baiser ou, ayant atteint l'âge d'homme, ils développeront un net penchant pour la boisson ou pour la cigarette. »

Les petits enfants découvrent d'autres sources de plaisir dans la stimulation que leur procurent les soins de toilette en général. Stekel écrit : « Il est parfaitement normal que la mère procède soigneusement à la toilette des parties du corps qui sont salies par les fèces et par l'urine et qu'elle les préserve de lésions eczémateuses et autres maladies de la peau. Le savonnage et le séchage des zones anales et des parties génitales, le frottement, la poudre comme le lavage des parties génitales et des zones anales dans le bain chaud agissent en tant que stimuli sexuels et sont fréquemment accompagnés par l'érection, chez les garçonnets, et par un mouvement ondulatoire frisant l'onanisme chez la fillette. » Il convient toutefois d'observer que la nature sexuelle de ces stimuli n'est nullement reconnue par tous les experts, et les érections stipulées par Stekel ne sont pas obligatoires, quoiqu'il arrive qu'une nourrice ignorante tente de calmer un bébé qui crie en caressant ses parties génitales.

Certes, il est possible d'exciter les parties génitales avant la puberté et la zone érogène génitale existe chez l'enfant, *mais elle ne joue pas un rôle plus important que les autres zones.* Il importe de savoir qu'avant la puberté, et serait-ce même à l'aide de la zone génitale, seul un début de plaisir érotique peut être obtenu. Ce n'est qu'avec la puberté que la zone génitale acquiert son importance dominante, puis que l'individu obtient la faculté de réaliser la pleine volupté sexuelle. L'excitation des zones érotiques provoque chez l'enfant un début d'orgasme qui se distingue de celui de l'individu pubère du fait que ces prémices d'orgasme infantile ne sont pas associés à une tension. Ce qui prouve une fois de plus que les sensations de plaisir du nourrisson ne sont pas de nature sexuelle.

Il est donc évident que la « masturbation » pratiquée avant la puberté possède un caractère foncièrement différent de celle pratiquée après la puberté. Au cours de la phase infantile, la « masturbation » relative aux zones dites érogènes joue le même rôle que la masturbation pratiquée à l'aide des parties génitales, et ni l'une ni l'autre ne provoque des chocs excitants dans le sens sexuel du mot. Cette sorte de masturbation exerce un effet calmant et pourrait être comparée avec celui que procure l'action de fumer plutôt qu'avec l'activité sexuelle de l'adulte.

*
**

Les impulsions complémentaires examinées ci-dessus apparaissent dès la première enfance et ne sont pas associées à la sexualité. Freud affirme que, chez le petit enfant, l'envie d'observer les autres et le besoin de se montrer aux regards des autres ainsi que sa cruauté évidente doivent être attribués aux impulsions complémentaires. Toutefois, ces phénomènes aussi ne seront réellement associés à la véritable vie sexuelle qu'à partir d'une période ultérieure. Le désir d'observer les autres et le besoin de se montrer aux regards des autres doivent être attribués à la curiosité et à l'absence de pudeur de l'enfant. « L'occasion de satisfaire une telle curiosité ne s'offrant en général que lors de la défécation, ces enfants deviennent des spectateurs scopophiles attentifs lorsqu'une personne urine ou défèque. » (Freud.)

En ce qui concerne la *cruauté,* un instinct primitif entre ici en jeu. A un stade antérieur de l'espèce (phylogenèse), il était au service de la conquête de la nourriture. En tout cas, cet instinct est inné et l'homme l'infléchit au cours de son existence grâce à l'évolution progressive de la pitié.

*
**

D'après Freud, un autre groupe de phénomènes est associé aux rapports qui existent entre les enfants et les parents. Ces rapports peuvent concerner l'un ou l'autre des parents ; or, en général, ils s'établissent entre le garçon et la mère (complexe d'Œdipe) et entre la fille et le père (complexe d'Electre). En vérité, est-il nécessaire de pousser les choses si loin ? Quoi de plus naturel que le lien étroit qui attache l'enfant à sa mère, à la personne qui prend soin de lui, qui est toujours à ses côtés et s'occupe de son bien-être ? Certes, l'enfant est souvent attiré par le parent du sexe opposé, mais cette attirance est-elle nécessairement associée à l'érotisme ou à la sexualité ? Nous mentionnons ces relations uniquement parce que ces liens infantiles deviennent parfois trop exagérés et, en ce cas, ils acquièrent une signification importante pour la vie de l'adulte et, dans certaines circonstances, pour sa vie sexuelle.

Ceci est le cas notamment lorsque la tendresse entre la mère et l'enfant est plus ou moins teintée d'érotisme. Si nous touchons ici à l'exceptionnel, il est néanmoins possible. Il y a dans la littérature plusieurs exemples de ces sortes de relations (Stendhal). Une véritable *situation d'Œdipe* peut alors surgir. Inconsciemment, la mère projette sur l'enfant son propre érotisme, et sa tendresse excessive stimule et accélère l'évolution psycho-sexuelle de l'enfant.

On observe enfin chez l'enfant en bas âge une forte propension à la curiosité, en ce qui concerne les parties génitales d'enfants du sexe opposé. De cette manière, il a l'occasion de constater que les personnes appartenant à l'autre sexe possèdent des parties génitales différentes des siennes. Cette curiosité est susceptible d'amener les enfants à se livrer à des attouchements mutuels.

*
**

On peut déjà résumer ici l'éveil de la sensualité de l'enfant :

1° Certaines impulsions et pressions qui, chez l'adulte, sont habituellement, sinon exclusivement, associées à la sexualité apparaissent chez l'enfant avant la puberté. Elles existent en fonction des zones érogènes et des impulsions complémentaires.

2° Il y a, entre l'enfant et les personnes de son entourage immédiat, des relations susceptibles d'influencer le caractère de ses relations futures avec le partenaire sexuel.

3° Il existe aussi des phénomènes plus ou moins isolés qui peuvent être considérés comme les indices d'un véritable instinct sexuel.

⁂

La phase de la puberté s'étend toujours sur plusieurs années. Pour les jeunes hommes, elle se prolonge souvent pendant dix ans : de la douzième à la vingt-deuxième année environ. Au cours de cette période, l'individu est soumis à des modifications considérables provoquées par l'évolution des caractères sexuels (masculins ou féminins) de la seconde, de la troisième et de la quatrième catégorie. Réglées par les sécrétions internes, ces modifications déterminent les formes du corps, l'instinct sexuel et la vie psycho-spirituelle. S'il est vrai que, seules, les tendances physiques et psychiques innées de l'enfant émergent à présent à la surface pour s'épanouir, elles effleurent alors pour la première fois le conscient et intensifient le respect de soi, la confiance en soi et l'égotisme de l'enfant, puis elles font apparaître de plus en plus nettement les caractères qui formeront sa personnalité.

Graduellement, la fillette, qui était jusqu'alors semblable à un petit garçon, développe sa féminité, tandis que le jeune garçon, jusqu'alors doux comme une fillette, laisse apparaître ses caractères virils avec une assurance qui, progressivement, s'affirme. A cette même époque, l'adolescent, « plein de sûreté de soi et de fierté, s'écarte de la jeune fille », tandis que la jeune fille semble effarouchée en face du jeune homme ; toutefois, c'est ce qui a lieu en apparence, car, en réalité, ils éprouvent l'un et l'autre un grand besoin « intérieur » l'un de l'autre. Les sentiments de fierté et de pudeur s'intensifient, la sentimentalité et l'excitabilité s'accroissent ; tantôt le jeune être est comme subjugué et dominé par le rêve et les idées enthousiastes, tantôt par l'esprit d'entreprise, par le désir de l'aventure et de la gloire.

Si on revient à nouveau aux phénomènes intimement liés à la psychosexualité, on constate que la puberté apporte une transformation fondamentale caractérisée par l'apparition du véritable instinct sexuel. Il est évident que cet instinct ne surgira pas brusquement ; parfois, il est annoncé par les indices avant-coureurs qui se manifestent avant la puberté. Sur ces bases, l'instinct sexuel évolue lentement et progressivement, secondé par l'accroissement des connaissances du domaine sexuel de l'enfant.

Quels sont les caractères de l'instinct sexuel ?

Nous avons déjà mentionné la particularité la plus importante, à savoir que l'instinct sexuel éveille le désir d'une union physique spécifique avec un partenaire de sexe opposé. Par conséquent, l'instinct sexuel normal ne peut plus être désigné comme « auto-érotique » ou « allo-érotique » ; c'est-à-dire le plaisir n'est plus recherché à travers le propre corps ou à travers le corps de personnes des deux sexes de n'importe quel âge, mais *à travers le corps d'un individu de sexe opposé* (l'objet de l'instinct sexuel). L'instinct sexuel normal peut être désigné comme étant « hétéro-érotique » ou « hétéro-sexuel ». Il est alors logique que l'instinct sexuel adopte des formes distinctes chez l'homme et chez la femme. *Le désir de l'homme est orienté vers l'activité, celui de la femme vers l'expérience passive.*

Une autre acquisition importante de la puberté est la capacité d'éprouver le véritable orgasme. On n'ignore plus que cette dernière volupté « érotique » ne peut être obtenue qu'à l'aide des zones érogènes génitales, essentiellement et uniquement après la puberté. En même temps, *la zone érogène génitale acquiert la primauté sur les autres zones érogènes.* A partir de ce moment, les diverses zones érogènes ne sont plus des sources de plaisir et leur stimulation ne servira qu'à accroître la tension sexuelle. Ceci est valable également en ce qui concerne les impulsions complémentaires. *Elles sont toutes subordonnées à la primauté de l'instinct sexuel.*

***

On peut se demander alors quelles formes la vie sexuelle adopte-t-elle au cours de la puberté ? Il s'agit de considérer isolément les phénomènes concernant les adolescents et les jeunes filles.

A première vue, la vie sexuelle de l'adolescent semble en opposition radicale à l'énoncé ci-dessus. Nous avons évoqué le caractère hétérosexuel de l'instinct sexuel normal, et pourtant la forme la plus normale de l'activité sexuelle du jeune garçon en période de puberté est la masturbation. Or la masturbation n'est pas auto-érotique dans le sens véritable du terme. Elle n'est qu'une substitution quant à l'union sexuelle qui, en raison des données culturelles, morales, spirituelles et sociales, ne peut être réalisée dans l'immédiat. Dans les circonstances normales, la masturbation n'est pas un but en soi et elle est généralement pratiquée en association avec des représentations de rapports sexuels. Si la masturbation n'est plus une substitution, mais un but en soi, il s'agit alors de ce que l'on appelle la masturbation pathologique. (Nous en parlerons plus loin.)

Les pollutions nocturnes accompagnées de rêves érotiques, et qui apparaissent toujours lorsque l'activité sexuelle est irréalisable, sont un autre phénomène propre à la puberté. Les organes contenant le sperme sont comme à saturation ; ils exercent une telle pression provoquant de nombreuses manifestations qui, grâce à l'activité des réflexes, se réalisent dans l'éjaculation.

Avec la fin de la puberté, entre la dix-huitième et la vingtième année, le jeune homme trouve habituellement l'occasion de pratiquer l'acte sexuel, et, à partir de cette période, la vie sexuelle de l'homme se règle en général suivant la norme.

Quant à la jeune fille, les années de puberté prennent un cours différent. Bien qu'elle atteigne sa maturité plus rapidement que le garçon, les entraves sont plus fortes et, pour cette raison, elle adopte souvent une attitude négative par rapport aux relations sexuelles. Le penchant vers son propre sexe — qui existe habituellement aussi chez l'adolescent entre la dizième et la quatorzième année — est relativement très puissant chez la jeune fille. D'après Stekel, l'impulsion instinctuelle s'intensifie entre la treizième et la seizième année, et c'est pour cette raison que la majorité des séductions ont lieu à cet âge. Au cours des années suivantes, les contraintes s'intensifient à nouveau.

Chez les jeunes filles aussi l'instinct sexuel est souvent orienté vers la pratique de la masturbation. Elles la réalisent ou par l'excitation du clitoris, ou par l'introduction d'un doigt ou d'un corps étranger dans le vagin ou bien par une pression rythmique des cuisses.

Pour le sexe féminin, la puberté annonce les règles mensuelles qui provoquent dans la vie de la femme non seulement une périodicité physique et physiologique, mais, dans un certain sens, une périodicité psychique.

Par rapport au sujet de ce chapitre, il n'est pas nécessaire d'examiner la phase de la pleine maturité sexuelle.

En ce qui concerne la ménopause, il convient de constater qu'au cours de cette phase la libido se manifeste souvent avec une intensité accrue qui est d'origine physiologique. Nombre d'hommes et de femmes pressentent qu'il doivent saisir la dernière occasion, si elle se présente lors de cette phase. Il s'agit alors d'une sorte de « panique ». Du reste, cette phase est souvent désignée par le terme d' « âge critique ».

DES IRRÉGULARITÉS QUANTITATIVES DANS L'ÉVOLUTION SEXUELLE

CHAPITRE III

L'EVOLUTION SEXUELLE IRREGULIERE

Dérèglement du développement des glandes sexuelles. L'absence des caractères sexuels secondaires. Quelques cas de ma collection. Sous-développement des ovaires. Inactivité de l'hypophyse. Les géants et les nains. L'infantilisme génital. La puberté précoce. Géants sexuels de quatre ans. Le développement irrégulier est-il guérissable ? L'opération de Steinach.

Après avoir étudié, au cours des premiers chapitres, l'évolution normale de la sexualité physique et psychique, il faut examiner les irrégularités qui constituent des obstacles aux processus évolutifs normaux.

Les perturbations dont il sera question peuvent apparaître au cours de chacune des trois phases de l'évolution sexuelle, c'est-à-dire au cours des phases embryonnaire, de repos et de puberté.

1° Il est évident que les perturbations susceptibles de survenir lors de la phase embryonnaire sont d'ordre physique, car, à ce stade évolutif, il ne peut s'agir de sexualité psychique et, par conséquent, les troubles en question sont dus aux irrégularités organiques de la formation des divers organes sexuels.

2° Les irrégularités surgissant au cours de la période de repos — en dehors de celles provoquées par des influences externes ou par des maladies — sont avant tout d'ordre psychologique et les particularités qui se développent à cette période sont susceptibles de se fixer pour la vie entière ; Freud les a désignées sous l'appellation collective de « sexualité infantile ».

3° Au cours de la phase de la puberté, des irrégularités de nature physique et psychique peuvent apparaître ; cette phase, il faut le souligner, est aussi importante pour l'évolution de la sexualité physique que pour celle de la sexualité psychique.

Or, quelle que soit la phase pendant laquelle la perturbation se manifeste, et quelle que soit la nature de celle-là, le résultat est invariablement le même : le processus normal de l'évolution sexuelle est déréglé et l'individu qui en est frappé ne peut atteindre sa maturité sexuelle. Comme nous allons le constater, la sexualité de ces individus s'arrête à une étape infantile ; selon la phase au cours de laquelle la perturbation est apparue, ces êtres, pour des raisons ou physiques ou psychiques, sont incapables de surmonter ce stade.

⁂

En ce qui concerne la phase évolutive de l'embryon, nous n'ignorons pas que le développement des organes sexuels débute avec la sixième semaine de grossesse. L'organe sexuel de base, semblable pour l'embryon mâle et femelle, se développe d'abord, puis, de cette structure sexuellement non différenciée, les organes sexuels correspondants (ou mâle ou femelle) évoluent avec leurs glandes sexuelles.

Nous limiterons notre exposé à l'examen des perturbations dans l'évolution des glandes sexuelles ; les phénomènes analogues concernant les autres organes sexuels seront étudiés dans le chapitre traitant des androgynes.

Les glandes sexuelles produisant également des hormones, il est évident que le moindre trouble intervenant dans leur évolution normale provoque également des perturbations dans la production des hormones. Or, comme la production hormonale des glandes sexuelles ne débute qu'avec la puberté, les conséquences de ces troubles ne deviennent apparentes qu'à cette époque. Les troubles organiques des glandes sexuelles dont il est question se produisent donc au cours de la phase embryonnaire, mais leurs effets se manifestent seulement avec la puberté.

Quant aux troubles évolutifs et organiques des glandes sexuelles, les plus importants sont les suivants :

1° L'absence totale des glandes sexuelles. Dans ce cas, les testicules de l'embryon ne se forment pas et le scrotum reste vide. Ce phénomène est appelé *anorchidie*.

2° Les testicules existent, mais ils ne sont pas totalement développés. C'est l'*hypophasie* des testicules.

3° Les testicules, de conformation normale, peuvent être arrêtés dans leur descente vers le scrotum et, en raison de leur position anormale dans le canal inguinal où ils sont bloqués, ils s'atrophient partiellement ou totalement (cryptorchidie).

En cas de cryptorchidie, les testicules atrophiés sont situés dans le pli se trouvant au-dessus du canal inguinal.

Les causes de ces trois perturbations sont encore inconnues. Il est possible qu'elles soient héréditaires.

Quant aux conséquences de ces anomalies organiques, il va de soi que les glandes en question sont incapables d'exercer leur double fonction de production de spermatozoïdes (sécrétion externe) et d'hormones (sécrétion interne). Le résultat de l'absence de sécrétion externe est la stérilité, tandis que le défaut de la sécrétion interne provoque l'absence des caractères sexuels secondaires qui, on ne l'ignore pas, se développent grâce à l'activité hormonale. Cette dernière fait-elle défaut ou est-elle incomplète : le développement des caractères sexuels secondaires ne s'effectue pas ou est anormal.

Citons deux exemples, puisés dans notre collection :

Dans le premier cas, il s'agit d'un homme dont les parents souffraient tous deux d'une hernie inguinale. Ce symptôme est l'indice d'une faiblesse héréditaire qui, pour le patient, avait entraîné une cryptorchidie :

« Aucun fait particulier ne caractérise l'enfance de A... ; sur le plan physique, elle s'écoula identique à celle de son frère. C'est à l'âge adulte seulement que son anomalie — ignorée par lui et par son entourage — apparut : A... ne fit preuve d'aucun caractère de maturité sexuelle. Lorsque, à l'âge de trente ans, il me consulta pour la première fois, ses organes sexuels — qui n'ont pas changé depuis — avaient la conformation suivante. A la place du scrotum se trouvait une élévation molle et plissée, dont les deux moitiés étaient vides. Son pénis ressemblait à celui d'un garçonnet de quatre ans. En état de flaccidité, il mesurait deux centimètres ; en état d'érection, cinq centimètres. A... provoquait des érections à l'aide de la masturbation qu'il pratiquait depuis sa douzième année, âge où il fut initié par des camarades. Sans jamais avoir observé d'éjaculation, la masturbation procurait à A... une jouissance si forte qu'il ne pouvait s'en passer.

» En ce qui concerne ses autres particularités physiques, il faut noter aussi que, plus grand que ses parents et ses frères et sœurs, il mesure six pieds. L'extension de ses bras atteint une largeur de sept pieds, elle dépasse la hauteur de sa taille. La largeur de ses épaules, le volume de sa poitrine et de sa taille correspondent aux mesures moyennes d'une femme. La peau d'A... est dépourvue de poils, à part les aisselles et la racine du pénis où il y a une faible pilosité. Aucune trace de poils sur les joues et les lèvres. Les cheveux sont plantés bas sur un front strié de rides horizontales. Sa face est également sillonnée de rides profondes, qui lui prêtent l'aspect d'un homme âgé, tandis que sa peau, douce et blanche, lui donne une apparence de jeunesse ; il est donc difficile d'évaluer son âge. Des amas graisseux sur la poitrine donnent à celle-ci un caractère féminin (gynécomastie). Même remarque en ce qui concerne le bas-ventre, le fessier, les hanches et les cuisses. Son visage est un peu gras et il a sur les paupières des amas adipeux caractéristiques. Les contours du corps sont plus arrondis qu'il n'est habituellement la norme pour les hommes pourvus de testicules. Ses muscles sont mous et flasques et, comme la plupart des hommes sans testicules, A... se plaint d'un manque de force et d'endurance.

» La voix d'A... a un registre très aigu. Par conséquent, son larynx est à peine visible à l'examen et les cordes vocales sont d'un tiers plus courtes que celles d'un homme de son âge. »

Le cas d'A... est remarquable du fait qu'il possède, autant dans l'orientation que dans l'intensité, une impulsion sexuelle parfaitement normale, ce qui est rare dans ce genre d'anomalie. Chez les individus qui souffrent de ces déficiences et de ces atrophies (les eunuchoïdes), l'impulsion sexuelle fait en général défaut, ou elle n'existe qu'à un degré très faible. L'impulsion sexuelle d'A..., telle qu'elle se manifeste, est sans doute due à la résultante que, chez lui, l'activité endocrinienne des testicules fonctionne partiellement. En d'autres termes, il souffre d'une grave cryptorchidie qui se caractérise par l'atrophie partielle des testicules. Ne pouvant produire de spermatozoïdes, les glandes sexuelles ont conservé la faculté de sécréter un certain nombre d'hormones.

Dans le second cas, il s'agit d'un homme dont les glandes sexuelles font totalement défaut (anorchidie).

« Bien que le patient ait atteint l'âge de vingt-sept ans, les caractères sexuels secondaires ne se sont pas développés. L'évolution physique s'est arrêtée au stade qu'il avait atteint peu de temps avant la puberté. Il a l'aspect d'un garçon de douze ans. Sa voix est aiguë, enfantine, le corps est d'une constitution menue ; ses mouvements sont ceux d'un jeune garçon et toutes ses carastéristiques forment un contraste singulier avec une vaste intelligence et une excellente culture. A cause de son aspect juvénile, il se heurte à de grandes difficultés pour obtenir une situation sociale qui corresponde à sa culture.

» Dans ce cas, il ne s'agit pas d'impulsion sexuelle, mais le patient est douloureusement conscient de savoir qu'il est écarté d'un bonheur qui compte et a beaucoup de valeur pour un être normal. »

Chez les femmes, une imperfection congénitale des ovaires provoque à l'accoutumée un aspect physique extérieur enfantin et sous-développé. Les symptômes physiques sont les suivants : le bas-ventre étroit, un vagin court et serré, les organes sexuels externes flasques, rétrécis, souvent sans pilosité, et surtout les ovaires atrophiés. Ces femmes sont naturellement stériles et leurs caractères sexuels secondaires ne sont pas, ou faiblement, développés. Les seins gardent un aspect enfantin, et les mamelons et leurs aréoles sont plus petits que ceux qui correspondraient à leur âge biologique. Les tissus graisseux font défaut et, par conséquent, les épaules et les hanches n'ont point de formes arrondies. Le bassin est trop étroit. Il n'y a aucune trace de menstruation.

Quant à l'impulsion sexuelle, on peut constater qu'elle fait totalement défaut, ou qu'elle n'existe que très faiblement. D'autre part, les femmes qui souffrent de ces atrophies n'accusent point de déficiences intellectuelles.

⁂

Il existe des cas où les glandes sexuelles, normalement développées, atteignent leurs emplacements normaux, mais subissent par la suite des lésions qui provoquent leur atrophie.

⁂

On n'ignore pas que l'hypophyse est le régulateur principal des fonctions sexuelles ; en produisant une hormone qui met en activité les glandes génitales, elle déclenche le processus de la puberté. Pendant toute la durée de la puberté, l'hypophyse stimule l'activité des glandes sexuelles. Son fonctionnement est-il interrompu : les glandes sexuelles arrêtent également toute activité.

On comprend donc aisément qu'un trouble fonctionnel ou une carence de l'hypophyse retarde l'évolution sexuelle ; le phénomène ressemble à celui qui se manifeste lorsque les glandes sexuelles sont insuffisamment développées (hypophasie). Ce symptôme pathologique peut avoir une origine congénitale, mais il a souvent pour cause une défaillance de l'hypophyse. Dans ces cas, la puberté est ou retardée ou incomplète.

⁂

Si l'activité de l'hypophyse fait totalement défaut avant la puberté, celle-là ne peut s'accomplir. L'individu atteint par cette anomalie demeure sexuellement infantile ; ou il arrête sa croissance, ou il deviendra anormalement obèse (dystrophie adiposo-génitale).

D'autre part, l'hypophyse atteinte d'une affection provoque souvent une accélération anormale de la croissance. Brissau affirme que le gigantisme est toujours d'ordre infantile. L'appareil génital faiblement développé est une caractéristique du gigantisme.

Chez deux des plus monstrueux géants d'une troupe de variétés à Berlin, nous avons pu constater un appareil génital infantile.

*
**

Dans les cas où la puberté n'a pas abouti ou est atteinte d'une manière incomplète — en raison d'une carence des hormones sexuelles de l'hypophyse — dans tous ces cas, on emploie le terme d'infantilisme, parce que l'évolution sexuelle s'est arrêtée au stade de l'enfance.

L'infantilisme peut être classé en quatre groupes :

1° L'infantilisme génital.

2° L'infantilisme somatique.

3° L'infantilisme psycho-sexuel.

4° L'infantilisme psychique.

Au cours de ce chapitre, nous avons observé ce qu'est l'infantilisme génital (inactivité des glandes sexuelles et de l'hypophyse) et ses conséquences, à savoir l'infantilisme somatique (absence ou développement déficient des caractères sexuels secondaires). Le 3e et le 4e groupe seront examinés plus loin.

A l'opposé de l'infantilisme, il y a la maturité précoce, c'est-à-dire lorsque la puberté débute avant la dixième année. Là aussi, la même classification de base est valable :

1° Puberté génitale précoce.

2° Puberté somatique précoce.

3° Puberté psycho-sexuelle précoce.

4° Puberté psychique précoce.

Dans les deux sexes, la puberté génitale précoce a été observée fréquemment.

On a constaté des cas où les règles ont apparu avant que la première année ne fût révolue. Des seins bien développés, une parfaite répartition des tissus graisseux, caractéristiques pour la femme adulte, accompagnés d'une nette pilosité sur les parties génitales et sous les aisselles ont été observés chez des enfants entre la deuxième et la quatrième année.

De tels phénomènes se manifestent également chez les garçons qui peuvent avoir des organes génitaux normalement développés, une pilosité très caractéristique du corps et, parfois, une voix mâle. Citons un exemple :

« A l'âge d'un an, R. I... marchait et parlait. Sa dentition était normale. Au cours de sa première année, les poils poussaient sur les parties génitales et, lorsqu'il commença à balbutier, sa voix était d'un diapason très grave. A partir de sa deuxième année, sa croissance fut accélérée, mais le développement de ses organes sexuels dépassa de loin la rapidité de son évolution physique générale et il eut souvent des érections. Son intelligence s'était développée sur le même rythme et il préférait la compagnie des adultes. A l'âge de quatre ans, ses organes génitaux étaient plus grands que ceux d'un jeune homme de dix-huit ans ; sa voix avait des accents mâles et il avait des poils sur les organes génitaux, sous les aisselles et sur la lèvre supérieure. Il n'y avait aucun indice d'impulsions sexuelles. »

Quelles étaient les causes de ce phénomène remarquable de puberté précoce ? Les manifestations auxquelles nous avons fait allusion peuvent être provoquées ou par des facteurs qui accélèrent l'évolution, ou par l'absence des facteurs stabilisateurs destinés à la retarder. Nous avons examiné les facteurs accélérateurs — les glandes endocrines, telles les glandes sexuelles ou l'hypophyse. En ce qui concerne les cas de puberté précoce, on a pu constater l'existence d'excroissances ressemblant à des tumeurs, sur les ovaires et sur les testicules, accompagnées d'intenses sécrétions internes, c'est-à-dire d'un excédent de réserves d'hormones dans le sang. L'ablation chirurgicale de ces tumeurs provoque la disparition presque totale des phénomènes de puberté précoce. Or une tumeur sur l'hypophyse peut également susciter une puberté génitale précoce. En ce cas, l'hypophyse produit des hormones qui activent la puberté bien avant l'époque normale et les glandes sexuelles commencent à fonctionner à leur tour et sécrètent des hormones sexuelles. Pour finir, la puberté génitale précoce est susceptible d'être provoquée par une tumeur des surrénales.

Si la puberté précoce dépend de l'absence des facteurs destinés à la retarder, il s'agit alors de troubles fonctionnels d'une autre glande endocrine, la pinéale ou épiphyse, placée dans l'épaisseur de la toile choroïdienne, au-dessus de l'aqueduc de Sylvius, dans la partie postérieure du ventricule moyen du cerveau. Cette endocrine, dont la fonction est peu connue, sécrète une hormone qui *retarde l'activité des glandes sexuelles*. Avec la puberté, cette sorte de « freinage » s'atténue. Mais, si la glande est atteinte par une quelconque affection, elle arrête avant terme sa production hormonale et, avec l'absence de son rôle de freinage, la puberté risque de se déclencher.

***

Comme on a pu le constater, la puberté génitale précoce est toujours accompagnée d'une *puberté somatique précoce*, puisque les caractères sexuels secondaires évoluent en même temps.

Dans les cas de puberté psycho-sexuelle précoce, les caractéristiques physiques sont *parfaitement normales*. Or, la littérature spécialisée a enregistré des cas où de jeunes enfants pratiquent le coït et d'autres actes et contacts indubitablement d'ordre sexuel. Puisque ces faits ne sont basés sur aucune précocité physique, il faut attribuer de semblables manifestations à l'enseignement et à l'exemple donnés par des adultes.

***

Le sous-développement et l'absence des glandes sexuelles sont-ils guérissables ? Il y a plusieurs possibilités de cure :

1° La greffe testiculaire provenant d'un autre individu ou d'un singe anthropoïde. Il est évident que les glandes transplantées ne produiront pas de spermatozoïdes et, par conséquent, la stérilité du malade ne peut être guérie. On a pu observer, par contre, que les testicules greffés continuent à produire des hormones et, de cette façon, les déficiences provoquées par la carence de la production hormonale sont comblées. Malheureusement, l'effet des greffes testiculaires est de courte durée, les glandes transplantées ne fonctionnant que pendant un certain laps de temps, juste nécessaire pour qu'elles soient résorbées lentement par les substances organiques.

La greffe testiculaire a été utilisée dans un but de rajeunissement. Voronoff a greffé des testicules de singes anthropoïdes sur des hommes âgés, mais les transplantations furent rapidement résorbées et l'effet de rajeunissement fut de courte durée.

2° L'injection d'hormones sexuelles d'origine animale. Elles sont susceptibles d'améliorer ou de guérir les déficiences. Or l'effet de ces injections est aussi de courte durée et, par conséquent, elles doivent être répétées.

3° *L'opération de Steinach.* Elle ne peut être pratiquée que si les testicules existent et s'ils sont sains, c'est-à-dire dans tous les cas où leur activité a diminué, pour des raisons de vieillissement. L'opération de Steinach consiste à mettre les canaux déférents hors d'état de fonctionner, c'est-à-dire à arrêter la production des spermatozoïdes. De cette manière, la sécrétion hormonale s'intensifie et l'accroissement de la production d'hormones sexuelles mâles alimente davantage la circulation sanguine. Ainsi les phénomènes du vieillissement de l'organisme total sont améliorés et endigués.

Quant à la thérapeutique de la cryptorchidie, on est de nos jours en mesure de guérir dès l'enfance les individus atteints, à l'aide d'une intervention chirurgicale, ou bien d'injections d'hormones qui provoquent la descente des testicules, c'est-à-dire leur mise en place définitive.

CHAPITRE IV

LA CASTRATION

L'origine de la castration. Les eunuques et les gardiens de sérail. La « mortification de la chair ». La castration pour des raisons musicales. Les conséquences de la castration. La castration de l'adolescent. La castration provoquée par les blessures de guerre. La stérilisation aux Etats-Unis, dans le IIIe Reich.

Au cours du chapitre précédent, nous avons étudié les symptômes qui caractérisent l'absence des glandes sexuelles, ce vice de conformation congénital qui ne devient manifeste et qui ne se déclare qu'avec la puberté.

Or que se passe-t-il lorsque les glandes sexuelles — notamment les testicules et les ovaires — normalement développées, lors de la naissance, subissent par la suite une ablation ?

Ce processus, connu sous le nom de castration, avec ses conséquences forment le sujet du présent chapitre.

La castration, plus rare de nos jours qu'autrefois, mérite d'être examinée en premier lieu pour des raisons biologiques et historiques. Vraisemblablement, la castration est la première intervention chirurgicale tentée par l'homme sur des hommes et des animaux. L'origine de cette mutilation se perd dans la nuit des temps, mais il est possible de comprendre les raisons qui ont poussé l'homme primitif à l'idée de la pratiquer.

Sans doute, les mutilations de ce genre ont été pratiquées en premier lieu comme punition pour les viols ou autres délits de cet ordre, et quand les hommes ont observé les transformations fondamentales, physiques et mentales, provoquées par la castration, la destruction des glandes sexuelles a été utilisée en faveur d'autres buts. On châtrait les animaux pour les réduire à l'état de bêtes de somme ou pour faciliter leur engraissement, car, avec la perte de leurs glandes sexuelles, les animaux devenaient plus doux, plus gras et avaient une chair plus tendre. Quant à la castration de l'homme, les raisons étaient d'un ordre différent. Les chefs de clans, et autres personnalités respectables, jugeaient qu'il était désirable et utile d'employer à leur service des hommes sur lesquels ils pouvaient compter, sans redouter des complications sérieuses dans le domaine sexuel. En Afrique surtout, les eunuques, grâce à leur fidélité, leur discrétion, leur sens des responsabilités et leur habileté, occupaient souvent des situations importantes. Tandis que les Mahométans pratiquaient la castration pour des raisons pratiques, les Chrétiens en usaient pour des raisons mystiques et religieuses. L'idée de la « mortification de la chair » poussait, notamment au Ier siècle de notre ère, nombre de prêtres de l'Empire romain à la mutilation volontaire. De nos jours encore, la « mutilation agréable à Dieu » est pratiquée par quelques sectes religieuses. Il y avait une autre raison motivant l'ablation des glandes sexuelles mâles avant la puberté, c'était, avec les suites de l'opération, leurs influences sur les cordes vocales. Pendant le Moyen Age, et plus tard, l'art des choristes, des castrats italiens, était célèbre. Au XVIIIe siècle encore, tous les ans, plus de deux mille enfants furent mutilés dans l'Etat du Vatican. Quelques-uns de ces castrats furent célèbres dans le monde entier. De nos jours, en Europe et en Amérique, la castration est presque exclusivement pratiquée en vue de buts thérapeutiques, prophylactiques et d'hygiène raciale. La castration prophylactique est utilisée lors de diverses affections des organes sexuels (tuberculose, cancer, etc.).

***

Les phénomènes consécutifs à la castration varient suivant le moment où elle est pratiquée, c'est-à-dire avant ou après la puberté. Il tombe sous le sens que, si la castration est pratiquée pendant l'enfance, les glandes sexuelles, dont les fonctions ne débutent qu'avec la puberté, n'ont pu activer l'évolution des caractères sexuels secondaires. Si l'intervention est, par contre, pratiquée plus tard, quand les glandes sexuelles ont assuré leurs fonctions et lorsque les caractères, ainsi que la synthèse organique, se sont affirmés dans leur évolution, les conséquences de la castration sont fatalement distinctes de celles survenues avant la puberté.

En ce qui concerne la castration pré-pubertaire, il est inutile d'en expliquer les détails, puisque les phénomènes sont semblables à ceux qui se produisent en cas d'absence congénitale des glandes sexuelles (anorchidie). Dans les deux cas, les glandes font défaut, les impulsions sexuelles et les caractères sexuels secondaires n'apparaissent point. Le corps demeure dans un aspect infantile, les organes génitaux sont petits et atrophiés, la voix garde un timbre élevé et enfantin et les seins de la femme, la pilosité de la barbe de l'homme, etc., ne se développent pas. D'autre part, l'homme accuse alors des caractères spécifiquement féminins (seins développés, hanches et fessier arrondis) et la femme découvre des caractères virils (voix grave et pilosité de la face).

Ces phénomènes ont été expliqués dans le premier chapitre ; ils sont provoqués par la présence d'hormones mâles dans le sang de la femme et d'hormones féminines dans le sang de l'homme. Puisque, à la suite de la castration, les caractères propres à chaque sexe, à savoir les testicules et les ovaires, font défaut, il n'y a aucune production d'hormones spécifiques au sexe et les hormones du sexe opposé agissent alors davantage.

Si la castration est pratiquée après la puberté, c'est-à-dire à un âge où les glandes sexuelles ont fonctionné pendant une période plus ou moins longue, les phénomènes sont différents. La libido et les caractères sexuels secondaires se sont amplifiés. La psycho-sexualité est définie et l'épanouissement de la sexualité a eu lieu. L'ablation des glandes sexuelles et l'arrêt de la production hormonale secouent l'individu dans un choc aux répercussions incalculables et on comprend aisément que l'organisme entier en subit un profond retentissement.

Citons quelques exemples, puisés dans les archives de l'Institut de Sexologie, qui permettront au lecteur de se représenter les transformations physiques et psychiques qui se manifestent chez un castrat.

Dans le premier exemple, la castration eut lieu peu de temps après la puberté et les conséquences étaient pratiquement les mêmes que celles consécutives à une castration pré-pubère.

« Le ténor B... entretenait à l'âge de vingt et un ans une liaison homosexuelle avec un Américain. Ce dernier, poussé vraisemblablement par la jalousie, mutila le jeune homme avec un stylet, dont il enfonça l'extrémité, à plusieurs reprises, dans le scrotum. Un chirurgien pratiqua l'ablation des deux testicules blessés. Dix ans plus tard, l'examen de B... révèle les particularités suivantes. La peau du corps entier est très délicate, fine et transparente. Les poils ont pour ainsi dire disparu, les muscles sont faibles et mous et le patient manque de souplesse, d'élasticité, de résistance et de force virile. D'autre part, les seins et de lourds amas adipeux se sont développés. La barbe, forte avant la castration, a presque disparu. Le larynx est rétréci. B... a une voix de soprano de merveilleuse qualité, qui se développe encore. Ses gestes et ses mouvements, ses habitudes, ses tendances sont féminins. Depuis la castration, son instinct sexuel est pour ainsi dire inexistant, mais l'homme accuse de profonds sentiments maternels. Il adore les enfants et voudrait mettre un enfant au monde. Sur le plan intellectuel, B... est extrêmement réceptif et est ouvert à toutes les activités humaines. »

Nombre d'exemples puisés dans l'Histoire prouvent que l'intelligence des castrats dépasse souvent la moyenne, pour ne nommer que le général romain Narsès, l'exégète Origène, l'homme d'Etat portugais Brocchi, etc.

Chez les adultes, la perte (involontaire) des glandes sexuelles est le plus souvent due à des blessures de guerre. De la même manière que les blessures à la tête, les mutilations du scrotum ont prouvé, grâce aux troubles qui en résultent, les corrélations entre ces organes et les autres organes du corps.

Dans le cas suivant si instructif, décrit par Falta, il s'agit d'un homme qui, à l'âge de vingt-six ans, avait subi l'ablation des testicules, atteints par la tuberculose.

« Depuis sa castration, le malade, âgé actuellement de quarante-neuf ans, a augmenté de 32 kilos. Sa puissance sexuelle *(potientia cœundi)* s'est maintenue, mais il pratique rarement le coït, sa libido étant sensiblement affaiblie. La moustache et la pilosité du corps se sont raréfiées, la pilosité génitale s'est arrêtée à la hauteur d'une ligne horizontale sur le bas-ventre, comme chez les femmes ; le pénis mesure 3 centimètres en état de flaccidité et 4,5 cm en érection. Il a des amas graisseux sur la poitrine, sur les hanches et sur le ventre. »

Et voici le cas d'un homme de quarante-neuf ans qui, à l'âge de quarante-six ans, fut castré selon son propre désir. Le besoin irrépressible et le désir insurmontable de pratiquer la masturbation, d'une part, et les tendances perverses, d'autre part, en raison desquelles il avait été condamné deux fois à des peines de prison, avaient motivé son choix.

« Après la castration, le patient avait fortement engraissé. Les amas adipeux apparaissaient surtout sur la poitrine, sur le ventre et sur les hanches. Les poils qui recouvraient sa poitrine disparurent pour ainsi dire complètement et la barbe ne poussa plus. Son pénis ne subit aucune modification et des érections occasionnelles, accompagnées d'excitations sexuelles, continuaient à se produire. Avant l'intervention, le patient accusait un tempérament violent et surexcité ; après l'opération, il devint tolérant, presque sentimental, puis mélancolique et taciturne. »

Ce cas démontre que l'ablation des glandes sexuelles après la puberté affaiblit les impulsions sexuelles ; elle les supprime parfois totalement. Il existe naturellement des exceptions, et des examens dignes de foi ont mis en valeur des cas où la libido et la faculté de pratiquer l'acte sont demeurées intactes chez des castrats. Il est évident que, en raison de l'absence des glandes sexuelles, l'acte sexuel reste stérile.

*
**

Comme pour l'homme, l'instinct sexuel de la femme ayant subi l'ablation des glandes sexuelles ne témoigne pas d'une orientation unilatérale. Dans la majorité des cas, la libido et la sensation de jouissance (orgasme) sont sensiblement affaiblies, mais il n'est pas rare qu'elles demeurent aussi dynamiques qu'auparavant et on a pu constater une intensification de la libido après l'ablation des ovaires.

Les déficiences, les régressions et les modifications suivantes ont été observées après l'ablation des ovaires :

La menstruation ainsi que les phénomènes physiques qui l'accompagnent font défaut. Les organes sexuels s'atrophient, le bas-ventre et le vagin se rétrécissent, les dimensions du bassin diminuent et, en général, la voix devient plus dure, plus basse, plus forte et plus virile. Habituellement, la peau s'éclaircit et la teinte brune des aréoles et des zones sexuelles et anales disparaît. D'autre part, il y a une pousse de poils sur la face et sur la poitrine (autour des mamelons). Après l'ablation, les seins diminuent généralement de volume, ils sont alors plus plats et plus fermes. Mais il est surprenant de constater, dans certains cas, que les seins augmentent de volume et sécrètent du lait, tandis que les amas adipeux augmentent sensiblement. On a pu observer souvent des troubles nerveux et psychiques caractéristiques de la ménopause.

Chez les hommes comme chez les femmes, les phénomènes de déficience dépendent, dans une large mesure, de l'âge du malade lorsque la castration est pratiquée, c'est-à-dire de l'âge atteint par l'homme quand l'activité des glandes sexuelles s'est arrêtée. Comme on a pu le constater dans les exemples cités, les phénomènes sont plus graves et plus compliqués lorsque la castration a lieu avant la puberté. Dans les cas de castration après la puberté, les phénomènes peuvent être comparés à ceux qui caractérisent la désorganisation fonctionnelle de l'hypophyse. Les effets sont plus aigus lorsque l'activité des glandes sexuelles s'est arrêtée à un âge précoce. Si la castration a lieu à un âge avancé, les déficiences physiques et psychiques sont plus vagues, plus indécises ; toutefois, elles se manifestent toujours et ne disparaissent point.

Il y a un processus biologique naturel, la ménopause, qui provoque également l'arrêt de l'activité des glandes sexuelles. Or, les suites du retour d'âge ne sont pas comparables aux déficiences suscitées par la castration effectuée à un âge précoce.

***

Quelques mots en ce qui concerne la castration exécutée en tant que mesure prophylactique ou dans un but d'hygiène raciale. La castration prophylactique est employée lorsque l'individu en question souffre d'une libido atteinte de troubles pathologiques qui poussent l'homme vers le crime ou à d'autres excès graves. Dans ces cas, la castration affaiblit la libido. Toutefois, elle ne modifie pas à coup sûr les tendances pathologiques.

Dans l'hygiène sociale, on utilise la castration dans le but d'arrêter une indésirable descendance. Or, en ce cas, la castration n'est point nécessaire, car la stérilisation obtient le même résultat. Par une intervention chirurgicale, on ligature les canaux déférents et on laisse les testicules intacts. Les spermatozoïdes ne pouvant plus quitter les testicules, l'accumulation qui en résulte détruit l'élément des testicules qui produit les spermatozoïdes (sécrétion exocrinienne). La sécrétion endocrinienne demeure donc intacte et fonctionne même d'une manière accélérée. Par conséquent, un individu rendu stérile n'accuse aucun symptôme de castration. Néanmoins, la stérilisation provoque souvent des altérations psychiques sérieuses qui ne sont pas une conséquence directe de la stérilisation, mais une réaction psychologique de l'individu en question face à sa situation nouvelle.

Dans le but d'arrêter une descendance héréditaire trop lourde et chargée, la stérilisation d'individus dégénérés ou de malades mentaux a récemment été légalisée par les pouvoirs publics aux Etats-Unis et en Allemagne.

Pour notre part, nous pensons que, de nos jours, la Science ne peut approuver la pratique obligatoire de la stérilisation en faveur de l'hygiène raciale. En raison de la nature complexe du problème, et les lois de l'hérédité n'étant pas encore suffisamment établies, les expériences effectuées sur les animaux (la majorité des principes concernant l'hérédité sont basés sur les expériences tentées sur eux) ne peuvent être appliquées à l'homme à priori. Nous ignorons, par exemple, si certaines de ces maladies sont vraiment héréditaires.

CHAPITRE V

L'ETERNEL ENFANT

L'infantilisme psychique. Quelques cas de notre collection. Des adolescents de cinquante ans. L'aversion contre la pilosité du corps. L'instinct sexuel contrarié. Certains cas de Stekel. La fixation à la zone urétrale. L'instinct d'exhibitionnisme chez l'enfant. Des adultes jouant à l'écolier. Les lettres à « maman ». L'origine sexuelle de telles lettres. Le cas d'un officier de la Garde. La pédophilie. Expertise médico-légale concernant un professeur accusé d'attentat à la pudeur. Gérontophilie. Quelques cas d'infantilisme. L'évasion dans la maladie. Les possibilités de guérison.

Après la digression indispensable et nécessaire sur la castration, revenons au principal problème de notre étude.

Au cours du troisième chapitre, nous avons observé l'infantilisme génital et somatique et nous avons remarqué que les individus qui possèdent, en raison d'une déficience congénitale, des glandes sexuelles sous-développées sont arrêtés dans leur évolution sexuelle à un stade infantile. C'est ce dernier qui ne permet pas l'épanouissement de la pleine maturité sexuelle, physique et psycho-spirituelle.

On se propose ici de démontrer, dans le présent chapitre, que l'évolution de la maturité sexuelle psychique peut non seulement être freinée par des facteurs d'ordre physique — comme l'absence ou la carence des glandes sexuelles, — mais également par des fonctions de nature différente.

On distingue deux formes d'infantilisme, à savoir l'infantilisme psychique et l'infantilisme psycho-sexuel ; ces deux formes se différencient notamment parce que, pour la première, l'instinct sexuel ne se manifeste plus, tandis que, pour la seconde, il s'est stabilisé à un stade qui ne correspond plus au développement physique de l'individu.

Penchons-nous d'abord sur le problème de l'infantilisme psychique. Au lieu d'énoncer des définitions complexes et abstraites, on se contentera de définir les caractéristiques du phénomène qui contraint l'individu, sa vie durant, à retenir les attributs psychiques qui caractérisent normalement les enfants, avant ou pendant la puberté.

Pour exemple, citons quelques cas puisés dans nos archives.

H..., vendeur, est âgé de vingt-quatre ans. De taille élancée, il donne pourtant l'impression d'avoir à peine seize ans. Ses attitudes, ses gestes sont d'un adolescent. Par le timbre et la modulation, sa voix ressemble à celle d'un garçonnet ; la pilosité de la face est comme inexistante. Il aime les rubans, les fanfreluches et est particulièrement attiré par la vue et le toucher des sous-vêtements féminins parfumés et rangés dans une armoire. Il adore les fleurs, qu'il embrasse, et aime boire de l'eau dans une rose. Il a l'habitude de coudre des foulards, des coussins et des bérets à son usage, et des taies d'oreiller pour ses frères. Le patient a déclaré — et ses propos sont bien caractéristiques : « Il m'est très pénible de m'entendre appeler « Monsieur ». Ce mot me déprime et, lorsque cela m'arrive, il faut que je m'isole pendant un bon moment pour me reprendre et récupérer ma stabilité d'humeur ; je n'ai absolument pas le sentiment d'être un homme et, avec mon nouveau costume, je porterai de larges culottes de golf pour que les gens ne m'apostrophent plus avec ce mot « monsieur ». » C'est ici le symptôme fréquent chez les êtres atteints d'infantilisme ; ils ont une profonde aversion à se considérer et à s'habiller comme des adultes.

N..., âgé de cinquante ans, se sent heureux lorsqu'il revêt un costume de marin tel qu'en portent les jeunes enfants. Il s'imagine alors qu'il est un garçonnet de douze ans. Le soir, chez lui, il revêt encore un costume d'enfant — il en possède sept, — et il s'assied devant une glace. Il ressent alors une véritable excitation sexuelle, mais il ne se livre à aucun attouchement « parce qu'il est trop jeune ». Il aime jouer « à l'école » avec d' « autres garçons ». Les dimanches, pendant l'après-midi, il accompagne les adolescents à la foire, monte sur les chevaux de bois et s'amuse avec eux sur les balançoires. N... n'accomplit jamais l'acte sexuel, ni avec des adultes, ni avec des enfants. Après avoir joué avec « ses camarades » le dimanche après-midi, il passe la soirée chez lui, vêtu d'un costume d'enfant, et ressent alors comme un soulagement et une détente sexuelle qui le satisfont pleinement.

La majorité des individus atteints d'infantilisme ont une aversion instinctive contre la moindre pilosité sur leur corps.

A..., infantile de quarante et un ans, a pris l'habitude de raser les duvets de ses parties génitales, des aisselles et de la poitrine. Il s'est fait photographier avec des habits de petits garçons, culottes et chaussettes courtes (il veut surtout que ses genoux soient nus) et col marin ouvert.

Sur la photographie, il a l'aspect d'un garçonnet de dix ans, bien qu'il ait hérité une usine qu'il dirige d'ailleurs avec compétence.

Le caractère principal de ce type d'infantilisme est l'absence totale d'impulsions sexuelles. Existent-elles : elles sont extrêmement faibles, pour ainsi dire inexistantes.

⁂

Les manifestations sont très différentes lorsqu'il s'agit d'infantilisme psycho-sexuel, où l'impulsion sexuelle existe, mais est comme arrêtée à un stade de réactions infantiles que Freud désigne sous le terme de *sexualité infantile.*

1° La sexualité infantile se distingue de la sexualité de l'adulte du fait qu'elle n'est pas asssociée à la zone génitale, mais à d'autres zones érogènes. Dans l'infantilisme, la fixation aux « autres zones érogènes » persiste la vie entière ; et l'évolution, le transfert à la zone génitale qui caractérisent la puberté ne s'effectuent pas ou s'effectuent sous une forme considérablement atténuée.

2° Dans la sexualité infantile, la véritable impulsion sexuelle n'existe pas ; il n'y a que des impulsions secondaires qui, pour l'individu, demeurent le principe sexuel prépondérant.

3° Dans la phase de la sexualité infantile, les buts et les objets de l'instinct sexuel sont, en général, ou des enfants ou des personnes plus âgées ; l'instinct sexuel de l'individu infantile demeure fixé à jamais ou aux enfants (pédophilie) ou aux individus plus âgés (gérontophilie).

Il va de soi que ces trois phénomènes n'apparaissent pas ensemble et à la fois dans chaque être frappé d'infantilisme. L'un peut être pédophile, l'autre gérontophile, un troisième peut fixer sa sexualité à la zone urétrale, tandis qu'un quatrième sera dominé par l'impulsion (secondaire) de l'exhibitionnisme.

Observons les trois formes d'infantilisme psycho-sexuel à la lumière d'exemples concrets :

En ce qui concerne les cas appartenant au premier groupe, nous n'ignorons pas que la sexualité infantile est habituellement associée aux zones orale, urétrale, anale, et il est caractéristique pour cette sorte de malades que la sexualité demeure fixée à ces zones pendant leur existence entière.

Stekel communique le cas suivant :

A. W..., jeune fille de vingt-huit ans, macule de temps en temps son lit la nuit et parfois le jour. La nuit, cette pratique est accompagnée de rêves érotiques. Depuis sa plus tendre enfance, elle s'est adonnée à la masturbation, si l'on peut dire, grâce à la rétention volontaire de sa vessie.

Elle retient l'urine jusqu'à ce que le besoin de vider la vessie atteigne son paroxysme ; elle se retire alors à la toilette et presse de toutes ses forces sur sa vessie pour empêcher l'évacuation. A ce moment, elle ressent un orgasme violent.

Un écrivain de trente-huit ans pratique depuis son enfance la masturbation par le même moyen. Il se retient jusqu'au moment où il perd le contrôle. Souvent, il urine dans ses caleçons, et l'orgasme ressenti est alors très violent.

Dans ces cas, la fixation concerne la zone urétrale ; voyons un exemple, également dû à Stekel, où il s'agit de la zone anale :

Le patient a déclaré avoir gardé nombre de manies et d'activités infantiles. Il loue souvent une chambre d'hôtel, urine et défèque dans les draps et, le lendemain, prétend avoir été souffrant et règle la note avec un plaisir évident. « Je ne connais pas de joie plus grande que celle d'être couché dans un lit trempé d'urine et de fèces. Dans ces occasions, je porte des caleçons longs et serrés et, lorsque je tire le drap entre mes jambes pour m'en envelopper bien étroitement, j'ai l'impression d'être un nourrisson précieusement emmailloté. »

***

Quant aux individus infantiles pour lesquels une impulsion complémentaire a pris la place de l'impulsion sexuelle, n'oublions pas que les impulsions complémentaires exercent une influence considérable sur la sexualité infantile de la phase de repos. (Voir chapitre II.) Le désir de l'enfant de regarder ou de montrer « une nudité indécente », c'est-à-dire l'exhibitionnisme infantile, est susceptible de provoquer des sensations voluptueuses (scopophilie et exhibitionnisme).

On ne peut oublier que le sadisme et le masochisme figurent parmi les impulsions complémentaires de la période infantile.

Ces impulsions infantiles peuvent éventuellement se fixer pour l'existence entière et dominer la sexualité d'un être demeuré infantile.

La scopophilie, l'exhibitionnisme, le sadisme et le masochisme seront analysés en temps utile et nous y faisons allusion ici uniquement dans la mesure où ils sont les conséquences d'une fixation infantile. A notre avis, il est délicat de décider si un cas de sadisme, de masochisme, de scopophilie ou d'exhibitionnisme doit être attribué à l'infantilisme ou à une autre cause. Or il faut constater qu'on peut toujours observer une certaine dose d'infantilisme dans un des cas précités.

Notre opinion semble bien confirmée par les rapports de nombre d'experts ayant eu l'occasion de formuler leurs avis à ce sujet. Ces spécialistes constatent qu'il est surprenant que l'exhibitionniste s'adresse si fréquemment aux *enfants*. Dans les cas d'infantilisme, l'exhibitionnisme est souvent associé à l'impulsion, au besoin de proférer des mots obscènes *surtout devant un enfant*. En ce qui concerne le masochisme, l'Ecole de Freud professe la thèse que son origine se trouve *toujours* dans la fixation infantile à une impulsion complémentaire, et que, pour certains enfants, les fessées provoquent, en dehors de la douleur, une sorte de plaisir érotique qu'il faut attribuer à l'excitation directe des zone anale, urétrale et génitale.

Dans ce chapitre, on s'occupera des phénomènes scopophiles, exhibitionnistes, sadiques et masochistes dans la mesure où ils sont axés effectivement sur l'infantilisme psycho-sexuel.

L'exemple suivant, enregistré par nos soins, démontre clairement ce genre de corrélations :

R. K.., âgé de quarante ans, maître d'hôtel, fut un enfant débile et un mauvais élève. Malgré sa grande affection pour sa mère, il avait l'habitude — quand il n'était pas souffrant — de commettre des incartades, des caprices violents. Il avoue que, depuis sa plus tendre enfance, il avait particulièrement aimé être puni pour de tels méfaits. A l'âge de treize ans, lors d'une fessée administrée par son professeur, la nature sexuelle de cette dilection apparut clairement, car, dans la nuit qui suivit cette correction, il revécut l'événement dans son imagination et ressentit alors, pour la première fois, des sensations érotiques accompagnées de pollutions.

Aux premiers indices de la puberté suivirent d'autres manifestations de l'évolution sexuelle et, entre autres, la mue, la pousse de la barbe et l'instinct sexuel conscient. A la fin de la puberté, une différenciation sexuelle apparut du fait que sa tendance sexuelle active était orientée vers les femmes adultes. Or cette sexualité, normale quant à l'orientation, était incapable d'aboutir à la maturité parce que le besoin de demeurer enfant avait imprimé à la sexualité du jeune homme le sceau de l'infantilisme permanent. Cet homme n'a jamais réussi à vivre un événement sexuel réellement normal et satisfaisant.

Au point de vue psychologique, le patient témoigne, à tous égards, d'un caractère infantile et d'un manque total de maturité. Il satisfait ses besoins intellectuels avec une puérile littérature des histoires d'animaux et des contes de fées les plus simplets. A Noël, il établit une longue liste de cadeaux : des soldats de plomb, des ballons, une corde à sauter, etc., et il souhaite « être amené au cinéma une fois par semaine ». Le plus grand désir de cet homme de quarante-deux ans est de porter des vêtements d'enfant et d'être considéré comme un adolescent. Il n'a pas conscience à quel point ses émotions sexuelles sont associées et entremêlées à sa personnalité infantile. Sans nulle véritable activité, sa sexualité trouve un exutoire dans la seule compagnie de jeunes garçons et, plus particulièrement, dans la sensation d'être soi-même plus enfant (voire inférieur) qu'eux. Ceci explique le plaisir qu'il ressent lorsqu'il fait corriger ses devoirs, et qu'il est blâmé et puni pour avoir mal travaillé.

Ses jeux d'écolier sont parfaitement inoffensifs et leur caractère érotique ne réside que dans l'imagination masochiste de cet homme, psychosexuellement infantile. Or, pour de tels individus, les jeux d'enfants ont, subjectivement, une signification égale à celle de l'acte sexuel, tout en n'étant que des jeux pour ceux qui y participent. Citons un autre cas type :

Issu d'une famille de juristes, G... a étudié le Droit, mais il n'a pas soutenu sa thèse. Actuellement, âgé de trente-six ans, il est employé. D'intelligence vive, il manque de la volonté et de la ténacité nécessaires pour concentrer son esprit sur une tâche volontairement imposée. De constitution fragile, il ressemble à un jeune étudiant de dix-huit ans. G... affirme qu'il a l'impression d'avoir seize ans, surtout lorsqu'il est en compagnie de femmes plus âgées qu'il affectionne. Il a noté dans son journal : « J'ai besoin d'une femme qui me considère comme un adolescent de seize ans, comme un garçon gâté, récalcitrant, lunatique et qui a besoin d'être dressé. Si une telle femme utilisait mon imagination érotique pour atteindre son but, elle exercerait sur moi une influence énorme. Je me conduirais par exemple très mal lors d'une promenade. Si elle me faisait alors, d'une manière brutale et impressionnante, la description de la punition qui m'attend, je serais fasciné au sens exact du mot. Ce serait également le cas si elle m'obligeait à me dévêtir devant elle pendant qu'elle resterait habillée. » Il écrit par ailleurs :

« J'aimerais faire des devoirs, comme en classe, je les exécuterais d'une manière si négligente — les truffant de fautes d'inattention — que la femme serait obligée de me punir. Elle devrait me gifler et me menacer de fessées appliquées sur mon derrière tout nu. Des mots tels que « coups, lanières, fesses » jouent ici un rôle capital... Quand ma gouvernante emploiera ces mots, je serai incapable de la regarder. Avant tout, elle devrait me défendre la mauvaise habitude de la masturbation, mais elle-même aurait le droit de me masturber. »

Un groupe de masochistes semblables est représenté par les individus qui écrivent des « lettres à maman », qui considèrent leur partenaire sexuel comme une mère (non seulement comme la mère de leurs enfants) et qui l'appellent par ce nom. L'exemple classique de ce groupe est Jean-Jacques Rousseau, qui souffrait d'infantilisme.

Cette perversion infantile est décrite dans nombre de romans composés à l'usage des masochistes. Nous citerons un extrait du livre de Julian Robinson, tenu en grande estime dans ces milieux. Un jour, l'auteur, en compagnie de Gertrude, sa maîtresse, ressent le besoin d'uriner. Voici la scène :

« O ! Maman ! m'écriai-je, s'il te plaît, j'ai besoin de faire quelque chose, je ne sais comment te dire, mais c'est urgent. — Tu dois me dire ce que c'est ! — Je ne peux pas ! — Il le faut ! — Eh bien ! pendant le déjeuner et pendant la durée du voyage, je n'ai pu m'isoler et je ne puis encore le faire à présent parce qu'il n'y a pas d'endroit à cet usage. C'est terrible d'être obligé de raconter cela à une femme. » Malicieuse, Gertrude répliqua : « Je peux deviner ce qui se passe dans ta tête, bébé aimerait qu'on le mette sur le pot. — Oui, dis-je en rougissant. Maman, peux-tu me mettre sur le pot avant que tu me punisses ? » Julian s'écrie : « Oh ! Gertrude ! — Gertrude ? répond la femme, qu'osez-vous dire, monsieur ? — S'il te plaît, maman, réplique Julian, je voulais simplement te demander la permission de ne point prononcer le mot ! — Tu dois le dire, sinon, tu n'auras pas le droit de te retirer. Choisis ! » Et Julian Robinson conclut : « C'est ainsi que je fus dans l'obligation de dire des vilains mots à ma charmante bien-aimée et, en les prononçant, je cachai mon visage et il m'a semblé que ça lui faisait plaisir. Or j'ai dû avoir l'air très naturel, et très attrayant, car elle m'embrassa. »

Ce sont des jeux puérils et des enfantillages qui procurent volupté et plaisir aux êtres comme emmurés en enfance.

Citons le cas d'un jeune officier blessé à proximité de l'explosion d'une grenade. Le patient précisa qu'avant cet événement son imagination fut souvent harcelée par des représentations érotiques qu'il avait jusqu'ici toujours réussi à réprimer. Or, depuis cette blessure de guerre, il en était incapable. Ses élucubrations étaient de nature infantile, et il les décrivit de la manière suivante : « Les émotions érotiques les plus intenses se déclenchent en moi lorsque je rencontre une bonne qui prend soin des petits enfants confiés à sa garde, surtout des petits garçons, et j'éprouve un plaisir immense à me substituer, en imagination, au sort des enfants. Cela m'excite aussi quand on donne devant moi une fessée à un tout petit. Je n'ai jamais pu jouer un rôle sérieux et actif vis-à-vis d'un enfant, la pensée d'une chose pareille me rend malade ; toutes mes émotions naissent uniquement du spectacle que j'observe d'une manière passive. Je me rends souvent aux endroits où les nurses s'affairent aux soins hygiéniques des petits et je ne les quitte pas du regard. Mes émotions sexuelles sont comme intensifiées et, lorsque je rentre chez moi, je m'enivre à l'évocation du spectacle entrevu. Les phrases qui m'excitent particulièrement sont les suivantes : « Veux-tu être sage ! » « Veux-tu que je cherche le martinet ? » « Veux-tu une fessée ? ». Le patient a vingt-cinq ans, mais il aime s'habiller en garçonnet.

Ce cas est une association de scopophilie infantile, et des traces de sadisme et de masochisme.

Le troisième groupe d'infantilisme psycho-sexuel, celui où l'individu atteint cherche l'objet de son désir sexuel parmi les enfants (pédophilie) ou parmi les personnes plus âgées (gérontophilie), représente une survivance de la phase de la sexualité infantile au cours de laquelle les enfants s'adonnent à des jeux érotiques avec leurs camarades ou subissent une forte fixation à la mère, au père ou à une autre personne adulte.

Le premier des exemples que nous citerons pour illustrer cette catégorie d'infantilisme est un rapport médico-légal, délivré par nos soins :

Sans être vraiment débile, D... était un enfant délicat, témoignant d'un certain nombre de caractères névropathologiques parmi lesquels le plus sérieux était qu'il maculait son lit jusqu'à l'âge de quatorze ans. A dix-neuf ans, il entra au collège. Nul en mathématiques, il réussit, après quatre (au lieu de trois) années d'études acharnées, à passer péniblement ses examens. Après avoir professé dans différentes écoles, il succéda au recteur C..., dont il épousa la fille.

Avant et pendant son mariage, il entretenait des rapport sexuels une fois toutes les trois ou quatre semaines, jusqu'au moment où, sa puissance sexuelle s'affaiblissant, il ne lui fut possible de consommer qu'à des intervalles très espacés, et au prix de pénibles efforts. Au cours des années suivantes, il ressentit, « surtout après des travaux intellectuels fatigants, l'impulsion de manipuler les parties génitales des petites filles », ce qui l'entraîna à commettre des délits pour lesquels il fut condamné en justice. D'après ses propres déclarations, lorsque cette impulsion s'emparait de lui pendant les heures de cours, il était comme possédé et agissait comme sous une contrainte irrésistible qu'il ne pouvait comprendre ni surmonter.

L'examen physique de D... établit que l'organe sexuel externe était normalement développé, mais que les deux testicules étaient sensiblement atrophiés ou plutôt sous-développés. Ils n'étaient du reste pas situés à leur place normale, à savoir dans le scrotum, mais dans le canal inguinal (cryptorchidie). L'analyse microscopique du sperme a signalé l'absence totale de spermatozoïdes.

Les symptômes psychiques et les caractères physiques typiques indiquent avec certitude que D... est chargé d'une lourde hérédité. L'évolution de son mental n'a jamais dépassé le stade infantile, et il accuse un infantilisme évident vraisemblablement associé à l'évolution défectueuse de ses organes sexuels. En fonction de la puissance sexuelle, les dimensions et la forme du pénis n'ont pas une importance prépondérante pour l'homme. Son évolution sexuelle et sa personnalité dépendent en premier lieu des glandes sexuelles (les testicules) qui, grâce à leur sécrétion endocrinienne, alimentent l'organisme des hormones qui stimulent l'activité du centre sexuel (le cerveau) et qui déterminent la maturité sexuelle psycho-physique.

Or, précisément, ces organes sexuels décisifs sont fortement atrophiés chez D... et ils n'ont jamais atteint leur développement normal. Anormalement petits (comme chez un garçon de dix ans), ils ont été bloqués dans le canal inguinal et leur sécrétion ne contient nulle trace de spermatozoïdes.

Conséquemment à ces symptômes, les caractères sexuels secondaires, comparés au type viril normal, sont aussi imparfaitement développés puisque leur évolution est réglée par la sécrétion endocrinienne des testicules.

L'affection que D... porte à sa femme, qu'il considère comme le soutien de sa lamentable existence, persiste indiscutablement, mais ses tendances sexuelles sont puériles et inconsistantes comme celles d'un enfant. Ainsi ses actes si répréhensibles, considérés par une juste perspective psychologique, étaient en réalité des jeux sexuels d'enfant en compagnie d'autres enfants, mais — et ceci est essentiel — c'étaient les jeux dangereux d'un être chargé d'une lourde hérédité qui, en fonction des déficiences mentales provoquées par l'infantilisme et une névropathie grave, souffre d'un manque total de volonté pour résister à ses penchants anormaux.

Un autre cas, M..., vingt-neuf ans, musicien professionnel, décrit ses penchants de la manière suivante :

« Depuis ma toute jeunesse, la différence entre une écolière et une femme adulte m'a paru prodigieuse. Le corps d'une fillette est délicat, charmant, merveilleux et les formes d'une femme adulte, épaisses, disgracieuses et lourdes. Les gens normaux sont-ils donc aveugles ? Le petit doigt, l'oreille d'une fillette de neuf ans m'excitent bien plus qu'une cohorte de femmes nues. Par la faute des lois, je n'ai pu jusqu'alors satisfaire mon violent désir de posséder des écolières et j'ai tenté de le compenser, comme j'ai pu. Chaque fois qu'une fillette était près de moi ou m'accompagnait à la promenade, je la tenais par la main, ou posais une main sur sa nuque ou sur sa jambe et, sans que l'enfant s'en aperçût, je me masturbais. Après m'être ainsi masturbé en présence d'une petite fille, je suis comme exalté, je me sens léger, alerte, comme si j'avais des ailes, je suis pénétré d'une harmonie, d'un équilibre que je n'ai jamais connus et que je ne connaîtrai jamais en présence d'une femme. Après un tel événement, je me sens heureux et satisfait pendant plusieurs semaines, et la vue seule d'une femme adulte me dégoûte. »

Le patient, naïvement, croit que, si un homme n'a pas le droit d'approcher les petites filles, il faut en rendre responsables les femmes :

« C'est à cause de leur complexe d'infériorité qu'elles dissimulent une violente jalousie sous les prétextes vains de la morale. »

*
**

A l'opposé de ce penchant pour les enfants dont témoignent certains individus infantiles, il en existe d'autres, les gérontophiles, qui se fixent, sexuellement, à des personnes mûres. On a enregistré de nombreux cas où des jeunes gens de vingt ans accusaient une affection passionnée pour des femmes beaucoup plus âgées. Nous avons observé le cas d'un ingénieur de vingt-deux ans qui a épousé une veuve de soixante-trois ans, mère de plusieurs enfants, et celui d'un ouvrier de dix-neuf ans qui a fait un mariage d'amour avec une femme de soixante-cinq ans. Un autre patient, souffrant d'une cryptorchidie latérale, déclare que ses divagations érotiques sont toujours centrées autour de l'image de sa grand-mère.

Pour expliquer la nature de la gérontophilie, il est nécessaire d'examiner brièvement le complexe appelé par Freud complexe d'Œdipe. Comme on a déjà pu le constater, une fixation excessive de l'enfant aux parents, ou à toute autre personne adulte, peut avoir une sérieuse influence sur le choix du partenaire sexuel, comme sur les relations avec ce partenaire. A ce sujet, citons un exemple instructif (Stekel) :

Mlle J. L..., âgée de vingt-six ans, n'est amoureuse que d'hommes âgés dont le menton s'orne d'une barbe blanche. Elle eut une première liaison, qui dura deux ans, avec un homme plus âgé qu'elle. Il mourut d'apoplexie dans ses bras. En interrogeant la jeune femme, on apprit qu'elle avait perdu très jeune ses parents et qu'elle avait été élevée par son grand-père. Jusqu'à l'âge de douze ans, elle avait partagé son lit et elle a avoué qu'il caressait souvent ses parties génitales.

*
**

L'examen des cas cités démontre que, dans la majorité des cas, l'infantilisme psycho-sexuel est associé à des troubles organiques des cellules sexuelles. Dans certains cas, on constate une cryptorchidie, tandis que, pour d'autres, on découvre l'absence de spermatozoïdes. Pour cette raison, il est exact d'affirmer que l'infantilisme est la conséquence d'une évolution organique défectueuse. Nous avons également connaissance de cas où l'infantilisme est apparu d'une fixation à une impulsion complémentaire ; c'est ce qui caractérise d'ailleurs la sexualité infantile de la majorité des individus qui en sont atteints. La différence entre les êtres normaux et ceux qui souffrent d'infantilisme est précisément celle qui veut que, pour le premier, l'impulsion sexuelle se manifeste à un certain moment à la zone génitale, tandis que, pour les seconds, elle demeure fixée à une autre zone secondaire. On peut alors naturellement poser la question, à savoir comment est-il possible que, là où il y a eu une évolution saine et normale des glandes sexuelles, la sexualité d'un individu évolue normalement, tandis que celle d'un autre s'arrête à un stade infantile ?

Les spécialistes ont tenté d'expliquer le phénomène. Or il semble qu'il existe nombre de maladies organiques pour lesquelles il est impossible de déceler des causes précises et spécifiques, anatomiquement démontrables. Entre deux personnes, apparemment bien portantes, qui vivent par exemple dans un même milieu avec des tuberculeux, l'une sera contaminée, tandis que l'autre sera épargnée, quoique le danger de contagion ait existé au même degré pour les deux personnes. D'une manière analogue, entre deux ouvriers façonnant un même matériau, l'un contractera une affection comme, par exemple, le cancer, tandis que l'autre, travaillant dans les mêmes conditions, restera indemne. *On a donc de bonnes raisons de croire que, dans ces cas, la personne contaminée avait un terrain prédisposé à la tuberculose ou au cancer.* Dans tous les cas où il est impossible de découvrir une explication, une cause valable, il sera confirmé qu'on se trouve en présence d'une prédisposition organique évidente. De nos jours, l'Ecole psychanalytique, qui, auparavant, avait nié ce principe, s'y est enfin ralliée.

***

Pour terminer, il existe un autre type d'infantilisme qui est caractérisé par le fait qu'en dépit d'une conformation normale des organes sexuels internes et externes, et *en dépit d'une évolution et d'une fonction normales de l'instinct sexuel,* pendant une période plus ou moins longue, on y constate subitement une régression vers un stade infantile depuis longtemps dépassé. Les écoles de psychologie moderne (psychanalyse, psychologie individuelle) expliquent ce processus de la manière suivante :

Il n'est pas rare qu'un individu éprouve des difficultés à s'adapter à la réalité sociale et, quelquefois, il n'aperçoit pas d'autre issue que de fuir vers un lieu très éloigné du danger. Ce lieu n'est pas situé dans l'espace, mais dans le temps ; l'individu retourne à son enfance, époque heureuse où, comme l'a formulé Freud, « *le bonheur a pu exister sans le chagrin* ».

Ce processus psychologique, complexe, est démontré dans un cas, communiqué par Stekel :

M. G..., homme corpulent, vient à ma consultation, accompagné de sa mère. Elle le guide vers une chaise et lui dit : « Bois, mon enfant, pour que tu puisses parler. » A ces mots, l'homme tire de sa poche un biberon et, avec un évident plaisir, boit quelques gouttes. La mère explique alors que son fils est tombé malade trois mois auparavant. Parfaitement bien portant, il avait une situation bien rétribuée et travaillait d'une façon exemplaire. A l'heure actuelle il était si faible que, pour ne point s'effondrer, il devait absorber tous les quarts d'heure un peu de lait et un morceau de pain. L'examen révéla que G..., qui, autrefois, avait entretenu des rapports normaux avec des femmes, était devenu peu à peu si timide qu'il avait recommencé à se masturber, puis, comme hébété, avait pris l'habitude de ne rien faire et de regarder dans le vide. Incapable du moindre effort et de s'habiller seul, il devenait infantile, murmurant, de temps à autre, des mots inintelligibles en riant tout seul. L'analyse psychologique révéla le résultat suivant : G... a un frère qui, au contraire, est prodigue et dissipateur. Il ne travaille pas et exige sans cesse de l'argent de ses proches. Depuis de longues années, les deux frères ne s'adressent plus la parole. G... adore sa mère à laquelle il est lié par une puissante fixation ; il lui donne tout l'argent qu'il gagne, tandis que son frère se conduit toujours très mal envers elle. La réaction latente s'actualisa lorsque G... s'aperçut que, malgré tous ses méfaits, son frère avait non seulement le droit de demeurer à la maison, mais qu'il continuait à jouir de l'affection de sa mère. C'est alors qu'il avait conçu l'idée de devenir malade et paresseux comme son frère, puisque sa conduite exemplaire n'avait reçu jusqu'ici aucune récompense.

Dans ce cas, l'*infantilisme névrosé* apparaît pour les raisons suivantes : 1° La fixation à la mère avait facilité la régression ; 2° Un événement psychologique était effectivement associé à la fixation (la jalousie envers le frère) ; 3° Le désir d'être malade avait pour but de captiver l'intérêt et l'attention et, pour mieux y réussir, G... joua le rôle de l'enfant malade.

L'« évasion » dans la maladie est aussi fréquente, chez les êtres souffrant d'infantilisme, que l'évasion dans l'enfance, et le mécanisme en est le même. Il s'agit bien entendu, ici, d'une névrose et non d'une affection organique.

CHAPITRE VI

L'HYPEREROTISME

Hyper-sexualité. Libido sénile. Un hyperérotique de quatre-vingt-cinq ans. George Eliot. Ninon de Lenclos. Le rythme de la sexualité. Les satyres et les nymphomanes. Expertise médico-légale concernant un hyperérotique pervers. D'autres cas. Une nymphomane. L'excitabilité sexuelle intense chez certaines femmes. Les Messaline modernes. Hallucinations de coït. Le priapisme, ses causes. Les pollutions. Des maniaques de la « friction » dans le métro. Les traitements et les possibilités de guérison.

L'hyperérotisme, comme le mot l'indique, groupe les individus dont les réactions sexuelles se manifestent avec une intensité dépassant la norme, et il apparaît tout de suite à l'esprit que, pour juger et évaluer cette surabondance, il faut déjà savoir ce que représente le degré normal de la sexualité humaine. Or, par rapport à ce domaine, les opinions sont des plus divergentes. Cent cinquante coïts annuels, c'est-à-dire trois par semaine, sont considérés comme excessifs par un spécialiste, tandis qu'un autre estime que cette fréquence est normale ou tout au moins modérée au cours des meilleures années de l'existence humaine. L'intensité de la libido des hommes et des femmes est variable au point qu'il est encore plus difficile ici que dans d'autres domaines sexuels d'établir une limite entre la cadence qui est physiologiquement normale et celle qui est pathologique. S'il existe des êtres dont le besoin d'activité sexuelle est faible, il existe des hommes et des femmes dont les désirs sexuels sont difficiles à satisfaire. Une de nos patientes se plaignait par exemple qu'au cours des premières huit années de mariage son époux avait pratiqué l'acte quatre ou cinq fois par jour. Un célibataire, digne de foi, affirmait avoir entretenu des rapports sexuels normaux mille fois au cours d'une année.

Il n'est pas exceptionnel que la libido conserve cette même intensité pendant de longues années. Il y a des femmes, des veuves surtout, qui, quelques années après la ménopause, se plaignent d'une excitabilité sexuelle intense ; on sait que la libido sénile est fréquente, notamment chez les hommes. Un peintre d'origine allemande vivant à Rome nous a affirmé qu'à l'âge de quatre-vingt-cinq ans il pouvait encore pratiquer l'acte une fois par semaine. Comme tant d'autres vieillards, et en particulier le roi David, il était convaincu que les rapports avec des jeunes femmes exerçaient une influence bénéfique et rajeunissante. Un autre vieillard de notre connaissance a été contaminé pour la première fois par une blennorragie à l'âge de soixante-douze ans.

Quant aux femmes, il est hors de doute que leurs sécrétions internes ne s'arrêtent point avec la cessation des sécrétions exocriniennes. Les exemples de George Eliot qui, âgée de soixante ans, a épousé un homme de trente ans et de Ninon de Lenclos, aimée par trois générations successives qu'elle aimait aussi, ne sont pas des cas isolés. Nous savons de source sûre que Ninon, à trente-quatre ans, a séduit M. de Sévigné et, à cinquante ans, son fils, puis, à soixante-seize ans, son petit-fils. La liaison avec ce dernier eut lieu peu de temps après le grand drame de sa vie : un jeune aristocrate, ignorant qu'elle était mère, tomba si violemment amoureux de Ninon qu'elle se vit dans l'obligation de lui apprendre la vérité, et le jeune homme se poignarda en sa présence.

La durée et l'intensité du désir chez l'homme sont soumises à des fluctuations autant que celles de la femme. Selon ses informations, Loewenfeld estime que la virilité de l'homme cesse entre la soixantième et la soixante-dixième année, le plus souvent vers la fin de la soixantaine, mais les cas où la libido et la puissance sexuelle se manifestent avec violence sont fréquents. L'Histoire fournit quelques exemples : Gœthe avait dépassé quatre-vingts ans lorsqu'il tomba amoureux, et Rubens atteignait ses soixante ans lorsqu'il épousa, en 1630, Hélène Fourment qui, au cours des dix années qui suivirent le mariage, mit au monde cinq enfants. La *Revue de Sexologie* (décembre 1919) a communiqué un cas analogue :

« Un homme, qui fêtera ses quatre-vingts ans en janvier prochain, demande le divorce de sa femme âgée de quarante-quatre ans, en raison du refus de cette dernière d'accomplir ses devoirs conjugaux. L'épouse a déclaré que son mari, qui a l'aspect d'un homme de soixante ans, a une telle puissance sexuelle qu'il exige un coït par jour. En dépit de son âge avancé, il était en effet capable de l'exécuter normalement. Le refus de la femme d'accomplir ses devoirs conjugaux était expliqué d'une part par les traitements pénibles qu'elle subissait de son mari, et, d'autre part, par la crainte d'être enceinte, car l'homme refusait catégoriquement de recourir à un moyen anticonceptionnel. La femme affirmait en outre que son mari était habitué à satisfaire son instinct sexuel d'une manière parfaitement normale, sans aucune perversion. »

***

La cadence à laquelle obéit la sexualité permet de mesurer l'intensité de la libido. Pour les hommes comme pour les femmes, il existe une progression, puis un affaiblissement périodiques de la libido, variations qui correspondent à l'alternance entre le repos et l'activité propres à toutes les fonctions organiques. De la même manière que l'organisme sain ne peut demeurer longtemps en repos et obéit par moments à un besoin irrésistible d'activité, la libido s'oriente selon la progression et le ralentissement rythmiques de l'instinct sexuel gouverné par les fonctions hormonales.

Par conséquent, si l'on présume que la cadence rythmique sexuelle ci-dessus représente une moyenne, *l'hyperérotisme constitue un degré de la libido où l'instinct sexuel se réveille immédiatement ou peu de temps après la satisfaction de l'acte sexuel.*

Cet état, lorsqu'il n'est pas accordé à la passion en tant que telle, mais qu'il dégénère en activité excessive, est souvent appelé satyrisme, chez l'homme, et nymphomanie chez la femme (de la mythologie, satyre et nymphe).

Le satyrisme est souvent confondu avec le priapisme qui désigne en réalité un état pathologique donnant naissance à des érections de longue durée où les sensations érotiques font défaut. Dans le but de sauvegarder l'exactitude scientifique, il conviendrait d'abandonner les termes de satyrisme et de nymphomanie et de les remplacer par la désignation d'*hyperérotisme.*

L'hyperérotisme peut être, de nature, ou monogame ou polygame.

L'hyperérotique polygame vit pour ainsi dire entièrement dans la sphère de la sexualité. On pourrait dire que son organisme, et en premier lieu son mental, n'est plus qu'un appendice de ses centres génitaux, de sorte qu'il ne s'agit plus ici d'un individu muni d'organes sexuels, mais d'organes génitaux qui se servent d'une personne qui leur appartient. Un tel individu est donc constamment comme obsédé à pourchasser les êtres susceptibles de satisfaire sa puissante libido. Il n'a de cesse qu'il n'ait réussi à posséder la personne aimée. Pendant des décades, il entretient des rapports sexuels au moins une fois par jour. Une de nos patientes, femme d'un officier de cavalerie, se plaignit que son époux en eût « usé et abusé » huit fois par jour, huit années durant, et, lorsqu'un jour elle lui opposa un refus, il devint comme fou furieux, se précipita dans la rue et ramena à la maison une prostituée avec laquelle il s'accoupla en présence de sa femme. Les hommes de cette catégorie ont généralement l'habitude de pratiquer, avec le coït, d'autres actes sexuels, notamment le contact ora-génital, ou actif ou passif, pour lequel nombre d'entre eux éprouvent un irrésistible besoin.

Sur ce plan, il existe d'autres variantes extraordinaires. Peu de temps avant la première guerre mondiale, une dame de la Cour impériale de Berlin décrivit les exigences sexuelles de son époux de la manière suivante :

« Jusqu'ici, la pudeur m'a empêchée de parler des exigences sexuelles de mon époux, qui constituent d'ailleurs la raison principale de ma requête en divorce. Il m'est impossible de continuer à vivre maritalement et de conserver ma santé, car les penchants anormaux de mon mari m'inspirent un insurmontable dégoût qui, au cours des années, a atteint un degré insupportable. Dès le début de notre mariage, mon époux exigeait qu'au bain j'enduise son pénis de savon, afin « d'augmenter le plaisir de nos rapports ». Il me reprochait amèrement que je n'eusse pas veillé à placer un miroir dans notre chambre à coucher, car, ainsi, il ne pouvait nous observer pendant nos rapports. Il approchait ma coiffeuse près du lit pour que nos corps se réfléchissent dans la glace. Il était surpris de constater que tout cela ne me faisait aucun plaisir. Souvent il me priait d'amener un ami, les rapports à trois étant « tellement plus amusants ». Il éprouvait une jouissance particulière en m'invitant, au paroxysme de nos rapports, à appeler d'autres hommes. Refusais-je, son attitude, ses mouvements devenaient si violents qu'ils me provoquaient les pires douleurs. Il avait pris l'habitude de regarder les vitrines des magasins qui exposaient des mannequins nus de femmes pour se repaître ensuite de ce souvenir. On comprendra aisément que je m'efforçais de découvrir des subterfuges les plus subtils afin d'échapper le plus souvent à nos effroyables rapports sexuels. Habituellement, je prétendais avoir mes règles, ou je restais longtemps enfermée dans mon cabinet de toilette pour échapper à la constance misérable de ses exigences. Petit à petit, je comprenais que les imaginations si malsaines de mon mari, même si elles étaient, comme je le pensais, d'origine pathologique, m'humiliaient et m'abaissaient si fort et qu'elles étaient incompatibles avec l'éducation que j'avais reçue et avec ma position sociale. Aujourd'hui, mon dégoût, mon aversion envers la conduite et l'attitude de mon époux sont si intenses qu'il me serait impossible, physiquement et psychiquement, de retourner chez lui. Bien longtemps, j'ai espéré qu'il s'amendât, mais à présent je ne le crois plus. Je présume que sa première femme l'a quitté pour les mêmes raisons. »

Quant à l'exemple suivant, c'est le mari qui avait de sérieuses raisons d'exprimer ses griefs. Le récit est digne de foi :

Après six semaines de vie en commun, un mari quitte son épouse et demande non seulement le divorce, mais l'annulation du mariage. Ses motifs sont basés sur les exigences démesurées de sa femme qui, sans entendre raison, exige sans discontinuer qu'il se soumette à entretenir des rapports sexuels les plus pervertis. Si le mari refuse d'accomplir les coïts nombreux qu'elle demande, furieuse, elle l'oblige par des menaces, des mesures de coercition et des violences à s'exécuter. Cet homme pense avec juste raison que ces excès sont nuisibles à sa santé. Il éprouve une évidente répulsion, même à décrire ses déboires conjugaux. L'épouse, âgée de quarante-trois ans, est sexuellement facilement excitable et toujours insatiable ; le coït normal, après les patients et longs efforts du mari, ne l'amène que rarement à l'orgasme, c'est-à-dire elle n'atteint pour ainsi dire jamais la décontraction, la détente physiologique indispensables aux vaisseaux sanguins et aux glandes et qui constituent le but et le résultat des rapports sexuels normaux. Quand le mari, après une dure journée de travail, se mettait au lit, l'épouse commençait à l'exciter par toutes sortes d'attouchements, surtout par l'excitation ora-génitale. Elle l'obligeait à prolonger l'acte pendant des heures et, lorsque cela devenait au-dessus de ses forces en raison de plusieurs éjaculations, elle exigeait qu'il la caressât avec ses doigts jusqu'à ce que « les bras lui tombent de fatigue ». Afin de l'exciter à nouveau, elle avait l'habitude d'employer les moyens les plus insensés et les plus indécents. Indifférente à l'épuisement de son mari, elle ne lui accordait aucun répit. Pendant les six premières semaines de son mariage, le malheureux ne pouvait dormir plus d'une heure par nuit et, le matin, épuisé par les manipulations incessantes de sa femme, affaibli par des éjaculations répétées et excessives, il devait partir à son travail, tandis que l'épouse se reposait pendant la matinée entière. Le mari refusait-il d'accéder à ses désirs : elle se jetait sur lui comme une furie et essayait de l'exciter, sans qu'il puisse trouver le sommeil. Les explications, les exhortations demeuraient sans effet, car la malheureuse considérait que la satisfaction de ses exigences sexuelles était son droit conjugal et elle le menaça à plusieurs reprises de se suicider. Lorsque l'époux, qui avait dû faire chambre à part, tentait de trouver le repos indispensable autant à son corps qu'à ses nerfs, sa femme lui subtilisait la clé de la pièce. Harcelé, il fut contraint de quitter le domicile conjugal.

L'hyperérotisme polygame est souvent la cause de conflits graves. Certaines femmes hyperérotiques se croient autorisées à entretenir des rapports sexuels avec plusieurs hommes et ceci provoque naturellement des scènes de jalousie quand ces hommes sont mariés. Nous citons l'exemple d'un hyperérotique polygame, tel que nous l'a relaté son épouse :

Fils d'un riche industriel, il avait épousé, contre la volonté de ses parents, une jeune ouvrière de dix-huit ans. En quatre ans, elle mit au monde quatre garçons. Puis elle contracta une maladie grave du bas-ventre qui eut pour cause de détourner l'affection de son mari. La jeune femme fut douloureusement frappée de son indifférence jusqu'au jour où elle apprit que son mari, près de son domicile, entretenait une femme qui lui avait déjà donné trois enfants. Il lui avait promis le mariage. L'épouse légitime demanda alors le divorce, et au Tribunal, pendant le procès, on découvrit que les deux femmes partageaient le même sort, car cet homme entretenait aussi une troisième femme, mère de deux enfants. Riche, il subvenait généreusement aux besoins de toute sa progéniture. Or, ce n'est point à cause de ses conflits conjugaux que la jeune femme consulta le médecin, mais par souci de l'avenir de ses enfants. Ses fils menaient déjà une vie sexuelle régulière. Les deux aînés, ainsi que le cadet, avaient des maîtresses, et le plus jeune avait contracté une blennorragie. L'avant-dernier, un adolescent efféminé, entretenait des relations homosexuelles avec un camarade de son âge.

Des cas analogues d'excitabilité sexuelle intensive s'observent souvent chez les femmes. Si la femme est d'extraction pauvre ou modeste, elle finit presque toujours par se prostituer. Or, des jeunes filles issues de milieux aisés aboutissent au même sort si leur libido sans frein les pousse à « expérimenter » un grand nombre d'hommes. Les nymphomanes s'abandonnent sans résistance et sans choix à tout homme qui les accoste dans la rue.

Tandis que l'exhibitionnisme, *stricto sensu,* est relativement rare chez les femmes, les nymphomanes éprouvent parfois le besoin d'attirer les hommes avec des mouvements obscènes, en découvrant leurs parties génitales, leur poitrine, leurs fesses, ou en faisant des bruits avec la langue, ou en ondulant des hanches et de la croupe d'une manière provocante, etc. Un langage obscène accompagne en général cette sorte d'exhibition. Nos propres expériences renforcent l'opinion de Krafft-Ebing qui affirme que, souvent, les actes lascifs sont déclenchés par des démangeaisons à la surface des organes sexuels. Or, puisés aux sources de l'Histoire, les exemples prouvent que les instincts sexuels démesurés de la femme sont aussi les effets et le résultat de la dépravation. On disait de Messaline qu'elle s'était relevée une fois « des étreintes de quatorze jeunes athlètes », et Cléopâtre, selon Marc-Antoine, avait eu des rapports sexuels avec cent six hommes dans un bordel. A Lodz, une femme se vantait d'avoir appartenu en un seul jour à deux compagnies de fantassins. Les patriciennes romaines, qui, lors des fêtes de Bona Dea, de Priape et de Saturne, cultivaient pour ainsi dire les excès sexuels, suivaient les exemples de Cléopâtre, d'Agrippine, de Livia et de Poppée. Lorsque Hérodote affirme que la pyramide de Chéops a été érigée avec l'or que « la fille du roi avait reçu de ses amants pour le nombre incalculable de fois où elle s'était abandonnée à eux », ces paroles concernent la même question et démontrent en même temps que l'outrance et les conceptions admises par rapport aux problèmes posés par la morale et la décence avaient changé.

Dans de rares cas, l'hyperérotisme insatisfait de la femme s'aggrave jusqu'à l'hallucination du coït. Il a existé, de tout temps, des femmes hystériques qui, au cours d'un coït imaginaire, entrent en extase, comme en transe, et leur utérus se contracte et expulse, sous l'effet d'une sensation pure d'orgasme, les sécrétions habituelles comme pendant l'acte normal. De tels paroxysmes ont lieu ou pendant le sommeil ou sous l'influence de l'ivresse, de l'hypnose ou de narcotiques. Ces crises ont parfois donné lieu à des accusations erronées quant à des attouchements indécents et des viols dont se seraient rendus coupables les médecins ou les patrons, directeurs d'entreprise ou autres supérieurs sociaux.

***

Le priapisme est un état pathologique. L'individu qui en est atteint souffre d'érections qui durent sans désemparer pendant plusieurs jours, et même pendant plusieurs années, et qui sont sans rapport avec la libido. Cet état doit être attribué à la déficience de certains nerfs, à une tumeur localisée, etc.

Le phénomène est provoqué par l'action des centres d'érection de la colonne vertébrale qui, avec les nerfs qui en font partie, suscitent l'érection. D'autre part, entre soixante et soixante-dix ans, la prostate, souvent hypertrophiée, exerce sur les nerfs une pression qui provoque l'érection.

A ce propos, il convient d'observer que l'érection matinale, si fréquente, ne doit rien à la libido ; elle a lieu sous la pression de la vessie, débordante, à cette heure, sur ces nerfs.

En dépit des dispositions amoureuses négatives envers sa femme, un homosexuel avait six enfants et son épouse attendait le septième. Non sans orgueil, il expliqua qu'il utilisait consciemment dans ce but ses érections matinales. Ses enfants devaient leur existence non au désir, mais simplement à une vessie gonflée et pleine.

La renommée des aphrodisiaques, dont jouissent certains plats bien préparés tels que le céleri, l'asperge, la cantharide, est due uniquement à l'action stimulante qu'ils ont sur la vessie, et qui provoque indirectement les réflexes sexuels. La majorité des aphrodisiaques, en définitive, ne sont que des diurétiques.

Ce sont les mêmes vertus que possèdent les boissons alcoolisées, auxquelles on a coutume d'attribuer un coup de fouet sexuel très stimulant. Il ne faut du reste pas oublier que l'alcool affaiblit le discernement et la sensibilité psychologique et sensorielle de l'homme. Le priapisme est habituellement provoqué ou comme le réflexe d'une affection de la vessie, ou par une intervention chirurgicale du pénis ou du scrotum, c'est-à-dire qu'il est indépendant de la libido.

Pouvant être comparé aux muqueuses de l'urètre, le rectum, situé à côté, exerce l'action d'un stimulateur. C'est ainsi que chez les enfants l'excitation du rectum, provoquée par les vers, aboutit facilement à l'érection et, bien souvent, c'est le premier pas vers la masturbation. L'attouchement de la zone anale, les hémorroïdes, les frottements entre le rectum et la prostate, une fessée peuvent provoquer des érections partielles ou totales.

Les piqûres d'insectes ou les affections de la moelle épinière, contribuant à l'excitation du centre érectile, peuvent être à l'origine du priapisme.

On a observé des manifestations de priapisme dans certains cas ou d'épuisements associés à l'insomnie, ou d'inquiétude nocturne (un long trajet en chemin de fer) ; mais il peut être aussi un symptôme de leucémie. L'épilepsie, la tuberculose, la néphrite sont parfois accompagnées de priapisme. Dans ces cas, le centre érectile obéit vraisemblablement à l'influence de certaines toxines ; il en est ainsi, dans les cas de priapisme, à la suite d'absorptions toxiques comme le hachisch et de toutes autres drogues de ce genre.

Or l'érection persistante constatée dans le priapisme est susceptible d'être provoquée directement par le cerveau, comme en témoigne le cas suivant :

Le conseiller secret, docteur R..., âgé de soixante-deux ans, souffre depuis quinze ans d'érections continuelles qui débutent chaque soir dès qu'il est au lit. Toute la nuit, la persistance de cette maladie l'empêche pour ainsi dire de dormir. Les érections ne sont accompagnées ni des imaginations sensuelles, ni d'autres manifestations psychologiques habituelles dans ces cas. La libido du malade, auparavant normale, est actuellement très faible. En dehors de l'insomnie qu'elles provoquent, les érections sont très pénibles pour le patient, qui a tenté de s'en libérer par tous les moyens. C'est avec une inquiétude croissante qu'il s'est observé chaque nuit, cherchant à surmonter l'érection en urinant très souvent. En effet, après avoir uriné, elles disparaissent un court laps de temps. Le résultat en était un besoin croissant de libérer sa vessie et qui, comme les érections, ne se manifestait que la nuit. Le patient se soumit alors à plusieurs traitements et consulta les autorités médicales les plus compétentes. Son attention d'ailleurs se concentrait davantage sur la zone génitale dont l'excitabilité augmentait considérablement tout en accélérant ainsi le priapisme. Le diagnostic établit une névrose fonctionnelle généralisée, notamment du système vasculaire. Aucune affection chronique des reins et de la vessie. Il était évident que la thérapeutique locale devait être inefficace. On soumit le patient au traitement général des névroses en lui administrant de faibles doses d'atropine, du bromure et de l'iode en faibles quantités. Après quatre semaines de traitement, l'état du malade s'améliora considérablement. Actuellement, le patient peut dormir six heures par nuit, sans être troublé ni par les érections, ni par le besoin d'uriner. Dans ce cas, le priapisme est le symptôme principal d'une névrose fonctionnelle et d'une constitution neuro-vésicale générale auxquelles s'ajoutent les influences psychogénétiques intenses provoquées par les thérapeutiques locales. Néanmoins, il est possible que la véritable cause du priapisme doive être attribuée à des altérations locales provoquées par une irrégularité de la circulation sanguine de la zone prostatique ; or ici cette sorte d'artériosclérose devait être bien faible puisqu'elle n'avait pas été décelée.

Le priapisme est donc susceptible de persister pendant de longues heures. On a pu observer des cas où il durait pendant plusieurs jours, et même plusieurs années. Plus elle perdure, plus cette tension continuelle est douloureuse, et davantage elle accule le malade au désespoir. Les sensations érotiques font généralement défaut, bien qu'il y eût en de rares occasions éjaculation. Parfois il se produit un écoulement de sang ou d'urine sanguinolente qui échauffe le pénis. Dans la majorité des cas, le désir du coït est nul. S'il est pratiqué, il est douloureux, du début à l'orgasme, et ne procure aucun plaisir voluptueux. Le pénis ne devient flasque ni par l'action du coït, ni par aucun autre moyen que le patient pourrait employer (des piqûres dans le pénis, etc.), car rien ne compense la compression du sang. En général, les rapports sexuels intensifient le priapisme. La rétention d'urine augmente encore la douleur, déjà forte. Il faut habituellement recourir aux narcotiques, parmi lesquels la morphine semble le plus efficace. Dans certains cas, notamment lorsque la cause est un corps étranger ou une tumeur, seule l'intervention chirurgicale procure une amélioration.

En dehors du priapisme, il existe un autre phénomène pathologique associé à l'éjaculation intensive. La *pollution* se produit généralement la nuit, mais elle peut être diurne et le pénis est alors toujours en érection. La *spermatorrhée*, par contre, se produit le jour, rarement la nuit, et le pénis demeure en état de flaccidité. La troisième forme, qui occupe, entre les deux troubles cités, un état comme intermédiaire, consiste en l'éjaculation d'un pénis en semi-érection et qui se produit lorsqu'un homme monte à cheval ou à bicyclette, ou chez des êtres hypersensibles au milieu d'une foule.

En ce qui concerne les pollutions, il faut savoir quand cet état physiologique cesse d'être normal, pour devenir pathologique. Certains spécialistes pensent que les pollutions sont un phénomène physiologiquement normal servant de soupape de sûreté, c'est-à-dire la manifestation d'éjaculation périodique de sperme chez des êtres qui n'ont pas à vrai dire de vie sexuelle régulière. D'autres auteurs, par contre, affirment que toute éjaculation involontaire est pathologique. Pour notre part, nous estimons qu'entre ces positions extrêmes la vérité se trouve au juste milieu, et nous pensons que la question, à savoir si une pollution est ou non pathologique, dépend de plusieurs facteurs.

Les éjaculations involontaires, chez les *hommes continents*, appartiennent à une catégorie différente de celle des pollutions qui se produisent chez des hommes qui entretiennent des rapports sexuels réguliers.

Il est notoire que presque tous les hommes *sains* qui n'ont point d'activité sexuelle ont de temps en temps des pollutions. Elles se manifestent d'abord au début de la formation des spermatozoïdes, lors de la puberté, et elles épouvantent les adolescents autant que les premières règles effraient les jeunes filles non averties. Pour ces raisons, il faut conseiller aux parents d'initier leurs enfants vers la onzième année.

La première apparition et la fréquence des pollutions dépendent de plusieurs facteurs individuels et notamment du genre de vie. Il serait difficile d'établir le nombre de pollutions qu'un homme peut avoir sans que sa santé générale en souffrît. Si un homme continent n'a qu'une seule pollution par mois, un autre peut en accuser une ou plusieurs par semaine. Parfois, pendant plusieurs semaines, aucune pollution ne se produira, puis deux ou trois suivront à brefs intervalles. Quant au nombre de pollutions, on peut dire que la norme pour un individu n'est pas dépassée si les éjaculations ne provoquent aucun effet ultérieur, ou subjectif ou positif, ou si elles sont accompagnées d'une sensation de soulagement et de pleine satisfaction. D'une manière générale, les pollutions se produisent chez les hommes continents à des intervalles variables de dix à trente jours. Certains spécialistes estiment que les pollutions périodiques sont utiles en tant que détente nerveuse. Or il ne faut pas négliger que certains individus, en se forgeant une opinion par rapport à leurs propres expériences, obéissent à des facteurs d'autosuggestion et d'hypercondrie. Donner cite le cas d'un vieux médecin qui, en 1784, avait écrit que, toutes les quatre semaines, il était tourmenté par une intense douleur dans toutes les parties du corps jusqu'à ce qu'une pollution lui procurât un soulagement. Il observa alors le cycle et la date de l'événement et prévint ses troubles d'une manière facile à concevoir.

Il advient que la pollution soit suivie, le lendemain, par une grande fatigue ou par une dépression qui attaque la force vitale. Si l'on veut apercevoir ici la preuve que ces troubles apparaissent uniquement lorsque les pollutions sont plus fréquentes qu'il n'est nécessaire pour la résistance physique de l'individu, ce n'est exact que sous certaines réserves, parce que ces êtres sont à priori des névropathes dont le système nerveux tant excitable réagit et souffre lors de ce choc nocturne. Les pollutions provoquées par des influences extérieures bénignes, telles que la vessie trop pleine, un lit trop doux, un estomac surchargé, doivent être attribuées à l'hyperesthésie (hypersensibilité pathologique).

Dans quelques cas, les pollutions ont lieu une ou plusieurs fois par nuit. Après un certain temps, les érections ne se produisent plus et les éjaculations ne sont accompagnées par nulle réaction émotive. Ce n'est que le matin, au réveil, que le patient constate les traces des pollutions nocturnes. Il semble bien que ces phénomènes ne soient point associés à des rêves érotiques, car le patient est incapable de se souvenir ni d'un rêve ni de la pollution. Les pollutions de cette sorte entraînent, avec une fatigue considérable, des maux de reins, un épuisement grave, des troubles cardiaques, l'asthme nerveux, des dépressions intenses et une forte irritabilité. Elles font en effet partie des troubles inhérents à la neurasthénie sexuelle.

Les pollutions diurnes, provoquées par des causes plus infimes, sont rares, mais elles représentent un grave symptôme d'hypersensibilité. Un frottement et un attouchement des plus légers soient-ils, une réaction psychologique futile, les font naître. Un de nos malades accusait une éjaculation dès qu'il apercevait une femme chaussée de bottines russes, assise les jambes croisées. Pour lui, une pression plus ou moins involontaire des cuisses était une cause immédiate de pollution. Depuis un certain temps, les patients se plaignent de pollutions qui les surprennent dans le métro.

Dans notre clinique, un consultant, instituteur de son état, avoua qu'autrefois il avait rarement su ce qu'étaient une érection et une pollution. Or, depuis l'intense trafic et les grandes affluences dans le métro bondé, il lui était arrivé, à plusieurs reprises et à certaines heures, que ses centres génitaux fussent en contact bien « involontaire » avec la croupe d'une femme, et qu'alors il avait eu de fort nombreuses pollutions. Certes, celui qui, de par sa profession, a dû apprendre comme nous-mêmes le nombre croissant des « frictionnistes » doutera du mot « involontaire ».

Sous l'influence de la peur, certains hommes accusent une pollution très particulière. Elles débutent, habituellement, dès l'enfance lorsque l'enfant, dans des circonstances fortuites, est terrorisé, puis elles se renouvelleront plus tard lors de circonstances semblables. La majorité des êtres accusant des pollutions sous la contrainte de la peur et de l'effroi deviennent des masochistes.

*
**

Les pollutions qui se caractérisent par l'absence d'érections et d'excitation sexuelle, principalement en urinant ou en déféquant, ont leur origine dans la pression du bas-ventre sur les canaux déférents et les spermatozoïdes sensibles. Ces accidents sont fréquents chez les individus ayant souffert de fortes pollutions diurnes et chez ceux qui sont épuisés par une affection virulente ou chronique.

Ces malades sont atteints de spermatorrhée, d'origine locale, tandis que les pollutions proviennent de causes plus générales.

*
**

Le *traitement de l'hyperérotisme* doit être ou symptomatique ou causal. Le traitement symptomatique consiste dans le respect de l'hygiène et de la prophylaxie sexuelle, dans l'absorption de calmants thérapeutiques et psycho-nerveux. La thérapeutique étiologique ou causale concerne les glandes. Dans les cas graves, il faut tenter l'ablation des testicules ; toutefois, il ne faut point oublier (voir chapitre IV) que l'ablation des glandes ne garantit pas la suppression totale de la libido. Quant à nous, nous n'avons jamais recommandé la castration, non pour cette raison, mais parce que nous croyons humainement que nul être, serait-ce le médecin ou le juge, n'a le droit de décider jusqu'à ces ultimes limites de la destinée d'un individu. Toutefois, la probité nous impose de souligner que les individus hyperérotiques qui ont adopté cette solution ont souvent affirmé de ne l'avoir point regretté, car, si leurs impulsions sexuelles n'avaient pas totalement disparu, elles étaient néanmoins bien plus faibles et, après l'opération, plus aptes à être dominées.

L'IMPULSION SEXUELLE ANORMALE

CHAPITRE VII

LA MASTURBATION ET LE NARCISSISME

« La chasse au plaisir. » Le choix de l'objet sexuel. Les causes de la masturbation. Son extension et ses formes. Sa nocivité. La masturbation et l'impuissance. Narcisse. L'épris du miroir. L'acte au miroir. La salle aux miroirs. Les reproductions de nus. L'amour de son propre corps. Culture physique et érotisme. Les vêtements et l'auto-érotisme. Le narcissisme et la danse. L'auto-sadisme. Le jupon de dentelles. L'officier aux vêtements féminins. Une double vie. L'explication psychanalytique. L'auto-érotisme et l'exhibitionnisme.

D'après Freud — nous ne l'ignorons plus — les sensations de plaisir que l'enfant éprouve grâce à la succion et à d'autres activités similaires concernant ses zones érogènes sont déterminées par le domaine sexuel et, jusqu'à sa deuxième année, la seule source de jouissance de l'enfant est son propre corps.

Sous ce rapport, à partir de la seconde année, l'enfant se désintéresse de son corps et développe une fixation, à accent érotique, aux parents ou à un autre adulte, sans distinction de sexe. Par conséquent, il est permis d'affirmer que son choix de l'objet est asexuel.

Puis la « chasse au plaisir » de l'enfant subit une période de stagnation, car l'énergie du jeune être est entièrement absorbée par l'acquisition de la langue et des premiers rudiments de son éducation, puis par l'accomplissement de ses devoirs.

D'après Freud, le corps reprend de l'importance peu avant la puberté. L'enfant sent qu'une évolution s'accomplit dans son organisme et son attention s'oriente vers son Moi sexuel, jusqu'au moment où, avec l'apparition de la puberté, le choix de l'objet est transféré de son propre corps à d'autres personnes.

Cette période se compose de deux phases. Au cours de la première, l'impulsion sexuelle est habituellement dirigée vers son propre sexe. C'est l'époque où les grandes « amitiés » unissent les garçons aux garçons, les filles aux fillles ; c'est aussi l'époque où les adolescents et les adolescentes « tombent amoureux » de leurs professeurs. Ces amitiés et ces amours ne sont pas consciemment érotiques, seul l'œil subtil et exercé du psychologue découvre ici une sorte de recherche précise, c'est-à-dire une nouvelle phase dans le choix de l'objet, dans la « chasse au plaisir ».

Après ces hésitations, l'impulsion sexuelle est orientée, et cela pour toujours, vers le sexe opposé. Le *choix de l'objet* accomplit et parcourt donc plusieurs phases, que l'on peut résumer comme suit :

1° Celle du corps de l'enfant.
2° Celle des parents ou des nurses, sans distinction de sexe.
3° Celle de l'asexualité totale.
4° Celle du propre corps de l'enfant.
5° Celle du sexe.
6° Celle du sexe opposé.

Quand nous avons abordé l'infantilisme, nous avons démontré que les individus prédisposés par l'hérédité se fixent à la deuxième ou à la troisième phase du processus évolutif, et nous avons observé les conséquences de la fixation. Au cours du présent chapitre, nous examinerons les anomalies qui résultent de la fixation à la quatrième phase, à savoir l'amour de soi, « pathologique », ou l'auto-érotisme.

Il y a peu de temps encore, on ne faisait aucune distinction entre la masturbation et l'auto-érotisme véritable. Dans le but d'éviter une confusion des deux phénomènes, nous étudierons en premier lieu la masturbation tout en expliquant sa propre nature pour analyser ensuite le choix objectal pathologique que nous appelons auto-érotisme.

La masturbation est un acte sexuel qui s'effectue grâce à l'excitation des organes génitaux ou des diverses zones érogènes ; elle aboutit, d'une part, à un début d'orgasme pendant l'enfance, et, d'autre part, au véritable orgasme pendant la puberté.

On n'ignore pas que les tout jeunes enfants jouent volontiers avec leurs organes génitaux. Autrefois, les spécialistes pensaient que ces attouchements, ainsi que la sensation de plaisir déclenchée par la défécation, représentaient la véritable source de la masturbation chez l'enfant. Quoi qu'il en soit, les causes importent guère parce qu'il est toujours facile de découvrir des sources de plaisir. L'éveil de l'impulsion sexuelle est accompagné de tensions où la volonté n'a rien à voir. De là, la transition, le passage vers la stimulation volontaire sont rapidement effectués. Il n'est pas rare que les déformations pathologiques de la zone génitale et l'irritation qui y est accolée déclenchent la masturbation.

Il s'agit parfois d'une irritation de la peau ou des muqueuses (urticaire, eczéma) ; chez les filles, le grouillement des vers intestinaux peut provoquer la masturbation. L'étroitesse du prépuce (phimosis), chez les garçons, et les pertes blanches, chez les filles, entraînent éventuellement le besoin de la masturbation.

Nombre de spécialistes éminents en ont étudié la fréquence. Selon les statistiques de Rohleder, 90 p. 100 des individus de moins de vingt ans la pratiquent ou l'ont pratiquée. Marcuse indique 93 p. 100, Meirowsky 88,7 p. 100. D'après Dukes, 90 p. 100 des écoliers anglais se masturbent, tandis que Seerly note, pour l'Amérique, un pourcentage plus élevé. Nos propres sondages ont abouti au chiffre de 96 p. 100.

Entre la quatorzième et la dix-huitième année, la masturbation est répétée et atteint son summum, mais, il faut le dire, elle est fréquente trois ou quatre ans avant ou après ces âges. Avant la dixième, et après la vingt-deuxième année, la cote correspondante est toutefois moins élevée, mais la masturbation persiste après la trentième année et jusqu'à un âge avancé. D'autre part, elle peut apparaître chez le nourrisson — nous entendons non point les attouchements génitaux, mais la véritable masturbation, — et, dans ces cas, il s'agit simplement de maturité psychosexuelle précoce. Donner a observé un garçonnet de deux ans qui, glissant à plat ventre sur le parquet, provoquait une érection et, apparemment, une jouissance érotique. L'enfant se procurait cette agréable sensation de huit à dix fois par jour.

La fréquence de la masturbation diffère avec les tempéraments et les cas individuels. Certains êtres se masturbent quatre ou cinq fois par jour pendant une assez longue période, d'autres, une fois par jour. D'autres encore pratiquent la masturbation deux à trois fois par semaine ou une fois par semaine ou une fois par mois.

La masturbation est-elle aussi répandue chez les femmes que chez les hommes ? La question est fort controversée. D'après nos observations, on peut répondre par l'affirmative, bien que les âges différents de l'existence ne soient pas égaux pour les deux sexes. En raison du besoin d'activité plus intense chez le sexe mâle, la masturbation semble plus répandue chez les garçons pendant la puberté. Après cette période, les hommes trouvent plus de facilité à satisfaire normalement leurs besoins sexuels que les femmes, seules et insatisfaites, et c'est alors que la masturbation est plus fréquente chez les femmes, après la vingtième année.

Il faut avouer, par ailleurs, que la masturbation est chose aussi naturelle et répandue que le coït. Elle est pratiquée sous tous les ciels, dans toutes les conditions, par les individus appartenant à toutes les classes sociales, et c'est son universalité qui indique une particularité spécifique, physiologique innée, chez l'homme. La masturbation existe chez les animaux, chevaux, singes, moutons, chats qui frottent leur sexe contre un objet résistant ou mou, jusqu'à ce que la friction amène l'éjaculation.

La masturbation se pratique de trois manières différentes : manuelle, fémorale (à l'aide des cuisses) et coïtale. Chaque individu choisit celle qui lui convient.

La méthode la plus répandue est, pour les hommes et pour les femmes, celle qui consiste à stimuler, par une friction directe ou indirecte, et à l'aide de la main, ou le pénis, ou le clitoris ou les petites lèvres, jusqu'au déclenchement de l'orgasme. Selon nos observations, plus des trois quarts des hommes et plus de la moitié des femmes se masturbent de cette manière.

Les hommes pratiquent également la masturbation fémorale, le pénis comprimé par les cuisses serrées. Cette forme de masturbation existe aussi chez les femmes qui compriment le clitoris et les petites lèvres de la même manière.

Si, après la puberté, d'autres zones érogènes jouent encore un rôle, leur stimulation par la masturbation peut être pratiquée. Nous avons déjà mentionné la masturbation urétrale et anale. Nombre d'enfants, et quelques adultes, s'introduisent dans l'urètre par exemple des pois, des haricots, des brins de paille, des cure-dents, des aiguilles à tricoter, des allumettes, etc. Que de fois n'a-t-on pas dû extraire par une intervention chirurgicale de semblables corps et objets à des personnes des deux sexes ! Ces cas ne sont pas toujours des conséquences de la masturbation, mais ils doivent être attribués à un instinct du jeu ou au désir auto-masochiste de provoquer la douleur. Or, s'il est possible de susciter une sorte de chatouillement des muqueuses de l'urètre, est-il possible que cette irritation aboutisse à l'orgasme ? (Nous entendons, bien sûr, excepté les cas d'infantilisme psycho-sexuel.)

Les mamelons, surtout chez les femmes, constituant une zone érogène ultra-sensible, la masturbation mammelaire existe. Généralement, le mamelon est titillé entre deux doigts et cette stimulation sert ou à augmenter l'excitation avant la masturbation classique, ou elle est poursuivie jusqu'à l'orgasme. L'orgasme normal ne pouvant évidemment se produire que dans la zone génitale, cette manipulation mammelaire n'existe que dans les organismes dont l'évolution est perturbée, où une autre zone érogène — comme les seins — joue le rôle essentiel.

***

En ce qui concerne la nocivité de la masturbation, précisons avant tout que l'opinion accréditée qui veut apercevoir dans la timidité, les yeux cernés et les joues creuses un indice certain de masturbation est totalement fausse et ceci est vrai également par rapport à d'autres pseudo-indices, soi-disant certains, de cette pratique. Si l'on considère qu'il est impossible d'établir un diagnostic sûr de la masturbation, en fonction des indices physiques et organiques d'une part, et si l'on ajoute à quel point elle est répandue d'autre part, on conclura que ses conséquences ne peuvent guère être aussi graves que le croient la majorité des profanes et, malheureusement, certains praticiens. Dans une lettre à un désespéré qui nous avait écrit, nous lui avons exposé la vérité telle qu'elle se présente :

« En raison des expériences acquises dans ce domaine, je puis vous affirmer en toute bonne foi que vous exagérez la nocivité et, avant tout, les conséquences permanentes de la masturbation. Si, fréquente au cours des premières années du développement physique et psychique de l'homme, elle est dangereuse uniquement parce que, favorisée par l'occasion, la tentation toujours renouvelée et présente, elle peut être pratiquée avec excès et elle est alors susceptible de provoquer des troubles sérieux (mais toujours guérissables) chez les jeunes gens hypersensibles. Dans la majorité des cas, la peur si exagérée des conséquences et des suites de la masturbation a des effets bien plus redoutables et nocifs sur la santé que la masturbation elle-même. Un épuisement constant et l'incapacité de concentrer sa pensée peuvent être imputés à la masturbation. Or ces troubles disparaissent dès que le mode d'existence de la personne en question est redevenu normal. »

On a cru, à tort, que la masturbation provoquait le « ramollissement du cerveau », la tuberculose de la moelle épinière, etc. Or on constate à chaque instant et à nouveau qu'elle ne provoque même pas un affaiblissement physique général. L'irritation, l'affaiblissement du système nerveux ne sont pas plus importants que lors du coït ; la trop fréquente répétition, par contre (et cette notion est toute relative), peut causer des troubles chez les névropathes et, avant tout, chez l'enfant avant la puberté. Il faut ajouter aussi le facteur psychologique, à savoir le sens de la culpabilité qui trouble trop souvent l'équilibre nerveux des adolescents en plein développement.

La masturbation n'exerce pas non plus ultérieurement d'influence sur la puissance sexuelle, comme le croient certains profanes. Si l'impuissance y succède, c'est qu'elle est causée par la suggestion ou par l'autosuggestion. Si l'individu qui se masturbe est fermement convaincu qu'en raison de son « vice » il a perdu la faculté de pratiquer le coït normal et naturel, il peut développer et entretenir une aversion contre les femmes et une impuissance passagère.

Le résultat et l'aboutissement de l'irritation constante des nerfs sont la faiblesse nerveuse, la neurasthénie. Elle est souvent la conséquence d'une vie sexuelle irrégulière, comme l'abstinence forcée, le *coïtus interruptus*, les excès sexuels, et toute activité sexuelle quantitativement ou qualitativement disproportionnée comme, par exemple, la masturbation. La neurasthénie est caractérisée par l'irritabilité nerveuse et la fatigue.

Le danger psychologique le plus grave de la masturbation s'actualise dans une dépression susceptible de se transformer ou en mélancolie, qui peut susciter des idées de suicide, ou aboutir réellement au suicide. Les défenseurs de la masturbation affirment que cette dépression n'apparaît pas dans sa pratique même, mais des descriptions outrancières et terribles imaginées dans leurs conséquences. Ceci n'est d'ailleurs pas tout à fait exact, car il existe des êtres qui, ayant appris que les dangers de la masturbation sont moins grands qu'on ne le prétend à l'accoutumée, souffrent et sont comme torturés dans leur âme, parce qu'incapables de surmonter ce besoin. Si la locution latine bien connue, à savoir que l'homme est déprimé après le coït (*post coïtum...*), n'est guère exacte, elle est valable pourtant lorsqu'il s'agit de masturbation. Le sens de la culpabilité chez un être qui pratique la masturbation peut le rendre hypocondriaque, et l'hypocondrie perdure souvent après l'abandon de la pratique. Vingt ans après la cessation de la masturbation, nombre de patients croient que ce « vice de jeunesse » est responsable de la majorité de leurs maux.

Pour conclure, on peut affirmer qu'il *n'existe pas de maladie spécifique résultant de la masturbation, et il n'a jamais été possible de l'incriminer comme la cause d'une perturbation ou physique ou psychique. La seule conséquence probable est la neurasthénie, lorsque la masturbation est pratiquée par un individu prédisposé à la névropathie.*

***

Comment éviter la manie de la masturbation et ses conséquences ? En premier lieu, il est essentiel de donner aux enfants une explication sérieuse et exacte des fonctions sexuelles, puis des suites de la masturbation, *sans toutefois en exagérer les conséquences. En aucun cas il faut terroriser les enfants et il faut s'abstenir d'exiger leur parole d'honneur, ou autre serment, de ne point recommencer.* Le sens de l'honneur est souvent très développé chez les enfants et ceux qui, malgré leur promesse, ne sont point capables de résister à leur impulsion seront alors soumis à des conflits psychiques graves. Il faut veiller à ce que l'enfant n'ait pas certaines parties du corps en contact avec ce qui irrite l'épiderme et provoque alors l'envie de gratter et de frotter, qui aboutit si souvent à la masturbation. La culture physique est recommandée, car la fatigue tempère et affaiblit l'impulsion sexuelle. Il est important que l'enfant s'endorme le plus vite possible après avoir été mis au lit. Il semble peu indiqué d'envoyer les enfants au lit lorsqu'ils ne sont pas assez las et fatigués ou de les laisser traîner au lit le matin. Bien sûr, toutes ces précautions peuvent être inefficaces. Or, si cela est, il ne faut jamais employer la brutalité de moyens tels que les filets en fil de fer, les bandages, etc., et pas davantage les punitions ou autres opérations coercitives, telles que de ligaturer le prépuce à l'aide d'un fil d'argent. Les pires conséquences de la masturbation ne justifient point ces méthodes. Y aurait-il chez l'enfant une frayeur intense des suites catastrophiques de la masturbation, il faut l'apaiser et l'initier, car la peur peut avoir des conséquences beaucoup plus graves que la masturbation « en soi ».

Il est donc permis de considérer la masturbation comme une naturelle soupape de sûreté ; sans excès, elle n'est pas d'ordre pathologique. La forme naturelle, dans ce cas, est appelée *masturbation physiologique*. Si, après la puberté, et à une époque où il pratique les rapports sexuels normaux, l'homme s'adresse encore à la masturbation, il s'agit alors de *masturbation pathologique*. Les individus qui pratiquent la masturbation pathologique associent, en général, cet acte à d'irréalisables imaginations dans les rapports normaux. Ces êtres sont habituellement prédisposés au sadisme, au masochisme ou à d'autres perversions. Il est heureux d'ailleurs, et souhaitable, que toute cette fantasmagorie effrénée ne se concrétise pas, mais qu'elle demeure sur le plan de l'imagination, dans le cadre de la masturbation pathologique.

***

Sur le plan de la masturbation pathologique, les folles imaginations qui l'accompagnent sont toujours associées à une deuxième personne. *Physiologique ou pathologique, la masturbation se distingue alors d'une autre perversion appelée narcissisme ou auto-érotisme.*

En d'autres termes, l'auto-érotique est sexuellement exalté et excité par son *propre* corps ou par une représentation de celui-ci, et son unique source de plaisir est essentiellement son propre corps. Ni dans la réalité concrète, ni dans l'imagination une autre personne n'est associée à ce plaisir.

La légende veut que Narcisse, le jeune pâtre grec, s'éprit de sa propre image en se mirant dans l'eau pure d'une fontaine. De là est né le nom de Narcisse pour désigner un individu auto-érotique. Quant à nous, nous préférons l'expression de monosexuel ; toutefois, la notion d'*automonosexualité* (Rohleder) est entrée dans la littérature spécialisée.

Afin d'expliquer la nature de cette disposition, nous citerons quelques exemples.

Un paysan de trente-sept ans, solide et grand, de forte carrure, déclare que les femmes comme les hommes le laissent totalement indifférent. Il éprouve par contre une jouissance érotique intense en regardant l'image de son propre corps nu qui se reflète dans une glace. C'est d'autant plus surprenant qu'il n'est ni un Narcisse ni un Adonis ; en effet, avec sa barbe hirsute et son corps velu, il ressemble plutôt à Caliban. Il eut sa première excitation sexuelle spontanée lorsque, au début de sa puberté, il vit, des pieds à la tête, son académie réfléchie dans un miroir. Au cours de notre examen médical, nous avons assisté à la scène suivante. Dévêtu, le patient se regarda sur les faces d'un trumeau. L'érection se produisit immédiatement. En s'excusant, il s'approcha de la glace et couvrit de baisers l'image. Après un court moment, il pressa son pénis contre l'image reflétée et une éjaculation se produisit. Il nous écrivit : « *Je m'aime jusqu'à la folie.* Sexuellement, je ne désire que moi-même et je serais heureux si je pouvais embrasser mon pénis. Dans mes rêves, j'aperçois souvent ma propre image et, chaque fois, j'ai une pollution. Couché sur une glace, l'image reflétée devient mon Moi, et c'est mon propre corps qui accomplit le coït avec moi. Pendant cette scène, je salive au point que la glace en reste recouverte. Les battements de mon cœur s'accélèrent et ma tête est toute tremblante. J'ai besoin d'une glace fine, longue et étroite pour que je puisse me voir tout entier et me couvrir partout de baisers. J'accomplis cet acte une ou deux fois par semaine, cela depuis de longues années, puis je suis agréablement détendu et fatigué, et je m'endors profondément. Mon idéal est de vivre nu, surtout en plein air. J'adore la campagne et je crois que ce serait merveilleux de vivre nu parmi les sauvages. J'aime porter des vêtements serrés et étroits faisant valoir les formes de mon corps. Quand je me vois nu dans une glace, je suis excité au point que je crains de devenir fou. »

Pour les femmes, comme pour les hommes, il existe nombre de cas semblables et on connaît une quantité de photographies d'hommes monosexuels les représentant, si l'on peut dire, en contact intime avec leur image reflétée. Quant aux femmes qui cultivent ces pratiques devant le miroir, il est délicat de préciser à quel moment la vanité fait place à la sensualité. Ellis a cité un passage du roman de l'écrivain espagnol Valera, dont l'héroïne déclare : « Je m'adonne à un jeu enfantin et j'ignore s'il est innocent ou diabolique. Mais je suis sûre qu'il est un passe-temps agréable, c'est l'admiration désintéressée de la beauté. Ce n'est point de la sensualité vulgaire, mais un pur platonisme esthétique. J'imite Narcisse, en posant mes lèvres sur ma bouche reflétée que je baise. »

Il semblerait que dans quelques cas apparaisse la tendance d'utiliser, dans le but de rapports sexuels avec d'autres personnes, l'excitation provoquée par des moyens auto-monosexuels.

C'est ainsi que l'on apprit, lors d'une procédure de divorce, qu'un officier, entre tant d'autres exigences à l'encontre de son épouse, avait « tapissé » la chambre à coucher de nombreux miroirs lui permettant de s'observer pendant, et après, l'acte sexuel. La jeune femme, droite et sensible, péniblement affectée par ces préparatifs et ces gestes, ne put, malgré sa volonté, empêcher de les subir. Indépendamment des visées et des buts auto-monosexuels, le miroir sert de médium pour intensifier la force de la libido. Les couples désireux d'observer dans une glace leurs activités sexuelles ne sont point si rares. Leurs mouvements, reflétés par le miroir, les excitent, mais chaque partenaire observe, bien entendu, l'image de l'Autre.

Dans l'Antiquité déjà, on connaissait, au service de la volupté, des salles garnies de miroirs. Sénèque rapporte l'histoire de l'avare Hostius Quadra, qui vécut sous le règne de l'empereur Auguste et qui avait fait aménager aux murs de sa chambre à coucher un grand nombre de miroirs, afin de pouvoir y observer les images de ses pratiques sexuelles. Il y fit participer plusieurs personnes, hommes et femmes, et il avait coutume de répéter : « Si toutes les parties de mon corps éprouvent de la volupté et de la jouissance, pourquoi en priverais-je mes yeux ? » Sénèque ajoute que quelques-uns de ces miroirs étaient de forme concave et renvoyaient l'image d'un pénis, gros comme un bras.

Stekel a communiqué le cas suivant :

J. L..., âgé de trente-neuf ans, ne jouit de sa puissance sexuelle que s'il peut suivre dans une glace le déroulement de l'acte, sinon il n'éprouve aucun désir pour sa partenaire. Il voudrait avoir à sa disposition une pièce entièrement couverte de miroirs. Il économise pour pouvoir un jour se permettre ce luxe. En se masturbant, il se place déjà, grâce à l'imagination, dans une chambre semblable et, habituellement, il pratique la masturbation devant un miroir.

Cet homme est comme obsédé et « assujetti » par l'image du miroir et il porte sur lui plusieurs petites glaces de poche, dans lesquelles il se regarde, tour à tour. La plus grande partie de son existence se passe devant une glace ; il n'en finit plus de s'habiller, de se peigner, car il se regarde sous tous les angles. Son rêve est de devenir l'homme le plus élégant de la ville. Les mondains brillants, spirituels, lui inspirent une grande admiration et, afin de se faire valoir dans les salons, il collectionne les bonnes histoires qu'il adore raconter, en les faisant accroire de son cru. Parfaitement bien élevé, aimant la société, il respecte les conventions sociales et il aurait honte de manquer aux usages. Avare, il a pourtant donné une grosse somme à un écrivain, uniquement pour voir son nom imprimé comme l'auteur d'un conte, dont pas une ligne n'était de lui. Il a coutume d'adresser des lettres de condoléances à tous les personnages célèbres ou en vue. Il est membre de nombre d'associations et de comités, uniquement pour que son nom soit mentionné par les journaux.

Il se souvient que sa mère, très coquette, se peignait pendant des heures devant une glace. Enfant unique, il fut gâté par ses parents qui disparurent avant qu'il n'atteigne sa quinzième année. Il acheva son enfance dans la maison d'une tante, qui le traitait avec indifférence. Depuis cette époque, son « amour de soi » n'avait cessé de grandir.

Certains auto-érotiques ne réagissent pas autant à leur image reflétée dans une glace qu'aux photographies de leur nudité qu'ils se font faire d'ailleurs dans toutes les positions. La manie de se faire photographier nu — qui n'est du reste pas exceptionnelle — présente une certaine similitude avec l'exhibitionnisme, et les individus qui adorent montrer leurs photographies à autrui sont heureux lorsqu'on les admire.

Il y a toutefois des cas où, sans le concours d'un miroir ou d'une photographie, la seule vue de leur propre corps nu suffit à provoquer l'excitation sexuelle chez certains.

Agé de quarante ans, un marchand de tableaux hongrois avait, en raison d'un entraînement sportif sévère, un corps d'athlète. Si un tiers risquait une remarque admirative au sujet de ses biceps ou de son torse bien développé, il rougissait comme une jeune fille. Il avouait que ses biceps constituaient sa seule source de plaisir érotique, car en secret, dans sa salle de bain, il les faisait jouer tout en les caressant et alors aboutissait à l'érection. Cet homme exécutait souvent des mouvements à la barre fixe qui, entre le vingtième et le trentième exercice, lui provoquaient une forte éjaculation, sans qu'il y eût attouchement manuel. Relatons les notes de cet homme singulier et d'ailleurs fort intelligent :

« Ma première pollution, qui me troubla fort, eut lieu lors d'un voyage en chemin de fer. Je devais avoir douze ou treize ans. Peu de temps après, j'eus comme une passion des exercices à la barre, et j'exécutai mes mouvements jusqu'au moment où j'aboutis à un orgasme violent et à l'éjaculation. Ceci eut lieu tous les trois jours en moyenne ; l'intervalle le plus long fut de deux semaines. A certaines époques, je pratiquais tous les jours. J'ai acquis mes biceps et mes muscles grâce à cette sorte de masturbation bien singulière. J'ai honte de montrer mes avantages physiques et je serais bien gêné si les gens savaient à quel point je suis musclé. Lorsque je suis sûr de ne rencontrer personne de ma connaissance dans les rues, je m'offre le plaisir et la joie d'une démarche souple et comme élastique. La raison pour laquelle j'attribue une telle importance à l'attitude virile en ce qui me concerne a son origine dans un événement vécu dès ma toute enfance. J'avais six ans, lorsque mon professeur appuya son genou contre mon dos en comprimant ma poitrine de sa main. Je ressentis une vive douleur et j'eus l'impression qu'il me cassait en deux. Plus tard, j'évoquai avec le plus grand plaisir ce bref martyre. Or, sur le moment, je fus humilié aussi, car, en même temps, le professeur avait complimenté un jeune hobereau pour son port bien droit. Depuis ce jour, des mots comme tenue, port droit et élégant, poitrine, stature, dos ont acquis dans mon esprit une signification sexuelle. Certains jours, j'ai envie de porter un uniforme. Bref, je dois avouer que ni un homme, ni une femme n'ont le pouvoir de m'exalter sexuellement, c'est uniquement mon Moi, non pas seulement mon corps « en soi », mais l'idée que je m'en fais. »

Dans tous les exemples cités jusqu'ici, l'auto-monosexuel est excité par son corps ou par une partie de son corps. Notons, à ce propos, que certains patients sont excités par l'expression de leur propre visage, par des odeurs ou des bruits émanant de leur propre corps (la sueur, les flatuosités, les borborymes, la voix, etc.).

Or il existe un type d'anormaux *qui n'est pas excité par sa propre nudité, mais par son corps vêtu.* On a affaire ici à l'un des instincts humains les plus profonds, à savoir celui qui tend à s'embellir, à se rendre attachant et attrayant, et cela à n'importe quel prix.

La théorie exposée dans les ouvrages traitant de l'hygiène, et qui veut apercevoir dans la nécessité de se vêtir le besoin naturel de se garantir contre les rigueurs de la chaleur et du froid, n'est pas tout à fait conforme à la vérité ; la vanité a certainement joué ici un rôle aussi important. De la même manière que certains individus normaux préfèrent que leurs partenaires sexuels soient dévêtus, tandis que d'autres sont plus attirés lorsqu'ils sont habillés, il existe des auto-monosexuels qui s'admirent nus et d'autres dont le narcissisme s'adresse aussi à leurs corps, mais avant tout orné et paré.

***

L'auto-monosexualité peut être associée à toute autre sorte de perversion. On connaît les auto-sadiques, qui se torturent eux-mêmes, les auto-fétichistes, qui parent certaines parties de leur corps dont la vue les excite sexuellement.

Nous avons connu deux hommes qui avaient acheté des perruques destinées à des femmes. Ils les plaçaient sur leur tête et se coiffaient pour provoquer ainsi l'excitation sexuelle. D'autres monosexuels ont la manie de se maquiller, et, malgré les reproches et les remontrances de leurs proches, ils refusent d'abandonner cette habitude. Un jeune patient, fils du directeur d'un abattoir, déclara qu'il aimerait mieux mourir que de renoncer à se maquiller.

Un cas d'auto-monosexualité rare est celui d'un écrivain, âgé de trente ans, qui fabriquait et plaçait sur sa figure des nez grecs en cire.

Bien que son propre nez ne laissât rien à désirer, il s'adonnait à cette manie devant la glace de sa chambre. La contemplation de ces faux nez l'excitait au point qu'une légère manipulation suffisait à l'éjaculation. Il ne pratiquait jamais de rapports sexuels normaux.

Les auto-monosexuels qui portent un voile et qui, serrés dans des vêtements collants, exécutent des pas de danse devant un miroir sont plus fréquents. Nombre d'hommes et de femmes ont avoué que seulement de cette manière ils pouvaient satisfaire leurs besoins sexuels. En écoutant leurs explications, le spécialiste pense automatiquement aux derviches tourneurs qui, en dehors de l'extase religieuse, semblent ajouter à leur danse effrénée un élément sexuel dont ils sont, peut-être, inconscients. Leur expression, comme transfigurée, en est certainement un indice. Ceci est vrai également en ce qui concerne les flagellants du Moyen Age. On sait, depuis longtemps, qu'une douleur imposée à soi peut susciter des émotions érotiques. Pour des raisons purement sensuelles, un homme de bonne famille avait frotté son corps avec des acides qui l'avaient brûlé très grièvement. La torture infligée à soi-même peut être appelée *auto-masochisme* ; et, comme le tortionnaire et le torturé sont une seule et même personne, l'expression d'*auto-sadisme* est également exacte et correcte. Or, pour notre sujet, ce n'est ni le masochisme ni le sadisme qui importent, mais l'élément moteur de *l'auto-activité,* c'est-à-dire le fait que la personne en question n'a point besoin du concours d'un autre.

L'auto-masochisme est parfois associé à l'auto-fétichisme. Un théologien russe nous écrivit :

« Depuis ma plus tendre enfance, les ceintures faisaient mon admiration et m'ont profondément impressionné et, si mon souvenir est exact, ce furent surtout les larges ceintures de cuir que les écoliers portaient sur leur uniforme. J'essayai donc de m'en procurer une, et, lorsque j'en priai ma mère, elle me fit cadeau d'une blouse avec une belle ceinture. Les ceintures en cuir des femmes m'attiraient également et, chaque fois que j'en apercevais une à la maison, je la bouclais autour de ma taille. Une scène surtout a fait sur moi une impression profonde : c'était une fillette qui s'était attachée à une chaise à l'aide d'une lanière de cuir, pour imiter son chien. Je commençai alors à me lacer, et plus je serrai la boucle, davantage cela me plut. Plus tard — je ne me souviens pas exactement à quel âge, — des érections se produisirent lorsque je me laçais ; or, pendant toute mon enfance, j'affirme que jamais je ne touchai mon pénis de la main. Je ne sais plus à quel moment j'ai commencé à m'intéresser aux corsets. J'avais environ dix ans, je crois, quand mes parents avaient à leur service une bonne qui portait un corset très serré. Je me souviens que cela me préoccupait fort, et j'essayai d'en voler un pour l'enfiler. J'avais peur de paraître bizarre et je ne pouvais m'expliquer cet instinct. J'étais troublé et, une nuit, j'avais environ quatorze ans, ma mère m'entendit, tard dans la nuit, me lever et aller et venir dans ma chambre pour chercher une ceinture. En réponse à ses questions, je lui en fis l'aveu. Or, mes parents avaient cru que je me masturbais et me sermonnèrent. Ils m'inspirèrent une si profonde aversion contre ce qui pourrait être un attouchement et un frottement de mon pénis que, jusqu'à ma vingtième année, je ne me touchai pas davantage. Le résultat de notre conversation fut bien que je me croyais à jamais voué à la masturbation, et cette idée me fit mal. A l'âge de quinze ans, après m'être mis au lit avec une ceinture, j'eus ma première pollution, qui ne fut accompagnée d'aucune émotion érotique. Ne comprenant pas pourquoi mon lit était mouillé, je fus très inquiet. Par la suite, les pollutions, plus fréquentes, étaient souvent accompagnées de rêves dans lesquels je me voyais porter un corset. Peu de temps après ma première pollution, mon père m'initia aux questions sexuelles et me mit en garde contre les dangers de la masturbation. En quittant mes parents pour entrer au collège, je dus promettre à mon père de ne plus me masturber, et j'essayai de tenir parole et de ne plus me lacer. Etudiant, je surmontai et abandonnai mes scrupules et j'achetai des ceintures et des corsets. »

La patient poursuit ses explications et avoue comment, autant par curiosité que dans l'espoir de se débarrasser de sa manie, il avait tenté d'entretenir des rapports avec des femmes, puis comment il avait fini par s'abandonner à sa passion de se lacer, en dépit de graves conflits de conscience.

Non moins singulier est le cas d'un homme d'affaires, dont le seul désir sexuel était de se regarder vêtu d'un jupon en dentelle empesée.

« Les femmes et les hommes me laissent indifférent. Mais lorsque je peux me contempler dans la glace, vêtu de mon jupon, je suis ravi. J'ai alors l'impression d'être une dame et je ne me sens nullement humilié. »

Ce patient a la coutume de louer une chambre meublée de glaces hautes. Dans ses vêtements habituels, il se sent déprimé et ne se regarde jamais dans un miroir ; mais il se rattrape lorsqu'il est vêtu de son jupon en dentelle, et alors toute dépression l'abandonne.

Certains auto-monosexuels s'habillent avec des habits parfaitement taillés, préparés et définis, c'est-à-dire ils se travestissent pour se procurer une jouissance sexuelle. Ce costume peut être celui de leur sexe, sinon de leur âge et de leur situation sociale ; ou il peut appartenir au sexe opposé. Il existe des auto-monosexuels qui préfèrent les costumes folkloriques, d'autres se déguisent en domestiques, ou bien comme des pages, des matelots, des soldats, des pierrots, des vagabonds ou comme des écoliers. Dans ce dernier cas, l'auto-monosexualité est associée à l'infantilisme (voir chapitre V).

Ceux des *travestis monosexuels* qui cherchent leur satisfaction dans le port de vêtements féminins s'habillent ou en dames de la bonne société, ou en courtisanes, tandis que d'autres préfèrent la simple tenue d'une brave ménagère ou d'une bonne à tout faire.

Un de nos rapports techniques concernant un travesti monosexuel donnera un aperçu de la double vie de ces êtres bien particuliers.

T... est issu d'une excellente famille rhénane. Jusqu'à l'âge de dix-sept ans, il avait l'habitude de souiller son lit. Très réservé, il prit rarement part aux jeux des enfants de son âge et il préférait regarder sans participer. Il n'était pourtant ni timide ni craintif. Depuis sa plus tendre enfance, il témoignait d'un grand intérêt pour les vêtements féminins. *Il rêvait souvent que les autorités avaient ordonné que tous les hommes devaient s'habiller en femmes et toutes les femmes, en hommes.* Ce rêve, qui était fréquent, lui procurait un immense plaisir. Il avait onze ans, lorsqu'un camarade l'initia aux questions sexuelles en insistant sur un de leurs camarades, jeune garçon au teint rose, qui était, en réalité, une fille. Le patient en fut enchanté. A l'âge de vingt ans, il fut entraîné par un ami dans un bordel, « mais cela ne lui disait rien ».

Le patient décrit d'une manière précise et convaincante les origines de sa manie du travesti :

« Je me souviens très bien qu'entre neuf et quinze ans je m'habillais en secret avec les robes de ma mère. Quand mes parents, dans la maison, étaient endormis, je me levais sans faire de bruit et j'entrais à pas de loup dans la chambre à coucher, où je choisissais les vêtements que je voulais porter. J'avais acquis une certaine aisance et une évidente adresse pour manipuler et porter les vêtements féminins, et j'arrangeais au mieux les corsets de ma mère de manière qu'ils puissent s'ajuster à mes formes. A cette époque, je me contentais de revêtir une jupe et un corsage ; mais il fut un temps où je préférais une jaquette, un manteau et un chapeau. Je ne gardais sur moi ces habits que peu de temps ; or, lorsque je me remettais au lit, je jouissais d'un sentiment de satisfaction indescriptible. A ce moment, je ne portais pas encore de sous-vêtements féminins, bien que j'eusse pu disposer du linge usagé de ma mère. Ma frénésie de porter des vêtements féminins était si puissante qu'à l'âge de quinze ans, en visite chez un ami, j'enfilai furtivement la jupe de sa jeune sœur.

» Ne disposant que d'un petit pécule, mon penchant ne s'en développait que lentement, mais très sûrement. Je m'achetai un corset, puis, peu à peu, une garde-robe féminine complète. Ma première acquisition fut un beau corsage de soie bleu pâle, puis un chapeau, des chaussures, un parapluie et un sac. Tous les dix ou quinze jours, je m'habillais ainsi en femme et, lors du carnaval, maquillé et coiffé d'une jolie perruque, je pouvais me promener en public, comme une « dame ». Or je n'étais pas tout à fait satisfait de ma garde-robe et, un jour, l'idée subite de tout brûler me saisit.

» Après cette époque, mon penchant resta en veilleuse pendant un certain temps, pour réapparaître ensuite avec plus de violence que jamais. J'achetai alors des vêtements élégants qui me seyaient très bien, des colifichets et tous les sous-vêtements et accessoires nécessaires, ainsi qu'une perruque que je pouvais peigner et coiffer à ma guise. Ce fut le début de ma garde-robe actuelle. Quand mes vêtements sont sales ou déchirés, je les lave et les reprise moi-même. »

T... raconte ensuite comment il traitait son visage à l'eau oxygénée pour dissimuler la pousse de la barbe, après s'être épilé avec une pince. Il commandait en France des médicaments spéciaux pour développer les seins et affirmait qu'après le traitement sa poitrine était si ample qu'il n'avait plus besoin de la « rembourrer ». Il utilisait également des cosmétiques pour nettoyer et éclaircir la peau et pour donner du brillant aux yeux. Pour donner à son visage une douce expression féminine, il se maquillait et portait des boucles d'oreilles.

« En sortant de chez moi, je m'éloigne rapidement, sans me retourner, car je me suis vite aperçu que beaucoup d'hommes se croient autorisés à aborder les femmes qui se retournent. Toutefois, quelques-uns m'adressent la parole dans la rue et alors j'agis exactement comme une femme, protestant de par mon attitude avec les minauderies habituelles. Je ne pouvais jamais répondre à cause de ma voix et je n'ai pu encore apprendre à m'exprimer avec un diapason aigu.

» Pour cette raison, il m'est impossible de monter dans le tramway lorsque je suis habillé en femme, et je dois faire mes courses à pied. »

T... est célibataire et il obtient une satisfaction sexuelle avec la masturbation au cours de laquelle il « observe son Moi féminin ». Il la pratique tous les huit à dix jours. Dans ses rares rapports avec les femmes, il s'allonge sur le dos, couché sous sa partenaire, bien qu'il ne s'agisse chez lui nullement d'une soumission d'origine masochiste.

En ce qui concerne la sociabilité des auto-monosexuels, on comprend aisément qu'en raison de leur manque d'intérêt pour les deux sexes (ils n'ont pas le sens de la famille), et préoccupés uniquement de leur Moi, ils paraissent ou réservés ou excentriques. Certains parmi eux vivent tout à fait retirés et cultivent un violon d'Ingres, comme par exemple la manie de collectionner les objets, plus ou moins rares.

D'après Stekel, le narcissisme pathologique naît et se développe pour les raisons suivantes :

1° Lorsque l'enfant est gâté à l'excès et mal élevé.

2° Lorsqu'on frustre l'enfant de l'amour qui lui est dû, ce qui oriente et dirige son besoin d'aimer sur son propre Moi. Les êtres qui ont le désir d'être « gâtés » et dont le besoin et le désir ne sont satisfaits par personne commencent alors à se choyer eux-mêmes.

Dans l'évolution du narcissisme, ces deux facteurs peuvent être associés.

En outre, le narcissisme peut caractériser un arrêt, dans une phase infantile (narcissisme constant), ou une régression vers cette phase (narcissisme périodique). En fonction du narcissisme périodique, le caractère auto-monosexuel se manifeste toujours dans la vanité, dans le besoin de briller, dans la crainte de vieillir et perdre la beauté esthétique, dans la tendance à l'hypocondrie, et dans la coquetterie.

Comme on peut le constater, l'auto-monosexualité est accompagnée par d'autres perversions comme par exemple celles du travesti, du sado-masochisme et du fétichisme, et toujours un élément « exhibitionniste » y est associé.

Il est important de savoir qu'en raison de son caractère égocentrique l'auto-monosexualité, sous toutes ses formes, est inoffensive envers autrui.

En ce qui concerne son traitement, il convient de préciser qu'il ne suffit pas de placer en pleine lumière les causes nerveuses et leurs conséquences, ni de détourner l'attention du malade dans une activité intellectuelle ou de l'acclimater à un mode de vie régulier, il s'agit, en premier lieu, de décider jusqu'à quel point l'instinct auto-monosexuel doit être observé et suivi et non refoulé. Il faut considérer deux facteurs : premièrement, il s'agit de savoir qu'il existe un espoir de détourner l'instinct du patient de son Moi sur autrui. Il semble que cela soit possible jusque vers la vingt-cinquième année. Deuxièmement, il faut savoir si l'instinct ainsi détourné est capable d'évoluer et de suivre ensuite un cours normal, car, dans la négative, le résultat serait nul. S'il est démontré que l'instinct ne peut être dévié et que sa suppression entraînerait des conséquences graves, il est nécessaire de s'appuyer sur la théorie de Hartmann (*La Philosophie de l'Inconscient*), à savoir que « la non-satisfaction d'un instinct est, pour l'individu, un mal infiniment plus grand que sa satisfaction pleine et entière ». Nous n'avons pas le droit, nous ne pouvons nous targuer de posséder une raison suffisante, juste et logique de contraindre un individu à renoncer à une chose qui, sans nuire à autrui, lui procure à elle seule une satisfaction dont il a besoin.

CHAPITRE VIII

L'HERMAPHRODISME

Ses causes. Les premières phases. Hypertrophie du clitoris. Adhérence de la vulve. Lorsque la sage-femme se trompe. Garçon ou fille ? Quelques cas de notre collection. Charlotte devient Charles. Son histoire. Hermaphrodites masculins et féminins. Des « femmes » qui sont des époux. Des « hommes » qui ont des règles. Des femmes qui sont « pères ». Deux sœurs deviennent frères. La nature s'amuse. Une femme devient l'amant de sa belle-fille et le père du fils de cette dernière. Les causes.

Pour faciliter la compréhension du sujet que nous traiterons dans ce chapitre, il est indispensable de résumer le processus de l'évolution sexuelle.

Si le sexe de l'embryon en devenir demeure comme latent, pendant un certain laps de temps, et n'apparaît point sous une forme organique distincte, il est malgré cela déterminé dès la conception. Au début de la vie embryonnaire, il est impossible de distinguer les organes susceptibles d'indiquer un sexe. Cette phase est appelée la « sexualité latente ». Quelques semaines après la conception, la base anatomique même des organes sexuels futurs commence à se développer. Le tubercule génital est identique pour l'embryon mâle et pour l'embryon femelle ; ce stade est désigné sous le terme de « non-différenciation sexuelle ». Les organes sexuels masculins et féminins se caractériseront de cette base anatomique primaire.

Les organes sexuels les plus importants sont les glandes séminales et génitales, à savoir les testicules et les ovaires qui se développent sur la même structure primaire située dans l'excavation pelvienne. Au cours de leur développement, les testicules adoptent non seulement une structure différente de celle des ovaires, mais ils changent également de position. Au troisième mois de grossesse, les testicules et les ovaires sont encore situés au même endroit dans l'excavation pelvienne ; au sixième mois, les testicules sont en mouvement le long de la paroi intérieure du bassin ; au neuvième mois, ils descendent dans le scrotum qui est constitué, au début, de deux parties séparées qui adhéreront plus tard. Si la descente des testicules ne s'effectue pas normalement, il y a cryptorchidie. Si, d'autre part, les ovaires sont situés d'une manière telle qu'ils touchent les lèvres, il y a ce que l'on appelle une *ectopie labiale* des ovaires.

Le deuxième groupe des organes sexuels est un système de conduits qui dirigent le sperme ou les ovules venus à maturité et qui, chez la femme, permettent et la position et le mouvement adéquats de l'embryon. Ce système de conduits se développe également d'une base anatomique identique aux deux sexes. C'est le canal de Wolff et le canal de Müller.

Chez l'homme, le canal de Müller s'atrophie, pour se développer, à l'inverse, chez la femme dans la constitution des trompes, de l'utérus et du vagin. Ce qui subsiste du canal de Müller se trouve alors dans la prostate, c'est une sorte de petite cavité qu'on appelle l'utricule masculin (petit utérus).

Si le canal de Müller se développe chez la femme pour s'atrophier chez l'homme, c'est le contraire qui a lieu avec le canal de Wolff et les parties qui lui sont adjointes et qui régressent, chez la femme, pour évoluer chez l'homme. Ce sont les canaux déférents, le cordon spermatique qui se forment chez l'homme, et seules quelques séquelles atrophiées demeurent chez la femme.

Le troisième groupe des organes sexuels comprend les parties génitales externes. Au début du second mois, une légère boursouflure de chair se forme dans l'embryon des deux sexes pour donner naissance au pénis et au clitoris. La différence entre les deux organes consiste non seulement dans leurs dimensions, mais dans les caractéristiques suivantes : le pénis est parcouru par l'urètre, qui sert aussi à l'expulsion du sperme, tandis que l'urètre de la femme aboutit à l'extrémité inférieure du clitoris, et l'orifice de l'urètre est situé entre le clitoris et le début du vagin.

Sous la structure primitive commune au pénis et au clitoris, il y a, à l'origine, un sillon étroit entouré de deux replis de membrane. Chez la femme, ce canal devient la vulve dans laquelle aboutissent l'urètre et le vagin. Les replis des membranes forment les grandes et les petites lèvres. Chez l'homme, les membranes se développent pour former les deux moitiés du scrotum. Le canal disparaît à partir du moment où les deux moitiés des bourses adhèrent pour former un seul sac. Les testicules descendront alors à leur place définitive.

En fonction du processus ci-dessus, l'hermaphrodisme n'est plus un secret pour nous. Or nous avons vu que les organes sexuels des trois catégories se développent à partir d'un organe primitif et de base, puisque les caractéristiques propres au sexe opposé s'atrophient chez l'individu normal, de sorte qu'à la fin du processus seuls les organes sexuels inhérents au sexe de l'individu demeurent et continuent à évoluer.

Il est alors possible que les organes spécifiques d'un sexe déterminé ne se développent pas complètement, tandis que d'autres organes, destinés à l'atrophie, ne régressent pas totalement. On pourrait dire des individus victimes d'un tel développement qu'ils possèdent les organes sexuels des deux sexes. Ce sont les *hermaphodites,* qui, en raison du nombre relativement important des organes sexuels en question, présentent alors une ou plusieurs combinaisons des deux.

On peut définir l'hermaphrodisme comme la modification des caractères sexuels primaires. Cette modification ressemble et approche la structure caractéristique des organes génitaux du sexe opposé.

***

Avant de considérer les particularités de l'hermaphrodisme, examinons quelques variantes représentant les stades qui en sont encore éloignés. L'un de ces cas est la cryptorchidie où, nous ne l'ignorons pas, les testicules ne sont pas descendus dans le scrotum et demeurent, comme les ovaires, dans l'excavation pelvienne.

Puis c'est l'*hypospadias,* quand l'ouverture de l'urètre est située au-dessous du pénis et non à son extrémité. Au point de vue anatomique, cette conformation se rapproche de celle du clitoris.

Un autre vice de conformation consiste dans la division des deux moitiés du scrotum, et ce stade est une caractéristique féminine. Si la séparation du scrotum est associée à l'hypospadias, l'anomalie est appelée *hypospadias penis-scrotalis.*

De telles formes transitoires entre l'état normal et l'hermaphrodisme existent également chez la femme. Le plus important de ces stades est l'*hypertrophie du clitoris,* et l'organe peut atteindre les dimensions et la grosseur d'un doigt. Dans des cas relativement rares, l'hypertrophie du clitoris est accompagnée d'autres vices de conformation, comme par exemple l'adhésion partielle des lèvres ou la descente des ovaires dans les lèvres, l'ectopie labiale, qui correspond alors au scrotum.

Par conséquent, si l'hypospadias, et notamment l'hypospadias penis-scrotalis compliqué de cryptorchidie, existe chez le nouveau-né, il est alors difficile de déterminer dès la naissance s'il s'agit d'un garçon ou d'une fille. Le premier diagnostic ne pouvant s'appuyer que sur les organes sexuels externes, la vue d'une séparation indiquerait à priori un vagin, et le petit pénis, s'il est recouvert des deux parties séparées du scrotum, apparaîtrait à l'observateur comme un clitoris. Pour ménager les parents soucieux de connaître la réalité, le médecin et la sage-femme chercheront à trancher la question aussi rapidement que possible. Bien souvent, dans ces conditions, que d'indications erronées quant à l'appartenance sexuelle de l'enfant ont été données aux parents et qui ont suscité plus tard des conséquences dramatiques souvent très graves.

***

On a tenté, plus d'une fois, de classifier les différentes formes de l'hermaphrodisme, mais il faut avouer qu'aucune de ces tentatives ne paraît vraiment satisfaisante. Pour cette raison, nous proposons la classification suivante :

1° L'hermaphrodisme masculin : les glandes sexuelles sont masculines, c'est-à-dire il y a des testicules, et les autres organes sexuels sont féminins.

2° L'hermaphrodisme féminin : les glandes sexuelles sont féminines, les autres organes sexuels sont masculins.

3° L'hermaphrodisme neutre : les glandes sexuelles ne sont pas développées, et ne sont ni masculines ni féminines.

4° L'hermaphrodisme mixte : il existe des organes sexuels qui sont autant masculins que féminins.

Les groupes 3 et 4 peuvent être classés en sous-groupes où les organes supplémentaires sexuels sont ou masculins ou féminins, ou mixtes.

Cette classification démontre que les organes sexuels d'un sexe coexistent avec ceux du sexe opposé. *Il est évident que les glandes sont décisives pour établir l'appartenance sexuelle. Sont-elles masculines : il s'agit d'un hermaphrodite masculin ; sont-elles féminines : il s'agit d'un hermaphrodite féminin.*

Lorsqu'il y a coexistence des glandes sexuelles ou des tissus des glandes sexuelles des deux sexes, nous sommes en présence d'une double appartenance sexuelle, tandis que, lorsque les glandes sexuelles font défaut, l'hermaphrodite doit être considéré de sexe neutre.

En dehors de la classification établie sur la nature des glandes sexuelles, il en existe une autre qui est basée sur le siège où les anomalies sont situées. On distingue notamment :

1° L'hermaphrodisme des glandes, lorsque les glandes sexuelles sont mixtes (comparer les groupes 3 et 4 de la première classification).

2° L'hermaphrodisme tubulaire, lorsque les canaux tels que les canaux déférents, l'utérus, etc., ne correspondent pas au sexe du patient, comme les glandes sexuelles l'indiquent.

3° L'hermaphrodisme conjugal, quand les organes adaptés au coït ne correspondent pas au sexe.

Donnons quelques exemples pour illustrer ce qui précède. Le premier cas observé par nous est celui d'un hermaphrodite qui avait des testicules et des organes sexuels féminins.

Charlotte S..., dans sa jeunesse, fut une enfant normale. Pendant sa treizième année, la pilosité du pubis apparut, mais les seins ne se développèrent point et la menstruation resta absente. A dix-sept ans, sa voix mua. A vingt ans, les poils apparurent sur la lèvre supérieure et sur le menton ; Charlotte les coupa d'abord avec les ciseaux, puis dut les raser. Jeune encore, et d'après ses souvenirs, avant sa puberté, elle pratiqua la masturbation en frottant son « clitoris ». Elle a gardé cette manie, qu'elle pratique à intervalles espacés de plusieurs mois.

A l'examen, *superficiel* devons-nous dire, les organes sexuels externes présentaient les caractéristiques féminines. Les grandes lèvres étaient très développées et couvertes d'un duvet assez dense. L'attouchement de la lèvre droite permit de trouver un organe testiculaire ayant la dimension d'un œuf de poule. La lèvre gauche était vide, mais il fut possible de faire descendre, sous une légère pression, un organe ressemblant à un testicule de la dimension d'un œuf de pigeon, situé dans le canal inguinal gauche. La patiente précisa aussi qu'à l'occasion de rapports sexuels avec des femmes (pratiqués, en partie, comme un coït normal, en partie, comme un cunnilinctus) un liquide visqueux, d'une quantité approximative d'un dé à coudre, s'échappait pendant l'orgasme, mais par un orifice qui n'était pas celui de l'urètre. C'était le même processus lors de la masturbation. Le professeur H. Friedenthal, de l'Université de Berlin, a examiné au microscope le liquide éjecté qui contenait un grand nombre de spermatozoïdes parfaitement normaux.

On pouvait apercevoir dans la fente située entre les deux lèvres un clitoris non divisé. Sur la pointe de l'organe, un léger renfoncement s'élargissait vers le bas en un sillon qui aboutissait dans un vagin étroit. Il n'y avait pas d'hymen et il était impossible d'introduire un doigt, ou un instrument quel qu'il soit, dans le vagin, la manipulation étant par trop douloureuse pour la patiente. Un examen complet, sous anesthésie, fut également impossible. En écartant les deux lèvres, on apercevait le vagin de couleur rouge sang qui aboutissait à un cul-de-sac d'environ 2,5 cm de longueur. Charlotte S... avait donc :

1° Des testicules, dont un descendu.

2° Vraisemblablement des canaux déférents, à travers lesquels le sperme était expulsé.

3° Des organes prêts au coït, primitivement féminins certes, mais qui présentaient plusieurs caractères masculins (vagin atrophié, clitoris trop développé).

La nature des impulsions sexuelles de la patiente était particulièrement intéressante :

L'éveil de la libido eut lieu à l'âge de treize ans. Son orientation est demeurée invariable dès le début — elle s'adressait uniquement aux femmes. Les rêves érotiques de la patiente sont peuplés de femmes ; si elle rêve qu'elle embrasse et caresse une jeune fille, une érection du « clitoris » se produit. Il lui advenait pareille mésaventure dans son enfance lorsqu'elle embrassait ses camarades de classe. Les hommes la laissaient indifférente et la pensée, aujourd'hui, d'un coït possible avec un homme lui inspire le plus vif dégoût. Elle a refusé quatre demandes en mariage, mais à deux reprises elle a cédé à un homme, et l'acte accompli, effectué d'ailleurs entre les cuisses, elle avait ressenti un grand déplaisir. A notre question : « Qu'est-ce qui vous repousse chez l'homme ? » Elle répondit : « Ils ne m'attirent pas. » Elle a un fort penchant pour les jeunes filles entre dix-huit et vingt-quatre ans, pourvu qu'elles aient une poitrine ferme, un corps aux formes arrondies et des manières douces et distinguées. Elle est attirée particulièrement par les belles mains. Elle a entretenu deux liaisons, et chacune a duré environ trois ans. Malgré qu'elle soit encore jalouse de tempérament, ces années furent pour elle l'époque la plus heureuse de son existence. Sa libido est très développée et ses désirs sexuels sont d'ordre actif. Après ses relations sexuelles (avec une femme donc), elle se sent plus vigoureuse, mieux équilibrée et bien portante. Elle a longtemps cru qu'il s'agissait d'une tendance à l'homosexualité. Quand elle était privée de rapports sexuels avec une femme, elle pratiquait la masturbation. Très souvent, triste et déprimée, elle eût souhaité être un homme.

Et voici un autre exemple puisé dans nos archives :

L'enfance de Franz K... s'était déroulée sans aucun incident digne d'être signalé. Bien qu'il ne fût pas vraiment craintif, il était plutôt attiré par les petites filles, évitant les jeux violents de ses camarades, et il se rendit compte très tôt qu'il était différent des autres. Les premiers indices de la puberté apparurent à l'âge de quinze ans. Les poils du pubis et, en même temps, les seins commencèrent à se développer, mais la voix ne mua pas. A vingt ans seulement, un léger duvet couvrit sa lèvre supérieure. F. K..., aujourd'hui, a un très beau corps... de femme. Les seins apparaissent comme deux boules parfaites et fermes, les mamelons sont grands, entourés d'une aréole toute rosée. En pressant les seins, on sent avec les doigts, sous l'épiderme, une qualité de tissu comparable à celle d'une femme. Le visage du patient n'est, il est vrai, ni masculin, ni féminin. Quand on regarde ses organes génitaux, on se demande pour quelle raison la mère, ou la sage-femme, avait conclu qu'il était du sexe mâle ? La pilosité du pubis est typiquement féminine et on aperçoit deux lèvres bien développées. Avec une légère pression, on fait descendre, du canal inguinal, jusque sur la lèvre droite, une petite glande, grosse comme un œuf de pigeon ; une identique manœuvre est possible du côté gauche, mais la glande qui apparaît est petite comme une noisette. Le toucher des glandes, douloureux pour le patient, ne permet point de reconnaître si ces organes sont ou des testicules, ou des ovaires, ou un organe intermédiaire entre les deux. En écartant les lèvres, on aperçoit un organe large de trois quarts de pouce (18 mm) et long d'un demi-pouce (12,5 mm). Sous l'excitation sexuelle, l'organe se gonfle légèrement. Cette excroissance ne porte aucune trace d'un canal interne, mais, à la surface, une petite entaille se dirige vers le dessous, et l'orifice de l'urètre y débouche. Le vagin, situé plus bas, est dépourvu d'hymen et assez large pour qu'on puisse y introduire un instrument de la grosseur d'un crayon. A cinq pouces (125 mm) de profondeur, l'instrument touche l'extrémité de ce canal, qui ne possède aucune ouverture utérine. Le patient n'a jamais eu de règles et précise que, lors d'un orgasme provoqué par la masturbation, il a perdu environ 2 g d'un liquide blanchâtre, qu'il croit être du sperme. Or deux examens microscopiques de ce liquide n'ont pas prouvé l'existence de spermatozoïdes. Malgré le caractère bisexuel de ces organes divers, la libido du patient ne témoigne d'aucun symptôme de bisexualité. Dès la puberté, il était uniquement attiré par les hommes et n'avait jamais éprouvé le moindre penchant pour les jeunes filles ou pour les femmes. La pensée de rapports sexuels possibles avec une femme lui inspire la nausée. Ses rêves érotiques gravitent toujours autour des hommes. Au théâtre, les acteurs l'intéressent davantage que les actrices. Ce sont les hommes vigoureux et virils qui l'émeuvent, et les hommes délicats et efféminés le laissent indifférent. Les hommes en uniforme, et surtout les soldats, ont sa préférence. Il est très péniblement affecté lorsque autrui aperçoit la structure singulière de ses organes sexuels, et, pour cette raison, il évite, avant tout, les homosexuels qui, cherchant à l'approcher, sont déçus en découvrant qu'il n'a pas de pénis. D'après les confessions du patient, certains homosexuels furent très brutaux envers lui. Sa libido est intensément puissante et, ne pouvant pratiquer l'acte sexuel que bien rarement (et uniquement avec des hommes), il est insatisfait et malheureux et, pour cette raison, il eût souhaité que ses organes fussent transformés.

F. K..., actuellement âgé de trente-deux ans, a toujours vécu comme un homme ; tant qu'il sera en vie, on ne pourra établir son véritable sexe, et il n'est pas certain que la question soit résolue après sa mort.

Un autre cas intéressant, que nous fûmes appelés à traiter, est celui de Mlle T... :

A la suite d'une pneumonie, Mlle T... fut soignée par une infirmière suédoise. Cette dernière confia un jour à une collègue : « Je m'occupe en ce moment d'une jeune fille charmante, mais j'ai absolument l'impression de donner mes soins à un jeune homme. Sa voix et sa personne me captivent, et cela me surprend d'autant plus que... j'exècre tout ce qui gravite autour de l'homosexualité. » Au cours de la convalescence de Mlle T..., l'infirmière fut séduite par la grâce de sa malade et s'attacha à elle. Bien qu'elle eût avoué avoir entretenu des rapports sexuels avec des hommes, et posséder un vagin, l'infirmière demeurait convaincue qu'elle était un homme, et elle la dirigea vers un médecin.

Comme suite à notre rapport, les autorités responsables accordèrent, quelques mois plus tard, l'autorisation à l'état civil de changer le sexe de la patiente. Ce même jour, T... et l'infirmière fêtèrent leurs fiançailles et ils se marièrent, peu de temps après, en Suède. Si l'épouse pèse deux fois plus que l'époux, le mariage est, dit-on, néanmoins heureux. Celui qui fut autrefois « une jeune fille » accomplit autant ses devoirs conjugaux que... ceux de citoyen et de bon commerçant, pour la joie et la totale satisfaction de sa femme.

Au cours de son enfance, l'état de santé de T... fut normal, mais dès l'âge de six ans, physiquement et psychiquement, l'enfant se distingua des petites filles de son âge. Jamais, elle ne prenait part à leurs occupations et à leurs jeux de fillettes, mais elle participait avec tant d'ardeur aux jeux et aux batailles des garçons que l'on chuchotait « qu'elle était un magnifique garçon manqué ». Bonne élève, elle brillait en calligraphie, en calcul et en sciences naturelles. À treize ans, la voix mua et le poil poussa au menton et sur le corps. Mais les règles n'apparurent point et la poitrine ne se développa pas davantage. L'examen des organes sexuels a constaté que, long d'un pouce environ, le pénis n'était pas divisé et était capable d'érection. L'examen du vagin n'offrait pas de difficultés et, au toucher, on sentait ce qui dut être l'hymen. Le vagin était court, et on y trouvait un corps utérin de la grosseur d'une noix. A travers le vagin, on constatait l'absence de glandes sexuelles. La patiente a déclaré que l'orgasme provoquait l'écoulement d'un liquide laiteux, visqueux, qui s'évacuait par l'intermédiaire du canal sexuel. Ses tendances, ses habitudes étaient masculines et, sexuellement, elle était attirée exclusivement par les femmes avec lesquelles, d'ailleurs, elle pratiquait l'acte d'une manière parfaitement naturelle, puisque c'était « normal », en fonction de sa conformation organique. En effet, avec son pénis, elle pouvait satisfaire une partenaire. Il n'était du reste pas impossible que le liquide sécrété pendant l'orgasme contînt des spermatozoïdes, bien qu'il ne s'écoulât ni par le pénis, ni de l'urètre à travers le pénis, mais par le canal sexuel situé en dessous du pénis.

Au point de vue purement physique, les rapports *per vaginam* avec les hommes sont réalisables et E. T..., dans l'ignorance de son véritable sexe, comme « par amitié et par gratitude », les a pratiqués à plusieurs reprises. Or, à l'opposé de ses rapports sexuels normaux avec les femmes, ses relations sexuelles avec les hommes, contraires à sa véritable nature, ne lui procuraient aucune satisfaction sexuelle et suscitaient, au contraire, un sentiment de dégoût et de dépression. Il est hors de doute qu'il s'agissait pour E. T... d'une détermination sexuelle erronée, par rapport à sa véritable appartenance sexuelle. L'existence d'un canal sexuel, associé à une *hyperspadias penis-scrotalis,* donnait l'impression qu'on avait affaire à un vagin. Avec les renflements, typiquement féminins, du corps utérin élémentaire, cette conformation avait l'apparence des organes sexuels externes féminins.

A vrai dire, les organes sexuels présentaient, lors de la naissance, un aspect plus féminin encore qu'aujourd'hui ; le pénis minuscule, incomplètement développé, pouvait être confondu avec un clitoris.

E. T... représentait un cas d'hermaphrodisme masculin, car elle possédait, dans la cavité abdominale, des testicules dont le siège correspondait à celui des ovaires.

Le cas suivant est particulièrement intéressant, car il s'agit d'une éjaculation de sperme, contenant des spermatozoïdes parfaitement sains, et qui s'écoulait d'un urètre féminin faisant partie d'organes génitaux externes normaux. La personne en question vint pour consulter, parce qu'elle était éprise d'une jeune fille. Lorsque ses parents exigèrent qu'elle épousât un officier qui l'avait demandée en mariage, elle enleva la jeune fille et s'enfuit avec elle...

Mlle M... a une taille élancée et est très gracieuse de sa personne ; un beau teint mat attire les regards. Elle possède une ossature solide et vigoureuse, des muscles bien développés et fermes et, pour ainsi dire, pas de tissus adipeux. Son corps a un aspect féminin, toutefois ses épaules carrées et ses longues jambes droites rappellent les proportions d'un homme. Vu de côté, son corps, malgré des hanches assez fortes, est plus droit qu'il n'est ordinaire de l'observer chez la femme. La chevelure est épaisse et lisse, une pomme d'Adam apparaît, légèrement proéminente, et la voix est grave. D'autre part, elle a des seins bien développés, des mains, des pieds, des mollets et des poignets fins et délicats, et la pilosité du corps et du pubis est typiquement féminine. Par conséquent, les caractères sexuels secondaires sont en majorité du type féminin.

Les organes sexuels externes présentent l'évolution organique féminine normale. Ni le vagin, avec l'hymen intact, ni les lèvres, assez fortement accusées, ni le clitoris, ni l'urètre ne s'écartent de la structure féminine normale. A l'occasion d'un examen gynécologique, le praticien a constaté l'existence d'un corps utérin, non développé, de la grosseur d'une prune et il n'a pas été possible de déceler, avec certitude, des traces d'ovaires ou de formations glandulaires correspondantes.

Du côté droit de l'utérus, on découvrit un petit corps dur étranger, dont la connexion avec l'utérus n'a pu être établie en raison de la difficulté de l'examen.

Dans la mesure où les caractères sexuels physiques influencent la personnalité psychique, ils correspondent au type viril. Le regard de la patiente exprime le calme et la sûreté de soi, l'expression est sérieuse et décidée. Ses gestes sont précis et énergiques, la démarche est allongée et un peu raide. Les graphiques nets de son écriture indiquent des caractères indubitablement masculins. Ce sont, avant tout, trois facteurs qui caractérisent ce cas exceptionnel : l'absence de menstruation, la mue de la voix et, le plus important, l'éjaculation d'un liquide visqueux et laiteux de l'urètre au moment de l'orgasme.

Ce dernier facteur avait une telle importance, en fonction de l'évaluation du cas, qu'un examen très approfondi semblait indispensable ; il était donc nécessaire de procéder à l'analyse physiologique de la sécrétion en question. Mlle M... consentit à mettre à la disposition des praticiens un échantillon du liquide, et l'examen microscopique démontra que celui-ci contenait des spermatozoïdes. Il était évidemment impossible d'accepter le résultat sans autres preuves convaincantes, et l'on pria Mlle M..., dans le cabinet de consultation, de provoquer par la masturbation un écoulement du liquide.

Par décence élémentaire (et eu égard à un refus bien compréhensible), à savoir qu'elle ne pourrait aboutir à l'orgasme en présence de tiers, il fallut laisser seule Mlle M... Elle se dévêtit ; on procéda à un examen approfondi, afin de vérifier si elle avait quelque chose de caché « dans » son corps. Après lui avoir donné une éprouvette, on l'enferma dans une chambre de notre clinique. Un quart d'heure plus tard, elle appela. L'éprouvette contenait à peu près un centimètre et demi d'un liquide blanchâtre et, sur la chaise où elle s'était assise, on pouvait voir des taches de la même couleur que le liquide contenu dans l'éprouvette.

Mlle M... semblait très excitée ; son pouls battait à 116 pulsations-minute. Elle avait un air irrité et déprimé, comme il est normal après la masturbation, et, malgré ses efforts, elle ne pouvait dissimuler ses réactions. Le clitoris était enflammé, et il y avait encore des traces du liquide blanchâtre sur l'urètre. La sécrétion obtenue dans ces circonstances, sans tricherie et authentiquement naturelle, *avait l'odeur caractéristique du sperme et l'examen microscopique prouvait l'existence de spermatozoïdes vivants, dont quelques-uns avaient une grande mobilité.* D'autres particularités par rapport à la forme des animalcules faisant défaut, toute suspicion écartée (la patiente eût pu nous duper et fausser notre enquête, comme, par exemple, avoir gardé le liquide dans la bouche, dans le nez, dans l'anus ou dans le vagin), tout soupçon tombait à faux. Il faut insister ici, et affirmer que la sécrétion était bien du sperme, et non un liquide contenant des spermatozoïdes.

Par conséquent, Mlle M..., ayant expulsé par le canal de l'urètre du sperme, devait nécessairement posséder des glandes sexuelles susceptibles de le produire. L'expérience ayant été strictement contrôlée et vérifiée par plusieurs chimistes, la possibilité d'une erreur la plus infime était exclue.

En définitive, Mlle M... avait un organisme physiologique essentiellement masculin, muni de testicules producteurs de sperme, une libido masculine normale, bien que ses organes génitaux fussent féminins et sa conformation physique plus féminine que masculine.

Mlle Erna M... obtint alors des autorités responsables la permission de troquer son prénom en celui d'Ernst M.., et elle épousa une de ses amies.

Le cas suivant est cité d'après Heymanns :

Un étudiant de dix-sept ans avait tous les mois des règles qui s'écoulaient d'un pénis traversé par l'urètre. En introduisant une sonde le long de la paroi postérieure de l'urètre, elle pénétrait jusqu'à la vessie, mais elle traversait également un vagin derrière lequel se situait un utérus. Le jeune homme désirait être débarrassé de son écoulement mensuel, et le professeur Z... procéda à l'ablation de ses organes féminins. Or le chirurgien ne découvrit qu'un ovaire normal, puis un corps de la grosseur d'une noisette placé à l'extrémité intérieure du canal inguinal, sans nulle trace d'ovules. Malgré l'ovaire intact, l'instinct sexuel du patient était orienté vers les femmes et, pour cette raison, il était, pour ainsi dire, une femme lesbienne. C'est pour cela que le désir de garder le pénis et de se débarrasser de ses règles était naturel et compréhensible.

Il s'agit donc ici d'un cas d'hermaphrodisme féminin avec la possession d'un ovaire. Avec un pénis, le patient possède un vagin et un utérus. Invisible de l'extérieur, le vagin aboutit à l'urètre et occupe alors, de ce fait, la place qui est normalement occupée par les membranes atrophiées du vagin chez l'homme.

Le cas cité ci-dessous, communiqué par Fibiger, est encore plus intéressant :

Le gardien d'une propriété avait trois enfants. Si sa paternité était douteuse, nul par contre, sa vie durant, ne doutait de son sexe masculin. Agé de quarante-sept ans, il décéda des suites d'une pneumonie. L'autopsie révéla les caractéristiques suivantes : la barbe était blonde, parsemée de poils gris, la poitrine appartenait au type masculin, la constitution physique était délicate et fine, les organes sexuels externes étaient nettement atrophiés (il avait été réformé au conseil de révision pour cette raison), le pénis, assez petit, présentait un hypospadias du deuxième degré et le scrotum, bien séparé, était vide. Un vagin, long de trois pouces, aboutissait dans l'urètre. Près du vagin, il y avait un utérus et des ovaires. Le bassin était de conformation masculine, le larynx et la gorge de formes féminines. L'impulsion sexuelle du défunt avait été virile et extrêmement intense. Au cours de sa dernière maladie, malgré sa faiblesse, il avait encore possédé sa femme, avec laquelle il vivait depuis dix-neuf ans. Or cette épouse, qui lui reprochait d'avoir entretenu des rapports sexuels avec d'autres femmes, avouait que ses trois enfants pouvaient avoir un autre père que lui... Cet homme avait été certain de la réalité et de l'existence de sa virilité et sa propre mère n'a confirmé à l'épouse qu'après la mort du mari qu'il n'avait pas été réellement un homme. L'examen *post mortem* confirma les allégations de la mère, à la grande stupéfaction de la veuve éplorée.

L'hermaphrodisme existe souvent chez deux enfants de mêmes parents. Il nous a été donné d'observer deux de ces cas, et nous en citerons un :

Anne-Louise Charlotte L... était le second enfant de parents dont l'aîné était un garçon parfaitement constitué. Anne-Louise avait une sœur plus jeune, Gertrude. Peu de temps après leur naissance, la mère découvrit chez les deux fillettes une anomalie des parties génitales ; la sage-femme, consultée, affirma : « Cela s'arrangera tout seul. » Plus tard, Gertrude fut atteinte d'une affection intestinale et les parents attirèrent l'attention du médecin sur la malformation de ses parties génitales. Le praticien examina alors les deux fillettes, mais il ne put se prononcer quant à leur véritable appartenance sexuelle. On décida de les élever, jusqu'à nouvel ordre, comme des filles, puis on les envoya dans une école de jeunes filles.

Au cours des années scolaires, les deux fillettes accusèrent des manifestations physiques et physiologiques qui suscitèrent des doutes quant à leur appartenance au sexe féminin, ce qui alors les exposa à la risée et aux persécutions de leurs camarades. Dans sa douzième année, Anne-Louise acquit une voix grave, que l'on attribua d'abord à l'enrouement, mais qui, par la suite, apparut comme le signe indubitable d'une virilité naissante. Quant à la plus jeune sœur, Gertrude, la voix avait mué déjà à l'âge de sept ans, peu avant son entrée en classe. On la moqua pour sa voix et le professeur la surnomma le « petit ours ». L'enfant en fut mortifiée.

Simultanément, avec la mue, les organes sexuels et le système pileux évoluèrent rapidement. Lorsque Anne-Louise et Gertrude eurent atteint respectivement leur treizième et leur dixième année, ét qu'elles eurent une sérieuse pousse de poils sur la face, les parents les conduisirent à la consultation, chez un spécialiste. Après les avoir examinées, le professeur déclara que les deux fillettes étaient en réalité des garçons, et il proposa les modifications adéquates et en rapport au sexe. Or, lorsque les enfants eurent connaissance du projet, elles accusèrent une très forte dépression nerveuse, comme une véritable mélancolie. Après avoir consulté un second spécialiste, les parents décidèrent de les laisser vivre comme des filles encore pendant un certain temps. Pendant plusieurs années, cette instabilité se prolongea, mais les caractères virils s'affirmèrent davantage et les enfants, en butte aux humiliations, aux persécutions et à nombre d'incidents pénibles, comprirent qu'il était indispensable de procéder aux modifications sexuelles nécessaires. La barbe poussait avec une telle rapidité que la mère fut obligée de les raser tous les jours. Malgré toutes les précautions, les enfants attiraient journellement l'attention des autres, la curiosité, les quolibets, les remarques et les insultes déplaisantes. Elles n'osaient s'exprimer en public, leur voix surprenait les gens. La situation devint intolérable. « Pour ces enfants, la joie de vivre ne fut qu'amertume et il leur fut impossible de se comporter avec naturel dans le monde. » Enfin, et pour ces raisons, les deux enfants exprimèrent le désir de devenir des garçons.

A l'heure actuelle, le buste des deux garçons est plat et normalement développé, comme il sied à des adolescents. Anne-Louise et Gertrude ont un pénis mesurant environ deux pouces de longueur. Les deux enfants étant atteints d'une cryptorchidie, il n'a pas été possible d'établir l'existence de testicules. Or, Gertrude ayant pu observer à plusieurs reprises l'écoulement d'un liquide visqueux, il est probable qu'ils possèdent tous deux des testicules. Ni les organes sexuels externes, ni les organes internes ne présentent la moindre trace de caractères féminins. Pour les deux enfants, la menstruation est totalement absente.

Leur vie psychique est celle qui caractérise les garçons du même âge. Ils s'intéressent aux occupations, aux jeux sportifs et virils et pensent embrasser des carrières masculines. Dans la mesure où leur libido existe, elle est orientée vers les femmes. Les éducateurs et les parents suivirent les conseils du spécialiste. Dans notre cabinet de consultation, les deux enfants revêtirent des vêtements de garçonnet et on les coiffa comme des garçons de leur âge. Pénétrant notre seuil comme des sœurs, ils en sortirent comme des frères.

En ce qui concerne les hermaphrodites féminins, la détermination du sexe est particulièrement difficile. Après la mort de tels êtres, on s'aperçoit souvent, et avec surprise, qu'au cours de leur existence ils avaient « changé de sexe deux ou même plusieurs fois ».

On ignore encore si les hermaphrodites féminins ont la faculté de mettre des enfants au monde. Toutefois, la littérature internationale mentionne nombre de cas de ce genre. L'histoire la plus connue est celle d'un moine « enceint » (à Issoire, en Auvergne, en 1473) pour qui ses contemporains avaient composé l'allitération suivante : « *Mas, mulier, monacus, mundi mirabili, monstrum.* » Dans les chroniques, on trouve des exemples de soldats qui, à la surprise de leurs camarades, furent délivrés d'un enfant. Caspar Bauhin relate l'histoire d'un soldat ayant servi en Flandres et en Hongrie et qui, marié avec une femme depuis sept ans, mit un enfant au monde. Devant la Cour martiale, le soldat avoua avoir entretenu des rapports sexuels avec un camarade.

Malgré ces exemples, il est douteux que les hermaphrodites puissent donner naissance à un enfant ; par contre, il paraît à peu près certain qu'*ils aient la faculté de féconder une femme.* Il a été démontré que nombre d'hermaphrodites, et parmi eux quelques-uns vivant comme des femmes, ont eu des écoulements de sperme normal. Par conséquent, rien ne s'oppose à ce que les spermatozoïdes éjectés des parties génitales d'un hermaphrodite rencontrent et fécondent un ovule.

A une exception près, les cas ci-dessus concernent ou des hermaphrodites masculins, ou des hermaphrodites féminins. Examinons le cas d'un hermaphrodite neutre, observé dans nos recherches.

A la naissance de Berthe D..., nul ne doutait de son sexe féminin. Elevée comme une fille, et éduquée dans une école de jeunes filles, on la plaça plus tard en apprentissage chez un fabricant de linge. Or à l'école, déjà, sa voix grave avait attiré l'attention ; on la moquait en l'appelant le petit « ours », le « petit homme », le petit « gars », etc. L'enfant, humiliée, pleurait souvent. Malgré ces vexations, elle n'avait jamais désiré « être » un garçon. Or, lorsque la barbe lui poussa au menton et qu'il lui fallut se raser, elle aboutit, peu à peu, à conclure qu'il valait mieux s'habiller en homme et prendre un prénom masculin, afin d'éviter les vexations pénibles et humiliantes.

A première vue, les organes sexuels de D... paraissent féminins ; on n'aperçoit ni pénis, ni scrotum, mais sa pilosité épaisse et fournie est du type viril. Si l'on observe bien D..., les jambes écartées, l'aspect change puisqu'on aperçoit alors un organe qui ressemble plus à un pénis qu'à un clitoris. Sa mère affirme qu'au cours des premiers mois qui suivirent sa naissance cet organe avait l'aspect « d'un petit bouton » qui grandit par la suite. D... a observé que cette sorte de moignon se raidissait parfois, sans qu'il y eût une quelconque excitation sexuelle. Elle n'a jamais eu de règles. L'orifice de l'urètre est à l'extrémité du sac vaginal.

Les seins sont masculins et n'ont pas de glandes mammaires.

Le larynx est aussi masculin. La voix grave, bien timbrée, et qu'il faut probablement attribuer à la longueur de ses cordes vocales, avait attiré l'attention dès ses jeunes années.

D... ne possède aucun instinct sexuel, aucune tendance sexuelle particulière. Elle ne sait quel sexe l'attire le plus. En réponse à la question, à savoir : si elle aimerait mieux épouser un homme ou plutôt une femme, elle répondit d'abord : « un homme » ; toutefois, il lui est actuellement impossible de donner une réponse précise. Elle nie catégoriquement s'être, même une fois, masturbée. Sa mère affirme qu'elle est « très innocente ». Ni au point de vue organique, ni au point de vue fonctionnel il n'a été possible de constater l'existence de glandes sexuelles. L'existence des glandes sexuelles n'étant point démontrable et confirmée, il est impossible de déceler avec certitude si D... appartient au sexe masculin ou au sexe féminin.

Les hermaphrodites appartenant au groupe de l'*hermaphrodisme mixte* sont très rares. Dans la mesure où la Science a pu pousser les investigations, ces individus possèdent des glandes sexuelles composées de parties mâles et femelles. Chez les animaux comme chez les hommes, on a découvert ces sortes de glandes jumelées, contenant des ovaires et des cellules séminales, ou des glandes testiculaires ressemblant à un ovaire. D'autre part, il est peu probable que ces deux parties produisent des cellules sexuelles, et on ignore si les affirmations catégoriques qui prétendent que des hermaphrodites mixtes aient pu procréer et enfanter sont véridiques. R. W... Shufeldt cite le cas suivant :

Une jeune femme de vingt-quatre ans habitait à New York dans une pension de famille, où elle noua une liaison avec un cinquantenaire qui avait une fille de dix-huit ans. Cet homme l'engrossa et elle donna naissance à un enfant. Or, à la même époque, la jeune mère s'éprit de la fille de son amant et entretint avec elle des relations intimes. Elle féconda la jeune fille, qui mit un enfant au monde. La photographie de la jeune femme nous montre une jolie créature allongée dans une pose pittoresque, avec une longue chevelure, des seins très féminins, de larges hanches, bref, une personne d'aspect très féminin. Quant à l'examen des organes génitaux, l'observateur a déclaré : « Les testicules ainsi que le pénis sont bien développés et assez forts. Je n'ai pas examiné le cas moi-même, mais, d'après ce que je sais, je crois que tous les organes de procréation internes féminins existent et fonctionnent ici chez cette personne. »

Il est certain que l'on ne peut considérer ce cas comme scientifiquement établi. Ainsi, Venelle relate l'exemple d'un jeune couple vivant à Paris ; l'un et l'autre s'étaient mutuellement engrossés et, pour cette raison, ils furent condamnés à mort en 1663. Un médecin célèbre, Laurent Mathieu, les sauva du bûcher. Il est possible qu'un soi-disant mari, ou un soldat, ou un moine, ait donné naissance à un enfant, mais comment pourrait-on prouver que l'épouse était effectivement le père de l'enfant ou, mieux, qu'il y avait eu fécondation mutuelle ? On a même prétendu que, dans certains cas, une auto-génération peut avoir lieu à l'aide de glandes jumelles, et que les ovules à maturité et les spermatozoïdes peuvent se rencontrer dans l'utérus, dans une sorte de conception immaculée. Or ces assertions ne sont qu'une vue théorique, un jeu de l'imagination, et non la description d'un événement positif et vécu.

D'autre part, et bien qu'elles fussent toujours peu exactes et précises, les multiples affirmations concernant la vérification, chez une seule et même personne, de menstruation et d'éjaculation ne peuvent être considérées comme de pures inventions. Parmi ces cas, citons celui qui paraît bien être le plus précis, entendons sous l'angle de l'examen le plus sérieux :

Catherine Hohmann, née en 1824 à Mellrichstadt, est morte atteinte de tuberculose en 1881 sous le nom de Karl Hohmann. Elle a vécu maritalement avec une femme et est devenue l'heureux père d'un garçon. H... eut une existence mouvementée et les spécialistes les plus autorisés restèrent perplexes quant à savoir si son existence avait été celle d'un homme ou d'une femme.

Hohmann avait un hypospadias du pénis ; le scrotum à droite, très développé, contenait un testicule ; à gauche, le sac était comme atrophié et vide ; l'urètre était relativement long ; un canal vaginal étroit, relié à un petit utérus, y aboutissait. Les seins arrondis et développés sécrétaient, par moments, un liquide blanchâtre. La chevelure avait une belle texture féminine, la barbe était faible et le bassin était nettement de conformation masculine.

Le professeur Friedrich (Heidelberg) observa le premier que le sperme contenait des spermatozoïdes vivants. Il constata également des écoulements périodiques de sang. Franque déclara avec certitude qu'il s'agissait de menstrues. Trois praticiens d'une renommée bien établie, les gynécologues von Skanzoni, von Recklinghausen et von Kölliker, signèrent un rapport dans lequel on peut relever les phrases suivantes : « L'existence prouvée de fonctions masculines et féminines, chez la patiente, est du plus grand intérêt. Le liquide prélevé et examiné par le médecin légiste Vogt (1863) contenait des spermatozoïdes. Nous, soussignés, avons observé un écoulement sanguin de l'urètre d'une durée de deux jours ; l'examen microscopique du liquide a démontré qu'en fonction des globules du sang et des mucosités ce liquide avait les caractéristiques des menstrues. »

Catherine constata ses premières pollutions à l'âge de quinze ans. A cette époque, elle entretenait des rapports sexuels avec des femmes au cours desquels elle observait des éjaculations. A l'âge de vingt ans, des règles mensuelles apparurent, et son instinct sexuel s'orienta alors aussi vers les hommes. Dans ses rapports avec les hommes, elle eut des éjaculations de sperme, mais pas d'érection. Ce sont les relations intimes avec des femmes qui lui procurèrent la jouissance sexuelle la plus intense. Son désir de pratiquer les rapports avec les hommes devenait toujours plus intense les deux ou trois jours qui suivaient les règles.

En ce qui concerne la quantité d'hermaphrodites sur terre, il n'est pas possible de donner actuellement des chiffres précis. Von Neugebauer a trouvé parmi 1 000 personnes examinées un seul hermaphrodite, qui ignorait d'ailleurs son véritable sexe. A Varsovie, où Neugebauer avait son cabinet, et qui, à l'époque, contenait 800 000 habitants, il avait identifié 30 hermaphrodites. Il n'est évidemment guère possible de tirer des conclusions à l'aide de ces chiffres, pas plus que les conseils de révision n'offrent de base solide quant à ces statistiques, *car la majorité des hermaphrodites masculins sont élevés comme des filles.*

Il est certain qu'un grand nombre d'hermaphrodites vivent leur existence sans se douter le moins du monde qu'ils n'appartiennent pas au sexe qui leur est imparti, et beaucoup d'hermaphrodites qui connaissent leur propre anomalie s'efforcent à masquer davantage leur secret.

***

Quelle est alors l'origine de l'hermaphrodisme ? On sait à coup sûr qu'elle apparaît dans un trouble du processus organique et évolutif. Dans le développement de l'individu normal, il doit y avoir un principe régulateur puissant qui peut faire ou progresser, ou régresser l'évolution des organes sexuels, masculins et féminins. C'est une déficience de ce principe régulateur qui doit provoquer l'hermaphrodisme.

CHAPITRE IX

LES ANDROGYNES

La classification. Les « femmes viriles » et les « hommes efféminés ». Des hommes aux seins féminins. La femme à barbe. L'évolution des caractères sexuels opposés. Le rôle des glandes sexuelles. Les expériences de Steinach. Des hommes avec des ovaires, des femmes avec des testicules. L'instinct sexuel des femmes viriles. Quelques exemples de notre collection. L'homme qui nourrissait un enfant.

Les phénomènes de l'hermaphrodisme ne constituent pas à eux seuls les manifestations découlant d'une sorte d'immixtion des caractères sexuels opposés. Dans les cas d'hermaphrodisme *stricto sensu*, ce sont les organes sexuels altérés qui ont subi l'abâtardissement ; or il existe des cas où, seuls, les caractères sexuels secondaires — et même les caractères psychologiques — sont combinés.

Pour cette raison, il faut distinguer entre les groupes suivants :

1° L'hermaphrodisme pur (hermaphrodisme génital), que nous avons traité au cours du chapitre précédent.

2° L'androgynie, c'est-à-dire l'hermaphrodisme somatique (ou l'hétérogénéité d'autres caractères physiques), que nous examinerons dans ce chapitre.

3° Le travesti ou la combinaison, l'échange des caractères psychiques (hermaphrodisme psychique).

4° L'homosexualité, c'est-à-dire la réalité de fait qu'est l'impulsion sexuelle virile chez la femme, et la réalité de fait qu'est en elle-même l'impulsion sexuelle féminine chez l'homme.

En observant les sculptures de l'Antiquité qui représentent des hermaphrodites, on constate que la réalité de fait qui caractérisait les anomalies groupées sous le nom d'hermaphrodisme ne correspond pas à nos conceptions modernes. Les sculptures faisant allusion à une double conformation des parties génitales sont extrêmement rares, et les hermaphrodites représentés ont des attributs virils qui, il est vrai, sont très petits. Ces sculptures nous montrent des formes essentiellement féminines, comme le sont d'ailleurs aussi les seins, l'expression du visage, la coiffure, les rondeurs du bassin et l'attitude. Les artistes grecs confirmèrent que ces hermaphrodites n'étaient point un produit de leur imagination, mais des êtres réels, et c'est ainsi que la célèbre colonne de l'hermaphrodite, à Rome, œuvre de Polyclète, porte une inscription stipulant bien qu'elle est « sculptée exactement d'après nature ».

Le terme d'hermaphrodisme, tel que nous l'entendons de nos jours, s'applique à cette sorte d'immixtion intime ou des cellules ou des organes sexuels mâles et femelles, et il n'a, par conséquent, aucun rapport avec la notion primitive du phénomène.

Les Anciens ne faisaient aucune distinction entre les mots et les notions d'androgynie (*andros* : homme, *gunê* : femme) et d'hermaphrodisme (*Hermes*, Aphrodite) ; quant à nous, nous emploierons le mot d'androgyne pour désigner un autre groupe d'anomalies.

Pour les hommes, les principales caractéristiques de l'androgynie sont le développement des seins (gynécomastie), l'absence de pilosité sur la face, une large conformation du bassin et la répartition strictement féminine de certains tissus adipeux. Pour les femmes, il s'agit alors d'une poitrine masculine, d'un développement spécialement viril du système pileux autant sur le corps que sur la face (hypertrichose), de la voix grave et, en définitive, de la conformation physique générale masculine.

Si l'on considère qu'il n'existe pratiquement aucun individu normal qui ne présente pas au moins quelques indices physiques du sexe opposé, si tous les hommes ont des mamelons et la majorité des femmes un léger duvet sur la lèvre supérieure, ainsi que sur les bras et sur les jambes, on comprendra aisément qu'il doit exister de multiples transitions intermédiaires entre l'homme aux seins féminins et la femme à barbe, d'une part, et entre l'homme total et parfait et la femme totale et parfaite, d'autre part. Les types absolus et accomplis qu'on peut se représenter facilement grâce à l'imagination, certes, existent peut-être, mais rarement. Existent-ils vraiment ? Or on aurait tort de penser qu'un homme est un androgyne parce qu'il paraît « efféminé » ou parce qu'il a un système pileux peu abondant. Un homme, par contre, découvre-t-il une poitrine de femme, une voix aiguë et un bassin de conformation large et féminine : il est permis de croire qu'il s'agit d'un androgyne. Le système pileux d'une femme, s'il est plus abondant que la normale, ne signifie pas qu'elle est pour cela androgyne, mais, si la pilosité de la face possède la caractéristique de la barbe et si d'autres caractères physiques observés sont également un fait de virilité, elle est androgyne.

Bien que les causes de l'hermaphrodisme génital nous échappassent et demeurassent inconnues, il était possible de les détecter, en partie, dans l'androgynie.

L'évolution des caractères sexuels secondaires dépend entièrement du fonctionnement, c'est-à-dire de la production hormonale des glandes sexuelles. L'hormone mâle active le développement des caractères masculins et freine en même temps l'évolution des caractères féminins. Le contraire se produit sous l'influence des hormones femelles. N'oublions point que ces hormones commencent à se manifester avec la puberté et que les femmes possèdent d'infimes quantités d'hormones mâles.

En fonction de ces faits acquis, l'androgynie peut apparaître lorsque : 1° l'activité des glandes sexuelles normales destinées à freiner l'évolution des caractères sexuels du sexe opposé fait défaut ; 2° quand les tissus des glandes sexuelles du sexe opposé existent et produisent des hormones.

La seconde considération représente un cas d'*hermaphroditismus genitalis dualis*. Or il est possible que l'hermaphrodisme soit limité aux glandes sexuelles et, dans ce cas, les autres organes sexuels, dans la mesure où ils sont visibles, présents et existants, ne présentent pas d'anomalies communes aux hermaphrodites. Cette sorte d'androgynie existe notamment lorsque les tissus des glandes sexuelles du sexe opposé se développent à l'époque de la vie extra-utérine, c'est-à-dire après l'évolution des organes sexuels.

Des cas ont été observés (Matthias, Bittorf) où un homme, parfaitement normal auparavant (ou bien, dans la majorité des cas, une femme parfaitement normale), présentait tout à coup des symptômes (R. Meyer entre autres) tendant vers l'autre sexe. Certes, quand les individus observés étaient des adultes, les symptômes étaient moins intensifs et se limitaient, en général, à des manifestations androgynes comme, par exemple, l'apparition de seins féminins chez l'homme et la diminution du volume des seins ou la virilisation de la voix chez la femme. Chez les femmes de cette catégorie, on a pu constater également une croissance du clitoris qui, à vrai dire, présentait déjà un signe d'hermaphrodisme.

Les patients qui présentent ces catégories de symptômes voient souvent se développer sur leurs glandes sexuelles des tumeurs dont la structure est constituée des tissus des glandes sexuelles du sexe opposé, c'est-à-dire les tumeurs testiculaires sont constituées de tissus ovariens et les tumeurs ovariennes, de tissus testiculaires. L'ablation des tumeurs provoque la disparition des symptômes androgynes. On a diagnostiqué l'androgynie dans les cas où les glandes sexuelles étaient ou sous-développées ou extirpées et, de ce fait, elles n'avaient pu empêcher l'évolution des caractères sexuels inhérents au sexe opposé. C'est pour cette raison que les castrats présentent des symptômes d'androgynie. La ménopause physiologique peut les provoquer, dans une certaine mesure (la voix devient plus virile et le système pileux de la face se développe davantage chez les femmes d'un certain âge).

Grâce aux célèbres expériences de Steinach, les causes de l'androgynie ont été clairement démontrées. Le physiologiste viennois a châtré des rats mâles âgés de trois à quatre semaines. Tous les caractères sexuels physiques et psychiques de l'animal s'arrêtèrent à ce stade infantile. Mais, lorsque Steinach greffa à un de ces rongeurs les testicules pris sur un autre rat adulte, *le rongeur retrouva sa virilité physique et psychique.*

Le savant posa alors la question, à savoir si les glandes sexuelles étaient spécifiques pour chaque sexe, c'est-à-dire si les glandes sexuelles mâles et femelles ont une sécrétion interne identique dont l'effet sur l'évolution des caractères sexuels est semblable, ou si elles ont une sécrétion spécifique qui, pour les glandes sexuelles mâles, provoque l'évolution des caractères virils et, pour les glandes sexuelles femelles, l'évolution des caractères femelles ?

Steinach tint alors le raisonnement suivant. Si l'activité des glandes sexuelles mâles et femelles est identique, on pourrait alors transplanter, sous l'épiderme d'un rat mâle châtré, ou des testicules ou des ovaires, car le corps du rongeur châtré devrait dans tous les cas évoluer vers la conquête de sa virilité. Mais, si la sécrétion des deux espèces de glandes est différente, c'est-à-dire spécifique à chaque sexe, la greffe ovarienne sur un rat châtré provoquerait non pas une évolution de caractères mâles, mais une évolution de caractères femelles, tandis que la greffe testiculaire appliquée sur des rats femelles châtrées susciterait des caractères virils chez l'animal primitivement femelle. Par conséquent, si l'activité des glandes sexuelles est spécifique à chaque sexe, il devrait être possible de déterminer volontairement les caractères sexuels d'un animal châtré, grâce à l'implantation d'une glande déterminée dans son organisme. Comme l'a formulé Steinach, « il devrait être possible, grâce à la castration et à la greffe ovarienne, de transformer un animal mâle en animal femelle et, d'autre part, de viriliser une femelle châtrée à l'aide d'une greffe testiculaire ». Les expériences ont été effectuées avec un succès éclatant.

On préleva sur de jeunes rats et sur de jeunes cobayes des testicules et des ovaires, puis on greffa ensuite sous l'épiderme du bas-ventre des mâles châtrés les ovaires, et les testicules aux femelles châtrées. Les animaux utilisés pour substitution étaient de la même espèce et généralement de la même portée. Les greffes ovariennes effectuées sur les mâles châtrés se cicatrisèrent en quinze jours. Chez 51 p. 100 des sujets expérimentés, les greffes réussirent et s'implantèrent parfaitement bien.

Les résultats se présentent de la manière suivante : l'*appareil génital* des mâles munis d'ovaires ne se développe pas et reste à un stade infantile. Cela signifie que l'hormone qui provoque l'évolution de l'appareil génital mâle n'existe pas dans la sécrétion de la glande sexuelle femelle. Or on constate, en outre, que l'évolution des organes sexuels des mâles munis d'ovaires est plus lente que l'évolution des animaux purement et simplement châtrés ; ce qui prouve par conséquent que la sécrétion des glandes sexuelles femelles contient des substances susceptibles de retarder et d'empêcher le développement des caractères sexuels mâles. Ces substances ralentissent également la croissance des mâles pourvus de greffes ovariennes. En effet, chez ces animaux, exactement comme chez l'homme, la *croissance rapide*, une conformation physique vigoureuse et une forte structure osseuse sont des caractères mâles typiques. Un rat normal pèse à douze mois environ 53 grammes de plus qu'une femelle du même âge. Or, chez les mâles pourvus d'ovaires, la croissance virile est comme désorganisée pour adopter un caractère féminin. Lorsque, par exemple, Steinach greffa des ovaires à quatre rats mâles de la même portée, un rat normalement constitué pesait, après huit mois, 70 à 100 grammes de plus que ses frères munis d'ovaires, et cette différence de poids fut plus sensible encore que celle qui existe entre les mâles et les femelles normaux. La tête des rats pourvus de greffes ovariennes prenait également une forme femelle — elle devenait plus fine et leur buste était moins fort que celui des mâles normaux ou châtrés si leur longueur était équivalente à celle d'une femelle normale. Grâce aux rayons X, il fut possible de constater que l'ossature, en son ensemble, ainsi que chaque os séparément avaient les dimensions moyennes des os d'une femelle normale. Les mâles pourvus d'ovaires avaient sur le corps des couches adipeuses et, à la place de leur pelage long et épais, il leur poussait des poils de fine et lisse texture propre aux femelles et, de cette façon, il suffisait de caresser le pelage d'un rat pour distinguer les mâles greffés de leurs frères normaux.

Après la greffe ovarienne, les glandes mammaires des rats se développent, dans leur forme et dans leur volume, comme celles d'une femelle normale. Quelquefois, les mamelles des mâles pourvus d'ovaires accusent un développement plus prononcé que celles des véritables femelles et produisent même un lait plus riche. « Si l'on enferme ensemble les cobayes ainsi greffés et une portée nouvelle, les petits les prennent pour des « mères ». Les mâles munis d'ovaires s'occupent des petits et les laissent téter. Lors de ce processus physiologique si complexe, ils font alors preuve de plaisir, de patience et de vigilance, caractères habituels aux femelles. L'activité de la transformation des glandes de puberté femelles change le mâle initial en nourrice attentive (Steinach).

L'impulsion sexuelle des mâles greffés d'ovaires se féminise également. Sans trace d'agressivité, l'animal ne pourchasse point la femelle en rut. Il exerce, par contre, une force d'attraction évidente sur les mâles normaux qui le poursuivent et s'accouplent avec lui, cependant qu'il se défend de leurs tentatives de la même manière qu'une femelle ordinaire. Comme l'a dit Steinach, « il a acquis un érotisme féminin ».

Parallèlement aux expériences décrites ci-dessus, Steinach a réalisé de fructueuses expériences avec des sujets femelles. En général, les testicules transplantés n'adhèrent que lorsque la femelle est issue de la même portée que l'animal à qui on les a prélevés. Là aussi, ce n'est que la partie appelée « glande de puberté » qui évolue ; car, dans la greffe testiculaire, il n'y a pas de spermatozoïdes vivants. *La glande de puberté mâle virilise l'organisme de la femelle.* L'évolution des caractères sexuels des femelles, tels que les glandes mammaires, l'utérus et l'appareil génital, s'arrête, puis rétrograde.

La constitution et la formation physiques deviennent plus viriles, et au pelage fin initial succède le pelage dur et dru du mâle. L'aspect de l'animal correspond à celui d'un rat mâle adulte, bien que le volume de la tête soit plus accusé que celui d'un mâle. Même observation également en ce qui concerne l'instinct sexuel, qui acquiert essentiellement un caractère mâle. La femelle virilisée s'aperçoit tout de suite quand une femelle normale est en rut, et elle la poursuit et s'accouple avec elle. Ces femelles virilisées réagissent aux entreprises des mâles normaux exactement comme si elles étaient de véritables mâles. Par conséquent, on peut affirmer à coup sûr que le système nerveux des femelles greffées est « érotiquement » virilisé.

Dans le but d'apprécier dans quelle mesure il était possible d'influencer, d'affaiblir ou d'arrêter ces diverses réactions, Steinach greffa à de jeunes mâles châtrés à la fois des testicules et des ovaires. L'expérience réussissait quand les deux organes, après implantation, exerçaient leurs influences dans les deux directions.

Si les expériences précédentes avaient prouvé que la greffe monosexuelle activait l'évolution des caractères sexuels homologues, tandis que les caractères sexuels secondaires, non correspondants, régressaient, on découvrait à présent que la greffe bisexuelle influençait activement les deux fonctions à la fois, car les caractères non correspondants ne rétrogradaient pas, mais c'étaient les caractères correspondants qui se développaient. *Etant donné qu'aucune des deux hormones sexuelles opposées ne supprime l'activité de l'autre, l'hormone mâle aussi bien que l'hormone femelle sont actives et, de par leurs propriétés, provoquent la formation de caractères hermaphrodites.*

Après la transplantation bisexuelle, les caractères sexuels mâles (les organes génitaux de la pré-puberté comme les caractères sexuels post-pubères) sont très accusés ; mais en même temps les caractères sexuels typiquement femelles se développent à partir des bases physiques et anatomiques qui, chez la bête normale, sont atrophiées. Les mamelons, notamment, deviennent de véritables tétines, les aréoles se dessinent et, parfois, une production périodique de lait survient. Steinach précise : « Dans la même cadence pendant laquelle les caractères physiques se transforment, les caractères mentaux évoluent aussi sous le signe de l'hermaphrodisme et, selon la prédomination (vérifiable au microscope) de l'une ou de l'autre des glandes sexuelles, les époques où l'instinct sexuel est essentiellement mâle alternent avec les phases où l'instinct sexuel est essentiellement femelle. Ces expériences ont permis de démontrer l'existence du phénomène physiologique nouveau, à savoir que le système nerveux central réagit si intensément aux variations de l'approvisionnement en hormones sexuelles qu'il peut être « érotisé », alternativement et autant de fois qu'il est nécessaire ou du côté mâle ou du côté femelle, conformément aux réserves de l'hormone qui commande et correspond. Ces données expliquent en même temps l'origine et la nature du phénomène de l'hermaphrodisme organique. »

Les conclusions de Steinach confirment sans contestation possible notre opinion, formulée à plusieurs reprises au cours de ces dernières années, et qui affirmait que la monosexualité et les phénomènes qui lui sont apparentés représentent des états congénitaux de caractère bisexuel. Les résultats de Steinach confirment également la thèse de Bloch qui se doutait que l'homosexualité est toujours associée à des « troubles embryonnaires du mécanisme sexuel ».

*
**

L'expérience nous a enseigné que les symptômes physiques indiquant la virilité chez la femme et la féminité chez l'homme sont souvent, mais non *ipso facto*, accompagnés par les indices psychiques correspondants. Il existe des femmes androgynes dont le mental et la psyché sont totalement féminins, et des hommes androgynes qui sont mentalement et effectivement virils. D'autre part, il y a, surtout parmi les travestis, des hommes ayant un mental essentiellement féminin sans avoir, pour autant, les caractères physiques correspondants ; et on trouve des femmes, psychiquement viriles, chez lesquelles les caractères physiques masculins font défaut. Il convient de ne pas négliger ici la notion du relatif toujours nécessaire et valable dans le domaine sexuel. Les proportions seraient à peu près celles-ci : pour les hommes et les femmes physiquement « totaux et parfaits », environ 10 p. 100 d'entre eux accusent un écart psychique par rapport à leur sexe physique ; tandis que, chez les hommes et les femmes androgynes, le pourcentage de cet écart s'élève à environ 50 p. 100.

Cette impulsion, dite androgyne, est souvent associée à une androgynie organique véritable, mais seule elle se manifeste fréquemment chez les individus intersexuels, les travestis et les homosexuels. En raison de l'inaptitude du corps, l'esprit demeure instinctivement insatisfait et cherche à « corriger » le physique. Considérée sous cet angle, l'impulsion androgyne, telle que le comportement viril de la femme, l'efféminaion de l'homme, l'un et l'autre si blâmés par autrui, l'impulsion androgyne, donc, représente et caractérise une tendance issue de la projection d'une sexualité (ou masculine ou féminine) déterminée par la sécrétion endocrinienne. Un homme ainsi féminisé s'efforcera d'abandonner, et cela à tout prix, ce qui est incompatible avec sa féminité. Sénèque, Martial et Juvénal ont conté que les hommes efféminés de leur époque employèrent les onguents résineux, la pierre ponce et d'autres matières pour faire disparaître duvet et poils. Fränkel a communiqué le cas d'un certain Blank, un homme efféminé qui, avant de se suicider, tressait ses cheveux, se rasait la barbe et se donnait des rondeurs en rembourrant sa poitrine et ses hanches.

Les femmes viriles, par contre, détestent les longues chevelures, et leur impulsion androgyne les pousse parfois à des efforts désespérés pour activer une pilosité faciale. Krafft-Ebing a décrit le cas de Sarolta Vay, emprisonnée pour port de vêtements masculins et qui, dans l'espoir de provoquer la pousse d'une barbe, avait tenté, pendant des années, de multiples expériences avec un rasoir. Nous possédons dans notre collection des photographies de femmes ornées de moustaches élégantes qui, factices, ont malgré cela un air très réaliste. Les hommes féminisés utilisent quantité de cosmétiques dans l'espoir d'affiner leur teint, tandis que les femmes virilisées, par contre, rejettent ces artifices et sont satisfaites lorsque leur épiderme, avec les intempéries et le soleil, acquiert une carnation plus hâlée et rude. Les hommes efféminés ont horreur également de la fameuse pomme d'Adam, qui ne gêne point l'homme normal viril.

Un des endroits essentiels autour desquels gravitent les désirs (ou les aversions) des androgynes, c'est la poitrine. Par rapport aux seins, le besoin de transformer ce qui ne convient pas à leurs goûts se manifeste parfois avec une violence particulière. Les seins volumineux, abhorrés des femmes viriles, représentent pour l'homme féminisé le but suprême ; et la poitrine plate, qui l'attriste et le désole, est, pour la femme virile, le sommet de ses désirs. Celui-ci croit acquérir des seins féminins avec des injections à la paraffine, celui-là utilise des appareils de massage et des aspirateurs spéciaux, et d'autres dépensent des fortunes dans l'espoir de réaliser leur désir.

Certaines femmes viriles souhaitent, et quelquefois réussissent, l'ablation de leurs seins, et nous avons connu une jeune femme de vingt-cinq ans, autre amazone, qui avait convaincu un chirurgien et un psychiatre de la nécessité de l'opération.

L'apparence, l'allure extérieure jouent en général un rôle important dans les impulsions des androgynes. Certains hommes efféminés désirent avoir une taille fine et portent des corsets ou des gaines, que les femmes viriles, par contre, se refusent catégoriquement à porter. Bien que ces femmes n'en soient pas toujours conscientes, leur refus très « objectif » est l'expression d'un désir très « subjectif ». Le traitement artificiel des cordes vocales est également une conséquence de l'impulsion androgyne. Ainsi, les hommes cherchent à élever le registre du timbre de leur voix, notamment lorsqu'ils chantent, tandis que les femmes viriles fument beaucoup et boivent sec afin de descendre le diapason de leur voix. Cet instinct singulier s'étend jusqu'au domaine génital. Nombre d'hommes féminisés veulent et exigent la castration. Certaines femmes viriles, surtout celles qui adorent le port des pantalons, accrochent à la place normale un pénis artificiel, non point dans le but d'exécuter le coït, mais pour l'unique plaisir de provoquer l'illusion bienfaisante.

A première vue, on tend à considérer ces gestes et ces actes des androgynes comme choses perverses ou enfantines. Le truchement volontaire du timbre de la voix et l'emploi abusif de cosmétiques chez les hommes paraissent enfantins et ont été, de tout temps, ridiculisés et moqués. Il va de soi que l'impulsion androgyne, comme toute impulsion d'ailleurs, est jusqu'à un certain point contrôlable et peut être jugulée par la volonté. Or, puissante, elle ne peut être quelquefois surmontée et dirigée, surtout lorsque l'individu a peu de résistance. C'est pourquoi les androgynes s'adonnent à leur instinct sans retenue ni gêne ou quand ils sont seuls ou réunis avec leurs semblables, car toutes les réactions possibles, modificatrices ou compensatoires, font alors défaut. Or il est pratiquement impossible de dissimuler l'impulsion androgyne et de supprimer, par n'importe quelle contrainte, la plus petite manifestation de virilisation ou de féminisation.

Afin d'éclairer ces tendances si complexes, nous résumerons les extraits des lettres qui nous ont été adressées par un androgyne.

A sa naissance, les parents du patient étaient âgés de vingt-neuf ans, le père avait quatre mois de plus que la mère. Son premier-né fut un garçon et la mère désirait vivement une fille, et elle avait déjà choisi un

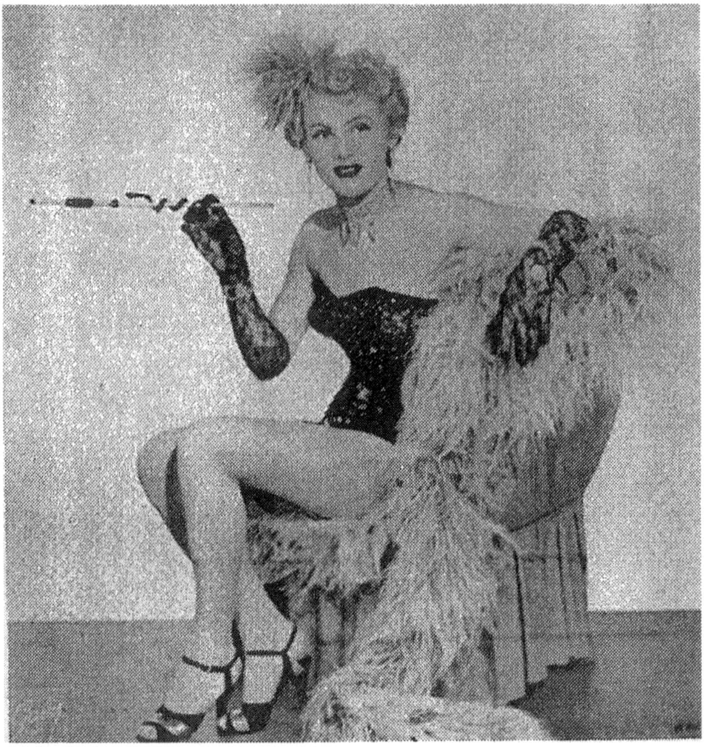

" Gaby ", le plus célèbre " Travesti " des boîtes de nuit parisiennes.

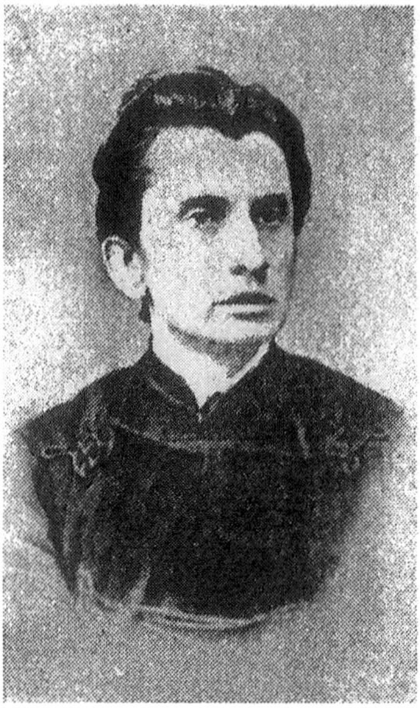

Léopold von Sacher-Masoch.

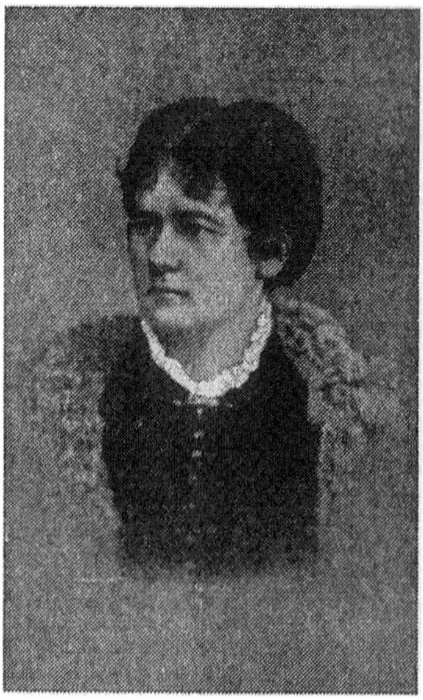

Wanda de Sacher-Masoch.

prénom. Après la naissance de notre malade, sa mère, dans l'intervalle de deux, puis de cinq ans, mit au monde deux filles qui, toutes deux, sont encore célibataires et n'ont aucune dilection pour le mariage. Les frères et les sœurs ont tous un aspect juvénile qui les fait paraître plus jeunes encore qu'ils ne le sont en réalité. Le mariage des parents fut heureux. Le père était sévère, la mère tolérante et douce, et notre patient préféra toujours sa mère. Il lui ressembla d'ailleurs physiquement.

Tout enfant, il avait l'habitude de parler tout haut pendant le sommeil. Il préférait jouer avec des fillettes plutôt qu'avec des garçons et, trouvant leurs vêtements plus seyants, il aimait s'habiller en fille. Cette tendance suscitait de nombreux commentaires de ses proches. A l'école, il assimilait facilement et aimait particulièrement la musique et la géographie. Placé comme interne dans un collège, son éducation fut rigide et sévère ; il ne fut jamais initié aux choses sexuelles. Dès son enfance, il avait ressenti une profonde aversion pour les hommes adultes. Il avait essayé de se masturber, en frictionnant ses organes génitaux (il prétendait que cela se passait pendant son sommeil). Ses parents l'en avaient d'ailleurs rapidement guéri.

Enfin, il partagea le lit de son frère, de deux ans son aîné. Agé de treize ans, il reçut un coup violent dans les reins, ce qui provoqua d'abord une inflammation, puis l'infection des testicules qui ont gardé depuis la grosseur et la dimension d'un abricot.

A dix-sept ans, le patient se plaignit de démangeaisons et de brûlures aux mamelons, qui se gonflèrent comme ceux d'une femme. Inexpérimenté, il crut que c'était parfaitement normal, mais petit à petit comprit ce qui lui arrivait. Or il ne confia son secret à personne. Avec terreur, il vit approcher le temps du service militaire et le conseil de révision. La description qu'il a donnée des événements de cette journée confirme qu'elle fut l'origine de son premier traumatisme psychique. Il se souvient encore, avec précision, de l'ironie et des regards étonnés des officiers. Il fut déclaré inapte au service militaire et réformé. Or, depuis ce jour, sa répulsion pour les examens médicaux est si violente qu'en ces jours, et malgré ses confessions écrites si détaillées, il ne peut se décider à se faire examiner par un praticien. Jusqu'à trente ans, le patient n'avait aucune pilosité faciale et, aujourd'hui, âgé de quarante ans, barbe et duvet sont rares et faibles. Il est incapable de se rappeler à quel moment de son existence il avait, pour la première fois, entendu parler des questions sexuelles, ni à quelle époque il eut sa première pollution. Il n'a jamais pratiqué de rapports sexuels, et il estime que « ce n'est pas chevaleresque de déshonorer une jeune fille lorsqu'on a, comme lui, une affection de frère pour toutes les femmes ».

De taille moyenne, le teint est pâle, il porte des cheveux châtains épais, partagés par une raie médiane, et la chevelure commence à grisonner légèrement. Sa démarche est rapide, saccadée, il avance à petits pas et son maintien est droit. Ses yeux gris-bleu ont une expression rêveuse. Les mains et les pieds sont fins et délicats, les épaules bien arrondies. Les muscles sont peu développés. L'expression du visage est celle d'un ingénu et l'homme rougit facilement. Le larynx est un peu proéminent et la voix est posée dans le registre d'un baryton léger.

La poitrine est nettement féminine. Il a écrit que ses seins sont fermes, tout en étant gracieusement arrondis et bien galbés. En effet, s'il n'a pas eu le courage de les faire photographier, le dessin qu'il nous a envoyé nous découvre des seins parfaitement développés. Le patient n'a jamais constaté de sécrétions mammaires et, à son grand regret, il n'a point réussi à les provoquer par une alimentation adéquate. Son tour de poitrine et son tour de hanches sont à peu près identiques ; le tour de taille est de 70 centimètres environ, sveltesse qu'il doit au corset qu'il porte depuis de longues années. Les testicules « fonctionnent mal », écrit-il.

Comme il s'est abstenu de tout rapport sexuel et de la masturbation sa vie durant, les pollutions nocturnes ne se manifestent que d'une manière très sporadique. Il ne peut fournir aucun renseignement quant à la nature et à la quantité de l'éjaculation.

La libido du patient est « très faible » et, si elle eût été active, elle se fût orientée vers les femmes. Or, dans son cas, il faudrait « une stimulation puissante » pour éveiller une excitation sexuelle. Jamais il n'a approché une femme, et il n'a de joie qu'en la compagnie des femmes célibataires, bien élevées et gaies.

D'autre part, pour lui plaire, nous n'écrivons pas pour le séduire, une femme doit avoir une poitrine pleine et bien galbée. Envers les hommes, le patient n'est et ne ressent qu'indifférence totale. Fidèle dans ses affections, il n'a aucun penchant pour le « flirt ». Célibataire, il habite avec une jeune fille, entretient avec elle une sorte d'amitié érotique. Elle est l'unique femme, à sa connaissance, dont la perfection des seins est comparable à la sienne, et il l'aime d'« affection chaste ». D'autre part, il surveille jalousement la chasteté de son amie. Les soins et l'admiration réciproque de leurs avantages féminins sont le souci essentiel de leurs relations érotiques. Ses sentiments envers la jeune fille ne sont pas d'ordre sexuel et il a l'impression d'incarner « une sœur vigilante ». A la seule pensée qu'elle devra un jour se marier (pour subvenir à ses besoins), il est consterné, imaginant le sort pénible qui l'attend lorsqu'un époux l'obligera à soumettre « son corps pur et ses seins merveilleux » au vil désir de l'homme. Or il tente de se consoler, à sa manière, car il croit que sa jeune amie est lesbienne. Celle-ci, après avoir admis et reconnu la féminité de son ami, a encouragé ses dilections féminines. Le patient admet et tolère l'homosexualité féminine, mais il est catégorique, en ce qui la concerne, chez l'homme : c'est un cas « pathologique » !

Grâce à la présence et à l'encouragement de son amie, notre patient a cédé à son penchant et porte à la maison des vêtements féminins. Il voudrait tant avoir un corps de femme, et il abhorre ses attributs virils. Trois fois seulement dans son existence cet homme a ressenti l'orgasme, qui s'est réalisé lorsque le patient, vers l'âge de quarante et un ans, donnait la tétée à un nourrisson. Ces trois orgasmes furent accompagnés chaque fois d'une éjaculation.

Le patient écrit : « Bien que j'en eusse honte, je dois avouer que j'ai essayé dernièrement de me castrer. J'avais préparé sur ma table les antiseptiques et les pansements, mais, après le premier coup de ciseaux dans mes bourses, le sang qui coulait m'effraya trop.

» Aurai-je assez de volonté pour surmonter le profond dégoût que je ressens en regardant mes organes génitaux ? N'existe-t-il donc aucun moyen qui, sans que le sang coule, puisse arracher ces attributs si néfastes et contraires à ma vie psychique ? Je crois devoir vous confier tous ces détails pour que vous puissiez comprendre à sa juste valeur ma double existence, tiraillée et broyée entre deux mâchoires, une où le féminin joue le rôle primordial, l'autre où le rôle masculin est supporté avec tant de répugnance. Vous devez soupeser aussi mes sentiments qui, unis à ma chair et à mon sang, se nourrissent constamment de la joie que me procure la vision de ma poitrine et qu'aucune volonté, même la plus solide, ne saurait subjuguer. A l'idée que je possédais le charme féminin le plus attirant qui soit, mes seins m'ont donné tant de moments uniques et heureux, et mon charme est peut-être, en réalité, une fatalité pour moi.

» Toutes mes notes sont à votre disposition. Vous pouvez les porter à la connaissance du public, afin que les gens normaux ne condamnent point, à priori, les êtres qui s'écartent de la norme.

» Le matin, au réveil, lorsque je touche mon buste, je me demande, le temps d'un éclair, si je suis vraiment éveillé ; et mon corps, aux si belles formes féminines, me semble bizarre et singulier lorsque je prends mon bain. La toilette et le massage de mes seins me procurent une grande jouissance, mais nulle excitation sexuelle. »

Le patient a surnommé ses seins : Frieda et Elvira. Dans une de ses nombreuses lettres, il écrivit :

« Frieda et Elvira sont pour moi de vraies favorites, tandis que lui (son moi masculin) joue avec elles le rôle de la Belle au Bois Dormant. Frieda et Elvira sont capricieuses. Il y a un an, je ne savais pas encore pourquoi de temps en temps mes mamelons se raidissaient jusqu'au jour où Maria (son amie) m'a appris que c'était la faute de l'excitation sexuelle féminine. »

Et dans une autre lettre :

« Mes efforts pour rendre à ma poitrine son ancienne élasticité ont été vains ; et mes seins ont dépassé le stade de la jeunesse. Je dois m'habituer à l'idée de perdre, comme toute femme vieillissante, le galbe et la beauté de ma poitrine. De jour en jour, régulièrement, elle devient adipeuse, et son poids tend à la faire tomber et pendre. »

Après avoir relaté comment il est moqué et ridiculisé par les habitants de son village natal, le patient écrit :

« Oh ! si je pouvais, ne serait-ce qu'une fois, ressentir les voluptueuses sensations sexuelles d'une femme ! Si je pouvais vivre le cycle de la menstruation pour connaître enfin vraiment tout ce que j'imagine d'une manière si vague. Quand j'ai une pollution, je suis toujours aussi déprimé et j'ai envie de vomir. L'éjaculation masculine m'écœure, et les vêtements maculés me dégoûtent. Comme je serais heureux si mes organes génitaux ressemblaient à ceux de mes chères amies ! Car, beaucoup moins beaux que je ne l'avais secrètement pensé, les organes sexuels des femmes sont tellement plus attrayants que ceux des hommes !

» En m'habillant, en me déshabillant, je caresse mes seins et mes mamelons et j'éprouve un profond regret à la pensée qu'ils ne servent même pas à un nourrisson. Je voudrais tant être une nourrice, et j'envie toutes les mères qui donnent la tétée à leur enfant. »

Un jour, son désir fut exaucé et, dans une lettre rédigée à la hâte, il communique que, par l'entremise de son amie, une femme lui a confié son nouveau-né. « Nous sommes très curieux de savoir si mes seins auront du lait », écrit-il. Or, bien sûr, l'événement ne se produisit pas, et il écrit :

« Le lait n'a pas coulé et ce grand bonheur, tant attendu, m'a été refusé. Il m'est impossible de décrire tous les sentiments que j'ai ressentis en tenant ce bébé contre mon sein. Je m'y serais consacré jour et nuit. Les vingt-sept jours pendant lesquels j'ai gardé le bébé ont été pour moi une époque de bonheur ineffable. J'aurais tant voulu qu'ils ne finissent jamais. »

Il faut noter que des éjaculations diurnes se produisent, pendant cette période, le deuxième, le douzième et le vingt-cinquième jour. L'émotion érotique et ses résonances furent alors si intenses que, le deuxième et le vingt-cinquième jour, sa joie et son exubérance atteignirent une telle volupté, un tel paroxysme, qu'il dut recoucher l'enfant. Il crut que la répétition de cette jouissance si forte pouvait le « faire mourir, détruire sa santé et nuire à son aspect juvénile ».

« Comme nourrice, j'ai totalement échoué, écrit-il, pas une goutte de lait ! J'ai persévéré pourtant pendant plusieurs semaines, jusqu'à ce que mes mamelons fussent enflammés. Sans résultat ! »

CHAPITRE X

LES TRAVESTIS

Le vêtement et l'appartenance sexuelle. Le travesti et l'homosexuel. Les travestis de l'Histoire. Henri III. Philippe d'Orléans. Emile-Auguste l'« Heureux ». Le Chevalier d'Eon de Beaumont. L'impulsion sexuelle du travesti. Les soldats habillés en femme. Les femmes-soldats. D'autres cas puisés dans nos archives. L'imitateur de femmes. Les raisons secrètes d'un divorce. Le fifre du régiment donne naissance à un enfant. Les notes d'un instituteur travesti. Le travesti et les noms propres. D'autres exemples. Les suicides.

L'impulsion qui anime l'androgyne, décrite à la fin du chapitre précédent — à savoir l'irrésistible désir de posséder les caractères physiques de l'autre sexe et qui se manifeste, chez l'homme, dans une aversion de sa pilosité faciale et dans le désir d'avoir une opulente poitrine féminine, ou, chez la femme, de posséder un système pileux sur le visage et le dégoût des seins, — l'impulsion donc qui anime l'androgyne est étroitement associée à une autre impulsion ayant un caractère de coercition et apparemment plus répandue. Elle sera le sujet de ce chapitre. Il s'agit de l'impulsion qui pousse l'individu à paraître sous les vêtements habituels du sexe auquel il n'appartient pas, précisément par rapport à ses organes sexuels externes. Si, pour désigner les individus comme possédés par cette impulsion, on emploie l'appellation de « travestis », on concédera volontiers qu'elle exprime l'aspect extérieur et positif du phénomène, sans toutefois caractériser le problème intérieur, purement psychologique. Il faut considérer avant tout cette impulsion, qui vise et ambitionne souvent des moyens d'expression extravagants, il faut, avant tout, comme le pense Carlyle, se garder de considérer nos vêtements comme « des objets inanimés », mais, au contraire, comme « l'habitat vivant de notre existence », c'est-à-dire comme une expression de notre Moi intérieur, en définitive, comme l'un des nombreux moyens d'expression de notre individualité.

Un haut fonctionnaire, travesti de notre connaissance, constatait que, vêtu d'habits masculins, il avait toujours l'impression de porter un uniforme, tandis que, revêtu de vêtements féminins, il se sentait en « civil ». Un autre travesti affirmait que « sa passion pour les vêtements féminins comme toutes les manifestations de la féminité révélaient, à vrai dire, le besoin intérieur d'exprimer sa nature féminine d'une manière naturelle et adéquate ». « En abandonnant ce qui est masculin et en m'habillant comme une femme, j'ai la sensation, pour ainsi dire physique, que l'hypocrite faux semblant et la contrainte me libèrent pour se dissoudre comme un brouillard au soleil. »

L'influence que le vêtement ou masculin ou féminin exerce sur la vie psychique d'un travesti est toute-puissante. Dans les vêtements conformes à leur sexe, les travestis masculins se sentent à l'étroit, comme pris au piège et opprimés ; ces vêtements leur semblent chose étrangère, véritable déguisement qui ne leur convient pas. D'autre part, ils sont, disent-ils, privés et démunis du vocabulaire indispensable pour exprimer l'état de bien-être, le sentiment de sécurité, de sûreté de soi, de pure exubérance qui s'emparent d'eux lorsqu'ils portent les vêtements de l'autre sexe.

Mêmes réactions pour les travestis femmes qui, lorsqu'elles portent des bérets, des cols durs, des sous-vêtements et des chaussures d'homme, jouissent pleinement de leurs facultés physiques et mentales, tandis qu'elles se sentent comme contraintes, sous tutelle, comme « enfermées », lorsqu'elles sont habillées en femmes. Les occasions qui permettent d'observer les travestis à travers leurs passions si singulières sont si multiples que l'on est sincèrement étonné qu'un phénomène aussi accusé soit demeuré en dehors de la sphère des préoccupations scientifiques. Si Krafft-Ebing, dans son œuvre monumentale, a cité, occasionnellement, des exemples où l'impulsion au travesti jouait un rôle, il n'a point su reconnaître la véritable nature du phénomène. S'alignant sur la majorité des savants de son époque, il la considérait comme une variante de l'homosexualité ; de nos jours, on peut affirmer, par contre, qu'il existe non seulement des homosexuels sans nulle tendance au travesti, mais *qu'il y a des travestis qui ne présentent aucun penchant pour l'homosexualité,* uniquement attirés qu'ils sont par le sexe opposé. Pour cette raison, la tendance au travesti est un état qui apparaît spontanément et qui doit être étudié à part.

Par rapport à cette question, il ne nous est pas possible d'avoir la même opinion que Stekel qui, à ce propos, a formulé l'objection suivante : « Celui qui aperçoit une distinction entre la tendance au travesti et l'homosexualité fait violence à la réalité des faits. » Il est possible (selon Freud et Stekel) que chez les travestis, comme pour tout autre individu sans exception, les impulsions homosexuelles, cachées ou refoulées dans le subconscient, puissent être mises à nu, grâce à la psychanalyse. Or, en fonction des buts purement cliniques et pratiques, les instincts latents ont moins d'importance immédiate que les instincts apparents et manifestes, et il n'y a pas ici le moindre doute que nombre de travestis ont autant d'aversion pour l'homosexualité que la majorité des individus hétérosexuels.

A côté des travestis, ou hétérosexuels ou homosexuels, il existe également des travestis bisexuels, attirés par les deux sexes. Nous connaissons un travesti, marié, heureux en ménage, qui, à deux reprises, a trompé sa femme avec un homme mais ne l'a jamais trompée avec une femme. Quant à la raison qui motiva son acte, il expliqua que l' « élément féminin » de son être avait mûri le désir d'être pénétré par un tiers. Sa femme ne pouvant réaliser un semblable désir, il avait cherché — non sans douleur — à le satisfaire avec un partenaire masculin. Une femme travestie a déclaré qu'elle fut toujours attirée par un type d'adolescent qu'elle rencontrait, autant chez les jeunes filles que chez les hommes. Cette femme satisfaisait sa libido bien plus souvent d'une manière homosexuelle que d'une manière hétéro-sexuelle. Il existe sans doute, parmi les travestis bisexuels, toutes sortes de nuances et de variations, mais, dans l'ensemble, il semble que l'impulsion orientée vers les deux sexes apparaisse bien plus rarement que l'instinct exclusivement (ou presque) concentré sur l'un des sexes.

Nombreux sont les personnages historiques qui ont accusé des tendances plus ou moins apparentes au travesti : c'est Sémiramis, reine de Babylone, et l'autre Sémiramis nordique, Catherine la Grande ; c'est Sardanapale et Héliogabale, qui revêtaient de somptueux vêtements féminins ; c'est Henri III, roi de France, qui, comme le chevalier d'Eon, était considéré comme hermaphrodite, vraisemblablement parce qu'on le rencontrait souvent « en habit de Demoiselle, avec tous les affiquets d'une coquette » (1) ; c'est Philippe d'Orléans, frère de Louis XIV, dont Michelet a campé le portrait dans son *Histoire de France* : « Une femme peinte et coquette qui, outrageusement maquillée et vêtue d'atours féminins, visitait les bals au bras de son cher et tendre ami, le Chevalier de Lorraine » ; c'est Emile-Auguste, l' « Heureux », comme il voulait être nommé. Emile-Auguste, duc de Saxe, Gotha et Altenburg (1772-1822), l'un des princes allemands les plus originaux qui furent, régna joyeusement sur son pays dix-huit années à une époque troublée pour tout le

(1) En français dans le texte.

reste de l'Allemagne. Napoléon Ier l'avait estimé comme l'un des princes les plus « doués », et Jean-Paul comme l'un des plus spirituels. Le compositeur Carl-Maria von Weber, qui fut son ami, écrivit à son sujet : « Sa physionomie est empreinte d'une rare noblesse et, malgré sa haute taille, il se dégage de sa personne une douceur presque féminine qui explique, sans doute, sa préférence pour les parures de femme. » Il convola deux fois et fut heureux en mariage. Par sa fille unique, Louise, qui épousa le duc Ernest de Saxe-Coburg et dont le fils Albert devint le prince consort de la reine Victoria, Emile-Auguste fut l'arrière-grand-père d'Edouard VII. Tous ceux qui l'approchèrent furent impressionnés par son « air de grande Dame ». « Un jour, accompagnée de ma tante, je lui rendis visite pour m'informer de sa santé, raconte Louise Seidler, peintre et mémorialiste ; il nous reçut couché. En conversant, il retroussa jusqu'à l'épaule la manche d'une ample chemise de nuit blanche et nous fit admirer son bras, orné de l'épaule au poignet de bracelets somptueux. Une sorte de bonnet de boudoir garni de dentelles précieuses couvrait sa tête. » Malicieux et cancanier, Friedrich Förster a écrit : « De ma vie je n'ai vu quelqu'un de plus drôle que Son Altesse Sérénissime. A l'époque où je l'ai approché, Emile-Auguste était un homme d'âge mûr, mais il recourait à l'art de sa modiste de Paris pour faire encore valoir sa beauté de femme. »

Dans l'*Arbour* de 1857 (n° VII, p. 93) se trouve une gravure qui représente le duc, enveloppé dans une draperie grecque, allongé sur un divan dans une pose langoureuse, un bichon sur les genoux. Le prince avait une parfaite connaissance de ce qu'était l'élément féminin de son individualité. Les lignes suivantes, extraites d'une lettre adressée le 10 novembre 1815 à son amie Sidonie de Dieshau, en témoignent : « L'amour-propre et la conscience de ce que je suis moi-même se sont brusquement éveillés et, me sentant meilleur et plus fort qu'auparavant, le fardeau insupportable de la virilité m'a quitté. » Ajoutons que le duc fut un écrivain, un poète et un compositeur de qualité.

Dans notre ouvrage *Les Travestis*, nous avons étudié le cas le plus intéressant qui soit : celui du Chevalier d'Eon de Beaumont, agent secret de Louis XV. En 1755, il fut chargé de surveiller, en Russie, la correspondance secrète échangée entre l'impératrice Elisabeth et Louis XV ; en 1762, il fut envoyé comme chargé d'affaires à Londres, où il exerça à nouveau ses fonctions d'agent secret pour le roi Louis XV. A la mort du roi, d'Eon revint en France, mais, en 1784, on le retrouva à nouveau à Londres. Si ses *Mémoires* sont apocryphes, ses aventures, telles qu'elles furent rapportées par plusieurs contemporains dignes de foi, sont d'autant plus intéressantes. Or, quant au problème qui nous intéresse ici, c'est sa vie sexuelle si originale qu'il convient d'examiner.

D'Eon mourut à l'âge de quatre-vingt-trois ans, et il vécut quarante-neuf ans comme un homme et trente-quatre ans comme une femme. Les controverses, quant à son appartenance sexuelle, se prolongèrent bien au-delà de sa mort ; en Angleterre surtout, cette question enflamma les esprits, et on a relaté que les paris quant à son appartenance sexuelle s'étaient élevés à plus de 200 000 livres, tandis qu'en France ils atteignirent 80 000 livres. Certains prétendirent savoir, de source sûre, qu'il était un homme, d'autres affirmèrent avec véhémence qu'il était une femme, et d'autres encore déclarèrent qu'on avait affaire à un hermaphrodite. D'Eon est né le 5 octobre 1728 à Tonnerre. De sa vie sexuelle, on possède quelques précisions. « Il semble que, bien longtemps après la puberté, son impulsion sexuelle fut extrêmement faible ; on dit que, dans la « pureté de son cœur », il reculait au seuil du bordel. » Dans une lettre adressée au duc de Broglie en 1771, d'Eon, âgé de quarante-trois ans, avoue : « Je suis peiné d'être demeuré tel que la nature m'a créé, car, à cause de mon tempérament, je n'ai jamais joui des plaisirs érotiques, et c'est pour cela que mes amis en France, en Russie et en Angleterre ont cru que j'appartenais au sexe féminin. »

Il n'existe pas la moindre preuve à l'appui de la prétendue homosexualité du chevalier. Le bruit avait couru qu'à l'époque où il vivait en femme il avait entretenu une liaison avec Beaumarchais, le célèbre auteur du *Barbier de Séville* et du *Mariage de Figaro*. Or ce n'était qu'une calomnie répandue par les parieurs, l'une des nombreuses légendes qui s'étaient créées autour du personnage. D'autre part, ses penchants amoureux vers les belles et jolies femmes jouèrent un grand rôle dans sa vie. En l'année 1775, il fréquentait la maison de la comtesse de Rochefort, jeune veuve qui nourrissait à l'égard de son « Benjamin », comme elle l'appelait, une tendre inclination beaucoup plus que maternelle. Il écrivit à ce propos : « Les doigts blancs de la prudente comtesse jouèrent doucement avec mes cheveux blonds et soyeux lorsque je me mis à trembler, car au contact de cette main féminine une émotion intense et inconnue me saisit. » A l'occasion d'un bal costumé à Versailles, la comtesse voulut présenter le chevalier à la Cour. Selon les conseils de Mme de Rochefort, le jeune homme devait paraître dans une robe de bal qu'elle choisirait dans sa propre garde-robe. D'Eon a écrit : « A la pensée de revêtir la robe de la comtesse, de sentir sur ma peau l'étoffe soyeuse ayant recouvert et touché la gorge de cette adorable femme, un ravissement indescriptible m'envahit. Cette toilette devait certainement garder le doux parfum de celle qui en avait été parée, et, à la seule pensée de la porter, j'en fus comme grisé. Le jour du bal, j'arrivai tôt chez la comtesse, car je dus me faire aider, les vêtements féminins étant difficiles à ajuster. On me remit entre les mains d'une vieille camériste, blanchie au service de la famille et que le scandale ne pouvait atteindre. » Au bal de la Cour, donc, d'Eon attira l'attention de Louis XV, qui fut loin de se douter que la belle jeune fille était en réalité du sexe masculin. Un incident amusant s'ensuivit. Le roi fit mander Mlle d'Eon et se retira avec elle dans un salon attenant à la salle de bal. D'Eon se préparait à révéler au roi la vérité sur son identité lorsque Mme de Pompadour, qui, entre temps, s'était renseignée à son sujet, fit irruption dans la pièce, riant bien fort et s'excusant beaucoup. C'est ainsi que le jeune, intelligent et spirituel chevalier obtint la faveur du roi. Dans la suite, Louis XV décida — c'était le début de la Guerre de Sept ans — de l'envoyer, travesti en femme, en mission diplomatique à la Cour de l'impératrice Elisabeth de Russie afin de la réconcilier avec le roi de France. Au début de juin 1775, le chevalier d'Eon reçut du prince de Conti une garde-robe complète de vêtements féminins et, accompagné par le chevalier Douglas, il se mit en route revêtu des atours du beau sexe. Au cours de leur voyage, les deux chevaliers firent un long séjour à Neustrelitz, où la « jeune et charmante » Française, présentée par Douglas comme sa nièce, fut accueillie avec chaleur par la famille ducale. La jeune Sophie-Charlotte de Mecklenburg-Strelitz, qui deviendra plus tard reine d'Angleterre, se prit d'une si tendre affection pour la soi-disant jeune fille que le chevalier Douglas, pris de peur, hâta le départ. La jeune princesse remit à Mlle d'Eon une lettre d'introduction pour une de ses amies à Saint-Pétersbourg, Nadja Stein, demoiselle d'honneur de Sa Majesté l'impératrice de Grande Russie. Cette lettre de recommandation aura pour l'avenir une conséquence très significative, car Nadja sera le grand amour de son existence et le soutien de sa vieillesse. L'impératrice Elisabeth fut charmée par la belle demoiselle, qu'elle choisit comme lectrice des documents de langue française ; elle fut plus charmée encore lorsque M^lle^d'Eon avoua qu'elle était en réalité un homme. La tsarine ne fut pas la seule personne de Saint-Pétersbourg qui s'éprit de la Française. Maintes autres personnes succombèrent à sa séduction, et parmi elles Lord Ferrers, pair d'Angleterre, amiral, mathématicien éminent et disciple de la théorie de la physiognomonie de l'Ecole de Lavater. Si Lord Ferrers était fier de savoir déchiffrer avec facilité le caractère énigmatique et symbolique des traits du visage humain, sa science l'abandonna en face d'Eon. Or, cependant que le Lord égaré jouait avec l'idée de tromper son épouse avec la soi-disant jeune fille et qu'il la persuada, « en raison de l'heure tardive », de passer la nuit dans sa maison, le chevalier se vengea en le trompant avec Lady Ferrers. Quoi qu'il en fût, d'Eon accomplit sa mission en Russie avec succès. Avant de retourner dans son pays, il effectua à Vienne d'autres ambassades importantes et, vêtu en femme, il renouvela sa visite à Neustrelitz. Il y tomba gravement malade et la princesse Sophie-Charlotte, toujours ignorante de son véritable sexe, le soigna avec le plus grand dévouement. Rétabli, il revint à Paris et, après un bref séjour dans la capitale, s'engagea dans l'armée du Haut-Rhin qui combattait contre Frédéric II. Sous les ordres du maréchal de Broglie, il prit part aux campagnes de la guerre de Sept Ans. A Höxter, il dirigea les transports de munitions à travers la Weser ; à Ultropp, il fut blessé à la main et à la tête ; et il se distingua au siège de Wolfenbuttel. Elevé au rang de capitaine de Dragons et décoré de l'Ordre de Saint-Louis, il revint à Paris à la fin de la campagne pour être désigné comme plénipotentiaire à la Cour de Saint-James. Louis XV lui écrivit de Versailles (4 octobre 1763) : « Avec vos vêtements de femme, vous m'avez rendu des services aussi utiles qu'avec vos vêtements actuels », et le marquis de l'Hôpital le complimenta en ces termes : « Je vous félicite de votre nomination comme ministre plénipotentiaire. Vous avez toutes les qualités requises pour assurer un poste élevé, et vous remplirez votre charge honorablement. Vous possédez les qualités qui stimulent les hommes, l'ardeur et le courage ainsi que les nobles dispositions qui les accompagnent toujours, la vertu et l'honneur. A présent, on sait que vous êtes un Homme. Quels que soient vos défauts physiques, l'efficacité de vos qualités et l'utilité de votre action sont exemptes de tout soupçon. »

Le chevalier d'Eon mourut à Londres le 21 mai 1810, à l'âge de quatre-vingt-trois ans. Son existence fut une des plus troublantes qui nous soient connues. Qu'un agent secret, qu'un ambassadeur vêtu d'habits de femme ait eu licence de se présenter librement à la Cour, représente certes un cas très rare. Or, il n'y a pas si longtemps — et un érudit ne sera pas surpris de l'apprendre, — à la Cour de Guillaume II, un homme, du même genre que le chevalier d'Eon, remplissait des fonctions officielles. Il était chef du Département de la Guerre et s'appelait le comte Hülse-Haeseler ; sa mort tragique interrompit brusquement le séjour de la Cour impériale à Donau-Eschingen. Von Zedlitz-Trüschler a fait le récit suivant :

« Dans la journée, nous chassions habituellement le renard. Nous dînions à huit heures du soir et, après le repas, la société, exceptionnellement brillante et élégante, se réunissait dans le grand salon du splendide château, aux sons d'un orchestre étagé dans les escaliers. Ce soir-là, le comte Hülse-Haeseler apparut déguisé en ballerine. Ce n'était point d'ailleurs pour la première fois. Pour le plus vif plaisir de l'assemblée, il dansa et, s'il fut admiré, car il était excellent danseur, ce fut à la fois un spectacle rare que de voir le chef du cabinet militaire vêtu du tutu d'une ballerine.

» Après la représentation, le comte se retira dans un salon attenant pour se reposer. Je me trouvais à quelques pas de la pièce, quand j'entendis tout à coup le bruit lourd d'une chute. Je me précipitai et j'aperçus le comte Hülsen étendu à terre, inanimé. Avec quelques messieurs qui m'avaient suivi, nous lui portâmes secours. Or, devant la gravité de la situation, je m'éloignai pour appeler un médecin. L'Empereur, en compagnie de Valentini, conversait toujours devant la cheminée du grand salon. Je lui appris que le comte, saisi d'une syncope, s'était écroulé. Son état paraissait grave, et j'avais l'intention d'appeler le docteur Niederer. L'Empereur se rendit immédiatement auprès de Hülsen. En présence de l'Empereur et de la comtesse Fürstenburg qui pleurait silencieusement, le médecin tenta de ranimer le comte. Un second médecin arriva bientôt. Le drame fut d'autant plus impressionnant que l'orchestre continuait à jouer en sourdine, pendant que la brillante assemblée défilait dans la pièce. A onze heures, on abandonna tout espoir de ranimer le comte, et le médecin conclut que, souffrant depuis de longues années d'une sérieuse affection cardiaque, il était mort des suites d'une syncope cardiaque provoquée par l'effort de la danse. A l'instant même de sa chute, il avait déjà cessé de vivre. »

Grâce aux nombreuses statistiques dont on dispose actuellement, il est possible d'établir des rapports précis quant aux tendances sexuelles des travestis. 35 p. 100 environ des travestis sont hétéro-sexuels ; 35 p. 100 sont homosexuels ; 15 p. 100 sont bisexuels. Les 15 p. 100 qui restent sont composés de travestis à tendance auto-monosexuelle et d'un tout petit nombre d'individus asexués. Dans le chapitre traitant du narcissisme, nous avons examiné un cas où la monosexualité était associée à la tendance au travesti. Avec cette anomalie, le besoin du travesti suffit à provoquer le plaisir et la satisfaction ; toutefois, ces sensations sont généralement accompagnées d'un sentiment de honte. Nombre de ces travestis souffrent de pollutions nocturnes associées à des rêves où ils se voient habillés en femme. Ainsi, un de ceux-ci avoua que, peu de temps après sa Première Communion, il avait revêtu en secret une robe du soir de sa mère. Cet événement ayant provoqué sa première érection, il avait cru, en toute naïveté, qu'il avait commis « un péché ». Un autre travesti déclarait que, sans se toucher, il avait souvent des éjaculations quand il se promenait revêtu de vêtements de femme et qu'il défroissait sa jupe avec une toute féminine application. Un autre encore affirmait qu'il ressentait un plaisir érotique intense en se regardant dans une glace, habillé « d'un corset, d'un joli jupon, d'une robe élégante, d'un chapeau et paré de bijoux ». Un travesti précisait : « Ma sensualité tend, avant tout, vers l'accomplissement du « besoin de me travestir ; tout autre désir passe au second plan. » Nombre de travestis sont, pour ainsi dire, des impuissants lorsqu'ils sont habillés avec des vêtements d'homme, tandis qu'ils sont en érection immédiate, souvent suivie d'une éjaculation, lorsqu'ils essayent une nouvelle robe qui leur plaît. Pour nombre de ces individus, on est tenté de croire qu'il s'agit d'une dissociation de l'individualité où l'élément masculin de la psyché est sexuellement stimulé par l'élément féminin, de sorte que ces hommes ne sont pas attirés par les femmes, mais par la femme cachée et dissimulée dans leur propre Moi.

Or, il faut le constater, le penchant auto-monosexuel n'est pas plus inné chez le travesti que l'homosexualité. Pour nombre de ces êtres, se travestir ne provoque aucune sensation érotique, ce n'est que l'expression de leur vie psychique féminine. D'autres se contentent, à l'occasion, de déambuler revêtus de vêtements féminins. Ceux-là n'ont ni érection ni éjaculation et n'accusent aucun désir de rapports sexuels ou avec des hommes ou avec des femmes. Ces travestis sont, par conséquent, asexués.

Comparé à l'importance du phénomène et au nombre existant de travestis, l'intérêt qui leur a été accordé jusqu'à ce jour est assez faible. Pour faciliter la compréhension de ce phénomène complexe et multiple, souvent paradoxal, nous exposerons brièvement les cas que nous avons eu l'occasion d'observer.

Le grand public ignore vraisemblablement que, lors de la première guerre mondiale, certains hommes appelés sous les drapeaux se présentèrent au bureau de recrutement affublés de vêtements féminins. A part quelques soldats qui se promenèrent habillés en femme, nous avons eu connaissance de soixante cas environ où des hommes, de tout âge, déclarèrent à l'autorité militaire qu'ils étaient des « travestis » ; et, comme preuve à l'appui, ils fournissaient généralement une photographie les représentant revêtus d'atours féminins. Nombre d'entre eux me prièrent d'établir un certificat attestant leur particularité. Sans empiéter sur les décisions des autorités, j'accédai à leur demande après avoir procédé, pour chaque cas, à un examen détaillé et exact, me permettant de rédiger un rapport très objectif. Nous citerons donc ici quelques extraits.

« Né le 18 avril 1884 à Berlin, le chimiste docteur G. H... a subi pendant de longues années un traitement, puis est resté en observation chez un spécialiste.

» Depuis sa plus tendre enfance, ses attitudes et ses gestes de fillette avaient attiré l'attention de ses proches. Hanté par l'idée qu'il était en réalité une fille, il notait : « Chaque nuit, je priais Dieu de rectifier l'erreur dont j'étais victime et de me transformer en femme. » Avec le sentiment profond qu'il était en réalité une femme, son désir de revêtir des toilettes féminines s'accrut au point qu'il se transforma en besoin irrépressible.

» H... se maria dans l'espoir secret de pouvoir surmonter, avec l'appui et grâce aux rapports conjugaux, le sentiment grandissant de sa féminité. Il n'en fut rien, mais les rapports sexuels purent néanmoins aboutir et un enfant naquit.

» Le patient réagit à cet événement d'une manière bien caractéristique : il envia la grossesse de sa femme et son accouchement. « Avec quelle joie, écrivait-il, j'aurais allaité l'enfant ! Lorsque je serrais le bébé en pleurs contre ma poitrine vide, je fus profondément malheureux. » Et plus loin : « Pour laver, changer, bercer et nourrir l'enfant, je fus plus habile que les femmes de la maison, et cela m'a empli de fierté. » H... ajouta : « Rien ne saurait me distraire de mes devoirs maternels. »

Employé aux chemins de fer de l'Etat, Richard T..., trente et un ans, fut placé en observation dans la clinique d'un psychiatre. Nous donnerons quelques extraits de ses lettres, extrêmement caractéristiques du comportement spécial de ces êtres qui, sans être précisément des malades au sens exact du mot, sont des « hommes féminins », appartenant à une catégorie particulière. T... écrit :

« Mon désir d'être une femme date de ma première enfance, avant même de fréquenter l'école. En cachette, je m'affublais des robes de ma mère et de notre bonne. Je trouvai un jour la gaine de ma mère, qui affinait à merveille ma taille, et je m'amusai à la porter pendant de longues heures, qui furent parmi les plus belles de mon existence. A cette époque, déjà, je collectionnais les revues de mode et, tard dans la nuit, je rallumais discrètement la lampe pour admirer, avec une évidente frénésie, les nouvelles toilettes féminines. Quand ma mère découvrait mes trésors, elle me fixait d'un œil sévère ; quelquefois elle me giflait et, à mon grand chagrin, les revues étaient jetées au feu. Lorsque j'eus quelques années de plus, je me fis acheter une gaine, avec la complicité de notre bonne. *Je n'oublierai jamais le ravissement qui me pénétra tout entier lorsque je me contemplai dans une glace, revêtu de la gaine et d'une culotte de femme.* Notre bonne me caressait et m'embrassait, comme si j'avais été son amant. Quand mes parents étaient absents, nous vivions souvent des moments délicieux. *Mon désir de posséder des avantages féminins était irrépressible.* Que n'ai-je essayé pour que mes seins, mes hanches et mes mollets s'arrondissent ! Je rêvais toujours que je possédais une belle poitrine ; j'éprouvais le désir fou d'être mère. Or pas un seul de mes espoirs ou de mes rêves ne se réalisa et je devins inquiet, nerveux et facilement irritable. Au cours de ces dernières années, mon désespoir a empiré au point de frôler la véritable folie. Je pense que la volonté la plus tendue et sans défaillance doit être impuissante en face d'une telle nature. Que de fois la mort me parut l'unique solution de ce dilemme ! Or, dès que je sens sur mon corps le froufrou des robes et des falbalas féminins, mon atroce misère disparaît comme par enchantement.

Dans une gaine bien serrée, mon cœur bat avec plus d'intensité. Lorsque je me présentai, pour la première fois, devant ma mère et notre gouvernante, habillé comme une femme élégante, j'étais gai comme un pinson. Toutes deux s'écrièrent : « Comme il est beau et gracieux ! Adorable ! Il est comme une jeune fille ! » D'un seul trait, j'entonnai la chanson de Mignon, *Connais-tu le pays ?* Ma mère et la gouvernante écoutèrent en silence et, lorsque j'eus terminé ma tirade dans un long *pianissimo*, elles s'écrièrent : « Oui, c'est l'âme d'une femme qui a tressailli dans cette mélodie. » L'effet merveilleux et divin des vêtements féminins m'émut encore le lendemain. Le monde me parut neuf, comme pur, paisible et rasséréné. Dès l'aube, avec les étoiles qui pâlissaient encore au ciel, je me rendis à mon travail, comme enivré de bonheur. Animé par une puissante énergie, j'abattis le travail de trois personnes.

» Si je veux être un individu utile à la société, il est indispensable que je vive comme une femme, en dehors de mon métier. Ce n'est que de cette manière que je pourrai servir l'Etat avec fidélité, comme je désirerais le faire ; ce n'est qu'à cette condition que mes potentialités latentes pourront s'épanouir entièrement. Ma mère, si bonne et toujours incomprise, mérite une heureuse vieillesse, exempte de soucis. C'est pour cela que je dois être, pour elle, un fils et une fille à la fois. »

Examinons quelques extraits de lettres concernant des travestis qui témoignent, en même temps, d'une tendance ou à l'androgynie ou à l'homosexualité.

« Aussi loin qu'il m'est possible de rassembler mes souvenirs, je me suis considéré comme une jeune fille ou comme une femme, et j'ai considéré mon existence masculine comme un tragique déguisement. Enfant, puis adolescent, je m'écriais souvent : « Comme je serais heureux d'être une fille ! » A l'âge de treize ans, je transformai, en grand secret, une vieille robe de ma mère, je m'en revêtis et me promenai dans la rue, au bras de mon « fiancée », âgé de quinze ans. Malgré les punitions qu'on m'infligeait, j'étais incapable d'abandonner mon nouveau costume. Quand on m'enlevait mes robes, j'en confectionnais d'autres. J'éprouvais un grand plaisir à surveiller les bébés, à pousser une voiture d'enfant ou à presser un nourrisson contre mon cœur. Quand, ces jours-ci, je me promène, revêtu d'habits féminins, je n'attire pas l'attention, sans doute parce que j'apparais certainement distinguée et plaisante, mais, avec des vêtements masculins, j'ai toujours des ennuis parce que ma grâce féminine, qui, depuis toujours, m'a valu les railleries et les remarques ironiques des autres, suscite toujours et partout les commentaires les plus méchants et perfides des êtres, qui ont des préjugés contre mon attitude et mon apparence féminines. »

Le pâtissier T. U... est chargé d'une lourde hérédité. Son père était alcoolique et sa mère mourut démente. Le demi-frère de son père était homosexuel. Pendant son enfance, T... souffrait de fortes migraines, il bégayait, susurrait et pleurnichait comme un enfant, pour un rien, et préférait la compagnie des fillettes aux jeux des garçons. Avec la puberté, la différenciation sexuelle s'orientait nettement vers la virilité, mais son aspect extérieur demeurait féminin et on le prenait souvent pour une fille habillée en garçon. Le teint frais et délicat, les cheveux fins et soyeux, les formes arrondies du bassin, la grâce de ses attitudes et de ses mouvements, l'expression du visage et, avant tout, sa démarche et son comportement accusaient des caractères typiquement féminins. Il portait généralement les vêtements du sexe et, les photographies jointes au rapport en témoignent, son apparence extérieure était bien celle d'une jolie femme.

Ses premiers rêves, suivis de pollutions, évoquaient des hommes. Le désir sexuel dirigé vers la femme faisait totalement défaut, et jamais il n'a entretenu de rapports sexuels avec une femme. Son système nerveux était comme ébranlé et il souffrait de maux de tête, d'insomnies, et, toujours épuisé, il traversait des époques de dépression. Ses tendances sexuelles accusaient une dilection très nette pour les hommes et, en premier lieu, pour les militaires en uniforme. Ses paroles sont significatives :

« Tout enfant, je mettais déjà des vêtements féminins et c'était mon désir le plus cher, ma joie la plus totale que d'être habillé comme une fillette. A quinze ans, tout mon entourage crut que j'étais une fille et, quand je portais des pantalons d'homme, on me prenait pour une fille déguisée, car mon allure, mes cheveux, mes attitudes et mes gestes étaient typiquement féminins. Lorsque j'entrais dans un café, habillé comme tous les jeunes hommes, les gens faisaient des paris en soutenant que j'étais une fille ! Vêtu comme mon sexe l'exigeait, j'attirais l'attention, mais, habillé en femme, je pouvais aller et venir en toute liberté sans me faire remarquer. J'aurais tout supporté dans mon existence si seulement j'avais été une femme. »

Plus loin, T... écrit :

« Mon désir le plus cher et ardent, c'eût été de vivre l'existence d'une femme ; j'aurais voulu mettre des enfants au monde, les nourrir et les élever. Avec quelle joie j'aurais voulu être une bonne ménagère ! Or non seulement les homosexuels, mais des hommes normaux se sont épris de moi. Ils pressentaient tous que l'élément féminin était en moi plus accusé que l'élément viril. Ma croupe est si ronde, ma taille si fine que je n'ai pas besoin de bretelles, ni de ceinture pour maintenir mon pantalon. Tous les mois, j'ai, en quelque sorte, des règles. Je souffre alors de migraines et d'une grande fatigue. Mes amis savent du reste que je suis en période de menstruation, et je ne sors point pendant ces quelques jours, qui sont souvent marqués par une hémorragie interne qui peut durer pendant une semaine. »

Compte tenu des faits, il n'y a aucun doute que T... présente un cas de *féminisme* très prononcé, composé d'androgynie, d'homosexualité avec des tendances au travesti.

L'exemple suivant est particulièrement instructif :

Il y a quelques années, W... était chanteur (avec une belle voix de « soprano »), et il est actuellement imitateur à transformations (de femmes). Il est androgyne, travesti et homosexuel à la fois. La conformation féminine du bassin et de la gorge, l'expression toute féminine de son visage témoignent de l'androgynie. L'impulsion irrésistible de porter des vêtements féminins et de mener une existence de femme le stigmatise bien comme un travesti.

Son homosexualité se manifeste par un penchant sexuel spontané et irrépressible envers les hommes, lui qui est impuissant devant son épouse. Sa lettre donne une idée si exacte de sa personne qu'il est intéressant d'en citer quelques passages :

« Je suis issu d'une famille mennonite qui, pour des raisons religieuses et matérielles, admettait et pratiquait les mariages entre consanguins. J'étais le cadet de six enfants. Ma mère mourut peu de temps après ma naissance et, dans la famille, personne ne s'opposa à mes tendances féminines, qui remontent aussi loin qu'il se peut dans mon souvenir. Je ne jouais qu'à la poupée ; je brodais et tricotais, fier que mes ouvrages fussent toujours plus impeccables et parfaits que ceux de mes sœurs aînées. Quand j'eus atteint treize ou quatorze ans, ce comportement singulier, qu'on avait mis jusqu'alors au compte de la jeunesse, suscita d'abord l'étonnement, puis le blâme et le mépris. Je continuai donc à broder et à tricoter, mais cette fois en secret.

» En prenant de l'âge, mon sens critique et une meilleure compréhension des choses s'étaient développés et, par égard pour ma famille bourgeoise et très collet monté, je fis de sérieux efforts pour réprimer mes penchants féminins. Ce fut en vain. A cause de mon apparence, et de ma grâce attrayante, on me donna au lycée un surnom féminin. Les grands élèves recherchèrent ma compagnie et m'embrassaient comme une fille. Pour « mériter ma main », on se battait en duel, et, comme je trouvais cela tout naturel, je m'abandonnais au plus fort.

» La situation empira lorsque, contre la volonté de ma famille, je choisis la carrière théâtrale. Affublé d'un habit, d'un uniforme, d'une armure, j'étais ridicule et les critiques moquèrent « la soubrette travestie ». Un soir, je m'en souviens, dans une opérette, je tenais le petit rôle (muet) d'un page, et un grave monsieur me fit remettre une invitation à souper, adressée à « la dame en costume de page ».

» Or l'âge du service militaire approchait. Je me décidai alors à un dernier effort ; je m'engageai dans l'armée où, là, je serais contraint d'acquérir cette virilité dont j'étais dépourvu. Je me raidissais dans la volonté de devenir un homme, mais rien n'y fit. Sous l'uniforme, mon attitude, ma taille fine et mes hanches arrondies apparurent ridicules, et je ne pus jamais être à égalité avec mes camarades, et, bien que mes supérieurs reconnussent mes efforts, ils ne purent pardonner mes constants insuccès. En outre, les maux de tête, dont je souffrais depuis toujours, devinrent insupportables sous le poids d'un casque. Cette pénible situation ne pouvait durer. Quand, après quelques mois d'exercices, mes camarades s'entraînaient déjà au tir, je n'avais pas encore dépassé les mouvements élémentaires de mes classes. Je me trouvais dans une situation lamentable, car, si mes supérieurs me traitaient avec indulgence, la honte et la tristesse étaient mon lot. Pour finir, on m'envoya chez le professeur G..., qui comprit mon état et exigea ma libération, stipulant que j'étais inapte au service. Je devins alors une sorte de frégoli, un imitateur de femmes. Dans les spectacles de variétés, j'atteignis la réussite, qui m'avait échappé au théâtre. Avec un succès croissant, je voyageais de ville en ville, et le bonheur qui avait été refusé à l' « homme » favorisait, à présent, la femme. Pendant une torride nuit d'été, en Russie — à Jekaterinoslaw, je crois, — je bus du champagne frappé, et c'est ainsi que je perdis ma voix de ténor, que dis-je, de soprano. Avec mes économies, je rentrai à Berlin où j'essayai, avec ma plume, de gagner ma vie. Mes gains ne suffirent pas à ma subsistance et je fis de la sous-location d'appartements et de chambres meublés. Je travaille seul ; je raccommode mon linge et confectionne mes robes ; je fais, au crochet, des rideaux et des dentelles ; je brode les coussins et les couvre-pieds et j'entoure mes locataires d'une atmosphère de confort ouaté et très féminin ; j'obtiens des prix de location si élevés, que mes concurrents en sont surpris. »

La majorité des travestis sont attirés par les femmes, mais ils préfèrent, en général, les femmes viriles, c'est-à-dire celles dont la structure mentale est plus masculine que leur aspect physique. Presque tous aiment prendre, pendant le coït, la position allongée sur le dos, qui est habituellement celle de la femme, et nombre d'entre eux atteignent leur puissance sexuelle seulement de cette manière. Quant aux travestis homosexuels, l'impulsion pour le travesti est toujours plus forte que le penchant homosexuel, c'est-à-dire ils peuvent plus facilement renoncer aux rapports sexuels, avec leur propre sexe, qu'au port de vêtements du sexe opposé. Un officier, travesti de notre connaissance, qui, dans la vie civile, est fonctionnaire, était resté au front depuis le début de la première guerre mondiale. Sa personnalité sexuelle est strictement séparée. Comme homme, il est totalement viril ; comme femme, il est toute féminité. Pendant la guerre, sur le front de l'ouest comme sur le front de l'est, il fit preuve de qualités exceptionnelles ; il fut cité à l'ordre des Armées et fut souvent décoré, mais il passait la majeure partie de ses permissions à Berlin où il vivait en femme. Il nous avait prié de lui rendre visite, et, un soir, nous fûmes reçus par trois jolies femmes ; il était revêtu d'une magnifique robe, longue et seyante ; sa femme était près de lui avec un travesti, ami du ménage qui, officier de carrière en retraite, exerçait le métier de détective, déguisé en femme.

En ce qui concerne notre officier, six mois après cette curieuse visite, nous apprîmes par son épouse que, malgré un grand effort de volonté (ou peut-être en raison de cet effort) pour réprimer son impulsion de porter des vêtements féminins, il avait eu une forte dépression nerveuse. La lettre de cette excellente femme est formulée avec tant de précision et de clarté, que nous en citerons quelques extraits :

« Quand je rencontrai pour la première fois celui qui devait devenir mon mari, je n'eus pas le moindre soupçon quant à ses dispositions et à ses tendances. Or, quelques mois après notre mariage, il déclara que les vêtements féminins « paraissaient » bien plus beaux, seyants et confortables à porter que les costumes masculins. Un soir, il enfila ma robe de chambre, trop étroite pour lui. En parfait accord avec moi, il commanda alors des effets à sa taille, une robe de chambre rose garnie de dentelles, une chemise, des culottes et un jupon. Puis je lui achetai des bas, des chaussures en cuir verni et une perruque. Je crus toujours à un caprice passager et amusant et, très à l'aise dans son travesti, mon mari était si charmant avec moi que je n'y vis aucun inconvénient. Les soirées, le mercredi et le samedi, lorsque la bonne avait congé, il s'habillait en femme et, ces soirs-là, nous restions seuls à la maison. Or mon époux me pria un jour de lire l'ouvrage du docteur Hirschfeld, *Les Travestis*. Ce fut une révélation pour moi et je sus alors à quoi m'en tenir. J'aime tendrement mon mari, et je fais tout ce qui est en mon pouvoir pour lui rendre la vie aussi agréable que possible. Je lui achète les vêtements, tous les colifichets susceptibles de réjouir un cœur de femme et, selon son désir, je l'appelle « Edith » lorsqu'il est travesti. Il est capable de réprimer son penchant pendant de longues périodes. Mais, chaque fois qu'il tint bon, son besoin de se travestir se manifesta avec plus de violence que de coutume. Un soir, mon mari habillé en femme, nous sortîmes pour une promenade, et je craignais fort, lui aussi d'ailleurs, de rencontrer des personnes de notre connaissance. Nous passâmes inaperçus. Depuis ce jour, mon époux avait grand plaisir à sortir, le soir, travesti selon son goût. Beaucoup d'hommes nous fixèrent avec insistance, et je constatai que la belle dame élégante, à la taille élancée, les impressionnait vivement. Si un homme nous emboîtait le pas, nous rentrions en taxi. Un jour, ma belle-mère nous invita à dîner, et je proposai à mon mari d'y aller habillé en femme. Mon idée l'enchanta. Nous arrivâmes chez ma belle-mère et je lui dis, ainsi qu'à mes parents qui étaient présents aussi, que mon mari viendrait un peu plus tard, mais que j'avais amené une amie. Un long moment, sans que nul ne s'aperçût de la véritable identité de mon « amie », la conversation se poursuivit. Or, mon mari et moi, nous ne pûmes plus retenir notre fou rire et j'avouai le subterfuge. Mes parents crurent à « une blague exceptionnellement impudente », mais ma belle-mère apparut péniblement surprise. Elle répétait sans arrêt qu'elle avait un fils, et non une fille. Une autre fois, une de mes « cousines » me rendit visite. Mon époux, travesti, s'était subrepticement esquivé de la maison, avec l'idée de sonner ensuite à notre porte d'entrée, à son retour. Par la suite, notre bonne — femme intelligente — était toujours heureuse lorsque « tante Edith », comme notre fils appelait la « visiteuse », venait nous voir, car mon mari, si sévère quant à l'éducation du petit, *fut toujours la bonté même lorsqu'il portait des vêtements féminins.* Avec un zèle infatigable, notre servante confectionnait des robes pour « Edith ». Ce n'était pas toujours facile, cette « dame » avait un goût très sûr et exigeait la perfection quant à ses toilettes. Si une robe était bien coupée et réussie, Edith, très heureuse, manifestait sa reconnaissance. Notre bonne n'a d'ailleurs jamais compris ce que signifiait cette fantaisie de mon mari, mais les visites de la charmante « tante Edith », chaque fois, la réjouissaient. Cette jeune fille est restée à notre service pendant trois ans. Mariée, elle est toujours contente de venir travailler pour « tante Edith ». Je suis convaincue qu'elle n'a pas divulgué cette histoire, pas même à son mari. Quant à notre fils, âgé de cinq ans, « tante Edith » est, pour lui, l'être qu'il aime le plus au monde. Certes, pour notre enfant, son père et « Edith » sont *deux personnes différentes.* Depuis le début de la guerre, ma correspondance est adressée à « Edith ». Je lui décris dans tous les détails les modes les plus récentes et les robes qui lui siéront le mieux. Lorsque j'ai un désir, le plus bénin soit-il, c'est à Edith que je m'adresse, car je suis assurée de sa compréhension et de sa sympathie.

» Nous avons coutume de fêter la Noël, et nos divers anniversaires, deux fois ; une fois avec mon époux et nos proches, la seconde fois avec « tante Edith ». Les premières agapes n'intéressent guère mon mari, mais il prépare les autres des semaines à l'avance. Il aime le beau linge brodé et garni de dentelles ; il exige que la poudre et les parfums soient de première qualité et sa perruque est bien brossée et entretenue. Il aime l'ordre et la propreté et il ne mettra jamais un vêtement où il manquera un bouton ou un ruban.

» Cette année, au mois d'avril, mon mari avait une semaine de permission et, d'avance, nous avions réservé quelques jours de libres pour « tante Edith ». Il était si heureux ! Comme chef de famille, il ne peut m'assister dans les travaux ménagers, mais, en tant que femme, il me seconde énormément ; il fait la cuisine et le ménage et repasse parfaitement le linge.

» Mon mari est un fumeur enragé et il a toujours la cigarette à la bouche. Lorsqu'il est « Edith », il n'éprouve pas le besoin de fumer. Son goût pour tout ce qui concerne la femme est excellent, et je renouvelle ma garde-robe en sa présence et selon ses conseils. Il s'aperçoit de la moindre imperfection et remarque le moindre détail. Si au moins cette guerre finissait bientôt ! Comme ce doit être pénible de refouler ainsi des instincts aussi puissants, pendant une si longue période ! Ses lettres sont parfois désespérées. Il m'a raconté que, déjà pendant son enfance, il avait saisi toutes les occasions qui s'étaient présentées à lui pour rester seul à la maison et revêtir les plus belles robes de ses sœurs ou de sa tante. Il se sentait alors infiniment heureux et satisfait.

» L'état de mon mari est soumis à de nombreuses fluctuations. A-t-il pu porter des vêtements féminins pendant un assez long temps : il jouit alors d'une longue période d'euphorie et d'équilibre psychique. Puis le besoin de se travestir se manifeste à nouveau. A présent, au front depuis la guerre, il souffre dans son psychisme, et je crains fort que la dépression nerveuse ne le guette !

» Il aime beaucoup notre fils, et je dois dire qu'il l'observe sans cesse pour savoir s'il a hérité des dispositions paternelles. Si c'était le cas, il serait, plus tard, pour notre enfant, un ami et un conseiller compréhensif. Père, il est plutôt dur et sévère, mais, comme femme, il est très tendre envers son fils et il ne lui refuse rien. « Tante Edith » s'occupe des soins physiques de l'enfant, l'habille, le baigne et prépare ses repas. Mon mari est tout heureux d'observer le développement physique et intellectuel du petit. Homme, il ne cède jamais dans une controverse ; habillé en femme, il est conciliateur-né. Dès qu'il est travesti, il oublie les discordes et il fait régner la paix. Il n'aime pas apercevoir autour de lui des êtres tristes, et, même quand il devait sévir contre l'enfant, il lui était alors pénible de le voir pleurer. L'enfant s'en était aperçu, bien sûr, et il aime beaucoup « tante Edith », toujours si bonne et qui ne le gronde jamais. »

Les « femmes-soldats » sont une sorte de contrepartie des soldats-femmes. Comme autrefois, dans tous les conflits, il y a actuellement, pendant cette première guerre mondiale, et cela dans presque toutes les armées, des soldats de sexe féminin. A l'ordinaire, ces femmes arrivent à dissimuler leur véritable sexe devant leurs camarades, et ce n'est qu'à la suite d'une blessure ou d'une maladie qu'on s'aperçoit de la vérité.

D'après les confidences qui nous furent faites par des femmes à tendances viriles, il apparaît que, pour beaucoup d'entre elles, le besoin de participer d'une manière active à la guerre est très intense. Quand les hommes furent appelés sous les drapeaux, ces femmes les envièrent, blessées au plus profond d'elles-mêmes de ne pouvoir les égaler. Si l'on constituait, au cours des guerres, des régiments de femmes volontaires, l'appel serait vraisemblablement entendu par des milliers d'entre elles, et, si quelques-unes ne feraient que de médiocres soldats, un grand nombre de ces femmes auraient les qualités requises pour servir et combattre.

L'hermaphrodisme psychologique est un facteur dont l'importance échappe à la majorité des spécialistes.

Un résumé synoptique de tous les rapports concernant les travestis démontre que, pour la majorité des cas, le féminisme des hommes n'est pas limité au port des vêtements féminins. En général, les travestis ont également besoin de vivre dans une atmosphère tout à fait normale à la féminité ; ils aiment installer des boudoirs de femmes, ils embellissent leurs salons et leurs chambres à coucher d'objets et de bibelots nettement caractérisés par le goût féminin, et ils affectionnent les ouvrages de dames. Cette tendance ainsi que le penchant au jeu principal des fillettes (les poupées) se manifestent dès la prime enfance. « Maints ouvrages de mon aiguille diligente ornent notre demeure », écrit un travesti qui, depuis sa treizième année, offrait à ses proches, à l'occasion des anniversaires, de jolis ouvrages de sa fabrication. Les travestis adorent les travaux du ménage. « Tous mes penchants secondaires sont féminins », nous écrit un homme de lettres travesti. « J'aime tous les travaux appartenant au domaine de la femme, ils me conviennent tout à fait. Ma femme m'a pour ainsi dire confirmé dans cet avis, et il est évident que les soins du ménage sont pour moi la détente nécessaire à mes occupations professionnelles. »

Compte tenu de ces faits, on comprend aisément que nombre de travestis veulent embrasser une carrière féminine, et, pour quelques-uns, ce désir se réalise. Bien sûr, le contraire peut se produire. Une femme travestie a travaillé pendant de longues années comme facteur, sans que nul ne se doutât de son véritable sexe ; une autre était embauchée pendant dix ans comme emballeur dans une usine. Une étrangère, qui vivait près de la frontière franco-allemande, faillit être arrêtée comme espion quand on s'aperçut qu'elle était femme. Elle avait travaillé pendant de longues années en Angleterre comme chauffeur. Daté de l'année 1746, un journal de Berlin a rapporté un des cas les plus singuliers de femme travestie, en uniforme :

« Un fifre appartenant au régiment du comte Haak, installé dans notre ville, a donné inopinément naissance à un garçon. C'est une femme, bien sûr, et le père de l'enfant est le tambour de la compagnie à laquelle elle appartient. Le père a été promu tambour de régiment et les personnalités les plus distinguées de la Cour, ainsi que d'autres personnages éminents, ont assisté au baptême du poupon. L'heureuse mère a été comme couverte de merveilleux cadeaux. » L'historien du Roi confirme « le fait surprenant » et ajoute que « le fifre fut non seulement accouché, mais congédié de l'armée, et, par la suite, le tambour et le fifre eurent une existence conjugale heureuse. »

Parmi les cas parvenus à la connaissance du public au cours de la première guerre mondiale, il y en eut un qui nous a laissé une impression durable ! Au début de la seconde année de guerre, un frère et une sœur, d'extraction simple, originaires d'une petite ville de province, se présentèrent à notre consultation. Le frère, âgé de vingt et un ans, après neuf mois de service au front, avait été atteint d'une grave blessure au ventre qui lui avait valu six mois d'hôpital. Actuellement en congé de convalescence, il devait retourner, dans le plus bref délai, dans un bataillon de réserve. Travesti, il se sentait très mal à l'aise sous l'uniforme, et, bien qu'au front, dans les premières lignes, ce lui fût moins pénible, il éprouvait une terrible aversion pour la vie de caserne. Sa sœur, d'un an sa cadette, lui ressemblait beaucoup. Tous deux d'ailleurs avaient un strabisme prononcé. Tailles et proportions physiques étaient identiques. Or, au cours de mon examen, ils avouèrent que *la sœur était en réalité le frère, et le frère, la sœur*. Qu'on me comprenne bien : la personne qui portait des vêtements féminins était en réalité le jeune homme blessé, tandis que la sœur avait revêtu l'uniforme de soldat. Ils avaient décidé, d'un commun accord, que la jeune fille répondrait à l'appel de l'armée à la place du jeune homme. Ses tendances étaient aussi viriles que celles de son frère étaient féminines ; et, selon ses propres paroles, « elle aurait souhaité être soldat pour la vie entière », car elle était plus à l'aise sous l'uniforme que dans ses vêtements féminins.

Les travestis aiment en général se faire photographier dans le déguisement de leur choix. La vision de leurs photographies leur procure alors un plaisir extrême, car cette vision reflète leur second (ou leur véritable) Moi. Certains aiment poser en tricotant, ou l'aiguille à la main, ou en brodant ; d'autres se font photographier avec le tablier blanc des bonnes à tout faire, ou revêtus d'une robe de soirée, ou d'une toilette de mariée, ou avec des « sous-vêtements » légers et transparents.

Les photographies des travestis reflètent le désir de ce qu'ils aimeraient représenter et paraître, à savoir ou un type féminin déterminé, ou un métier de leur choix. Beaucoup préfèrent ressembler à une bonne bourgeoise de classe moyenne, d'autres, à une aristocrate de grande noblesse ; un grand nombre de travestis voudraient volontiers apparaître comme des servantes (cuisinière, gouvernante, femme de chambre, manucure, coiffeuse), d'autres encore voudraient personnifier une dame de la haute société ou une courtisane. De la même manière, les femmes travesties désirent exercer les professions typiquement masculines. Pendant la première guerre mondiale, nombre de ces femmes étaient comblées parce qu'elles pouvaient vivre « normalement » et revêtir des costumes et des uniformes d'hommes, dans l'exercice de fonctions publiques comme celles de receveuse de tramway, de chauffeur, de facteur, etc.

L'imagination la plus outrancière, les divagations les plus osées des travestis masculins ne reculent point devant l'illusion de la fonction la plus spécifiquement féminine, la maternité. La conception, la grossesse, l'accouchement et l'allaitement de l'enfant sont pour eux le comble, le summum de la félicité humaine. Tel travesti « fit couler lentement du lait d'une cuiller sur ses mamelons pour « avoir l'illusion de nourrir un bébé ». Un autre avoue : « En regardant une mère allaiter son bébé, je suis si triste et je pense, en soupirant, que je donnerais ma vie pour posséder des seins gonflés de lait. » Un troisième travesti dépeint avec un évident enthousiasme l'époque bénie pendant laquelle il soignait l'enfant de sa logeuse, quand il habillait et déshabillait « l'adorable petit être » !

Il semble bien que, plus encore qu'à travers les rêves éveillés et conscients, l'idée de maternité, de conception, de grossesse et celle de l'accouchement et de l'allaitement s'expriment et se concrétisent dans les rêves nocturnes. On sait que les rêves jouent un rôle essentiel dans l'esprit de tous les individus dont la sexualité est double et multiple. L'être dont les besoins sexuels sont apaisés et satisfaits jouit d'un sommeil profond que ne trouble aucun rêve. Or c'est tout différent pour l'individu obsédé et insatisfait, au point de vue sexuel, qui a le sommeil agité. Ceux dont les désirs les plus fous se brisent contre l'inflexible réalité de la vie découvrent, dans les pays du rêve, la félicité du bonheur accompli. « A vrai dire, je ne suis heureux qu'en rêvant », écrit un travesti qui analyse ensuite les sujets qu'il a vécus en rêve : les douleurs de l'enfantement qui commencent, l'accouchement, puis la joie de tendre l'enfant pour le faire admirer par le père, la tendresse maternelle qui calme et cajole, tout cela pour constater au réveil que sa joie s'est envolée et que ses bras sont vides. Déçu, il est content néanmoins d'avoir approché, à travers la réalité de son rêve, l'admirable secret de la maternité.

S'ils sont peu nombreux, il existe pourtant des travestis tellement obsédés par l'idée de la grossesse qu'ils tentent, avec des vêtements larges et appropriés, de donner l'illusion de porter un enfant. Un instituteur de vingt-cinq ans, obsédé par cette manie singulière, a noté :

« Selon l'apparence, je suis un homme, mais ma pensée, mes sentiments et mon âme sont ceux d'une femme ! Pourquoi ? Je l'ignore. Je sais simplement qu'il en a toujours été ainsi. Puis, un jour, j'ai ressenti le besoin d'avoir un enfant. Quelle sensation merveilleuse ! Je ne puis tenir la plume pour vous l'écrire, les larmes m'empêchent de le faire. Le sentiment de la maternité m'a envahi un soir quand j'étais alité avec une forte grippe. La sensation prit naissance, il me semble, dans mon pénis pour se substituer à une émotion, qui étreignit mon cœur : je veux un enfant ! je veux un enfant !

» Ce soir-là, je pleurai toutes les larmes de mon corps, et ma famille a cru que c'était à cause de ma migraine. J'avais onze ou douze ans, je ne sais plus.

» Quand, pour la première fois, j'éprouvai cette sensation, j'ignorais ce qu'était la masturbation. Or, peu après, chaque fois que le désir d'avoir un enfant m'envahissait, corps et âme, l'instinct me poussait à serrer mon poing entre mes cuisses. Mon pénis était si excité que quelques manipulations bien anodines aboutissaient à la masturbation.

» Le désir d'avoir un enfant se manifesta plus souvent, et c'est alors que je me masturbai fréquemment. Au début, cette pratique eut lieu une fois par semaine (peut-être une fois tous les quinze jours), mais, vers ma quatorzième année, je m'y livrai tous les jours. Et ceci a duré jusqu'à aujourd'hui.

» Lorsque je fus conscient de ce penchant, auquel je n'accordais d'ailleurs que peu d'importance et dont j'ignorais l'étendue, j'éprouvai le besoin de « vivre » une grossesse. Je ne saurais expliquer pourquoi, et comment, ce désir apparut. Je sais encore moins pourquoi j'eus l'idée singulière, un jour, seul à la maison, de me déshabiller et d'envelopper mon ventre de grosses chaussettes, de chiffons et de coussins, puis de revêtir le plus joli jupon de ma mère pour m'admirer ensuite dans la glace. Dans mon idée, j'étais une femme enceinte (cette dénomination m'était d'ailleurs inconnue), et j'éprouvai alors une sensation d'intense jouissance. Depuis, j'ai répété cette manœuvre des centaines de fois. Nul ne se doutait de mes pratiques, et je me gardais bien d'en souffler mot, car je savais, par expérience, qu'elles m'auraient valu une fessée magistrale. J'avais à cette époque environ neuf ans, et j'avais raconté à mes petites sœurs que les dames qui se promenaient avec un gros ventre attendaient un enfant. Mes sœurs répétèrent mes paroles à mes parents et, pour me punir de mon « mensonge », je reçus une terrible fessée, avec une ceinture de cuir. C'est ainsi que j'appris à me taire, et le penchant fatal qui se développait en moi s'enracina si profondément que lorsque je compris plus tard — trop tard, hélas ! — la vérité sur mon état, je fus incapable de lui résister. »

Cet exemple d'un travesti obsédé par la grossesse est représentatif et caractéristique quant à l'évolution, à *la transition, au passage, de l'impulsion androgyne à l'impulsion au travesti.* Le sentiment de la féminité est si puissant que nombre d'émotions féminines pénètrent et dans le subconscient et dans le conscient — que ce soit grâce à l'action de l'autosuggestion ou grâce à l'activité endocrinienne. Et la question demeure ouverte. Tout ce qui, sur le plan physique, incarne la virilité est abhorré, mais ce qui représente la féminité est ardemment désiré. Les mêmes questions reviennent toujours à l'esprit des travestis : « N'existe-t-il aucun moyen pour arrêter la pousse de la barbe ? » « Comment doit-on s'y prendre pour changer le timbre de la voix ?... » Quand les travestis sont réunis entre eux, ils admirent leur taille fine, leurs hanches arrondies, leurs longs cheveux soyeux, leurs pieds menus. Les femmes travesties nous interrogent anxieusement et répètent : « N'existe-t-il donc aucune pommade favorisant la pousse de la barbe ? »

La substitution des prénoms est intimement associée aux manifestations générales du travesti. Quoi de plus naturel, pour un homme habillé en femme et exécutant des travaux et des ouvrages féminins, que de vouloir porter un nom allant de pair avec son travesti, plutôt qu'avec son véritable sexe qu'il abhorre ? D'habitude, les travestis prétendent changer de nom parce que celui qui est mentionné sur leurs papiers d'identité les place souvent face à des situations difficiles et délicates, lorsqu'ils sont habillés selon leur goût. Or, en réalité, ce besoin de changer d'appellation exprime une forme de l'impulsion qui veut *manifester le sentiment intime de la féminité.* La majorité des travestis, et parmi eux ceux dont les dispositions s'expriment à travers les idées beaucoup plus qu'à travers les actes, signent leurs missives avec des prénoms féminins. Ainsi, Emile signera Emilie, Georges, Georgette, Lucien, Lucienne. Les travestis femmes n'échappent pas à la règle.

Otto Weininger n'a pas tort d'affirmer, dans son essai *Le Sexe et le Caractère* : « Il existe une raison, plus profonde qu'on ne le croit en général et pour laquelle les femmes-écrivains adoptent si souvent des pseudonymes masculins, c'est qu'elles ont, en effet, l'impression d'être un peu un « homme », et, pour des femmes comme George Sand, ce sentiment correspond parfaitement à ses préférences, que ce soit la vesture et les occupations masculines. » Si le choix du pseudonyme masculin est motivé par la nature virile de l'individu, cela ne prouve nullement que la substitution du nom trahisse un penchant au travesti. Les purs travestis, par contre, se conforment toujours à la manie d'altérer leur prénom.

Les pseudonymes féminins, choisis par des hommes de lettres masculins, sont plus rares, par exemple William Sharp (mort en 1905), qui, sous le nom de « Fiona Maleod », a publié plusieurs livres remarquables. Ce ne fut qu'après sa mort que l'on identifia alors la « femme-écrivain celte bien connue ». Pendant toute son existence, il avait jalousement gardé son secret.

Au début du XIXe siècle parurent les dix volumes des *Mémoires* d'une certaine marquise de Créquy. Truffés de souvenirs et d'anecdotes émouvants, héroïques et piquants de l'Ancien Régime, ces *Mémoires* furent lus avec joie par nombre de personnes âgées dont ils évoquaient la jeunesse. La marquise de Créquy y était représentée comme la classique châtelaine, profondément réactionnaire, du temps passé, et elle n'était autre qu'un certain M. de Courchamps, qui s'était totalement identifié avec la marquise. Quand son éditeur, un jour, vint le voir, il était au lit, la tête entourée d'une fine mantille. « Excusez-moi, mon cher, dit M. de Courchamps, je suis indisposé. » Il avait écrit ses *Mémoires* dans son « boudoir », entouré de miroirs, de boîtes de fards, d'éventails, de bibelots précieux et d'ouvrages de broderie inachevés.

Les travestis qui jouissent d'une situation matérielle et sociale indépendante trouvent moyen de dissimuler cette sorte de profond hiatus qui existe entre leurs vêtements et leur identité. Certains adoptent un prénom neutre, comme Tony, par exemple, qui peut être une abréviation ou d'Antoine, ou d'Antoinette ; ou celui de Gerry, abréviation de Gérard ou de Géraldine. Toutefois, les travestis qui ont une activité professionnelle déterminée rencontrent des difficultés pratiques telles qu'ils sont contraints de renoncer au port des vêtements non conformes à leur véritable sexe.

Nombre de travestis, faute d'avoir fait légaliser le prénom qu'ils ont adopté, se voient quelquefois appréhendés pour fausse identité, et leur secret est alors découvert.

Or des cas, moins rares qu'on serait tenté de le supposer, où le sexe véritable de l'individu, par exemple, n'est découvert qu'à sa mort prouvent que beaucoup de travestis, masculins et féminins, jouent, leur vie durant, le rôle qu'ils ont choisi.

Ce n'est pas tant les éventuelles difficultés de la procédure légale, mais le mépris et l'incompréhension de la société qui poussent les travestis à observer la plus grande retenue dans la manifestation de leurs impulsions. Nombreux sont ceux qui, en secret, à l'abri des portes verrouillées, se promènent en vêtements féminins et qui « vivent » leur existence féminine le dimanche seulement, bien enfermés et cachés chez eux. D'autres se contentent de quelques compensations, dont la plus répandue est celle de sentir, contre leur épiderme, des sous-vêtements féminins sous un costume d'homme. Il faut avouer que c'est un spectacle peu banal que de voir un officier, dans le cabinet du praticien, ôter son uniforme pour apparaître corseté et affublé d'une fine culotte rose et de longs bas de soie ! Il est non moins ahurissant d'observer une femme qui, sous une robe impeccable, est vêtue d'un caleçon et de bretelles ! Cette forme, « réservée » et « partielle », du travesti est fréquente et il convient de préciser que, pour nombre de travestis, le *pars pro toto* suffit à exprimer leurs intimes tendances. Or il ne s'agit pas ici de fétichisme, car les vêtements portés par des tiers ne provoquent nulle excitation sexuelle, mais ce sont uniquement les vêtements neufs qui possèdent une force attractive, parce qu'ils permettent à l'individu de « paraître » féminin.

Pour l'observateur psychologue et averti, les vêtements ne sont pas des objets fortuits, inanimés et muets, mais des symboles qui permettent, comme l'écriture, de déceler et de comprendre les tendances, les sentiments, le caractère, le comportement et la conduite d'un individu.

Le spécialiste, qui s'est penché sur le problème du travesti, et qui a l'occasion d'observer ses manifestations vivantes et variées, est toujours étonné de l'étendue et de l'intensité de ce phénomène paradoxal et troublant. L'homosexualité, que l'ont crut être, autrefois, une anomalie insignifiante, sans importance et relativement rare, fut aussi un sujet d'étonnement, jusqu'au jour où l'on comprit l'importance du phénomène.

Si, pour certains travestis, le besoin de porter les vêtements de l'autre sexe est faible, et ne se manifeste qu'à travers des élucubrations solitaires, il est extrêmement puissant chez d'autres. La possibilité de contrôler cette impulsion dépend, dans une large mesure, de son intensité. Certes, nombre de travestis, contraints de réprimer constamment (ou presque) leur impulsion, éprouvent des difficultés à souligner et à manifester leur féminité. Cette sévère répression, ce refoulement constant exercent un effet destructeur et paralysant sur les facultés et la capacité de travail de ces êtres, et elles provoquent souvent une inquiétude persistante, accompagnée par la cohorte habituelle des malaises, des angoisses et des profondes dépressions psychiques. Une telle vie peut devenir intolérable et pousser un être au suicide. « Cette fausse existence est insupportable »... « je ne peux éternellement jouer la comédie » : ce sont là des phrases très caractéristiques de travestis. Ils sont nombreux ceux qui, ainsi, ont mis fin à leur existence, ou tout au moins tenté de se suicider.

En 1903, un jeune homme se suicida, dans une chambre d'hôtel, à D... Il était ouvrier de son état. En forçant la porte de sa chambre, on le découvrit étendu sur le lit, habillé d'une robe blanche et d'un voile de mariée ; une couronne de fleurs d'oranger ceignait sa tête. Il s'était tué d'une balle au cœur. A côté du corps, une lettre brève exprimait la volonté du défunt d'être enseveli avec sa robe de mariée.

En 1904, un certain capitaine Tweed, qui pendant de longues années commandait un bateau transatlantique, fut admis à l'hôpital maritime pour cause de maladie. Son état empira et, un jour, on le trouva la gorge tranchée. Le médecin qui pratiqua l'autopsie constata que Tweed était une femme. Or, pendant son existence, qui aurait pu douter des qualités de courage, de l'énergie de ce « mâle » officier qui était une femme ?

CHAPITRE XI

INTRODUCTION A LA THEORIE DE L'HOMOSEXUALITE

Etapes intermédiaires de la sexualité. La « virago » et les individus bisexuels. La notion d'homosexualité. La sexualité invertie. Les théories de Benkert, de Westphal, d'Ulrich et de Krafft-Ebing. L'homosexualité est-elle normale ou pathologique ? L'homosexualité et la morale. La criminalité. La pseudo-homosexualité. La bisexualité. Les difficultés soulevées par le diagnostic. L'homosexualité est-elle innée ou peut-elle s'acquérir ?

Le penchant au travesti, auquel le précédent chapitre a été consacré, mérite un examen approfondi non seulement en tant que phénomène isolé et déterminé, mais aussi en fonction de ses corrélations et de ses correspondances avec d'autres anomalies sexuelles. Il est évident qu'un homme pénétré par le sentiment intime d'être femme, et habillé de vêtements féminins, manifestera des impulsions sexuelles distinctes de celles d'un homme viril normal. Comme on a pu en juger, nombre de travestis sont attirés par les femmes, mais, et ceci est essentiel, par des femmes possédant, par rapport à la norme de leur sexe, une quelconque supériorité, ou physique, ou intellectuelle. L'homme qui possède des qualités et des caractères féminins se dirigera vers une femme virile, il préférera le rôle passif au rôle actif, il voudra, avant tout, être conquis, plutôt que de séduire son vis-à-vis : l'Autre. Une autre sorte de travestis cherchera son élément sexuel complémentaire non parmi les femmes viriles, mais parmi les hommes d'un type sexuel indéterminé, c'est-à-dire plus ou moins défini et précis. C'est ainsi qu'opère, quant aux travestis, le transfert de l'hétéro-sexualité à l'homosexualité, et il convient toutefois de préciser qu'en dehors des homosexuels efféminés il existe un grand nombre d'homosexuels qui, sans être efféminés, cherchent et apprécient les relations amoureuses avec ceux qui, d'une manière déclarée, le sont. Or s'il existe des homosexuels efféminés, dont les anomalies s'adressent aux hommes qui leur ressemblent, il y a aussi les homosexuels virils, qui visent des hommes de type mâle très prononcé. On trouve les mêmes variantes chez les femmes. Si la femme travestie virile désire l'homme efféminé et, par conséquent, est hétéro-sexuelle, une virago aimera les femmes et sera donc homosexuelle. D'autre part, il existe des femmes, plus ou moins féminines, qui préfèrent les femmes à virilité douteuse aux hommes. Il existe enfin la catégorie des individus bisexuels, dont les tendances s'adressent à des êtres d'un type sexuel correspondant à leur dilection, et qui existe dans les deux sexes.

L' « effémination » de l'homme et la « virilisation » de la femme stigmatisent donc deux catégories essentielles qui groupent des tendances sexuelles distinctes ; le premier groupe représente ce que l'on appelle la sexualité invertie, c'est-à-dire *la fixation au propre sexe*, tandis que le second groupe qualifie *la fixation des hommes efféminés aux femmes viriles, d'une part, et la fixation des femmes viriles aux hommes efféminés, d'autre part.*

La sexualité invertie, ou homosexualité, a été étudiée et analysée depuis les dernières décades, plus scrupuleusement et plus méthodiquement que n'importe quel autre domaine de la sexologie. Au cours des années 1898 à 1908, plus de mille essais traitant de l'homosexualité ont été publiés. Un médecin hongrois nommé Benkert, le premier, avait employé, dans une étude succincte de l'anomalie, parue en 1896, le nom d' « homosexuel ». Nous avons précisé les points essentiels de l'analyse de Benkert dans la réédition de son ouvrage (1905). Selon l'exposé, l'homosexualité est « une fixation sexuelle qui rend l'individu, autant sur le plan physique que sur le plan psychique, incapable d'aboutir à l'érection sexuelle normale, et cette fixation lui inspire de l'aversion et de la répugnance pour l'autre sexe, et, par contre, l'individu subjugué et dominé par cette fixation est dans l'incapacité de résister à la force d'attraction de son propre sexe ». Benkert spécifie que l'homosexualité peut se manifester chez l'homme comme chez la femme, et qu'elle est innée et comme irrésistible, à la fois.

A la même époque, le célèbre psychiatre berlinois Carl Westphal publia, sous le titre de *La Mentalité sexuelle invertie*, une analyse très pertinente concernant deux cas de travestis et déclara, dans ses conclusions, que les anomalies sexuelles intéressent et concernent non seulement l'impulsion sexuelle de l'individu, mais sa mentalité tout entière.

La dénomination de « sexualité invertie » (sexualité contraire), employée par Krafft-Ebing, par Schrenk-Notzing, par Moll, par Havelock Ellis, etc., et qui, en fait, est plus précise et plus exacte que le nom d'homosexualité, n'a jamais pénétré la terminologie de la littérature spécialisée, pas plus d'ailleurs que le nom d' « uranisme » (Ulrich), puisé dans le *Symposion* de Platon où il est dit (voir le fameux dialogue sur l'amour) que « les êtres qui sont consacrés à la déesse Uranie » sont exclusivement attirés par le sexe mâle.

Ulrich n'a point réussi à convaincre le public, et encore moins les spécialistes, que l'homosexualité est non seulement une déformation physico-sexuelle, mais une conformation structurale profondément ancrée dans la psyché de l'individu et que, précisément, cette fixation psychique déclenche des réactions physiques. Après Ulrich, Krafft-Ebing développa les mêmes théories et les fit siennes. De nos jours, par contre, on croit en général, avec Ulrich et avec Krafft-Ebing, que, dans l'homosexualité véritable, le mental très différencié représente l'expression synthétique d'une conformation, d'une constitution, d'une contexture physique déterminée et que les multiples réactions « physiques » sont, précisément, provoquées par ce mental très particulier.

L'homosexualité est, au demeurant, un problème très ancien qui, plus d'une fois dans l'Histoire, a été l'objet de controverses les plus acharnées. Si, aujourd'hui, les sommités médicales ont des points de vue très divergents quant à la nature de l'homosexualité, tous les spécialistes sont unanimes à affirmer qu'elle n'est ni un délit ni un crime, mais qu'elle représente un état pathologique. Toutefois, il faut constater que la société, jusqu'à ce jour, n'a point tiré la conclusion logique et rationnelle résultant de cet état de fait.

Pour notre part, nous n'avons jamais cessé de lutter contre l'idée et la conception si répandues qui veulent apercevoir dans l'homosexualité un crime qui doit être sévèrement réprimé. Dans nos études, comme dans nos expertises médico-légales, nous avons bataillé pour défendre ces malheureux qui craignaient d'être déclarés hors la loi, stigmatisés, jugés et condamnés pour la conduite d'une existence, pour une anomalie qu'ils étaient incapables de surmonter. Or, il faut l'avouer, le combat contre les préjugés enracinés et traditionnels n'est certes pas de tout repos et, pour ceux qui sacrifiaient leur vie et leur idéal à cette lutte, les « blessures » reçues dans cette guerre de l'Esprit et la diffamation habituelle furent le lot quotidien.

***

Il convient de préciser que l'*homosexualité véritable n'existe que là où les activités réelles sont le produit d'un mental homosexuel.*

Si les rapports homosexuels ne procèdent pas d'une mentalité homo-

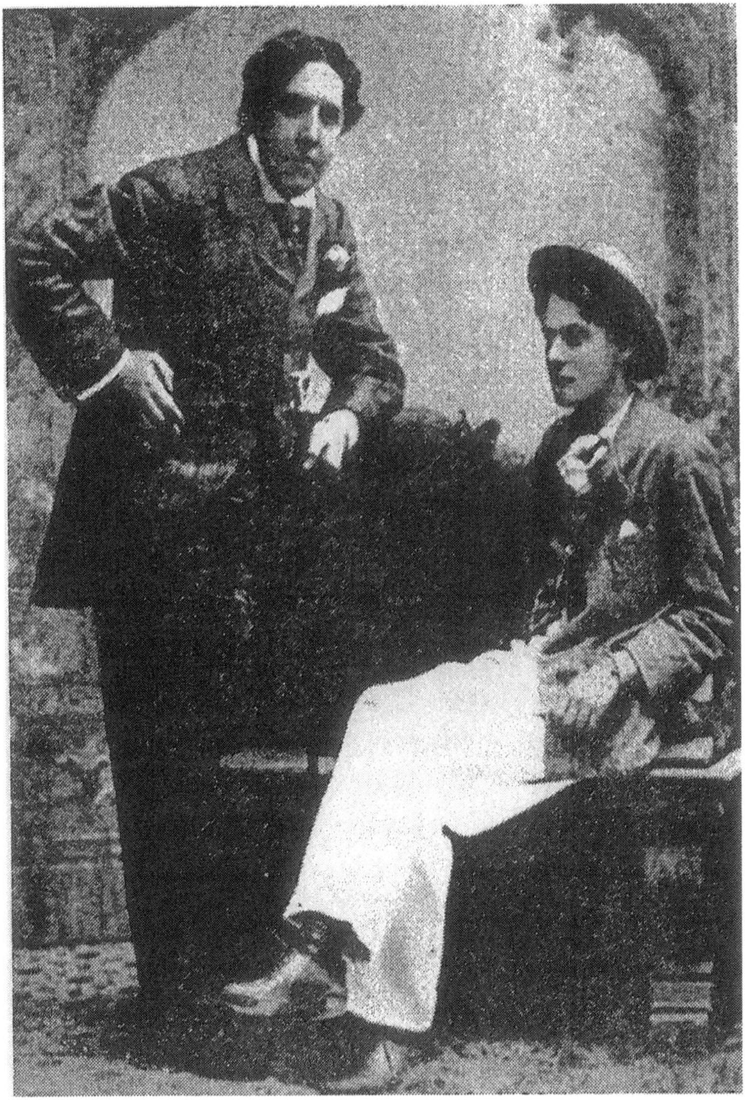

Oscar Wilde et Lord Alfred Douglas.

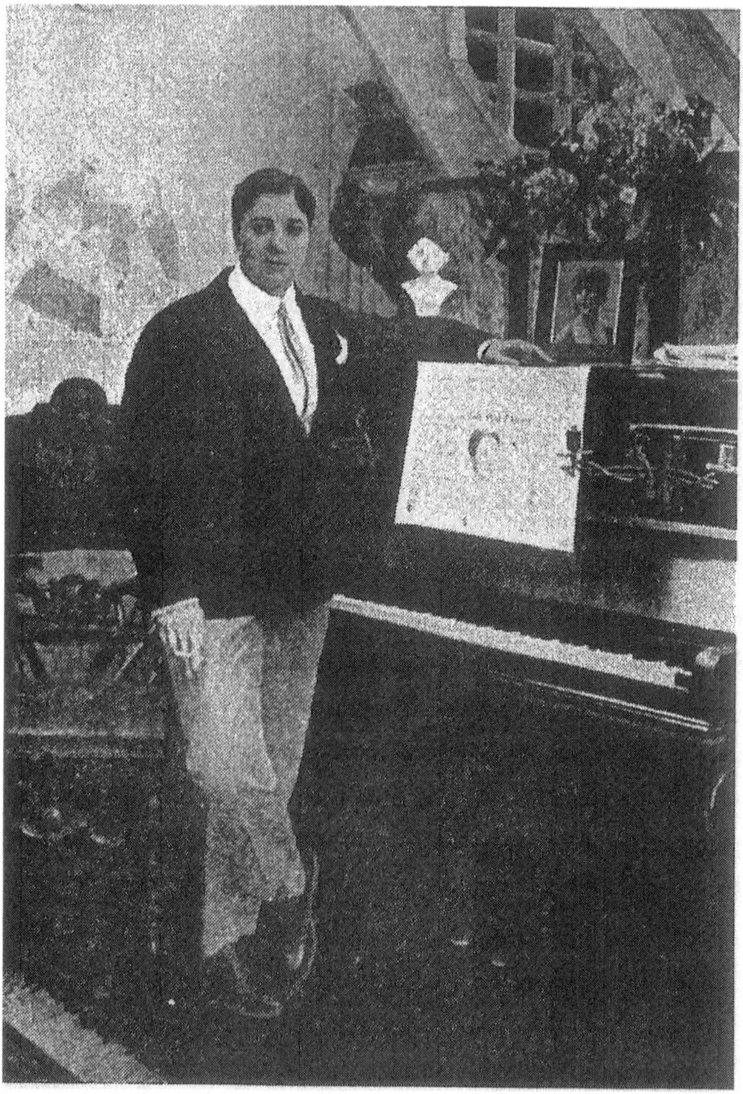

VIOLETTE MORISS, qui s'habillait en homme et s'était fait couper les seins, a fini assassinée.

sexuelle, il s'agit — selon la définition de Bloch — de pseudo-homosexualité. Par conséquent, l'expression de pseudo-homosexualité se rapporte *aux activités homosexuelles qui ne puisent pas leur origine dans un mental homosexuel, mais qui sont pratiquées pour des raisons qui ne doivent rien et n'ont rien à voir avec le domaine de l'impulsion sexuelle.* Dans ces cas, l'hétéro-sexualité demeure la caractéristique dominante et essentielle de l'individualité, de la même manière que, chez l'homosexuel, la véritable individualité n'est pas touchée si l'être s'adonne éventuellement à une activité pseudo-hétéro-sexuelle. Or il existe des homosexuels qui, ou par opportunisme ou par pitié ou par reconnaissance, entretiennent des rapports avec le sexe opposé. Cela peut aussi être le cas si l'occasion de rapports avec des individus de la même appartenance sexuelle ne se présente pas. Or, pour le véritable homosexuel, de telles activités « pratiques » équivalent à la masturbation ; elles représentent une phase de transition dont il se libère le plus vite possible pour retrouver le partenaire sexuel qui convient réellement à sa mentalité homosexuelle.

Nombre de pseudo-homosexuels sont considérés — par les autres comme par eux-mêmes — comme des bisexuels. Or, d'après la définition de la bisexualité de Krafft-Ebing, qui stipule qu'elle représente « un penchant spirituel explicite pour le propre sexe coexistant, avec un penchant pour le sexe opposé », il s'avère que le nombre des vrais bisexuels est peu élevé. Il n'est toutefois pas rare que les pseudo-homosexuels soient des bisexuels, et ce que l'on appelle l'homosexualité temporaire (ou acquise) appartient en général à la catégorie de la bisexualité.

***

Il est facile de pénétrer la mentalité et les motivations d'action des bisexuels, *attirés par un type précis, existant dans les deux sexes.* Certains d'entre eux sont surtout hétéro-sexuels et, face à un adolescent, ils penchent vers un type qui les attire autant chez les jeunes filles ; d'autres, par contre, sont essentiellement homosexuels, mais peuvent être attirés par un type féminin qui leur plaît, chez les adolescents. On connaît nombre d'exemples où un homosexuel s'est fiancé avec une jeune fille dont il aimait le frère ; où une jeune fille s'est fiancée avec un jeune homme dont elle aimait la sœur. L'individu bisexuel, qui est attiré par le plan viril de la femme et par le plan féminin de l'homme, a sa contrepartie dans la femme bisexuelle, qui aime l'homme efféminé et la femme virile. Dans une certaine mesure, ces femmes sont homosexuelles, avec un penchant pour les hommes (puisqu'elles aiment les hommes efféminés), et sont aussi hétéro-sexuelles, par rapport aux femmes, puisqu'elles sont

6

attirées par les femmes viriles. Dans cette catégorie de bisexuels, il y a beaucoup de femmes qui sont, avant tout, attirées par les hommes, mais qui ont, en même temps, un penchant pour l'élément masculin des femmes homosexuelles viriles ; il existe également des hommes qui, en fait, aiment les femmes, mais tendent aussi vers les hommes efféminés.

Il advient qu'un être s'éprenne d'une jeune fille déguisée en homme, ou d'un jeune homme travesti en femme. En ce qui concerne les bisexuels, la découverte du sexe véritable ne modifiera nullement leurs sentiments. Une seule fois dans son existence, le poète Grillparzer s'éprit d'une femme ; c'était une débutante, une jeune première qui, dans *Figaro,* chantait un rôle masculin. Des cas semblables ne sont pas rares, et souvent les jeunes filles travesties impressionnent profondément les homosexuels. Un jeune officier de cavalerie homosexuel, bien connu des invertis de Berlin, stupéfia ses amis quand il fit connaître dans la presse ses fiançailles, et plus encore quand il avoua qu'il était « devenu » hétéro-sexuel. La jeune fiancée était une jeune fille travestie.

Il existe dans les deux sexes un genre de bisexualité dont l'élément féminin accuse et éprouve un grand bien-être, lorsqu'il est découvert, ou par une femme ou par un homme plus âgé, et ces individus s'abandonnent alors d'une manière toute passive ; or, en même temps, ils satisfont et contentent l'élément masculin de leur nature, à l'aide d'un amour, actif celui-là, qui s'adresse ou à une jeune femme ou à un jeune homme.

Quand, dans un individu, il existe une force attractive envers les deux sexes, il n'est pas rare qu'avec l'âge (quelquefois après la trentaine) la libido au début plus faible diminue d'intensité, tandis que la libido plus dynamique devient dominante. La raison de ce phénomène doit être imputée à l'affaiblissement général de la sexualité. Si, par exemple, un individu est dans la proportion de 75 p. 100 homosexuel, et, dans la proportion de 25 p. 100, hétéro-sexuel, un affaiblissement de 25 p. 100 environ des deux impulsions ferait alors disparaître l'impulsion hétéro-sexuelle, tandis que l'impulsion homosexuelle demeurerait et persisterait avec une intensité de 50 p. 100.

L'observation, acquise par une longue expérience, a démontré à Krafft-Ebing que, dans *les cas d'homosexualité soi-disant acquise ou retardée, il s'agissait toujours d'une prédisposition bisexuelle,* et, pour notre part, nous pensons aussi que ces cas précis se situent entre la bisexualité et l'homosexualité. Il est, du reste, intéressant de constater qu'il n'est pas possible d'orienter volontairement la bisexualité vers l'une ou l'autre direction, et il est faux de prétendre qu'un individu qui est capable d'entretenir des rapports avec l'un et l'autre sexe devrait volontairement les limiter à son sexe opposé. Or la bisexualité est dominée et gouvernée par des fluctuations qui lui sont propres et qui dépendent, d'une part, de facteurs et d'éléments externes et, d'autre part, d'influences périodiques internes.

Krafft-Ebing a analysé des cas de « sensualité invertie acquise », où les écarts homosexuels coexistaient toujours avec l'aggravation d'une neurasthénie existante. Nombre de patients, souffrant de neurasthénie périodique, nous ont confié qu'à l'état de dépression leurs impulsions étaient homosexuelles, tandis qu'à l'état d'euphorie physique leurs instincts étaient nettement hétéro-sexuels. Or la dépression n'est point ici la suite d'un désordre sexuel, pour la simple raison qu'elle le précède et, ne l'oublions pas, certains individus sont homosexuels lorsqu'ils sont en état d'euphorie et hétéro-sexuels lorsqu'ils sont en état de dépression. Or, si les impulsions homosexuelles existent et se manifestent faiblement, c'est l'alcool qui est susceptible de les faire apparaître, en les libérant.

CHAPITRE XII

LES DIFFERENTES FORMES DE L'HOMOSEXUALITE

Homosexualité active. Homosexualité passive. Les différentes manières de pratiquer les rapports. Le contact manuel, oral, fémoral, anal. Les rapports entre les femmes homosexuelles. L'imitation du coït. Les moyens de compensation des femmes homosexuelles. Le choix du partenaire. Jeune ou vieux ? La prédilection pour les militaires. Les cas complexes. L'intensité de l'impulsion sexuelle de l'homosexuel. Le problème de la responsabilité. La masturbation. L'alcool.

Non seulement les profanes, mais nombre de médecins et de juristes pensent, à l'ordinaire, qu'en fonction de la stimulation et de la pratique de l'acte homosexuel l'un des partenaires doit être nécessairement « passif », tandis que l'autre doit être fatalement « actif ». En Extrême-Orient, dans le Sud de l'Europe et en Amérique du Sud, seul le partenaire « passif » est exposé à la risée et au mépris de la société, et non le partenaire « actif ». Cette conception, pour ainsi dire « traditionnelle », qui date de l'Antiquité, est vraisemblablement née de la conjecture que le partenaire passif est, d'ordinaire, efféminé, tandis que le partenaire actif peut être ou hétéro-sexuel ou bisexuel, c'est-à-dire que les rapports homosexuels ne sont pour lui qu'une compensation qui remplace les rapports sexuels normaux.

Or la classification des homosexuels en deux groupes de partenaires « actifs » et « passifs » ne correspond pas à la réalité, car elle est fondée sur l'acte de l'immixtion anale, c'est-à-dire l'action « active » d'introduire le pénis dans l'anus, et qui entraîne l'action passive de laisser pénétrer ; or il est avéré que cette pratique n'est pas la forme habituelle et « normale » de l'activité homosexuelle, mais, au contraire, la plus rare. Prenons pour exemple la masturbation réciproque, qui représente la forme la plus habituelle et répandue des rapports homosexuels : et comment serait-il possible, ici, de distinguer le partenaire passif du partenaire actif ? On a coutume de considérer comme « actif » l'individu qui pratique l'attouchement ; mais, si dans la masturbation homosexuelle la main remplace la vulve — et c'est là le point de vue généralement adopté en Cour de Justice par le procureur, — le partenaire qui a utilisé, a eu besoin de la main de l'autre, pour aboutir à l'orgasme, sera donc par conséquent le logique partenaire « actif ».

A vrai dire, et il convient de le souligner, les rapports sexuels sont toujours réciproques, c'est-à-dire aucun des partenaires n'est en fait totalement ou passif, ou actif, et les relations sexuelles sont « partagées ». Toutefois, il est possible que, pour l'un des partenaires, l'élément prédominant soit l'activité, tandis que, pour l'autre, cet élément prédominant soit la passivité. Or cette constatation est valable surtout sur le plan psychique.

Quatre formes principales caractérisent les rapports homosexuels entre hommes et homosexuels entre femmes : le contact *manuel*, *oral*, *fémoral*, *anal*. Précisons toutefois que les désignations « fémorale » et « anale » ont, en ce qui concerne les femmes, une signification différente que pour les hommes. Ceci sera examiné plus loin.

La forme manuelle des rapports désigne évidemment la masturbation réciproque. Pour les hommes, c'est l'attouchement, la friction, la caresse du pénis avec la main du partenaire ; pour la femme, ce sont les excitations manuelles du clitoris, des lèvres et des muqueuses de la vulve. Conformément aux faits, et d'après les détails que nous avons pu recueillir au cours de l'exercice de nos fonctions médicales et légales, la masturbation réciproque représente, pour 40 p. 100 des hommes et des femmes homosexuels, la seule et unique manière de pratiquer les rapports sexuels.

40 p. 100 des homosexuels (hommes et femmes) pratiquent les rapports ora-génitaux. Cette forme de rapports peut être réciproque, mais elle est plus souvent unilatérale.

Les rapports fémoraux sont beaucoup plus rares chez les homosexuels des deux sexes, et ceci est d'autant plus surprenant que la forme de relations sexuelles, ici, ressemble le plus au coït normal.

Parfois, en comprimant le scrotum, on peut donner l'illusion de la forme d'un pseudo-vagin. On utilise aussi un vagin artificiel en tissu végétal. La législation allemande, excessivement sévère, poursuit devant les tribunaux uniquement les activités homosexuelles qui concernent la pratique de l'introduction du pénis dans un orifice situé sur le corps du partenaire et, par conséquent, l'utilisation d'un vagin artificiel ne tombe pas sous le coup de la loi.

Quant aux rapports homosexuels entre femmes, la partenaire « active » exerce, avec ses parties génitales, une forte pression sur celles de l'autre, tandis que certaines autres tentent d'introduire le clitoris dans la vulve. Il est exact, comme on l'affirme souvent, que les femmes ayant un clitoris très développé soient particulièrement recherchées et estimées dans les milieux homosexuels. Selon les cas d'homosexualité, masculine et féminine, examinés par nos soins, la proportion des rapports fémoraux est d'environ de 12 p. 100.

Avec le pourcentage de 8 p. 100, la pratique anale (introduction du pénis dans l'anus) est la plus rare et, en ce qui concerne les femmes, c'est l'introduction d'un pénis artificiel dans le vagin qui est la moins usuelle.

Si les pratiques anales sont relativement rares, donc peu répandues, ce n'est pas parce qu'elles sont illégales ou anti-esthétiques, mais surtout parce que ces rapports ressemblent au coït naturel et normal et que, pour cette raison, ils ne correspondent pas aux besoins « instinctifs » de l'homosexuel. D'autre part, l'étroitesse de l'anus pouvant rendre l'acte souvent douloureux, ce genre de rapports est parfois « techniquement » impossible.

Une dame de la société a demandé un jour si l'acte anal — de nature masochiste plutôt qu'homosexuelle — était illégal, s'il tombait sous le coup de la loi et s'il constituait un délit suffisant pour intenter une action en divorce. Si, en mariage, il ne tombe pas sous le coup de la loi, il n'en constitue pas moins une raison valable motivant le divorce.

Il convient de préciser ici que pour la majorité des individus, hommes et femmes, l'anus est une zone érogène aussi sensible que la bouche, car, en effet, cette zone anale possède une grande sensibilité et une profonde excitabilité.

A l'ordinaire, les homosexuels pratiquent, d'une manière conséquente, une seule et même forme de rapports, qu'ils respectent d'ailleurs jusqu'en ses détails les plus infimes. Il existe toutefois deux exceptions à la règle, à savoir d'abord lorsqu'un homosexuel essaie une autre technique de rapports, « pour savoir comment cela se passe », et ensuite lorsque le partenaire, non inverti, refuse de se soumettre à l'une ou l'autre pratique, coutumière à l'homosexuel en question.

En Cour de Justice, nous avons tenté d'expliquer, à plusieurs reprises, qu'il existe une différence toute minime entre la masturbation réciproque et le contact anal, et que la forme des rapports adoptée par l'homosexuel correspond au degré et à la nature de sa sensibilité érogène. On peut écrire que plus l'homosexualité d'un individu est accusée, moins les attouchements susceptibles de le satisfaire ont besoin d'être prononcés.

Selon l'orientation, la forme, les causes et les possibilités thérapeutiques, nombre de spécialistes classent les homosexuels en types virils et en types efféminés et, d'après cette classification, ils aboutissent à des conclusions qui, il faut le dire, sont purement théoriques parce que fondées sur la locution bien connue qui veut que « les contraires soient attirés par les contraires ». Or, en réalité, ce n'est pas aussi simple. Nous avons connu nombre d'homosexuels, travestis en femmes, qui étaient attirés par des jeunes gens délicats et efféminés, et beaucoup de femmes homosexuelles, de type viril, qui entretenaient des liaisons avec des femmes du même type viril. Il existe d'autre part des homosexuels de type viril qui s'intéressent exclusivement aux hommes ayant dépassé la cinquantaine. D'aspect mâle, tel homosexuel de vingt-cinq ans était uniquement attiré, tout au moins sexuellement, par les vieillards. Si Ulrich pense que la libido des homosexuels virils sur le plan physique et sur le plan psychique est active en fonction de son orientation, tandis que celle des homosexuels féminisés sur le plan physique et sur le plan psychique est passive, on peut affirmer que l'observation des faits s'inscrit en faux contre cette assertion. Il est certain que l'orientation (à savoir le choix de l'objet) de la libido homosexuelle ne permet pas de diagnostiquer quant au type ou viril ou féminin de l'individu ; toutefois, elle résulte, dans une large mesure, de l'individualité de l'homme. Ceci est confirmé par le fait qu'au demeurant l'homosexuel restera égal à lui-même quant au « type de son choix et de sa préférence ».

Selon la nature de leur désir sexuel, nous avons classé les homosexuels en trois groupes : les *éphébophiles,* attirés par les adolescents de quinze à vingt-deux ans ; les *androphiles,* qui s'intéressent aux hommes de vingt à cinquante ans ; les *gérontophiles,* qui aiment les hommes mûrs et les vieillards. Par la suite, ce classement a été modifié parce que les éphébophiles et les androphiles constituent les groupes principaux, tandis que les gérontophiles et les pédophiles (ceux qui aiment les hommes mûrs et ceux qui cherchent les enfants non pubères) forment deux groupes supplémentaires. Les deux premiers groupes comprennent chacun 45 p. 100 des homosexuels, et les deux groupes supplémentaires se partagent les 10 p. 100 qui restent. En ce qui concerne les femmes, un classement à peu près similaire est valable. Il existe deux groupes principaux — les parthénophiles et les gynécophiles — et deux groupes complémentaires — les corophiles et les graophiles, — selon lesquels la dilection se dirige vers une adolescente, vers une femme adulte, vers une fillette non pubère et vers une femme mûre.

Cette attirance envers des individus qui ont un âge précis et déterminé n'est pas la seule différenciation caractérisant la dilection homosexuelle. Dans le cadre inhérent à chaque groupe — sans oublier la qualification de l'âge, — il faut tenir compte d'un certain nombre d'avantages et de qualités physiques et spirituelles ici décisives comme, par exemple, la couleur des cheveux et des yeux, les volumes et les formes du corps, le caractère, le tempérament, le raffinement de la culture et la situation sociale. Si certaines de ces tendances sont très accusées (le penchant, pour les militaires, chez les hommes, la prédilection pour les dames de la société, chez certaines femmes), il n'est néanmoins guère possible de les classer par groupes.

Il faut aussi signaler que nombre d'homosexuels préfèrent des partenaires homosexuels, tandis que d'autres accusent une dilection pour des partenaires hétéro-sexuels et éprouvent une nette aversion pour les invertis. Certains, il est vrai, sont, à cet égard, indifférents.

Pour conclure, il existe des homosexuels qui aiment uniquement les individus appartenant à la même classe sociale qu'eux ; certains choisissent des partenaires dans une classe sociale inférieure, tandis que d'autres ne cherchent que ceux qui leur sont supérieurs.

Il convient de distinguer, en outre, l'homosexualité simple et l'homosexualité complexe, c'est-à-dire si elle est l'unique perversion de l'individu ou si elle est associée à d'autres anomalies.

Si l'on veut évaluer l'intensité de l'anomalie, il faut observer l'état ou équilibré ou déficient du système nerveux de l'individu. S'il existe des homosexuels qui accusent une solide résistance nerveuse, d'autres, par contre, sont de véritables névropathes. Les premiers — exception faite de leur perversion — peuvent être considérés comme « sains » (ou presque), tandis que les autres, sous le poids de leurs acquis héréditaires, sont des nerveux et des hypersensibles, c'est-à-dire qu'à part leur perversion ils ont une hérédité très lourde. Ils sont en général lunatiques, prédisposés à l'alcoolisme et à la morphinomanie, à la folie de la persécution et, surtout, à l'hystérie et à l'hypocondrie. Ces tares existent souvent dans leurs familles et, si des individus de cette catégorie sombrent en plus dans l'homosexualité en abandonnant peut-être les sentiers battus, mais qui n'en demeurent pas moins ceux qui suivent la ligne la plus droite, les implacables et inflexibles difficultés de l'existence leur paraissent insurmontables.

Ajoutons que les homosexuels traduits en justice appartiennent le plus souvent à cette catégorie, et c'est pour cela que les pouvoirs publics ainsi que les experts médicaux ont pu être influencés dans leurs jugements et leurs principes, quant à l'homosexualité en général.

On peut alors poser la question : l'impulsion homosexuelle de l'homme ou de la femme peut-elle être réprimée ou surmontée d'une manière définitive, ou exige-t-elle une satisfaction, tout au moins sporadique ? Si l'on s'en rapporte à l'expérience statistique, on constate que 5 p. 100 seulement des homosexuels sont capables ou de dominer leur impulsion ou de la satisfaire, grâce à la masturbation. Pour les 95 p. 100 qui restent, l'impulsion est irrésistible et irrépressible, et ces êtres cherchent à la satisfaire quand l'occasion se présente. Il semble donc que Krafft-Ebing a raison d'écrire *(L'Homosexualité et la Loi)* : « L'impulsion homosexuelle tend parfois avec tant de violence vers son accomplissement et sa réalisation que l'individu est incapable de la dominer. Il semble alors que l'agitation, le désarroi et le risque qui résultent de la répression légale de l'homosexualité intensifient l'excitabilité nerveuse et sexuelle. »

Carpenter exprime la même opinion : « En contraignant ces êtres à réprimer leurs instincts, on les pousse, en définitive, à décharger, à libérer leur tension intérieure avec une violence accrue. La loi anglaise, qui sanctionne la plus légère extériorisation des penchants coupables entre adolescents, crée ainsi les pires réactions. » Sur le plan de l'expérience pratique, avec la réalité et l'objectivité du fait, qu'ils sont contraints de considérer et d'accepter, les juges sont convaincus néanmoins, en toute conscience, que l'impulsion homosexuelle peut être volontairement réprimée. Or l'impulsion homosexuelle, qui n'est pas moins intensive que l'impulsion sexuelle normale, est pratiquement irrépressible. Dans les cas, si nombreux d'ailleurs, où l'homosexualité est associée à des troubles psychopathiques, il est impossible, en toute justice, d'affirmer qu'un individu est ici responsable de ses actes.

Il n'est pas rare que des individus, normalement hétéro-sexuels, commettent en état d'ivresse des actes habituels aux homosexuels.

Parmi les cas que nous avons dû considérer dans nos travaux, citons, pour exemple, celui d'un procureur de l'Etat qui, après une soirée mouvementée où il s'enivra, violenta un apprenti boulanger ; celui d'un directeur d'école, en toute apparence hétéro-sexuel, qui, en état d'ivresse, s'attaqua à un garçon de café ; et celui d'un officier, en état d'ébriété, qui exigea de son ordonnance de lui donner un lavement, puis de se prêter à des pratiques homosexuelles.

Deutsch a communiqué l'exemple suivant :

« Un ouvrier de trente-neuf ans, d'intelligence très ouverte, s'adressa à la Ligue contre l'alcoolisme pour solliciter conseil et assistance. Atteint d'une grave scoliose pendant sa prime enfance, il n'avait pu se servir de ses jambes qu'à l'âge de quatre ans. Adolescent, puis jeune homme, il avait pratiqué une masturbation excessive pour entretenir, plus tard, des rapports occasionnels avec des jeunes filles de rencontre. Marié depuis deux ans, il était père de deux enfants. A part quelques indispositions bénignes et passagères, il n'avait jamais eu de maladies graves. Il buvait avec modération un ou deux verres de bière quand il se réunissait avec ses camarades. Or ces deux verres suffisaient à l'exciter d'une telle façon qu'il éprouvait alors le besoin d'embrasser des jeunes gens et de se livrer à des attouchements pervers. Il avait pu réprimer et surmonter cette impulsion jusqu'au soir où, après avoir absorbé ses deux verres, il invita un adolescent à boire pendant qu'il caressait ses parties génitales sous la table. Un jeune garçon, qui avait surpris le manège, appela un agent de police pour le faire arrêter. Le malheureux, sous le scandale qui s'ensuivit, fut comme désespéré, et le profond amour qu'il portait à sa femme et à ses enfants l'empêcha de mettre fin à ses jours. Depuis ce jour, cet homme n'a plus absorbé une boisson alcoolique. En état de sobriété, sa libido ne s'adressait qu'aux femmes, et l'homosexualité lui était un objet de répulsion. Il fut incapable de nous préciser, dans le temps, la première apparition d'un penchant homosexuel consécutif à l'absorption d'alcool. Il n'y avait d'autre part aucun précédent dans sa famille. »

Il est intéressant de constater que la situation contraire peut se produire, et il existe des homosexuels qui, en état d'ébriété, agissent et commettent des actes hétéro-sexuels. Stekel a interrogé une centaine d'homosexuels quant à savoir au cours de quelles circonstances ils avaient entretenu des rapports sexuels avec des femmes. Et, si certains furent réticents, beaucoup d'autres lui donnèrent les renseignements voulus. Quelques-uns furent catégoriques et précisèrent : « Je n'en suis capable qu'en état d'ivresse. » D'autres, sans vergogne, insinuèrent : « Une femme m'a séduit lorsque j'étais ivre. » Stekel trouve ici une preuve de sa théorie qui veut que l'homme soit primitivement bisexuel. Nous en reparlerons.

CHAPITRE XIII

DIAGNOSE DE L'HOMOSEXUALITE

Trois indices distinctifs. Le diagnostic de l'homosexualité. L'attitude sexuelle de l'homosexuel face à l'autre sexe. Les mariages. Les fiançailles. Les rapports hétéro-sexuels des homosexuels. L'attitude générale envers le sexe opposé. Les misogynes et les androphobes. Les sentiments de camaraderie. L'amour de la mère. L'indifférence envers l'autre sexe. L'évolution psycho-sexuelle. Fixation précoce au propre sexe. La période de l'indifférence sexuelle. Homosexualité occasionnelle de l'hétéro-sexuel et hétéro-sexualité occasionnelle de l'homosexuel lors de la puberté. L'érotisme idéaliste de la jeunesse. La jalousie. Les rêves homosexuels. La pudeur homosexuelle. La signification des actes homosexuels et leurs principes psychologiques en fonction du diagnostic de l'anomalie.

Dans tous les cas d'homosexualité véritable, il convient de tenir compte de trois symptômes déterminés, à savoir, premièrement, *l'absence de l'affinité sexuelle normale,* c'est-à-dire l'absence du penchant pour le sexe complémentaire, qui constitue l'aspect négatif de l'homosexualité ; deuxièmement, *la fixation psycho-mentale subconsciente et involontaire au propre sexe de l'individu,* qui pénètre le conscient avec une évidence de plus en plus perceptible, et qui tend à se réaliser et à s'accomplir, grâce à l'activité sexuelle adéquate, et c'est là que réside l'aspect positif de l'homosexualité ; troisièmement, la *prédisposition intersexuelle,* qui est habilement associée à une irritabilité des centres nerveux (hystéro-neurasthénie).

Si le spécialiste est appelé à formuler un diagnostic, quant à la nature de la sexualité du patient venu consulter pour avoir confirmation de ses tendances homosexuelles, il s'attachera d'abord *à déceler l'attitude que le patient observe par rapport à l'activité sexuelle normale,* c'est-à-dire le praticien s'informera s'il a entretenu des rapports sexuels avec des femmes et, dans l'affirmative, il cherchera à connaître l'époque, à apprécier la fréquence de ces relations et l'intensité de la puissance sexuelle dont le patient a témoigné dans ces cas. S'agit-il d'une femme : le spécialiste l'interrogera pour connaître ses dilections et ses affinités idéales et spirituelles concernant les hommes. Or le patient, en général, s'étendra avec plus d'aisance sur l'aspect négatif de sa sexualité, à savoir sa frigidité en fonction des relations sexuelles normales, que sur l'aspect positif, c'est-à-dire des tendances qui le poussent à choisir, à désirer et à approcher son propre sexe.

Nous connaissons un grand nombre de lesbiennes qui, avant leur mariage et les rapports sexuels normaux avec des hommes, étaient convaincues que leur amitié intime avec une femme n'avait été, sans plus, rien d'autre qu'une... grande amitié ! Ce ne fut qu'en éprouvant du déplaisir, de l'indifférence ou de la répulsion, à vrai dire de véritables malaises dans les bras de leur mari, que ces femmes comprirent que ces contacts provoquaient en elles des sensations différentes et antagonistes à celles qu'elles avaient ressenties pendant les rapports entretenus avec leur « amie » ; c'est alors qu'elles s'aperçurent que leur impulsion sexuelle était orientée non vers un complément normal, mais vers leur propre sexe. Or les homosexuels aussi s'aperçoivent souvent de la nature de leurs tendances réelles lorsqu'ils ont, pour la première fois, des contacts avec une femme. Chez les hommes, un autre facteur, capital, entre ici en ligne de compte, c'est leur incapacité physique de pratiquer le coït. Ajoutons toutefois que ce facteur n'est pas décisif quant au diagnostic de l'inversion sexuelle. Or certains hommes, qui, avant leurs premières et infructueuses tentatives de posséder une femme, n'avaient ressenti nul désir pour leur propre sexe, croyaient, à priori, qu'ils étaient impuissants et ne comprenaient et ne réalisaient qu'à retardement qu'ils étaient en réalité homosexuels. A vrai dire, les tentatives et les réalisations des rapports hétéro-sexuels sont généralement précédées d'événements, de manifestations particulières, qui constituent des indices distinctifs et précis de l'orientation sexuelle véritable. L'attitude, vis-à-vis de l'autre sexe caractérisant l'homosexuel est clairement exprimée dans les deux exemples suivants :

Agé de trente et un ans, un homme nous avait écrit : « Je ne saurais envisager le mariage, qui me répugne profondément. Il m'est absolument impossible d'entretenir des rapports sexuels avec les femmes. La seule pensée d'une telle éventualité m'inspire du dégoût. Je n'ai jamais tenté d'accomplir l'acte sexuel normal, et il y a peu de chance que je m'y risque un jour. Mon aversion pour la femme est si intense que je n'ai même pas appris à danser. »

Un Français de quarante ans nous avait écrit : « Je n'ai jamais eu de contact avec les femmes et, à aucun prix, je ne pourrais entretenir des rapports avec elles. Je sais apprécier un beau visage comme je sais juger un beau tableau, mais je me sauverais à toutes jambes devant le spectacle d'une femme toute nue. »

A l'inverse des homosexuels réfractaires au sexe féminin, et totalement (ou presque) impuissants quant au coït, il en existe d'autres qui, sans plaisir ni joie, il est vrai, sont capables d'entretenir des rapports avec des femmes. Un ouvrier, marié et père de plusieurs enfants, nous écrit :

« Je remplis mes rapports conjugaux, mais j'avoue qu'ils m'inspirent de la répulsion et un profond malaise. Après avoir possédé ma femme, j'aimerais avoir des rapports avec un homme. »

Les lesbiennes souffrent autant que les homosexuels lorsqu'elles sont contraintes d'entretenir des rapports hétéro-sexuels, qui peuvent provoquer chez elles ou des névroses cardiaques ou de graves affections nerveuses de l'estomac, ou des insomnies et un affaiblissement général de l'organisme, et qui ne peuvent être guéries que par un long traitement dans un sanatorium ou par la séparation avec l'époux (tout au moins en ce qui concerne le domaine sexuel). Voici ce que nous écrit une femme homosexuelle :

« Mon époux est un homme honorable et j'admire ses hautes qualités et sa nature généreuse, mais je ne puis l'aimer. Cet homme, de toute bonté et qui m'aime profondément, avait mérité un meilleur sort. Or je ne lui ai jamais fait sentir la souffrance et l'exaspération que ses caresses suscitent en moi, et il ignore à quel point je suis malheureuse en cédant à ses désirs. Quelquefois, à bout de résistance, je feins d'avoir la migraine ou je simule des maux de dents pour échapper à sa passion. »

Sur les 500 homosexuels examinés par nos soins, 417 (ou 84 p. 100) étaient célibataires et 83 (ou 16 p. 100), mariés. A la question posée aux derniers, à savoir pourquoi ils avaient convolé, beaucoup répondirent : « C'était dans l'espoir de surmonter ma passion homosexuelle », ou bien : « J'avais cru que l'amour pour mon épouse devait fatalement venir. » Quelques-uns s'étaient mariés par ignorance, d'autres « pour mettre un terme aux commérages et aux médisances des parents et des amis ». D'autres, enfin, avaient pris femme pour la dot, ou sur le conseil de leur médecin. De ces 83 mariages, 112 enfants étaient nés.

Les femmes homosexuelles se marient pour les mêmes raisons. Certaines affirment qu'elles avaient convolé pour « être indépendantes », d'autres, pour entrer en possession d'un héritage qu'elles ne devaient recevoir qu'à cette condition.

Il n'est pas rare que les femmes et les hommes homosexuels envisagent le mariage. Mais ils rompent leurs fiançailles parce que le contact intime avec le partenaire leur a inspiré du dégoût et de l'aversion. Un homosexuel de notre connaissance s'était fiancé trois fois, et trois fois il avait rompu pour des raisons assez fortuites. Or, la quatrième fois, la fiancée, jeune fille autoritaire, énergique et volontaire, le traîna pour ainsi dire devant l'autel, et cela contre notre conseil. Cet homme s'est pendu un mois après le mariage.

Les fiancées lesbiennes éprouvent aussi tant de répugnance sous les caresses de leurs futurs qu'elles rompent leur fiançailles. Une artiste homosexuelle de notre connaissance, de grande beauté, nous confia qu'elle s'était fiancée à trois reprises, mais qu'en dépit de ses efforts pour supporter les caresses de ces hommes elle avait éprouvé chaque fois un malaise « si violent » qu'elle n'avait pu se décider au mariage.

L'intensité de la misogynie chez l'homosexuel et la violence de la peur de l'homme chez la lesbienne ne peuvent servir de règle quant aux possibilités des rapports sexuels. 53 p. 100 des hommes homosexuels examinés (et, parmi eux, des hommes mariés) n'avaient jamais fait la moindre tentative pour entretenir des rapports sexuels normaux. Le pourcentage des femmes homosexuelles réfractaires à toute tentative de coït était plus élevé encore. Les femmes vierges ayant dépassé la trentaine et que nous avons examinées étaient ou homosexuelles ou mariées avec des homosexuels.

Or, si un homosexuel réussit à accomplir l'acte sexuel avec une femme, grâce aux artifices, à la frénésie d'érotiques imaginations de pratiques homosexuelles, un tel coït ne possède pas le même contenu émotionnel et ne contente point la femme de la même manière que l'union naturelle avec un homme normalement hétéro-sexuel et, en général, la femme, d'instinct, le ressent. En outre, les hommes homosexuels affirment souvent qu'il leur est plus facile de posséder une femme que de l'embrasser et que, de la même manière, l'attouchement des parties génitales féminines leur est plus pénible que le coït.

Les sensations et les émotions qu'un être éprouve après la consommation de l'acte indiquent, avec précision, la nature de l'impulsion sexuelle qui l'a précédé. Si les rapports sexuels ne correspondent pas à l'orientation de l'instinct sexuel, ils sont suivis non seulement de malaises, mais par une réelle aversion pour le partenaire et même par la haine. Un homme d'affaires bavarois nous a écrit :

« Les rapports sexuels que j'ai entretenus avec les femmes étaient suivis de troubles nerveux, de nausées, de vomissements et de migraines prolongées. L'odeur dégagée par le corps d'une femme me répugne du plus profond de mon être, et à présent je suis incapable d'en approcher une. Le contact intime avec un militaire, par contre, me procure une joie et un bien-être infinis. »

L'acte sexuel accompli à l'encontre du désir sexuel véritable ne provoque pas la détente, mais redouble au contraire la tension sexuelle. Il est curieux d'observer que les prostitués masculins hétéro-sexuels, après avoir eu des rapports avec des invertis, cherchent immédiatement à posséder une femme. De la même manière, les homosexuels mariés sont amenés à une activité hétéro-sexuelle qui ne correspond pas à leur véritable dilection. Si l'acte sexuel est l'aboutissement d'un désir sexuel conscient et sûr de sa réciprocité, il donne le soulagement et la joie qui font totalement défaut lorsque le partenaire sexuel n'est pas, en même temps, l'objet instinctif du désir sexuel.

En dehors des rapports sexuels, l'attitude que l'homosexuel observe envers le sexe complémentaire témoigne de certaines caractéristiques marquantes. Si certains homosexuels ont une indifférence totale envers le sexe opposé, d'autres sont de véritables misogynes ou de pures androphobes. Nombre d'hommes homosexuels affirment que, aussi bien dans la rue que dans n'importe quel lieu public, ils ne s'aperçoivent pas de la présence d'une femme, et la même constatation est valable en ce qui concerne les lesbiennes. Une femme homosexuelle, qui assiste à une représentation théâtrale, suit avec attention le jeu des actrices, et les acteurs lui apparaissent comme des « figurants ». Un peintre russe homosexuel nous confia : « Je ne puis distinguer une femme de l'autre et, pour moi, l'une est toute pareille à l'autre, comme le sont les Chinois. Elles sont bien belles et jolies, mais si inexpressives qu'elles se ressemblent toutes. »

Contrairement, et en opposition très nette à l'attitude négative fondée sur l'aversion sexuelle (consciente ou inconsciente) envers le sexe complémentaire, on peut observer, en dehors de l'élément sexuel, un sens de camaraderie et de profonde sympathie que l'homosexuel professe pour le sexe complémentaire opposé. Cette attitude, tout instinctive, se manifeste dès l'enfance, où l'adolescent homosexuel se plaît dans la compagnie des fillettes de son âge (la même constatation est valable pour l'adolescente lesbienne), tandis qu'il éprouve à l'encontre des jeunes gens une timidité farouche qui perdure souvent jusqu'à l'âge adulte. Ce phénomène, caractéristique, a été observé chez un grand nombre d'enfants homosexuels. Enfant, puis adulte, la femme homosexuelle est, en compagnie des hommes, plus sûre et plus consciente de soi qu'une femme hétéro-sexuelle ; elle se sent non seulement égale, mais comme apparentée à l'homme et, pour des motifs spirituels et intellectuels, elle entretient, avec grâce et aisance, de charmantes relations amicales avec ce sexe masculin, et seules la quête amoureuse et l'approche érotique de l'homme la froissent et l'affectent péniblement, puis provoquent son recul. Les homosexuels se plaisent aussi dans la compagnie des femmes, avec lesquelles ils ont tant de liens et de choses communs, et ils sont surtout attirés par les femmes d'âge mûr.

Or il y a dans la vie de l'homme homosexuel une femme qu'il aime tout particulièrement, c'est sa mère. Pour la femme homosexuelle, l'équivalent de ce sentiment est l'affection qui la lie à son père. L'accord intime de l'homosexuel avec sa mère est si caractéristique que l'Ecole de Freud considère que le « complexe de la mère » est le principe et l'origine de l'homosexualité. Pour notre part, nous pensons que cette théorie est fausse. L'homme ne devient pas homosexuel parce qu'il est attiré par sa mère depuis sa plus tendre enfance, mais parce que, sous l'emprise violente de ses prédispositions particulières et mû par le sentiment de sa propre faiblesse, il cherche à s'appuyer sur sa mère qui, d'instinct, le chérira plus tendrement que ses autres enfants.

A vrai dire, l'attitude négative envers le sexe opposé est un indice important, mais nullement décisif et déterminant de l'homosexualité, et *les misogynes les plus violents et endurcis ne sont pas des homosexuels.* Or, chez les homosexuels des deux sexes, le sentiment prédominant, par rapport au sexe complémentaire, est l'*indifférence* et non la haine. Pour cette raison, *les phénomènes d'aversion, en ce qui concerne les rapports hétéro-sexuels, ne sont pas décisifs lorsqu'il s'agit de formuler un diagnostic, et c'est seulement lorsque ces phénomènes sont associés à une affinité sexuelle pour le propre sexe du malade que l'on peut conclure à l'homosexualité.*

En examinant de très près les cas d'homosexualité pure, on s'aperçoit que les partenaires sexuels avaient éprouvé, avant les rapports sexuels proprement dits, une forte attirance spirituelle réciproque. Cette fixation érotique involontaire des sens et de l'intellect existe bien avant que l'individu ne s'aperçoive de la nature sexuelle de son penchant.

On pourrait alors objecter que les amitiés intimes entre enfants du même sexe ne sont pas rares, et que ces adolescents évoluent pour devenir des adultes normalement hétéro-sexuels. Les amitiés amoureuses caractéristiques de l'époque de puberté sont si fréquentes qu'elles ont été analysées en tant qu' « état physiologique caractérisant l'époque de l'indifférence sexuelle ». Or les enfants homosexuels se distinguent des enfants normaux non seulement en fonction de leur caractère et leur individualité différemment structurés, mais aussi par rapport à la nature de leurs amitiés érotiques. D'une part, en considérant le sentiment indécis, flottant et inconscient des manifestations et de la signification de leur tendresse, ils sont plus réticents, timides et difficiles quant au choix de leurs amis, et, d'autre part, leurs affections sont plus intenses et constantes que celles de leurs camarades hétéro-sexuels. Les enfants homosexuels sont habituellemnt aimés et choyés par leurs camarades de classe, qui, d'instinct, perçoivent l'élément féminin chez les adolescents homosexuels et l'élément viril chez les fillettes homosexuelles. Or les tendances et les activités homosexuelles des jeunes enfants normaux sont d'une nature plus fortuite et plus légère que celles des jeunes invertis et, après la puberté, ces tendances sont remplacées par une inclination naturelle pour le sexe opposé. Chez les enfants dont l'homosexualité est innée, par contre, le penchant s'intensifie avec la puberté pour s'orienter vers le propre sexe avec une intensité aussi passionnée, il faut bien le dire, que celle qui caractérise l'impulsion spécifique hétéro-sexuelle des adolescents normaux.

Si les adolescents hétéro-sexuels, entre quinze et vingt ans, entretiennent parfois des amitiés amoureuses avec des partenaires de même appartenance sexuelle, et si ces amitiés semblent avoir un caractère homosexuel, les jeunes gens homosexuels traversent quelquefois, à cette époque, une phase comme hétéro-sexuelle qui ne semble pas due uniquement à la forte suggestion et à l'exemple exercés par les adultes, c'est-à-dire par cet amour « romantique » qui joue un rôle si important dans l'existence de l'homme. Or l'époque de la puberté représente une période d'évolution fragmentaire, si l'on peut dire, au cours de laquelle la différenciation organique, physiologique et physique n'est pas encore accusée et précisée, et, par conséquent, l'impulsion sexuelle est aussi indéterminée et indécise et elle oscille, tel un pendule, d'une direction à l'autre jusqu'au moment où, lentement ou brusquement, elle s'adressera, grâce à l'amour, à un partenaire sexuel choisi et adéquat.

A l'âge de dix-huit ans, parfois un peu plus tôt ou un peu plus tard, apparaîtra chez les femmes et les hommes homosexuels (comme chez les individus hétéro-sexuels) cet idéalisme érotique qui s'extériorise et se manifeste ici dans une admiration comme excessive, là par des lettres d'amour, des poèmes et des sérénades ; évidemment, l'être « idéalisé » et « sublimé » est alors de la même appartenance sexuelle que l' « adorateur ».

Or l'un des indices les plus infaillibles de l'amour le plus véridique, la jalousie, se manifeste aussi au début de l'amour homosexuel. Les hommes et les femmes invertis sont dominés et subjugués par cet affect si désagréable dans la même mesure que le sont les êtres normalement hétéro-sexuels. Si la jalousie ne s'adresse parfois qu'au rival (ou à la rivale) homosexuel, il n'est pas rare que les lesbiennes soient jalouses d'un homme hétéro-sexuel, et le contraire est exact et valable pour l'homosexuel, qui jalousera une femme hétéro-sexuelle. On a pu observer chez les homosexuels toutes sortes d'actions criminelles suscitées par la passion, jusqu'au suicide et au meurtre. Ces actes de violence témoignent de la véracité et de la profondeur des relations intellectuelles, idéales et spirituelles, car, s'il ne s'agissait uniquement que d'accomplir l'acte sexuel, les homosexuels ne seraient pas tentés de commettre des crimes aussi graves.

Nombre d'hommes et de femmes homosexuels portent sur eux la photographie d'un être qui représente le type humain qu'ils préfèrent, et notamment la photographie d'un individu qu'ils connaissent personnellement bien. A vrai dire, il existe peu d'homosexuels qui ne portent sur eux un petit album empli de ces photographies. Nous fûmes un jour appelés pour procéder à une expertise médico-légale. L'accusé avait été dénoncé par son logeur, qui l'avait espionné et surpris par le trou de la serrure de sa chambre au moment où il pratiquait des rapports homosexuels que la morale publique réprouve. Au cours de l'interrogatoire, les boutons de manchette de l'accusé attirèrent l'attention des juges et du tribunal et, en les examinant attentivement, on découvrit la photographie du complice sertie dans les boutons.

Le mental homosexuel inconscient se révèle surtout à travers les rêves. En ce qui concerne le diagnostic de l'homosexualité intégrale, Näcke attribue, à juste titre, une importance capitale au fait que l'orientation de l'impulsion sexuelle soit prédominante et révélatrice dans le cheminement des rêves de l'individu. Nombre d'analyses, précises et détaillées, confirment cette assertion. On peut observer à ce propos qu'avant la puberté, déjà, les rêves « agréables » des homosexuels sont peuplés de représentations purement homosexuelles et que les rêves « douloureux » se rapportent à des tentatives de rapports sexuels normaux. Un homosexuel nous a confié : « Je rêve souvent que je suis ou fiancé ou marié. Je suis alors comme oppressé et j'éprouve une sensation de peur, une telle frayeur qu'il m'est impossible de définir. »

Krafft-Ebing écrit à ce sujet : « Le fait en soi que les rêves érotiques des hommes homosexuels s'adressent aux hommes, et que les rêves érotiques des femmes homosexuelles s'adressent aux femmes, prouve que l'homosexualité innée est très profondément ancrée dans l'individualité. Sur cent homosexuels interrogés, à savoir si leurs rêves érotiques s'adressent à des hommes ou à des femmes, quatre-vingt-sept confirmèrent qu'ils concernaient uniquement les hommes. Treize homosexuels n'avaient pas de rêves érotiques ou ne s'en souvenaient plus.

Si les rêves des lesbiennes concernent évidemment les femmes, elles s'y retrouvent parfois dans le rôle actif de l'homme, parfois dans le rôle passif de la femme.

Le rêve le plus fréquent des femmes homosexuelles les représente aux dormeuses comme fécondées par la femme qu'elles aiment, et cette perversion occupe aussi leurs rêves éveillés.

A propos de la réalité des songes des homosexuels, on trouve des conclusions très intéressantes dans le livre du docteur Tarnowsky, médecin à Pétrograd (Leningrad), qui écrit : « Avec l'apparition de la puberté, le patient a des rêves suivis d'éjaculations. Vagues, flottants et inconsistants au début, ces rêves sont vite oubliés, mais la répétition, la persistance leur confèrent une précision qui frappe l'adolescent par sa singularité. Il ne rêve pas de tendres caresses féminines, mais de mains qui l'effleurent et de baisers qui lui sont donnés par des hommes adultes, à l'anatomie bien développée. L'orgasme et l'éjaculation provoqués par le rêve ne sont pas concédés par les représentations érotiques d'une femme, mais par les caresses et les baisers d'un homme. Les premières manifestations de la timidité apparaissent aussi en présence des hommes adultes et non pas en présence des femmes. Et cet adolescent est bien plus réticent s'il doit se dévêtir devant un homme que devant une femme. »

Tarnowsky analyse aussi la nature particulière de la pudeur de l'homosexuel. En effet, on se trouve ici en présence d'une autre caractéristique importante de l'homosexualité. A l'ordinaire, la pudeur de l'individu concerne le sexe qui l'attire et un homme homosexuel se comporte à cet égard comme une femme, tandis qu'une femme homosexuelle se comporte comme un homme. La timidité de certains homosexuels est si excessive, par exemple, qu'ils se trouvent dans un embarras pénible lorsqu'ils sont contraints de se dévêtir devant le médecin, et ils endurent une véritable torture lorsqu'ils doivent se prêter à la visite du conseil de révision. Nombre d'homosexuels sont incapables d'uriner en présence d'un tiers. La lesbienne se comporte, en présence d'un homme, avec plus de franchise et de liberté qu'en présence d'une femme hétéro-sexuelle et elle se dévêtira devant un médecin sans la moindre gêne et avec le plus grand naturel. C'est surtout dans la compagnie d'homosexuels qu'elle se sent à l'aise, car elle sait qu'elle ne sera pas importunée, mais au contraire jugée avec compréhension et objectivité. Or la lesbienne est très réticente en présence d'une femme invertie, et c'est le cas surtout lorsqu'une lesbienne de type féminin rencontre une homosexuelle de type viril.

Si un unique acte d'homosexualité ne suffit pas à prouver l'impulsion sexuelle invertie d'un individu, il facilite à coup sûr le diagnostic et le détermine dans les cas où des prédispositions psychologiques ont pu être établies auparavant.

CHAPITRE XIV

ORIGINE ET GENESE DE L'HOMOSEXUALITE

L'homosexualité peut-elle s'acquérir ? La masturbation et l'homosexualité. L'écœurement éprouvé pour le sexe opposé. La bisexualité primitive de l'homme. Les expériences précoces. Le complexe d'Œdipe. Identification avec la mère. L'exemple d'un professeur. La psychologie individuelle. Critique des théories concernant l'homosexualité « acquise ». L'homosexualité en tant que caractère inné. La dégénérescence. La thèse anthropologique de Bloch. La bisexualité normale. L'homosexualité en tant que caractère dominant. Les prédispositions névropathiques. Les facteurs héréditaires. L'homosexualité est inguérissable. L'homosexualité et le mariage.

En ce qui concerne les origines et la genèse de l'homosexualité, il existe diverses théories, que l'on peut classer en deux principes fondamentaux :

1° Les thèses selon lesquelles l'homosexualité est un comportement que l'individu acquiert et entretient au cours de son existence.

2° Les thèses selon lesquelles l'homosexualité, sous ses formes les plus authentiques, est innée.

La théorie la plus ancienne et la plus simpliste du premier groupe ramène l'homosexualité à la masturbation, et il est surprenant de constater que Krafft-Ebing se soit rallié à cette thèse avant de faire sienne celle qui veut que l'homosexualité soit innée, et que nous avons adoptée.

Selon Ziemke, c'est parce que l'enfant, en bas âge, est particulièrement attiré et joue avec ses parties génitales qu'il sera, plus tard, intéressé et attiré par son propre sexe. Dans tous les cas observés par le savant, il constate, à part un éveil précoce, le degré intense de l'impulsion sexuelle qui, imprécise au début et d'ailleurs sans objet défini, se fixera plus tard au propre sexe du sujet.

Stier adopte la même thèse, contre laquelle nous opposons notre expérience. Si Stier attribue à la masturbation une importance causale et déterminante, par rapport à l'homosexualité, on pourrait alors, et au même titre, y apercevoir la même responsabilité en ce qui concerne toutes les anomalies sexuelles. Le praticien croit que la masturbation précoce, et continue, surtout lorsqu'elle est pratiquée par plusieurs individus dans une certaine réciprocité, est extrêmement nocive « parce qu'elle supprime la pudeur que, même, l'adulte conserve par rapport à son appareil génital ». Sur soixante invertis examinés, Fleischmann en découvrit trois qui avaient pratiqué une excessive masturbation et il avait conclu que « la masturbation doit exercer, de la même manière que l'alcool, une influence capitale dans la genèse de l'homosexualité ». Nombre de ses patients croyaient que leur anomalie homosexuelle était une conséquence d'une masturbation excessive.

Kreplin aussi a découvert une corrélation entre la masturbation et l'homosexualité. Il a écrit :

« L'impulsion initiale de l'évolution homosexuelle naît, en premier lieu, chez les individus sexuellement précoces, grâce à l'activité de la masturbation qui provoquera aussi, plus tard, l'impuissance sexuelle de l'individu et, d'autre part, la tendance à l'homosexualité évolue sous la pression d'événements précoces d'ordre sexuel et sous l'influence de complications physiologiques dues à l'influence de l'alcool. Pour combattre cette aberration sexuelle qu'est l'homosexualité, il faut, avant tout, appliquer une thérapeutique qui viserait à supprimer le penchant à la masturbation. »

Or, il faut bien le dire, la masturbation n'est pas responsable de l'homosexualité, elle est étrangère à l'évolution de cette anomalie. Si la masturbation réciproque, pratiquée par deux individus de la même appartenance sexuelle, aboutit à l'homosexualité, ce qui est possible, cette pratique de la masturbation réciproque est déjà une activité homosexuelle, c'est-à-dire elle n'est plus de la masturbation pure et simple.

L'opinion ancienne, et si répandue, qui voulait que l'homosexualité ne soit rien d'autre qu'une « monstrueuse indécence » ou le résultat d'un profond dégoût pour le sexe opposé causé par la pratique de rapports hétéro-sexuels excessifs, cette opinion n'est pas digne d'être retenue.

On a cru également que l'homosexualité pouvait être provoquée, et même évoluer sous la poussée de l'aversion que l'individu nourrit pour le sexe opposé. Or cette théorie ne peut s'appliquer qu'aux êtres bisexuels et à quelques homosexuels ayant entretenu, sporadiquement, des rapports hétéro-sexuels.

A ce propos, Bloch a fait des observations intéressantes quant à l'homosexualité de certaines prostituées :

Il existe deux causes fondamentales motivant l'éveil des tendances homosexuelles chez des prostituées (initialement hétéro-sexuelles) : ce sont, premièrement, les relations intimes avec des compagnes nettement lesbiennes, dont l'influence est comme fortifiée par l' « esprit de corps » des prostituées et, deuxièmement, le développement lent et graduel de l'aversion pour les rapports sexuels avec les hommes, constituée et renforcée par l'expérience que ces femmes ont des hommes, dont elles ne connaissent d'ailleurs que les aspects les plus brutaux et les plus dégradants. Contraintes de satisfaire avec docilité les continuelles exigences, souvent ignobles, de la bestiale sensualité de certains, à priori répugnants, les prostituées conçoivent fréquemment une insurmontable aversion pour le sexe masculin, et toute leur sensibilité, les sentiments les plus tendres et les plus nobles qu'elle ont pu sauver de l'ornière s'adressent alors à leur propre sexe. Pour la prostituée, les liaisons homosexuelles semblent « plus nobles, plus pures, plus innocentes » que leurs rapports professionnels et tarifés avec les hommes ».

Si l'on croit en général que l'homosexualité est en corrélation étroite avec des faits et des événements vécus au cours de la jeunessse d'un sujet, l'Ecole psychanalytique moderne a élaboré des théories nettes, précises et bien définies quant à la genèse de l'homosexualité.

Selon elle, tout individu traverse, à l'époque de la puberté, une période de bisexualité. Si, pour la majorité des êtres, cette phase, de courte durée, fait place ensuite à l'hétéro-sexualité normale et naturelle, chez certains individus, pour des raisons psychologiques déterminées, elle demeure, et persiste même ; chez d'autres encore, la monosexualité, si caractéristique de l'enfance, évolue pour se stabiliser et devenir de l'homosexualité.

Or les moyens d'investigation de la psychanalyse ont prouvé que tous les homosexuels, hommes et femmes, ont accusé au cours de leur jeunesse des tendances nettement hétéro-sexuelles. C'est irréfutable, car il n'existe aucune exception à cette règle. La période hétéro-sexuelle s'étend souvent par-delà la puberté, et les déclarations sincères de nombre d'homosexuels, et publiées par divers spécialistes, confirment cette constatation.

Selon Freud, la phase bisexuelle, vécue par tous les individus, avant et pendant la puberté, est suivie de la période hétéro-sexuelle qui repousse et refoule, pour ainsi dire, l'élément homosexuel de la tendance bisexuelle, et, d'autre part, l'hétéro-sexualité est comme sublimée à l'aide de l'amitié, des compétitions sportives, des ambitions sociales, etc. Or si, pour une raison quelconque, l'hétéro-sexualité faiblit et s'efface, l'homosexualité apparaît. Les homosexuels qui ont dépassé, mais non supprimé, l'hétéro-sexualité témoignent d'une tendance à la névrose ; par contre, plus l'homosexuel a réussi à « sublimer » l'hétéro-sexualité, davantage il donne l'impression d'être « normal » et équilibré. Il semble alors ne se distinguer en rien des individus hétéro-sexuels normaux.

Quels sont alors les facteurs déterminants de l'évolution psychologique orientée vers l'homosexualité ? Les psychanalystes, ne l'oublions pas, ne sont pas les seuls témoins ayant établi que, pour nombre d'invertis, il s'agit toujours d'une impression, d'un événement sexuel vécus à un âge précoce.

Citons quelques exemples susceptibles d'éclairer la nature de ces impressions précoces. Ziemke a noté le cas suivant :

Agé de trente-huit ans, le patient est un ancien officier. Enfant, il fut craintif, réticent et secret, surtout vis-à-vis des adultes. Après avoir obtenu, après deux échecs, son baccalauréat, il entra à l'Ecole Militaire, où il reçut normalement son avancement. Après quelques années de service actif, il fut congédié de l'armée pour abus d'autorité. Il émigra en Afrique du Sud, où il s'occupa d'une ferme, puis, comme colon, il dirigea une factorerie et il participa à quelques guérillas.

C'est à l'âge de douze ans que le patient, jusqu'alors très ignorant, éprouva ses premières sensations sexuelles. Or ce fut un événement très précis qui attira son attention sur la vie sexuelle. Il jouait au cheval et au cavalier avec sa sœur et son cousin sur le dos duquel, comme cavalier, il chevauchait. Tout à coup, il s'aperçut que son pénis était dur et tendu, puis humide, et il éprouva une sensation agréable de bien-être. Il ignorait absolument ce qui lui était arrivé, mais sa timidité, innée et bien connue des siens, l'empêcha d'en souffler mot à quiconque. Il chercha, par contre, à se placer dans des positions similaires et, lorsqu'il y réussissait, il tentait de provoquer l'éjaculation. A cette époque de son existence, le patient n'éprouvait aucune affection particulière ni pour le cousin qui lui fit connaître, sans le savoir, la révélation de son impulsion sexuelle ni, du reste, pour aucun autre individu du sexe masculin, car son unique objet était d'aboutir à l'éjaculation.

Plus tard, au lycée, où il eut aussi l'occasion de satisfaire ses instincts sexuels, il eut un penchant pour un adolescent de son âge, et il comprit alors que le fameux événement sexuel pouvait être associé à un partenaire déterminé. Or, dès le moment où il avait rencontré ce camarade, il fut envahi par le désir de satisfaire, à sa manière, ses impulsions sexuelles avec l'aide (involontaire) de ce partenaire élu. Il prévoyait et organisait donc, au cours des récréations, des jeux de saute-mouton avec son camarade, pendant lesquels, avec quelques mouvements précis, il aboutissait à l'éjaculation. C'est à ces jeux, et à l'insu de ses « partenaires », qu'il sut renouveler les contacts dont il avait tant besoin. Adulte, ce fut après l'absorption de boissons alcooliques qu'il fut incapable de dominer ce penchant fatal, et ses fréquents abus commis envers la personne de simples soldats provoquèrent son renvoi de l'armée. Dans le but de supprimer et de guérir cette perversion, il approcha une jeune fille, avec laquelle il entretint des rapports sexuels espacés qui ne lui procurèrent ni plaisir ni contentement. Pendant l'acte, il se plaçait, par l'imagination, dans la position qu'il occupait dans ses rapports avec les hommes. Peu de temps après son renvoi de l'Armée, il émigra en Afrique du Sud et continua à s'adonner à sa perversion et, après avoir abusé à plusieurs reprises de jeunes Hottentots, il fut expulsé du pays.

Bloch a communiqué un cas où le patient fut séduit :

« Depuis mon enfance, j'ai toujours eu quelque chose de féminin, dans mon cœur et dans mon esprit aussi bien que dans mon aspect extérieur. Mon impulsion sexuelle s'éveilla très tôt. Agé de six ans environ, lorsque, alité pour une maladie bénigne, mon précepteur s'assit près de moi et me caressa avec tendresse, puis toucha délicatement mon pénis, la jouissance que j'éprouvai alors fut si intense que jamais je ne l'ai oubliée. A l'école, où je fus un élève brillant, je pratiquais parfois, avec quelques garçons de mon âge, des « attouchements » réciproques. J'ignore de qui j'ai hérité mon violent instinct sexuel, mais je me souviens qu'il me fit souffrir dès ma douzième année et, lorsqu'un camarade m'initia à la masturbation, je fus comme soulagé et je considérais cette pratique comme une détente salutaire. Or cette euphorie, cet état de bonheur ne dura guère, car, lorsque je compris l'anomalie de ces manœuvres, ma conscience se révolta et je fus déchiré et harcelé par un remords indicible, mais, hélas ! je ne sortis pas victorieux du combat.

» Avec envie, j'observais les hommes forts et virils, plus âgés que moi, et je pensais alors que je m'étais adonné à la masturbation pour la simple raison que je n'avais pas eu l'occasion de posséder une femme. Je finis par me diriger vers les prostituées, mais ces rapports ne me procurèrent naturellement ni joie ni apaisement. Ou je ne réussissais pas à accomplir l'acte, ou je le faisais avec dégoût parce que je craignais chaque fois d'attraper une maladie vénérienne. Quand j'eus l'occasion d'approcher et d'aimer des femmes du milieu social auquel j'appartenais, je m'abstins de toute tentative en me reprochant ma timidité, mes scrupules et mon intraitable « sens de l'honneur », et il ne me vint même pas à l'idée que j'étais homosexuel et que, pour cette raison, le beau sexe ne m'attirait pas.

» Puis, un jour, à la dérobée, la vue d'un pénis me fit monter le sang au cerveau et je me souvins tout à coup que, quoique avec moins de violence, j'avais accusé ce choc pendant mon adolescence, et je dus m'avouer que j'étais très différent des autres. Cette révélation, je dois le dire, me désespéra. Puis je ne fus pas indifférent à une jeune fille et j'ébauchai une liaison qui dura plusieurs mois. Or, pendant toute cette période de mon existence, je ne pus surmonter mon penchant pour les hommes. Notre liaison durait encore lorsqu'un jour, dans une vespasienne, un homme d'âge mûr s'approcha subrepticement de moi et toucha mon pénis. Déconcerté et comme effrayé, je me sauvai à toutes jambes et, pendant longtemps, j'évitai ce lieu. Or j'eus le désir, puis le besoin de retrouver cet homme, et la chose fut facile à réaliser. J'ai usé le meilleur de mes forces à combattre — sans résultat — ce besoin qui, tout au moins en partie, doit être comme inné. Or je pense que ce penchant n'est ni malsain, ni un péché. »

Nombre de psychanalystes croient que certaines formes de l'homosexualité ont leur origine dans la fréquente administration de lavements pendant l'enfance et qui peuvent provoquer une fixation à la zone anale.

Or, en dehors des impressions purement sexuelles, il existe d'autres facteurs, d'ordre psychique, susceptibles de déclencher des tendances homosexuelles. L'Ecole de psychanalyse affirme que, pour un grand nombre de cas, l'homosexualité est une conséquence et un résultat du complexe d'Œdipe : « L'amour pour la mère absorbe totalement toutes les facultés d'amour pour le sexe féminin. »

Les relations caractéristiques entre un homosexuel et sa mère apparaissent clairement dans le récit d'un de nos patients :

« Ma mère était tout pour moi, elle était l'alpha et l'oméga de mon existence. J'avais conçu les plus beaux projets, les plus séduisants espoirs pour notre avenir, car je voulais la voir s'épanouir dans une vieillesse heureuse. Mais ma mère adorée mourut. La nouvelle de sa maladie me parvint en Irlande, et, pendant le long voyage qui me ramena en Allemagne, je souffris cruellement. Dans le train, plusieurs personnes, pensant que je devenais fou, quittèrent le compartiment. Trois semaines durant, jour et nuit, je l'ai soignée. Elle mourut et je restai seul, comme brisé dans mon corps et dans mon âme. Je ne me suis jamais rétabli de ce choc. Je retournai en Angleterre, où je travaillai avec acharnement pour oublier mon profond malheur. Ce fut en vain. Jour et nuit, l'intolérable, l'obsédant chagrin me déchirait le cœur, sans répit et sans relâche. Je retournai alors, dans mon pays natal, dans la vieille demeure familiale, mais je n'y retrouvai plus la paix du cœur et le calme de l'esprit. Seule la vue de la tombe de mes parents me procurait quelques minutes d'apaisement. J'avais l'impression que la folie guettait ma pauvre tête et, pour échapper à la hantise, j'entrepris de voyager à travers le monde. Dans chaque église, dans chaque chapelle que je visitais sur ma route, je priais pour le salut de l'âme de ma mère. Or le chagrin persistant avait sur moi des conséquences comme paralysantes. Et, si je tentais souvent de me dominer, je devins néanmoins morose, mélancolique, et je fus incapable de concentrer mes idées. Je cessai peu à peu toute relation et toute correspondance, aucun ami ne pouvait me consoler. L'univers que j'avais partagé avec ma mère avait disparu, et la vie ne m'intéressait et ne m'attirait plus. »

Il est prouvé que tous les homosexuels, depuis leur tendre enfance jusqu'à la mort de leur mère, lui sont très attachés. Or il semble à vrai dire que cet amour intensif pour la mère soit plutôt une conséquence naturelle de l'homosexualité que les prémices de sa genèse. Si l'on considère à part la nature comme féminine de l'homosexuel, on ne peut oublier qu'il ne fonde pas, à l'accoutumée, un vrai foyer et, pour cette raison, il reste plus intimement attaché à sa mère et cela plus longtemps qu'un homme normal. Chez les homosexuels mariés, l'amour pour la mère est moins prononcé et moins intense.

Stekel affirme que l'homosexualité est une conséquence du phénomène qui veut que l'individu s'identifie avec sa mère. Comme preuve à l'appui de son assertion, il cite l'exemple suivant :

T. B..., trente et un ans, est incapable de tout effort soutenu, incapable, en fait, de travailler. Sans obtenir le moindre résultat, il a tâté de toutes sortes d'occupations et de métiers. Modeste employé, son père, pour subvenir à ses besoins, devrait compter sur le salaire de T. B..., mais ce dernier reste à la maison, sans rien faire, et se plaint de fréquentes crises d'épilepsie. Ces crises se manifestent la nuit et ne sont, en réalité, que des poussées d'hystérie. Son frère, très aimé des siens, est un jeune homme travailleur et sobre. Or, quand on fait l'éloge de sa conduite, T. B... entre dans de violentes crises de colère. Il évite d'adresser la parole à son frère et il est comme torturé d'être contraint de vivre dans le même foyer que lui. Convaincu d'être « un homme hypersensible », le comportement, le verbe et les manières de son père l'« exaspèrent », et il aimerait travailler pour quitter la maison paternelle. Sa mère prend son parti et, croyant vraiment qu'il est épileptique, elle se lève la nuit pour le soigner pendant ses crises. Elle est seule à savoir que son fils est homosexuel, et elle n'en souffre point, mais jalouse toute jeune femme à qui il adresse la parole. Tous les soirs, elle pénètre dans la cuisine pour constater si un de ses fils se tient près de la bonne. Cette mère est donc l'amie et la confidente de T. B... et, depuis bien longtemps, elle n'entretient plus de rapports conjugaux avec son mari. Ainsi, le foyer est séparé en deux partis qui s'affrontent : la mère et T. B... d'un côté, le frère et le père, de l'autre.

Le fils « malade » fait des dettes, et les scènes de famille sont quotidiennes, notamment lorsque le père de T. B... fait publier, dans un journal, une annonce stipulant qu'il n'est pas responsable et ne reconnaîtra pas les dettes de son fils. La mère, professeur de piano, se décide alors à quitter le domicile conjugal avec T. B..., dans l'espoir que la séparation de son fils préféré avec son père et son frère sera salutaire quant au mental de son fils, note T. B...

C'est ainsi que l'on peut résumer l'existence de T. B... jusqu'au jour où Stekel commença ses expériences psychanalytiques. Deux jours après la première séance, le psychanalyste fut appelé d'urgence au domicile paternel. Le patient, sous un prétexte futile, avait rendu visite à son père. Terrassé par une crise d'hystérie, il dut s'aliter et déclara à Stekel que c'était l'amour qu'il portait à son père qui l'avait contraint à lui rendre visite, car il ne pouvait pas supporter la pensée que son père était depuis quelque temps seul à la maison avec son frère. Les divagations qui accompagnaient les crises d'hystérie du patient se concrétisèrent dans le rêve suivant :

« Je suis couché et revêtu d'un accoutrement singulier : ma tête est couverte d'un bonnet de dentelles et mon corps est enveloppé dans une robe de chambre en soie verte. Je fixe le miroir où j'aperçois non pas mon image, mais ma mère, couchée et vêtue comme moi ; elle regarde mon père qui se penche sur elle et l'embrasse. L'image reflétée alors devient trouble et s'estompe dans un brouillard. Maintenant, je sens que je suis une femme à la peau blanche, à la chevelure longue et sombre. Je tends mes bras vers un homme qui approche, puis, brusquement, je me réveille et, avec une angoisse indicible, mon cœur bat à coups violents. »

L'exemple suivant, communiqué par Krafft-Ebing, est interprété par les psychanalystes d'une façon semblable :

A l'âge de neuf ans, T... (il a aujourd'hui trente-quatre ans) fut initié à la masturbation par un camarade. A quatorze ans, il avait des rapports homosexuels avec son frère. A dix-sept ans, ses goûts changeaient de direction et il développa un penchant pour les hommes âgés, et même débiles.

T... croit que cette dilection pour les vieillards s'est révélée à lui le soir où il entendit, à travers la porte de sa chambre, les gémissements poussés par son père âgé pendant l'orgasme. Il imagina alors son père pendant le coït et, depuis, ou dans ses rêves suivis de pollutions, ou pendant la masturbation, ses divagations homosexuelles tournèrent autour de la personne d'hommes mûrs. Et la vue seule d'un vieillard déclenchait en lui une excitation sexuelle telle qu'elle aboutissait à l'éjaculation spontanée. Ses tentatives de rapports sexuels normaux sont demeurées infructueuses et les hommes jeunes ne l'attiraient pas.

Agé de vingt-deux ans, T... conçut un profond attachement pour un vieillard qu'il accompagnait régulièrement dans ses promenades, au cours desquelles il aboutissait à l'éjaculation. Afin de se libérer de cet esclavage, le jeune homme accompagna son vieil ami au bordel et l'incita à pratiquer l'acte en sa présence. Devant ce spectacle, T... atteint la jouissance de sa force sexuelle et devint capable d'accomplir le coït. Toutefois, cette période fut de courte durée et il sombra de nouveau dans son impuissance.

Stekel a communiqué un autre exemple intéressant :

J'eus un jour la visite d'un jeune professeur en proie à une excitation passionnelle si violente qu'elle me semblait susceptible de menacer son existence. Agé de vingt-six ans, il n'avait jamais entretenu de rapports sexuels et n'avait encore aimé aucune femme. Or, quelques mois auparavant, il avait rencontré une jeune fille avec laquelle il s'était fiancé. Les jeunes gens devaient se marier six mois plus tard. La fiancée était liée d'amitié avec la sœur du jeune professeur qui ne s'était guère intéressé à elle jusqu'au jour où, au cours d'une promenade, il s'en était épris. Par principe, et avec la conviction la plus sincère qu'il fallait arriver au mariage pur de corps et d'âme, il s'était jusqu'alors abstenu de tout rapport sexuel. Mais, à l'époque de ses fiançailles, le jeune professeur vécut un événement qui ébranla son équilibre psychique au point de le pousser au suicide. Voici son récit :

« Au lycée, dans ma classe, un jeune élève, au physique agréable et d'une intelligence au-dessus de la moyenne, m'avait frappé, depuis longtemps, avec ses manières distinguées autant que par ses connaissances étendues. J'avais coutume de l'interroger quand les autres restaient courts, car, chaque fois, il savait donner la réponse exacte, et je le citais en exemple à ses camarades. Or, une nuit, je rêvai que le jeune garçon était blotti dans mes bras et que je l'embrassais. Je me réveillai brusquement, inquiet et comme atterré, mais je me tranquillisai vite en me disant que l'on rêve bien souvent de bêtises sans conséquence. Mais le lendemain, sous l'emprise de mon rêve, je fus embarrassé et troublé en sa présence, et je m'abstins de l'interroger. A la sortie, après le cours, il m'attendit et me demanda la permission de me raccompagner. Ce n'était pas la première fois, nous avions le même chemin pour rentrer à nos domiciles respectifs et j'avais toujours eu plaisir à converser avec lui. Il m'apprenait beaucoup de choses sur la mentalité de nos élèves et sur leurs opinions par rapport aux professeurs, et même sur la vie en général. Or j'ai toujours eu une haute opinion des devoirs et des notions de l'éducateur, et le contact amical avec la jeunesse m'a toujours semblé en être partie intégrante.

» Je l'autorisai donc à m'accompagner, mais je fus distrait et silencieux, car mon rêve avait altéré l'affection simple, normale et naturelle que j'avais portée à mon jeune élève. Ce soir-là, je me précipitai chez ma fiancée, qui me reprocha gentiment d'être bien distrait et morose. Je ne pus certes lui exposer les raisons de ma tristesse. Je la pris dans mes bras, je la cajolai et l'embrassai, mais, comme affolé, je m'aperçus que je ne pensais qu'à cet adolescent et, en embrassant ma fiancée, je croyais baiser les lèvres de mon élève. Epouvanté, je rentrai chez moi, prétextant un malaise.

» Surexcité à un tel point, je ne pus m'endormir et je décidai de lutter contre ces idées folles, contre cet égarement absurde. Certes je n'ignorais pas que l'homosexualité existait de par le monde, mais je n'avais jamais envisagé que je pouvais être touché par cette anomalie. J'estimais en toute conscience que je ne pourrais continuer ma carrière professorale que si je surmontais ce penchant néfaste ; et il fallait à tout prix effacer jusqu'au souvenir de mon rêve, qui avait exprimé mon désir le plus subconscient. J'étais résolu à ne plus favoriser cet élève et à l'écarter de mon intimité. Le lendemain, je m'efforçai de ne point le regarder, mais je fus comme contraint de le faire, et ce seul regard m'amena le rouge au front. Il était comme un éphèbe, beau comme un jeune Grec ; ses traits étaient nobles, ses yeux, pétillants de vie et d'intelligence, étaient si séduisants que j'aurais pu les regarder pendant des heures. Je me ressaisis, je tentai de surmonter mon trouble et, de crainte que mes élèves ne se soient aperçus de mon regard comme fixe et apeuré, je l'interrogeai sans répit sur le sujet de la leçon et, avec une brutale sévérité, je tentai de le prendre en faute. J'y parvins, et le grondai si durement qu'il pleura. Je me fâchai davantage et, sans écouter la voix de ma conscience qui me reprochait une telle injustice, je le réprimandai sans désemparer jusqu'à la fin du cours.

» Ce jour, il n'osa pas me raccompagner. Quant à moi, j'errai dans les rues comme une âme en peine, me reprochant ma ridicule injustice envers lui, et je regrettai cette amitié si jeune et charmante. J'étais résolu à me comporter, le lendemain, avec plus d'équité et de naturel, mais une force comme démoniaque, plus puissante que mes plus solides résolutions, me poussait alors à le blesser et à le torturer à nouveau, comme si je devais me venger sur sa personne des soucis, des remords et des peines qu'il m'avait faits à son insu. Or j'étais parfaitement conscient de souffrir bien plus encore du traitement que je lui infligeais, de la souffrance que lui donnait mon injustice. Il devint craintif et ressentait, sans aucun doute, mon incompréhensible comportement. Déprimé, triste et irritable, je perdis mon équilibre psychique et physique. J'évitais ma fiancée, car j'avais la pénible impression que ce penchant que j'avais pour mon élève était comme un sacrilège pour l'amour qu'elle me portait. Or, ne comprenant pas ma conduite si singulière, elle devint réticente et sembla se détacher de moi.

» Un peu plus tard, la situation sembla s'améliorer au lycée. J'appris à dominer mes réactions et à être plus équitable. Il m'accompagnait à nouveau après les cours et, parfois, nous prolongions les promenades pendant des heures. Je le retrouvais aussi pendant les vacances. Lorsqu'il était près de moi, j'étais heureux et ne désirais rien d'autre. La perfection de sa plastique, son intelligence pénétrante me ravissaient et, loin de lui, je comptais les heures qui me séparaient de notre prochaine rencontre.

» Un jour, je reçus de ma fiancée une lettre de rupture. Auparavant, à la seule pensée d'une telle éventualité, j'eusse cru que j'en serais désespéré. Or, en ce jour, il n'en fut rien, et, comme libéré et heureux de pouvoir à présent me consacrer entièrement à mon élève, je fus comme envahi par une excitation de tous mes sens qui me rappela celle que j'avais éprouvée une fois dans mon rêve. Je compris alors que, pour éviter ce qui serait plus qu'un véritable crime, je devais abandonner à tout prix toute intimité avec l'adolescent. Ma conduite me sembla alors toute tracée: il me fallait sans retard quitter le lycée où je professais pour ne plus revoir ce garçon et me réconcilier avec ma fiancée. Or elle était obstinée et inébranlable. Elle me dit qu'elle savait que je ne l'aimais guère et que j'avais des secrets en ce qui concernait sa personne. Je me jetai à ses pieds, prêt à lui ouvrir mon cœur, quand elle quitta tout à coup la pièce en s'écriant qu'elle ne pouvait renouer des liens qui étaient rompus.

» Le lendemain, l'éphèbe était absent à mon cours et j'appris qu'il avait contracté la scarlatine. Mon angoisse alors fut terrible. J'envoyais tous les matins ses camarades pour demander de ses nouvelles et, le soir, je me promenais durant des heures devant sa maison. Lorsque j'appris qu'il était hors de danger et qu'il reviendrait au lycée dans quelques semaines, je comptai les jours qui nous séparaient. Je dus me secouer, faire un effort surhumain pour poursuivre mon cours, car mes pensées suivaient le jeune absent.

» Je ne pouvais vivre ainsi et je me confiai alors à mon père, qui m'envoya vers vous. »

Et Stekel ajoute :

Tout d'abord, je ne sus que faire avec ce malheureux ; je le laissai parler, car cette sorte de confession lui fit le plus grand bien. Puis, à travers tous les faits, je devinai aisément qu'il n'avait aimé qu'un seul être au monde et qu'il l'aimait toujours : sa jeune sœur. L'amour pour « la fiancée » n'avait été qu'une compensation à l'amour qu'il portait à sa sœur. Or la fiancée, je le sus, était lesbienne et ne l'aimait qu'en tant que frère de son amie. J'appris aussi qu'au cours des fiançailles de son frère la jeune sœur, sans doute par jalousie « inconsciente », se lia d'amitié avec une autre jeune fille et la fiancée, dépitée, fut heureuse de trouver un prétexte qui lui permît de rompre ses fiançailles. Et c'est à l'immense soulagement du malheureux professeur, qui s'était fait d'amers reproches, que je réussis à découvrir l'enchaînement des faits.

Plus la fiancée s'éloignait de son amie, c'est-à-dire de la sœur du jeune homme, davantage ce dernier devenait indifférent envers elle. Or le bel éphèbe du lycée ressemblait singulièrement à sa propre sœur.

Il n'avait jamais été consciemment frappé par la ressemblance. Mais le garçon avait les mêmes yeux, la même couleur de cheveux, la même voix que sa sœur. Or, au moment si critique de l'existence du jeune professeur, sa sœur fut très attirée par un médecin. C'était dans la crainte de perdre son amour que le patient substituait, à l'amour qu'il portait à sa sœur, le penchant pour son élève.

Il se confia alors, à cœur ouvert, à sa sœur qui, fine et psychologue, sut l'aider et l'assister. Et il retrouva lentement son équilibre.

La surexcitation du patient cessa peu à peu. L'amour irraisonné du jeune garçon se transforma dans une bienveillante amitié qui ne le troubla plus. Il entreprit, par contre, de longues promenades avec sa sœur et réussit, grâce à son activité intellectuelle, à sublimer au maximum en esprit l'amour qu'il lui portait. Or les échanges ouverts, libres, droits et sans contrainte entre deux êtres créent l'atmosphère propre à faciliter la domination des désirs même incestueux, bien plus que ne sauraient le faire la dissimulation et les secrètes cachotteries.

L'Ecole d'Adler (Psychologie comparée) présente, en ce qui concerne la genèse de l'homosexualité, une thèse différente de celle de Freud. Selon Adler, l'homosexualité serait « la résultante d'un processus qui vise strictement à se réaliser dans une éducation déterminée, commencée dès la prime enfance sur un être comme démoralisé, et qui aurait pour but d'éviter (dans le rejet d'une possible défaite, c'est-à-dire celle qui pourrait venir du sexe complémentaire opposé) une éducation donc qui aurait pour but d'éviter la solution normale du problème sexuel.

D'après Adler, donc, l'homosexualité, qui se rattache aux réactions psychologiques de la peur de l'individu pour la femme, a son origine dans un puissant sentiment d'infériorité. En outre, l'homosexuel cherche à conquérir sa passion, à imposer sa domination et sa conception de l'existence sur son entourage et sur lui-même, grâce aux détours ensorcelants de l'activité homosexuelle. Citons un des exemples qu'Adler a ocmmuniqués à l'appui de sa thèse :

« Fils unique, mes sœurs, plus âgées que moi, me traitaient comme un jouet. Je me souviens notamment d'un de leurs amusements préférés, très douloureux à supporter : je représentais une vache et mes sœurs me « trayaient » les parties génitales. Je fis cesser cette véritable torture en me plaignant à notre gouvernante. Nous aimions tous, filles et garçon, « monter à cheval » sur les genoux de notre gouvernante et, de préférence, sur les genoux des messieurs qui rendaient visite à nos parents. Ce sport merveilleux était accompagné de grands cris de joie. Comme mon pénis, à cheval, me gênait quand j'étais sur les genoux des adultes, je me préparai un jour une autre « monture », assis sur un coussin. Mes sœurs adoraient partager mon jeu et quelquefois, pour s'amuser au « bébé », nous sucions les angles du coussin, ce qui nous attirait de sérieuses réprimandes. Un jour, on m'enleva mon cheval à bascule et je ne me rendis pas compte tout de suite que cette nouvelle discipline éducative pouvait avoir un quelconque rapport avec mon sexe, mais, à cette époque, je fis une bizarre découverte. Il était donc possible, en comprimant mes cuisses, de faire « disparaître » mes testicules sous le bas-ventre. Je voulais être à la fois homme — j'aurais pu avoir des rapports avec des hommes — et femme — j'aurais pu les dominer et les commander.

» A l'âge de douze ans, je prisais fort la compagnie du cocher et des valets que je rejoignais dans l'écurie. Lorsque, à la dérobée, je vis les parties génitales de ces hommes, elles me parurent énormes par rapport à mon sexe. Un jour, j'observai un valet qui enfonçait son bras dans la vulve d'une jument, et ces monstrueuses dimensions me troublèrent tant que je finis par envisager mon avenir avec inquiétude. Or je n'étais pas disposé à tenir un quelconque rôle inférieur dans la vie, car j'étais ambitieux, entêté et persévérant. A la promenade, avec mes sœurs, c'est moi qui décidais toujours de la direction à prendre, et j'ordonnais aux « filles » de regarder droit devant elles ! Un jour, je m'enhardis et touchai un valet, qui m'initia ensuite, et c'est ainsi que je pratiquai pour la première fois des rapports homosexuels. J'en fus très fier, et je le suis encore aujourd'hui, car le véritable pouvoir que j'exerce sur les hommes m'enorgueillit. Il n'y a pas très longtemps, j'ai séduit un homme qui, jusqu'alors, était hétéro-sexuel. Et simplement de l'observer, épuisé, désarmé par le plaisir que je lui avais donné, m'était une satisfaction unique et exceptionnelle. »

Adler commente le cas dans les termes suivants :

« L'autobiographie du patient fait clairement ressortir les principes fondamentaux que j'ai esquissés dans mes thèses : l'excédent de femmes dans une famille ; le malaise, la gêne du patient par rapport à son sexe « différent » ; l'incertitude de l'enfant devant le rôle et l'importance de la sexualité ; l'espoir tant attendu d'une transformation et l'orgueilleuse ambition qui cherche à triompher de tous les obstacles par des chemins détournés et souterrains. »

Nous achèverons, ici, le résumé des théories les plus importantes, selon lesquelles l'homosexualité est une perversion que l'homme acquiert au cours de son existence. Des théories plus anciennes ramènent l'homosexualité à la masturbation, d'autres affirment qu'elle a son origine dans l'aversion et le dégoût du sexe complémentaire. Il y a aussi les thèses des Ecoles de Freud et d'Adler que nous avons illustrées avec des exemples.

Si, comme nous avons pu le constater, la masturbation ne peut être considérée comme responsable de l'homosexualité, l'aversion pour le sexe complémentaire n'est pas l'origine, mais la conséquence des tendances homosexuelles. L'Ecole de la psychologie comparée (Adler) affirme que l'individu acquiert le penchant homosexuel dans sa prime enfance, tandis que l'Ecole de psychanalyse freudienne l'attribue à des événements précoces vécus, associés à des facteurs héréditaires, comme par exemple la bisexualité et la constitution sexuelle individuelle.

La théorie de Freud représente donc, pour ainsi dire, une transition du deuxième groupe de théories selon lesquelles l'homosexualité a un caractère inné.

Plusieurs spécialistes considèrent l'homosexualité comme une forme de dégénérescence héréditaire. Cette thèse, que Krafft-Ebing a faite sienne, est combattue par Freud, qui affirme que l'homosexualité ne peut être un phénomène de dégénérescence pour les raisons suivantes :

1° Elle se manifeste chez des individus qui, par ailleurs, ne s'écartent pas de la norme.

2° Elle existe chez des individus dont les facultés et les capacités générales ne souffrent pas de l'anomalie et qui ont accompli des travaux et des efforts, culturels et intellectuels, importants (il est certain que quelques-unes des personnalités les plus célèbres et émérites, sur tous les plans, étaient de purs homosexuels).

3° Si l'on considère le problème d'une optique et d'une perspective plus larges que celles de la médecine pure, on se trouve en présence de deux facteurs qui, à priori, sont en contradiction absolue et fondamentale avec la thèse de la dégénérescence

a) A l'apogée des civilisations des peuples anciens, l'homosexualité était un phénomène fréquent et, pourrait-on dire, organisé ;

b) Chez des peuples primitifs et les sauvages, l'homosexualité était très répandue et la notion de dégénérescence, par contre, concerne à priori les degrés de civilisation et de culture supérieurs et élevés. Or, même chez les nations civilisées et les plus policées de l'Europe, le climat et la race exercent une influence déterminante sur les formes, les manifestations et la fréquence de l'homosexualité.

Ce sont surtout les recherches de Bloch qui ont permis de susbstituer à la conception pathologique de l'homosexualité une conception strictement anthropologique selon laquelle l'homosexualité caractérise un type humain distinct spécial et particulier, et non pas *a priori* pathologique.

Depuis le moment où le monde scientifique a admis et adopté l'hypothèse de la *bisexualité normale* de l'être humain (Grey, Kiernan et d'autres), les investigations poursuivies dans le domaine de l'homosexualité ont fait de sérieux progrès. Selon la théorie de la bisexualité de l'être, les hommes présentent des caractères féminins et les femmes des caractères masculins, et cela non seulement sur les plans strictement physique et psychologique, mais aussi dans le domaine de l'impulsion sexuelle. Au cours de l'évolution d'un être vivant, les caractères spécifiques du sexe opposé à un individu déterminé seront refoulés par les caractères spécifiques à son propre sexe. Or, si le processus évolutif se déroule d'une façon anormale et si l'évolution de l'impulsion sexuelle va de pair et correspond aux principaux caractères physiques et psychiques de l'individu, celui-ci peut devenir homosexuel.

De toute évidence, il faut le constater, les hommes et les femmes homosexuels, doués d'intelligence et d'une certaine force de volonté, ont échoué dans leurs tentatives d'altérer, de transformer dans une mutation le cours et l'orientation de leur impulsion sexuelle. De par sa nature, l'homosexualité pénètre, comme dans une fusion interne, la personnalité entière. Les homosexuels des deux sexes se distinguent des individus hétéro-sexuels non seulement dans l'orientation de leur impulsion sexuelle, mais aussi par une sorte de prise de possession, une *individualité distincte et caractéristique.* Cette constatation est valable non seulement pour les homosexuels efféminés et les lesbiennes viriles, mais aussi pour les homosexuels des deux sexes qui possèdent les caractères-types de leur propre sexe. L'homosexualité semble fusionner intimement avec une structure très particulière de l'individualité que l'on pourrait stigmatiser comme « intersexuelle », parce qu'elle n'est ni réellement féminine, ni réellement masculine, et que l'intersexualité, dans son ensemble, est toujours associée à une prédisposition névropathique.

Nombre de savants ont commis une erreur grave de considérer la vie sexuelle comme un phénomène à part, isolé et séparé de l'individualité totale. Or en réalité, et nous l'avons répété à maintes reprises, l'individu et la sexualité sont un tout inséparable : « Il ne faut pas juger l'homosexuel par rapport à sa seule sexualité, mais en fonction de son individualité entière. Ses dilections et ses aversions sexuelles ne sont que des symptômes, des phénomènes secondaires ; ce sont sa psyché et le tout organique de son individualité qui comptent en premier lieu. »

L'existence éventuelle de certaines caractéristiques physiologiques facilite énormément le diagnostic de l'homosexualité, mais, si l'on a tort d'affirmer que l'absence de certaines particularités hétéro-sexuelles ne joue pas de rôle en faveur d'un diagnostic, il est également faux d'attribuer à ces caractéristiques une importance excessive et de supposer, par exemple, que plus l'homosexualité d'une femme est accentuée, donc différenciée, plus cette femme doit avoir nécessairement une apparence virile. En réalité, il est indispensable, dans la majorité des cas, de procéder à un examen minutieux et approfondi, avant qu'il soit possible de découvrir les dissimilitudes individuelles entre des individus homosexuels et des individus normaux, surtout chez les hommes, qui ont toujours tendance à dissimuler les particularités qui les distinguent des autres.

De même manière que les affinités sexuelles normales, l'homosexualité se manifeste dès d'enfance — d'après Westphal à partir de la huitième année environ, — et c'est surtout le délicat mécanisme qui affecte les caractères psychiques qui, pour un diagnostic précoce, est plus essentiel et important que les penchants et les aversions. Tout homosexuel se souvient que déjà à l'école il fut conscient d'être « autre » que ses camarades, bien qu'à cette époque il n'ait évidemment pas compris la nature de sa dissemblance.

Au cours de la puberté, adolescents et jeunes filles homosexuels accentuent des états phénoménaux qui s'écartent de la norme. La voix ne mue pas ou, si elle s'infléchit, le processus se prolonge jusqu'à la dix-neuvième ou la vingtième année, et, même après la mue, nombre d'individus ont la tendance de chanter au diapason d'un soprano, tandis que d'autres, dont la voix ne s'est pas transformée, cherchent à atteindre, grâce à certaines disciplines vocales, une tonalité plus grave. Les jeunes homosexuels sont souvent moqués et ridiculisés à cause de leur voix de fausset ; chez d'autres adolescents, la tonalité virile de l'émission de la voix fait défaut.

Les lesbiennes acquièrent souvent, pendant la puberté, une voix mâle. Le système pileux de la face se développe quelquefois tardivement chez les adolescents homosexuels et la barbe peut être rare et pousser d'une façon irrégulière. Les cheveux peuvent aussi avoir une texture spécifiquement féminine, et la poitrine peut se développer. Chez les jeunes filles homosexuelles, le système pileux sur tout le corps est celui d'un type viril. Quant aux troubles pathologiques, les migraines et la chlorose — en général plus fréquentes chez les femmes — elles peuvent se manifester chez les adolescents homosexuels. Les jeunes lesbiennes souffrent d'anémie au moment de la puberté et la menstruation apparaît assez tard, surtout chez les lesbiennes de type viril.

La puberté terminée, l'existence des homosexuels des deux sexes suit un cours comme tout préparé par le processus évolutif. Chez les hommes, elle est caractérisée par l'absence de virilité affermie, tandis que chez les femmes l'évolution « féminine » ne s'épanouit pas et, au contraire, des caractéristiques plus ou moins virilisées se manifestent. Ce processus est si différencié qu'il est possible à première vue de distinguer, chez les hommes homosexuels, deux groupes principaux, c'est-à-dire les homosexuels *masculins*, qui ne trahissent leur anomalie ni par leur aspect extérieur, ni par leur comportement, puis les homosexuels *efféminés*, qui ont un type féminin apparent et dont beaucoup portent ou des vêtements de femmes ou, tout au moins, des bijoux et autres ornements féminins. Un grand nombre d'individus appartenant au second groupe ont aussi les traits du visage fins, le bassin large et les formes arrondies, et surtout la voie aiguë du sexe auquel ils aimeraient appartenir. Celui qui pourrait écouter sans révéler sa présence une conversation entre deux de ces êtres serait convaincu d'entendre deux femmes. Krafft-Ebing décrit ces « cas extrêmes » comme ceux « de femmes en costume d'hommes munies d'attributs sexuels mâles ».

Ce qui est observé ici pour les hommes est aussi exact en ce qui concerne les deux groupes de femmes homosexuelles. L'un est composé de femmes qui, selon l'apparence extérieure, les vêtements et le comportement, sont des hommes et qui adoptent d'ailleurs des prénoms masculins, tandis que l'autre groupe (non moins nombreux) se compose de lesbiennes « féminines » qui, en ce qui concerne l'aspect extérieur et le comportement, se distinguent si peu de leurs sœurs normales que nul ne pourrait douter de leur homosexualité.

L'alliage des caractères féminins et masculins chez les homosexuels des deux sexes est d'un dosage extrêmement subtil et varié. La différenciation et la composition qualitative des caractères antagonistes à l'appartenance sexuelle de l'homosexuel sont également très variables. Toutes les combinaisons, les nuances et les gradations sont ici du monde du possible. En 1864 déjà, Ulrichs avait écrit : « Il est possible de distinguer parmi les homosexuels deux groupes distincts ; toutefois, chacun de ces groupes se compose de mille variantes : *a*) Les homosexuels chez lesquels l'élément mâle correspond à leur structure organique masculine prédomine à tout égard et confère à leur impulsion sexuelle (qui, en fait, est de nature féminine) une certaine virilité, c'est-à-dire il s'agit ici des homosexuels d'aspect et de mentalité masculins qui possèdent des instincts sexuels essentiellement actifs, et cette catégorie d'homosexuels aiment en général les jeunes gens ; on pourrait les appeler les *viriliores* ; *b*) Les homosexuels chez lesquels l'élément féminin prédomine sur le plan physique comme sur le plan psychique et dont les instincts sont généralement passifs. Ces homosexuels n'aiment pas les jeunes hommes, mais les adolescents. Ce groupe porte le nom de *muliebriores*.

Dans ses lignes générales, cette classification est encore valable de nos jours. Bloch a, à coup sûr, raison lorsqu'il affirme qu'il existe chez les homosexuels (hommes) autant d'individus de type viril que d'individus de type féminin. Cette constatation est exacte en ce qui concerne les lesbiennes.

Pour terminer, il convient d'examiner un facteur très important, à savoir la *prédisposition à la névropathie.* S'il ne faut pas considérer *a priori* l'homosexuel comme un être dégénéré, il semble toutefois bien établi que les facteurs héréditaires jouent un rôle capital par rapport à la genèse de l'homosexualité et, il faut le dire, en fonction d'un phénomène si évidemment inné et acquis comme l'est l'homosexualité, cette constatation tombe sous le sens. Dans les familles où sont nés des homosexuels, il y a souvent des ascendants accusant des prédispositions névropathiques profondes et accentuées qui, de toute évidence, activent des forces défavorables à la résistance même du système nerveux des descendants.

Selon nos observations cliniques et nos statistiques, 6 p. 100 des homosexuels examinés étaient issus ou de parents ou de grands-parents consanguins, et 2,6 p. 100 de ces homosexuels appartenaient à des familles où l'on comptait des suicidés. Si l'on applique ces proportions au pourcentage habituel, les causes des suicides se répartissent de la manière suivante : 16,7 p. 100 sont la conséquence des tendances homosexuelles ; 13,9 p. 100 sont les conséquences des amours d'un homosexuel déçu ; 11,1 p. 100 sont dus aux suites de la mélancolie ; 8,3 p. 100 sont des suites de la folie et de la démence ; 16,7 p. 100 représentent le nombre d'individus qui se sont supprimés en raison de difficultés d'ordre financier et 33,3 p. 100 dont les raisons seraient inconnues. Chez les névropathes, les facteurs héréditaires masculins et féminins sont moins équilibrés que chez les individus dont le solide système nerveux facilite la prédominance des facteurs correspondant au sexe biologique de l'individu. Pour cette raison, l'homosexualité peut être associée à une déficience nerveuse ; toutefois, dans des cas particuliers et complexes, il est difficile d'établir si une faiblesse nerveuse a pu exister au début, ou si elle est elle-même un sédiment de l'homosexualité.

Beaucoup de mariages d'homosexuels sont stériles, et ceux qui ne le sont pas donnent en général des produits dont l'infériorité mentale et intellectuelle est évidente, à moins qu'un des partenaires ne garantisse un apport héréditaire stabilisateur. Pour une hygiène raciale, le mariage d'un homosexuel est une entreprise dangereuse.

L'homosexualité se manifeste fréquemment chez plusieurs personnes d'une même famille. Nous pouvons confirmer l'observation du docteur Römer qui affirme que, « sur 35 p. 100 au moins des cas, l'homosexualité existe dans la famille ». Rencontrer deux frères homosexuels n'est pas rare, et moins rares encore sont les cas des homosexuels ayant des sœurs lesbiennes. Nous avons traité des milliers de cas — nous en avons suivi quelques-uns pendant vingt ans, — et il est prouvé, évident et indubitable, que l'homosexualité est une anomalie innée. *Ni l'influence du milieu, ni la masturbation, ni l'impuissance, ni l'aversion pour l'autre sexe, ni la séduction, ni le « choc accidentel » de Binet n'expliquent, d'une manière satisfaisante, les causes qui animent l'impulsion de l'homosexuel, impulsion qui, dès son apparition chez un être, ou dès les premiers rêves s'accompagnant de pollutions, adopte et suit une direction déterminée.*

Puisque l'homosexualité est innée, il est impossible de la guérir, de la curer, de la supprimer avec des traitements psychologiques, et nous ne sommes pas d'accord avec Kraeplin lorsqu'il affirme « qu'il a obtenu des résultats relativement satisfaisants grâce à un traitement par l'hypnose ». Nous avons approché, et nous connaissons, un grand nombre d'homosexuels qui ont suivi le traitement par l'hypnose, mais pas un seul d'entre eux n'a été guéri. En ce qui concerne la psychanalyse et ses traitements, le même résultat a été obtenu, et Stekel, qui fait autorité dans ce domaine, avoue qu'il n'a jamais observé une guérison de l'homosexualité qui pourrait être due à la psychanalyse.

Il faut absolument déconseiller le mariage à un homosexuel. Forel a parfaitement raison lorsqu'il écrit : « Le mariage est la chose la plus sotte et la plus criminelle qu'un homosexuel puisse entreprendre, car sa femme subira toujours une existence de martyre. Elle se sentira trompée, bafouée, abandonnée. De tels mariages seront une perpétuelle misère, à moins qu'ils ne se terminent par le divorce, et les encourager consciemment et volontairement est un acte criminel. Ce sont de tels conseils, et non les rapports homosexuels entre adultes, qu'il faudrait interdire. » Forel pense d'ailleurs qu'il est du devoir du médecin de prévenir la fiancée d'un homosexuel quant à l'état de celui-ci, s'il ne veut abandonner tout projet de mariage. En tout cas, un homosexuel qui convole condamne une femme ou à la stérilité ou à la conception d'enfants mentalement déficients. La même remarque est valable en ce qui concerne le mariage de la femme homosexuelle, et il est dans l'intérêt même de l'hygiène d'une race, d'un peuple et d'une nation d'empêcher de semblables unions.

CHAPITRE XV

LA FEMME HOMOSEXUELLE

L'amour lesbien dans l'Antiquité. La pseudo-homosexualité chez la femme. Les prostituées pseudo-homosexuelles. Les causes de la pseudo-homosexualité. La bisexualité physiologique de la femme. Le harem. La prison. L'école. La pseudo-homosexualité fondée sur l'appétence de l' « affect ». Le club des femmes homosexuelles. Le rendez-vous des tribades. Des « ménages » de tribades. L'esclavage sexuel. Des femmes hétéro-sexuelles débauchées par les lesbiennes. Les Don Juane. Un cas d'homosexualité pure associée au masochisme. L'homosexualité pure associée au fétichisme des seins.

Le mécanisme réactionnel, le processus même de l'actualisation de l'homosexualité de la femme sont différents de ceux de l'homosexualité masculine et, pour cette raison, nous lui consacrerons un chapitre entier. D'une part, chez la femme, la pseudo-homosexualité est très fréquente et, d'autre part, la bisexualité physiologique de la femme est plus prononcée et plus accentuée que celle de l'homme.

Par conséquent, le nombre des femmes qui s'adonnent à des activités homosexuelles est considérable et on peut alors poser la question, à savoir pour quelles raisons l'homosexualité féminine a soulevé — pour ne parler que de la littérature de l'Antiquité — des commentaires et des controverses beaucoup plus réticents que l'homosexualité masculine ? Or il ne faut pas oublier que, dans l'Antiquité, les femmes tenaient, dans la vie publique, un rôle subordonné, inférieur et, pour cette raison, les écrivains et les poètes se préoccupèrent peu de l'existence et de l'activité strictement féminines. Or il n'y a aucun doute : chez les Anciens, l'amour lesbien fut aussi répandu que l'homosexualité masculine.

Quant à l'homosexualité féminine authentique et véridique, les causes et la genèse sont identiques à celles qui caractérisent l'homosexualité de l'homme. Or, pour la majorité des femmes soi-disant « homosexuelles », ces facteurs ont une importance strictement limitée pour la simple raison que ces femmes sont, en réalité, des pseudo-homosexuelles.

Les prostituées, par exemple, chez lesquelles la tendance à l'homosexualité est apparemment très répandue, deviennent lesbiennes en raison d'une sorte de « sursaturation » des rapports normaux, qui aboutit au dégoût (de l'homme). Cette constatation est confirmée, sur le plan statistique, par le pourcentage des prostituées lesbiennes, qui est moins élevé entre les âges de vingt-cinq à trente ans qu'à des âges plus mûrs. Le pourcentage total des prostituées lesbiennes est évalué à 25 p. 100, par certains spécialistes, et à 50 p. 100 par d'autres.

D'après Parent-du-Chatel, la grande majorité des prostituées d'âge mûr, à Paris, sont lesbiennes. En général, leurs tendances homosexuelles se déclarent environ huit à dix ans après le début de leur carrière professionnelle. Les jeunes prostituées, par contre, s'adonnent à ces pratiques uniquement lorsqu'elles sont séduites par une lesbienne.

Une autre raison conditionne et motive l'expansion de la prétendue homosexualité chez la femme : c'est sa *bisexualité physiologique* prononcée. Forel l'a écrit : les caresses et les baisers intimes échangés par des jeunes filles éveillent des sensations moins surprenantes, moins spécifiques et précises que ceux échangés par des jeunes adolescents, et la femme, normale et saine, accepte les caresses de cet ordre avec plus de naturel et moins de résistance que le jeune homme. Chez l'homme, l'amitié intellectuelle (ou spirituelle) est strictement isolée, séparée, de l'intimité physique, quelle qu'elle soit, mais, chez la femme, une telle amitié suscite souvent un désir de tendresse physique, accompagnée d'une sensation agréable aux sens et qui, du reste, n'est pas nécessairement centrée sur une partie précise et déterminée du corps.

Ceci explique pourquoi une femme peut être stimulée, entraînée et incitée avec plus de facilité et de naturel aux rapports sexuels avec une amie que ne pourrait l'être un homme placé dans les mêmes conditions vis-à-vis d'un camarade ; et c'est de cette manière qu'il faut expliquer les raisons qui motivent les tendances à la pseudo-homosexualité de la femme.

Des circonstances, purement extérieures d'ailleurs, favorisent cette disposition. Les femmes célibataires, par exemple, s'abstiennent parfois de rapports sexuels normaux ou pour des raisons de morale, ou par crainte d'une grossesse éventuelle, ou pour ne point « déprécier » leur virginité aux yeux d'un futur époux. Or cette privation volontaire de rapports hétéro-sexuels, il ne faut pas s'y méprendre, n'est pas toujours associée à une abstinence sexuelle totale, car de telles femmes, en dehors des pratiques répandues de la masturbation, cherchent aussi une compensation à l'activité sexuelle normale, dont elles se privent, dans les amours dites lesbiennes.

Or, dans les cas où les rapports avec les hommes sont irréalisables, sinon difficiles, et où les rapports avec les femmes sont favorisés par les circonstances extérieures, cette observation est particulièrement valable.

Dans les harems, cette compensation, cette sorte de substitution semblent avoir été très répandues depuis les temps les plus reculés. Dans le *Kamasutra* hindou, Vatsyayana a écrit :

« Les harems sont sévèrement surveillés, aucun homme n'y a accès. Un trop grand nombre de femmes devraient être contentées par un seul homme et, comme c'est impossible, elles cherchent le plaisir et la satisfaction dans leurs rapports réciproques. »

Brantôme a fait un récit à peu près semblable quant aux harems turcs, et il a ajouté qu'en Italie, en Espagne et en Grèce, les femmes cultivaient les rapports lesbiens, en tant que compensation des rapports normaux. Dans son pays natal, la France, l'amour lesbien y était fort répandu, mais Brantôme estimait que les femmes le pratiquaient uniquement pour remplacer les rapports sexuels normaux, qui leur étaient refusés.

Dans les prisons de femmes, la situation se présente d'une manière analogue à celle des harems. Selon Parent-du-Chatel, dans les prisons de femmes, les amours lesbiennes sont si normalisées « que, pratiquement, aucune détenue n'échappe à ces pratiques ». La séparation, l'isolement total des hommes et des femmes garantissent, pour ainsi dire, le succès des tentatives de débauche.

D'après Lombroso, les détenues séduisent non seulement leurs camarades, mais aussi les gardiennes ; et, quand un grand nombre de femmes sont « parquées » dans un lieu précis, l'impudeur prend de telles proportions que les activités qui en résultent défient toute mesure.

Il n'est pas rare que des infirmières des hôpitaux pratiquent les relations homosexuelles et, d'après Martineau, elles existent également entre les malades.

Dans les lycées de jeunes filles, surtout dans les internats, l'amour lesbien est fréquent. De la même façon que chez les jeunes gens, la fixation flottante et non déterminée de l'impulsion sexuelle des très jeunes filles favorise ces rapports réciproques. D'après Moraglia, les amours lesbiennes sont, dans les pensionnats de jeunes filles, un mal très répandu. Une seule jeune fille pervertie est capable d'initier et de débaucher une école entière.

Les pratiques homosexuelles, entre écolières, ne sont pas toujours le résultat d'une séduction volontaire, elles existent en raison de la nature même de la femme à laquelle le besoin d'une stimulation constante est inhérent. Partout où les jeunes filles vivent et travaillent en commun, où les relations avec les hommes sont rares ou irréalisables, les pratiques lesbiennes trouvent un terrain favorable. Ellis affirme que la naissance de cet « investissement » (Freud) est surtout favorisée et répandue dans les professions et les métiers qui réunissent un grand nombre de femmes à l'exclusion de toute présence masculine. Quand les ouvrières partagent, la nuit, la même chambre ou le même lit, les rapports homosexuels sont également favorisés. Selon Lombroso, l'une des causes principales qui poussent la femme aux pratiques lesbiennes est le désir d'éprouver des sensations nouvelles et inconnues, seraient-elles contre nature.

Martineau affirme que les tendances homosexuelles s'accroissent sans cesse, aussi bien chez les femmes mariées que chez les jeunes filles. Bloch déclare que, dans les grandes cités, la clientèle des masseuses est composée en majeure partie par les femmes, avant tout de celles qui appartiennent à des « classes sociales aisées et supérieures » et qui cherchent à s'adonner, par ce moyen, aux pratiques lesbiennes, ou actives ou passives. Selon Bloch, c'est la lassitude, la « sursaturation » des rapports hétéro-sexuels qui motivent les pratiques homosexuelles de ces femmes.

Ellis a relaté les pratiques homosexuelles entre des femmes blanches et des négresses, qui ne sont pas exceptionnelles en Amérique, malgré le préjugé racial si prononcé. Le fait confirme du reste notre point de vue, à savoir qu'il s'agit ici d'activités perverses de femmes dégoûtées des hommes. Taxil estime que le nombre de femmes qui, à Paris, fréquentent les bordels et les maisons closes de femmes lesbiennes est extrêmement élevé.

Tous les renseignements que l'on peut glaner un peu partout dans la littérature spécialisée démontrent clairement que, chez les femmes, il s'agit rarement d'homosexualité authentique, mais plutôt de pseudo-homosexualité dont les causes ont été expliquées par ailleurs.

Si l'homosexualité d'une femme est authentique, l'origine et la genèse de son inversion ont été analysées dans le chapitre précédent.

Citons quelques cas ayant fait l'objet d'une répression judiciaire :

En l'année 1909, la présidente d'un club de femmes homosexuelles déposa une plainte en diffamation contre le rédacteur d'un journal qui avait consacré un article détaillé sur les activités dudit club. Les révélations du rédacteur étaient exactes et il fut acquitté.

Citons un extrait du procès-verbal :

« Par l'intermédiaire d'une annonce, un club féminin cherchait à augmenter ses membres. De cette manière, non seulement les lesbiennes, qui comprenaient le sens caché de l'annonce, mais d'autres femmes, non averties, s'intéressaient à cette « association », croyant, en toute bonne foi, qu'elle poursuivait à la fois un but culturel et des loisirs. Membres du club, ces femmes furent bientôt sollicitées de participer à des activités, assez indécentes, dont elles ne comprirent pas tout de suite le sens. Sous de faux prétextes, des jeunes filles étaient attirées au club. La présidente, Mlle L..., nia catégoriquement ces accusations, mais elle fut contrainte d'avouer qu'un grand nombre de membres avaient été exclues du club en raison de leur « pratiques indécentes ». Or les témoins déclarèrent que Mlle L... était elle-même coupable de ces activités répréhensibles et que, depuis longtemps, elle entretenait une liaison homosexuelle. Ce ne fut que pour des raisons de pure jalousie, toute personnelle, qu'elle avait procédé à l'exclusion de quelques femmes. Certains détails du procès ne peuvent être rapportés ici. D'autre part, les activités de ces femmes avaient abouti à plusieurs cas de divorce. »

En 1912, une plainte fut déposée contre une pianiste, une certaine Anna P..., qui, dans un cabaret, avait chanté des chansons obscènes devant un public composé de femmes ivres. Au cours de la procédure, on apprit que ce local était visité par des dames de la société, qui faisaient arrêter leur voiture au coin de la rue pour entrer plus rapidement dans cette boîte, située dans une cave. Or cet endroit était le lieu de rendez-vous connu des lesbiennes de la ville. Quand on les arrêta, la propriétaire et la pianiste portaient des vêtements masculins, tandis que d'autres femmes étaient assises à des tables, dans une tenue équivoque, en fumant des cigares. Anna P... fut condamnée à neuf mois de prison. Elle fit appel, et la peine fut réduite à un mois de prison.

Après le jugement, Anna P... reçut avec grâce les félicitations des « dames » présentes, puis elle s'éclipsa.

Au cours d'un interrogatoire au tribunal de P..., une accusée déclara avoir agi sous l'influence d'une femme qui l'avait poursuivie de ses assiduités, en lui faisant la promesse qu'elle lui trouverait un « ami ».

De temps en temps, d'identiques exemples arrivent à la connaissance du public, mais, en général, la presse n'en fait pas mention.

Les femmes homosexuelles sont parfois aptes à commettre des actes de violence. D'après Ellis, une ouvrière de Wolverhampton a violé une jeune fille, immobilisée par deux femmes. Un ami d'Ellis lui relata, de la Guadeloupe, que dans ce pays les femmes blanches violaient fréquemment des jeunes filles noires entre douze et quatorze ans, tandis que de semblables « agressions » homosexuelles étaient rarement exécutées par les hommes.

Une masseuse berlinoise a tenté de violer une cliente.

Selon une information parue dans un quotidien, une certaine Mme K. V... avait l'habitude d'attirer chez elle des jeunes filles sous prétexte de leur procurer du travail. En réalité, c'était pour les violenter.

Parmi vingt-cinq femmes condamnées à Turin pour « conduite immorale », neuf avaient tenté de séduire des fillettes impubères.

Il existe donc une prostitution des « tribades ». Eulenberg écrit à ce propos :

« Les lesbiennes qui exercent cette sorte de prostitution sont, à l'ordinaire, des jeunes femmes dont l'âge varie entre vingt-cinq et trente ans. Leurs vêtements élégants, de bonne coupe, d'un goût sobre, sont taillés comme pour des hommes ; le cheveu est, d'autre part, coupé court et le comportement de ces êtres est viril. Quant à l'acte sexuel en soi, elles remplissent, selon les exigences de la cliente, ou le rôle passif ou le rôle actif, mais, très souvent, elles entretiennent des « liaisons » et veillent alors jalousement sur la fidélité de leur partenaire, dont elles exigent une stricte observance. Cette partenaire peut être ou une amie ou une femme de chambre, ou une théâtreuse de second ordre, mais aussi elle peut être une jeune fille de la bonne société que la prostituée lesbienne a débauchée, et pour cette raison nombre de fiançailles ont été rompues. »

Les « ménages de tribades » ne sont pas rares. La partenaire virile, donc active, joue en général le rôle du « mari » et jouit d'une liberté totale quant à ce qui concerne le domaine sexuel, tandis que la partenaire passive, l' « épouse », doit observer une absolue fidélité. Parfois, cette malheureuse épouse est réduite à un véritable esclavage sexuel.

Selon nos propres observations, les cas de sujétion, de véritable subjugation sexuelle (les plus graves) existent précisément dans cette sorte de « ménage », et il advient bien souvent que les tribunaux doivent trancher des cas bien compliqués.

La comtesse L... subjuguait sa partenaire lesbienne d'une manière si totale qu'elle réussit, peu à peu, à la dépouiller d'une fortune considérable. Au cours d'un procès en Cour d'assises, en 1924, l'accusée, une certaine Mme St..., qui avait assassiné une jeune femme, déclara qu'elle avait entretenu des relations homosexuelles avec sa victime, puis que son amie l'avait fait « chanter ».

Dans le cas Nebbe (1923), une tribade avait incité sa partenaire à supprimer son mari. On avait saisi pas moins de six cents lettres d'amour échangées entre l'accusée et sa complice.

Dans nombre de cas, l'homosexualité est un acquis inné chez les deux partenaires, mais, le plus souvent, une seule des deux femmes (en général la partenaire « active ») est homosexuelle, tandis que l'autre, pour une raison déterminée, se laisse subjuguer et dominer.

Cette constatation nous conduit à examiner une autre cause motivant la pseudo-homosexualité chez les femmes, à savoir la « séduction » et la débauche.

On a pu observer, et le fait est confirmé par les déclarations mêmes d'authentiques lesbiennes, que l'impulsion de ces femmes n'est pas dirigée vers celles qui leur ressemblent, mais vers des femmes parfaitement normales. Certaines lesbiennes prétendent même qu'elles éprouvent une nette répulsion pour les femmes homosexuelles.

Cette particularité, propre aux femmes homosexuelles, est un grave danger pour les jeunes filles normales, car la tribade, avant de parvenir à son but, doit « convertir » la jeune fille à ses activités contre nature. Forel écrit à ce sujet :

« Lorsqu'une femme homosexuelle a pour dessein de pervertir une jeune fille normale, elle tente habituellement d'éveiller chez elle un amour de l'esprit qui n'est pas étranger à la nature féminine. Peu à peu, la lesbienne stimule et place sa victime sur le plan érotique, en excitant les seins avec des baisers ardents et en pratiquant des manœuvres savantes sur son clitoris. Le trait caractéristique de cette sorte de relations réside dans le fait que la victime n'est pas toujours exactement consciente de l'anomalie de ces pratiques et qu'elle conserve, malgré cela, son affection pour la partenaire homosexuelle. »

Dans un des exemples cités par Forel, la tribade approcha la jeune fille qu'elle voulait séduire, déguisée en homme. Or, lorsque la jeune fille s'aperçut de la supercherie, loin de repousser cette femme et son inversion, elle continua à l'aimer. Forel estime que, compte tenu de la nature féminine, il n'est pas surprenant que certains liens affectifs se dégradent peu à peu et aboutissent à des rapports homosexuels. « D'abord, écrit-il, les deux femmes se plaisent fort et s'entendent bien, puis elles se donnent de tendres noms, s'embrassent et échangent toutes les gammes de caresses et, de cette manière, finissent par pratiquer des actes d'amour qui suscitent un état d'excitation les menant à des sensations érotiques. C'est ainsi qu'une femme normale peut être débauchée par une lesbienne, s'en éprendre et commettre les pires excès sexuels sans devenir elle-même un cas pathologique. »

D'après Forel, l'instinct de ces tribades est si intense qu'elles deviennent de véritables Don Juane. Le savant a communiqué des exemples de lesbiennes qui avaient séduit un grand nombre de jeunes filles qui, toutes, avaient passionnément aimé leur séductrice. Mlle Sodowska, médecin polonais, et une actrice de ses amies se vantaient d'avoir possédé « plus de jeunes filles que n'importe quel homme en Pologne ». Lors de l'interrogatoire des deux femmes, on apprit que, pour arriver à leur but, cyniques et viles, elles n'avaient pas reculé devant les menaces et l'intimidation et avaient ainsi brisé de nombreux foyers.

Affiliée à une organisation féminine sportive, une jeune fille déclara que beaucoup de ses camarades formaient des « couples », entretenaient des liaisons amoureuses et des rapports homosexuels. Plus d'une fois, elle avait été importunée et sollicitée et, un soir, une jeune fille avait tenté, par la force, d'abuser d'elle. Malgré une résistance acharnée, la jeune furie s'était jetée sur elle, la dévorant de baisers, et, dans sa folie furieuse, l'avait si cruellement mordue aux bras et aux seins que la malheureuse avait conservé les traces de profondes cicatrices.

L'homosexualité de la femme peut être associée à d'autres anomalies et perversions.

Citons quelques-uns de ces cas, dont le premier, communiqué par Moll, concerne une femme authentiquement homosexuelle :

Mlle X... a vingt-six ans. Agée de cinq ans, elle avait eu des contacts sexuels avec un garçonnet de quatre ans et elle prétendait avoir eu « une liaison » avec cet enfant. Tous les deux avaient pratiqué le *fellatio* et le *cunnilinctus.* A l'âge de six ans, la petite X... entra à l'école, où elle s'adonna à des attouchements sexuels avec des fillettes. Si, avec ses camarades de classe, ce fut le *cunnilinctus* réciproque, dès qu'elle approcha intimement des fillettes, ses tendances hétéro-sexuelles disparurent et elle se consacra essentiellement aux rapports sexuels avec des filles. A l'âge de douze ans, elle eut ses premières règles et, dès cette époque, elle fréquenta plutôt des enfants placés sous la surveillance d'une gouvernante ; tout de suite, elle se lia d'amitié avec cette dernière. X... déclare que les rapports sexuels (*cunnilinctus*) avec cette femme furent les premiers qui l'eussent vraiment contentée. Cette liaison se prolongea pendant de longues années. X... se distingue des autres lesbiennes du fait qu'elle aime, et pratique indifféremment, plusieurs sortes de rapports sexuels (*anilinctus,* etc.). La patiente déclare aussi que la fustigation avec des verges l'excite sexuellement ; toutefois, il faut qu'elle lui soit administrée par une femme. Souvent, elle se fit fustiger par la gouvernante. Elle recherche également avec joie que sa partenaire lui morde le lobe de l'oreille jusqu'au sang.

Mlle X.. n'a jamais aimé un homme. Or, après une soirée où elle avait beaucoup bu, un homme la persuada de l'amener chez lui, et elle le suivit d'abord parce qu'elle était prise de boisson et ensuite parce qu'elle désirait et souhaitait enfin comprendre les raisons de son indifférence envers les hommes. Mais le coït la déçut tant qu'elle resta sur ses positions. Or, un peu plus tard, un camarade s'éprit d'elle et, bien qu'elle ne l'aimât guère, elle voulut susciter en elle-même, elle voulut s'efforcer à faire naître un penchant pour cet homme. A plusieurs reprises, elle eut des rapports avec lui, mais l'acte normal ne lui procura ni plaisir ni satisfaction. C'est le *cunnilinctus* avec ce partenaire qui lui permit d'éprouver un contentement sexuel, mais elle savait très bien qu'elle faisait effort par l'imagination et qu'elle remplaçait son camarade par une femme.

Pour conclure, dans les manifestations de ce cas, l'homosexualité est associée au masochisme qui semble être une conséquence de l'appétence de l' « affect », donc de l'hyper-érotisme.

L'exemple suivant, communiqué par Féré, concerne une femme homosexuelle, fétichiste des seins. Il semble qu'ici l'origine du fétichisme soit associée à une « première impression sexuelle ».

Mme C... avait été un bébé normal. Bien constituée, elle s'était normalement développée pendant les premiers mois de son existence. Or, lorsqu'elle fut sevrée, à quatorze mois, et bien que sa mère l'eût déjà habituée au biberon et à une nourriture solide, l'enfant ne voulut pas abandonner le sein maternel. L'enfant refusa alors toute nourriture, pleura et cria sans désemparer. Seul le contact de sa bouche avec les seins maternels la calmait et l'apaisait, et la mère s'aperçut alors qu'à ces moments précis l'enfant avait une expression très particulière. Quand la mère ne cédait pas, le bébé criait dans de véritables crises de colère.

Dès que la petite apercevait les seins nus, elle les caressait et les embrassait. Quelques mois plus tard, la mère, qui était à nouveau enceinte, comprit que ce caprice devait cesser sans tarder. Elle était fermement décidée à déshabituer l'enfant de sa manie, mais ce fut si difficile et si pénible à réaliser que ses efforts provoquèrent une fausse couche. La jeune femme, avertie cette fois, ne se découvrit plus devant sa fille, mais, un jour, elle devait avoir trois ans, la petite entra dans la chambre de ses parents et vit son père qui aidait sa femme à se déshabiller. La fillette, apercevant les seins maternels, eut une crise de colère et s'écria : « C'est à moi, cela m'appartient ! » Les parents eurent beaucoup de peine à la calmer. Pendant de longs mois, elle refusa de se laisser embrasser par son père. Sur ces entrefaites, la mère se trouva de nouveau enceinte et, peu à peu, réussit à réconcilier la fillette avec son père. Quelque temps avant l'accouchement, la mère apprit à sa fille qu'elle aurait bientôt un petit frère, et l'enfant s'écria : « S'il a une nourrice, je l'aimerai, mais, s'il touche à mes tétés, je le tuerai ! » Après la naissance du bébé, la mère le nourrissait au sein et devait le faire en secret, en laissant croire à la fillette que c'était la bonne qui était sa nourrice. Or l'enfant ne la crut qu'à demi et exigea encore de caresser les seins maternels.

Elle avait huit ans, quand la bonne lui apprit que le nouveau-né était nourri par sa mère. L'enfant, saisie d'une véritable fureur, se précipita sur le bébé pour l'étrangler. On réussit à la persuader que la bonne avait menti, et elle crut à ce mensonge parce que le bébé ne caressait jamais les seins de sa mère, ce qui pour la fillette semblait la meilleure preuve que le petit frère n'était pas nourri au sein ! La patiente avoue que cette passion pour les seins maternels se prolongea jusqu'à l'époque de la puberté, mais qu'à partir de la neuvième année elle dissimula ce désir parce qu'elle aurait trop souffert d'un refus de sa mère. Jusqu'à cet âge, elle ne pouvait réprimer l'aversion qu'elle éprouvait pour son père, et, au prix des plus grands efforts, elle acceptait ses caresses. Or cette aversion ne s'adressait pas uniquement au père, mais à tous les hommes en général, à l'exception d'hommes très jeunes, à l'aspect un peu efféminé. Un de ses cousins, qui remplissait les exigences ci-dessus, s'aperçut qu'avec les premiers indices de la puberté l'amour que la fillette lui avait porté tournait à la haine. Peu à peu, en chuchotant à la dérobée des mystères sexuels avec ses camarades de classe, la jeune fille comprit qu'elle était différente des autres.

Elle eut ses premières règles à treize ans, sans que sa santé en fût altérée et sans que son caractère en pâtît. La menstruation devint régulière, mais la puberté n'adoucit guère sa haine des hommes. Or plus elle apprit à connaître ce qu'était le domaine sexuel, davantage elle mesura sa propre anomalie, qui la préoccupa fort. Elle ressentit un penchant croissant pour les jeunes filles et éprouva un ardent désir d'avoir des contacts intimes avec elles. Au cours de danse, lorsqu'elle valsa pour la première fois avec sa meilleure amie, elle observa que l'attouchement de ses seins avec ceux de sa camarade provoquait en elle une sensation si agréable qu'elle lui fit gonfler ses mamelons. Elle atteignait sa seizième année lorsqu'elle s'aperçut, dans des circonstances analogues, que son sexe participait à la surexcitation suscitée par le contact des seins. Elle eut alors des rêves érotiques très fréquents et toujours peuplés de jeunes filles. Elle quitta le lycée à dix-sept ans sans avoir cru qu'elle pouvait confier son secret à une amie.

Or, peu de temps après, elle rencontra chez des amis communs une jeune fille de son âge. D'emblée elle se sentit tout de suite comprise. Cette jeune fille lui apprit la manière la meilleure de se masturber, mais la patiente ne trouva pas cette pratique à son goût et nous affirma que ce fut la seule et unique fois où elle avait touché ses parties génitales. Plus tard, elle éprouva une violente jouissance érotique lorsqu'elle caressa des jeunes filles et, surtout, des femmes mariées. Les hommes ne l'attiraient guère, mais seuls ceux qui accusaient une virilité prononcée la repoussaient vraiment. A partir de sa dix-neuvième année, elle reçut plusieurs demandes en mariage, qu'elle repoussa à cause de son anomalie dont elle était parfaitement consciente. Elle aurait aimé être épouse et mère, mais son aversion pour les hommes l'empêchait d'envisager le mariage.

A l'âge de vingt-deux ans, on lui présenta un homme âgé de vingt-huit ans. Il avait une situation aisée, mais il était d'une santé débile, la face presque imberbe, et on prétendait autour de lui qu'il avait été élevé comme une fille et qu'il était toujours très attaché à sa mère. Il apparut alors à notre jeune fille qu'elle ne trouverait jamais plus une pareille occasion susceptible de contenter à la fois les exigences de sa famille et son propre idéal. Elle accepta tout de suite la demande du jeune homme et elle hâta tant les préparatifs du mariage que ses proches en furent surpris. Il ne s'agissait, chez elle, d'aucune attirance physique, elle désirait accomplir son devoir social et respecter son futur mari.

L'acte sexuel lui inspirait du dégoût, et jamais elle n'en éprouvait le moindre plaisir. Par devoir, par attachement à son époux, qu'elle aime et chérit comme un frère et dont elle est la meilleure collaboratrice, elle s'habitua, peu à peu, à supporter l'étreinte conjugale.

LES IMPULSIONS IRRÉPRESSIBLES ET LEURS SÉQUELLES DANS LES DIVERS ÉGAREMENTS DE LA SEXUALITÉ

CHAPITRE XVI

LE SADO-MASOCHISME — GENERALITES

L'algomanie. L'agressivité. L'instinct d'agressivité dans l'enfance et dans les rapports sexuels normaux. L' « animal féroce » qui habite l'homme. Notes biographiques concernant le marquis de Sade et Leopold de Sacher-Masoch.

Les anomalies sexuelles les plus fréquentes et les plus répandues de notre époque, à savoir le sadisme et le masochisme, ont été désignées, dans la littérature spécialisée, par le nom d'algomanie (état psychopathique de certains individus qui chérissent et recherchent la douleur comme une volupté). Cette qualification a été appliquée à tous les égarements sexuels où l'individu, pour assouvir son instinct sexuel, cherche ou à infliger ou à supporter la souffrance.

Or il a été établi que la notion d'algomanie ne suffit pas à exprimer les phénomènes multiples et troublants que les noms de sadisme et de masochisme font surgir dans l'esprit du profane. Des *agissements et des réactions symboliques,* notamment, comme par exemple la sujétion et l'iconoclastie, entrent difficilement dans le cadre de l'algomanie, car dans ces cas il ne s'agit pas d'une douleur, d'une souffrance physiques, mais de formes particulières *d'agressivité* et *d'assujettissement* d'ordre psychique, si nuancées qu'elles sont, pour ainsi dire, abstraites. En effet, ces antithèses correspondent, d'une manière plus précise et plus exacte, bien plus au contenu et à la signification du masochisme et du sadisme qu'à la notion de la souffrance. Ainsi le fait ou d'infliger ou de supporter une douleur physique n'est en réalité que la manifestation, tout extérieure, du sadisme et du masochisme.

D'Aristote à Freud, les psychologues de tous les temps ont affirmé que l'instinct d'agressivité était l'une des impulsions humaines les plus primitives. Son origine biologique siège-t-elle dans l'instinct animal ou, comme le pense Freud, représente-t-elle l'expression d'un instinct de destruction transcendantal ? Cela dépend du point de vue où l'on se place et, quant à notre analyse, la réponse à cette question est à vrai dire sans importance. Ce qui importe, c'est le fait que l'instinct d'agressivité comprend la propension à vouloir à tout prix assujettir, c'est la prédisposition à la cruauté et à la brutalité impitoyable.

Les manifestations de cet instinct apparaissent dans la prime enfance. La combativité de l'enfant, son désir de dominer, son avidité, son humeur querelleuse, etc., ont leur source dans l'instinct d'agressivité. *Avec la puberté et l'apparition de l'instinct sexuel normal, ces divers instincts fusionnent dans une sorte de synthèse,* et l'impulsion sexuelle, en assujettissant tous les autres instincts, assure la prédominance.

Dans notre civilisation occidentale, l'homme est le partenaire sexuel actif et agressif, tandis que la femme assure un rôle passif et réceptif. Nombre de locutions courantes expriment très bien les relations entre l'homme et la femme, il suffit de penser à des expressions telles que « conquérir une femme », « prendre une femme », « posséder une femme », ou « la femme qui s'abandonne à l'homme ».

***

Ainsi, l'activité de l'homme et la passivité de la femme jouent un rôle capital et important dans les rapports sexuels normaux. La femme normale attend, de la part de l'homme, une certaine agressivité qui, pour ce dernier, est aussi essentielle que l'est, pour la femme, la soumission. Ceci prouve que, jusqu'à un certain degré, le sadisme et le masochisme, de la même manière que d'autres formes de perversions sexuelles, font partie des rapports sexuels normaux. L'agressivité de l'homme et la soumission de la femme sont des phénomènes naturels et normaux, et ce n'est que lorsque l'agressivité dépasse ses limites normales et que la soumission se dégrade pour devenir une sujétion sexuelle que l'on peut employer les noms de sadisme et de masochisme. En outre, il ne faut pas oublier que la différence entre le sadisme et le masochisme, d'une part, et l'agressivité et la soumission normales, d'autre part, consiste dans le fait que ces dernières sont un moyen pour atteindre un but, tandis que le sadisme et le masochisme constituent et sont un but en soi. En d'autres termes, on peut parler de sadisme et de masochisme authentiques dans tous les cas où l'instinct d'agressivité et l'instinct de soumission ne sont pas au service d'un but purement sexuel, mais où ils existent et se révèlent pour eux-mêmes, c'est-à-dire des cas où les mauvais traitements ou des cas d'assujettissement sous la contrainte de la brutalité sont en soi la condition nécessaire à l'acte sexuel, ainsi que dans les cas où ils remplacent l'acte sexuel.

***

L'énoncé ci-dessus implique donc que le sadisme est une forme exagérée et extrême d'une particularité *masculine* normale, tandis que le masochisme est une forme exagérée et extrême d'une particularité *féminine* normale. En effet, le sadisme authentique n'existe que chez l'homme, et le masochisme authentique existe uniquement chez la femme. On groupe les femmes sadiques et les hommes masochistes sous la dénomination de *métatropes.*

L'école de Freud est opposée à cette théorie et affirme que l'instinct d'agressivité (nous sommes du même avis dans une certaine mesure) est une survivance philo-génétique de la férocité de l'animal en l'homme ; toutefois, nous pensons, quant à nous, que cet instinct de férocité n'est pas, à priori, associé à l'impulsion sexuelle. Notre hypothèse semble du reste confirmée par le fait que, dans les peuples primitifs, la femme fut souvent, en ce qui concerne les rapports sexuels, beaucoup plus agressive que l'homme. Les psychanalystes ont certainement raison lorsqu'ils affirment que l'activité de l'homme et la passivité de la femme ne peuvent être considérées, à priori, comme des caractères spécifiques, mais qu'il faut plutôt les attribuer à l'éducation et aux conventions morales et sociales en vigueur. Pour cette raison, l'impulsion de l'agressivité nettement excessive, c'est-à-dire le sadisme (selon l'Ecole de Psychanalyse), n'est pas spécifiquement masculine, et l'impulsion de soumission nettement outrancière, c'est-à-dire le masochisme, n'est pas spécifiquement féminine.

Avec les progrès de la recherche scientifique jusqu'à nos jours, il est impossible de trancher la question ; toutefois, il faut avouer que, chez un grand nombre de femmes sadiques, il n'a pas été possible de découvrir des symptômes ou physiques ou psychiques d'homosexualité. D'autre part, les psychanalystes déclarent que, chez nombre d'hommes masochistes, on a pu constater l'existence d'un développement organique défectueux ou des organes ou des glandes sexuelles, ce qui semblerait confirmer notre première hypothèse.

Or, comme c'est si souvent le cas, la vérité se trouve sans doute entre les deux hypothèses.

***

On peut donc affirmer que le sadisme et le masochisme constituent, en réalité, une manifestation positive et une manifestation négative d'une seule et unique impulsion primaire et, de ce fait, ils confirment la loi fondamentale de la bipolarité. De la même manière que l'exhibitionnisme comprend toujours une partie de scopophilie, le sadisme contient toujours un élément masochiste.

Pour cette raison, l'expression de sado-masochisme est exacte et justifiée, et il est logique que nombre de sadiques soient, à la fois, des masochistes.

***

Afin de donner un aperçu général précis de la multiplicité des phénomènes sadiques et masochistes, nous commencerons par examiner les activités qui ont des similitudes avec les activités sexuelles normales et qui se manifestent à travers les contacts et les relations érotiques et sexuels, sous une forme adoucie et plus nuancée. Nous envisagerons ensuite les manifestations visuelles, les divagations imaginaires et les actes symboliques, et nous terminerons avec les analyses des diverses brutalités physiques, celles de l'assujettissement et du consentement tacite que comprend celui-ci.

***

Il semble tout indiqué de donner ici un bref aperçu de la biographie du marquis de Sade et de celle de Leopold de Sacher-Masoch, deux personnages dont les noms expliquent l'étymologie des expressions de sadisme et de masochisme.

Le marquis de Sade est né à Paris, le 2 juillet 1740. Issu d'une vieille famille provençale, il comptait parmi ses ancêtres la célèbre Laure, la femme idéale à laquelle Pétrarque adressa ses immortels sonnets. Sade fut élevé par un de ses oncles, auteur d'un important essai biographique sur Pétrarque. Jeune officier, il prit part à la guerre de Sept ans, puis il épousa une femme jeune et belle d'excellente lignée. Or, au cours de la seconde année de son mariage, lors d'une visite dans une maison close, il fut à l'origine d'un tel scandale que les autorités procédèrent à son arrestation. Le marquis quitta alors son épouse et, en compagnie d'une actrice, il se retira dans une maison de campagne où il s'adonna à des débauches et des orgies si monstrueuses qu'il fut très vite stigmatisé dans toute la région. Un jour, sous un prétexte futil, il attira chez lui la respectable épouse du boulanger du village et, après l'avoir dévêtue, il la fouetta avec des verges. A plusieurs reprises, le marquis fut arrêté pour divers délits commis sous l'influence de l'alcool, mais, en raison de sa haute situation sociale, chaque fois il fut libéré. Mais, un jour, deux prostituées moururent après avoir absorbé une grande quantité de mouches d'Espagne, au cours d'une orgie organisée par Sade. Le marquis et son domestique furent condamnés à mort. La peine fut commuée à une peine de prison et, grâce à l'intervention de son épouse, le marquis fut bientôt libéré. Ajoutons qu'il entretenait également une liaison avec sa belle-sœur, avec laquelle il entreprit de longs voyages. Cette jeune femme semble avoir été l'exacte réplique, le parfait complément du marquis de Sade, car elle fut ce qu'on appellerait de nos jours une « vamp ». Les deux sœurs ont servi de modèles pour Justine et Juliette dans le fameux roman du marquis.

Peu de temps après la libération de Sade, on découvrit à Paris, dans un pavillon où il avait organisé un grand souper, une femme évanouie, sans connaissance. Sade lui avait coupé plusieurs veines et, sur tout le corps, il avait arraché la peau. On l'enferma à la Bastille pour l'envoyer, par la suite, dans un asile d'aliénés, à Charenton. Au début de la Révolution, Sade fut libéré et tenta, en vain, de gagner la confiance de Robespierre et de Marat. Sous le règne de Napoléon, ses livres furent confisqués. Sade, enfermé à nouveau dans un asile d'aliénés, mourut à l'âge de soixante-quatorze ans.

Si, pendant son internement, le marquis fit preuve de beaucoup de docilité, de charme et d'amabilité, sa prédilection pour les conversations obscènes poussa le malheureux directeur de l'asile à solliciter de ses supérieurs, tous les six mois, de bien vouloir le débarrasser de cette présence gênante.

Le livre principal de Sade, *Justine,* est écrit avec la plume d'un dilettante très doué et consiste dans une suite de récits d'un pur sadisme sexuel, destinés à illustrer les voluptés et les plaisirs du vice et de la débauche. La manie de faire revivre et de représenter, par la parole écrite et orale et par l'image, les procédés techniques et les événements obscènes et pervers était caractéristique chez Sade. On peut affirmer qu'il fut le perverti cent pour cent et, pour ainsi dire, un génie de la perversion. Son cas confirme, d'une manière frappante, la théorie de Lombroso au sujet de la filiation qui existe entre le génie et la folie.

***

Comme le marquis de Sade, Sacher-Masoch appartint à une famille de noblesse très ancienne. Dès sa naissance, il fut d'une santé si débile et si délicate qu'il fallut engager, pour lui sauver la vie, une nourrice robuste. On prétend que le premier événement marquant de son enfance fut en partie responsable de l'évolution de ses prédispositions sexuelles. Il était âgé de dix ans lorsque éclata la révolte des Ruthènes contre les

Polonais, et les actes de cruauté dont il fut ou le témoin involontaire ou l'auditeur attentif peuvent avoir contribué au développement de sa perversion. Cette constatation est valable aussi en ce qui concerne la Révolution de 1848, dont il fut le témoin à Prague.

Sacher-Masoch fit ses études à Graz où, jeune encore, il obtint son agrégation de professeur d'histoire. Ce sont ses études historiques qui lui inspirèrent le sujet de son premier roman, *Le dernier Roi des Magyars.* Dans cet ouvrage déjà, les conceptions et les prédispositions caractéristiques de l'auteur y apparaissent nettement, car les femmes qui agissent dans cette épopée sont des êtres énergiques, durs et cruels et les hommes sont des personnages falots, faibles et pusillanimes. Son aventure sexuelle la plus marquante fut celle qui le lia à Anna de Kottwitz, femme autoritaire et passionnée et de plusieurs années son aînée. Il est certain qu'Anna de Kottwitz lui servit de modèle pour *La Vénus à la fourrure,* œuvre qui fait briller clairement la nature de sa perversion. Cette femme tint aussi le rôle principal dans son livre *La Femme divorcée* ou *Le Récit érotique d'un idéaliste.* Après quelques aventures sexuelles épisodiques centrées autour d'agissements masochistes, Sacher-Masoch rencontra Wanda de Dunajew qui, de toute évidence, possédait un talent tout particulier à tenir le rôle de choix de la « maîtresse souveraine ». Sous l'influence de cette femme, Sacher-Masoch rompit tous les liens qui le retenaient à sa famille et consacra son existence à la perversion. Toutefois, il finit par trouver le bonheur conjugal avec Hilda Meister, bien qu'il ne lui fût pas possible de s'adonner à ses vices et à sa perversion avec son épouse. Il mourut en 1895, à l'âge de soixante ans.

Comme le marquis de Sade, Sacher-Masoch a non seulement décrit la perversion qui porte son nom, mais il l'a pratiquée d'une manière si intensive qu'il existe un grand nombre de photographies où l'auteur est représenté, en compagnie de ses « maîtresses impérieuses », dans les attitudes les plus caractéristiques de sa perversion.

CHAPITRE XVII

LE SADISME MINEUR

Définition. L'incubisme. Coïtus in os. La défloration. Les divagations sadiques imaginaires lors de la masturbation. Un cas cité par Krafft-Ebing. La pornographomanie. La littérature pornographique en Angleterre. Sadisme et religion. Les effets des exécutions capitales publiques. Le sadisme symbolique. Exemples. L'homme qui aime les femmes sales. Le partenaire ligoté. Les coups de pied. La torture mentale. L'infidélité. Les femmes sadiques en butte avec l'ordre social. La lettre d'une femme sadique. D'autres lettres. Sado-fétichisme. Pygmalion.

L'expression de « sadisme mineur » désigne l'ensemble des affects de caractère sadique qui ne peuvent être considérés comme des manifestations de sadisme authentique, parce qu'ils font plus ou moins partie de la vie sexuelle normale. Cette expression comprend également les phénomènes connus sous la désignation de « sadisme mental ».

A travers la vie sexuelle normale, les manifestations de l'impulsion d'agressivité sont si variées et si multiples qu'il est difficile de fixer une limite entre les phénomènes naturels et normaux et les phénomènes d'ordre pathologique. Il ne faut d'ailleurs pas oublier que leurs appréciations varient avec les époques et les civilisations diverses. Jusqu'à la fin du siècle dernier, l'une des formes les plus fréquentes de l'agressivité féminine, l'incubisme, fut considérée par les spécialistes comme une « anomalie » ; or, de nos jours, le profane aussi bien que le spécialiste rejetteraient cette conception avec le sourire. L'incubisme désigne la tendance qu'ont certaines femmes à vouloir occuper, lors de l'acte sexuel, la position qui consiste à être couché sur le partenaire et à le chevaucher, c'est-à-dire à prendre l'initiative active, au lieu de l'abandonner, comme il semble naturel, à l'homme. Or cette attitude inverse de l'acte sexuel est aussi ancienne que la vie sexuelle elle-même, et seuls l'hypocrisie, le puritanisme régnants et tout-puissants à certaines époques pouvaient en être heurtés. L'incubisme exprime néanmoins l'instinct de la femme qui tente de se révolter contre une certaine attitude de soumission physique et il peut, éventuellement, exprimer l'agressivité et le besoin de dominer. D'autre part, une femme qui aime « la position de dessus » est souvent influencée par des tendances homosexuelles. En examinant le sadisme féminin, nous rencontrerons souvent cette caractéristique.

Pratiquées pendant l'acte, des actions telles que mordre, égratigner, pincer sont des phénomènes qui viennent de l'impulsion d'agressivité, mais elles sont si répandues que l'on peut les considérer comme essentiellement anormales seulement dans les cas où elles provoquent des blessures. A ce propos, les paroles de Van der Velde s'avèrent exactes : « Tout est permis si le partenaire y trouve un plaisir. » Les livres d'amour hindous les plus anciens, le *Kamasutra* et l'*Anangaranga*, traitent ce sujet d'une manière très détaillée.

La signification du *coïtus in os* est moins facile à préciser. Cet acte symbolise nettement le désir de l'homme qui veut et exige la soumission totale de la partenaire. Or, il faut le dire, ce serait une erreur grave que de considérer ce processus comme chose naturelle et normale ; ce serait une erreur du même ordre aussi que de le condamner comme une perversion pathologique si, avec l'accord mutuel des partenaires, il est pratiqué d'une manière occasionnelle. Le *coïtus in os* est une variante des rapports sexuels et ne peut être stigmatisé comme une perversion pathologique que s'il est pratiqué d'une manière *exclusive* c'est-à-dire s'il remplace totalement les rapports sexuels normaux.

La jouissance éprouvée par l'homme lors de la défloration est aussi d'origine sadique non seulement à cause de la blessure qui en résulte, mais aussi, dans une large mesure, en fonction de la conquête et de l'assujettissement psychiques, symbolisés ici par la défloration. La *manie* de la défloration, à savoir la jouissance pathologique de la défloration, sera examinée par ailleurs lorsque nous considérerons les détournements de mineurs. Nombre d'hommes, comme subjugés par cette impulsion, l'orientent vers une manifestation inoffensive en exigeant de leur partenaire une sorte de comédie de *résistance* et, avant l'acte sexuel, la jouent dans la représentation d'un pseudo-viol. De cette manière, ils s'attribuent un rôle de conquérant et satisfont comme dans un jeu, inoffensif, leur impulsion d'agressivité.

Le sadisme mental.

Il existe une catégorie de sadiques qui se contentent de satisfaire leur impulsion pathologique à l'aide de l'imagination. Nous employons à bon escient le terme « pathologique », car ce serait une grande erreur de penser que les impulsions des êtres dont, seul, le mental est perverti soient moins accusées et anormales que celles d'un sadique dont la perversion se manifeste à travers ses pratiques. Or le sadique mental se distingue du sadique actif non pas par l'intensité de ses instincts, mais essentiellement par l'intensité et l'efficacité de ses *refoulements*. Or le refoulement moral lié au sens de la responsabilité sociale contraignent le sadique mental à limiter sa convoitise à des divagations imaginaires. Il a alors la possibilité d'exercer sa perversion de différentes manières — ou par la pensée isolée et solitaire, ou par des propos verbaux, ou par écrit ou par le dessin.

La première de ces possibilités comprend les représentations imaginaires lors de la masturbation. En se masturbant, l'individu évoque et imagine des scènes d'une cruauté monstrueuse et sanglante ; seul, entre quatre murs, il est ou Néron, ou Caligula. Il est intéressant de constater ici que la masturbation peut, d'une manière paradoxale, remplir une tâche d'ordre social, c'est-à-dire elle protège la société, comme une sorte de paratonnerre, du mal que les êtres affligés de ces anomalies seraient susceptibles de lui causer.

Citons à ce propos un cas communiqué par Krafft-Ebing :

M. X..., âgé de vingt-cinq ans, chargé d'une lourde hérédité, a été la proie de surexcitations sexuelles dès sa dixième année. La vue du sang lui procurait une véritable jouissance sensuelle. Une servante se coupait-elle accidentellement à un doigt : il avait une érection spontanée. Parfois, il tailladait volontairement le sien et, à la vue du sang qui jaillissait, il éprouvait un violent plaisir. Sans avoir été initié par quiconque, il commença tôt à se masturber et, pendant ces pratiques solitaires, il avait des visions de femmes qui perdaient leur sang en abondance par des plaies béantes. Ce désir de voir couler le sang était si violent qu'il fut parfois tenté de blesser volontairement ses cousines ou les servantes. Or, s'il fut toujours capable de réprimer cette impulsion, ses excitations sexuelles étaient invariablement associées à des visions de sang, et le besoin de le voir jaillir d'un corps de femme, et surtout d'une femme jeune et attrayante, était pour ainsi dire insupportable. L'excitation sexuelle était pour lui inséparable d'actes de cruauté imaginaire. En se masturbant, il imaginait par exemple qu'il était un tyran qui donnait l'ordre de mitrailler la populace avec des plombs de chasse, ou il se représentait la mise à sac d'une ville, l'ennemi qui pille, viole, torture et tue les jeunes femmes. Le patient, qui, à l'ordinaire, était un être moralement sain, bienveillant et affable, avait honte de ses visions si cruelles et, d'autre part, dès que la masturbation lui avait procuré détente et soulagement, ses représentations imaginaires si perverses disparaissaient pendant un certain laps de temps.

Bien que le cas soit plus rare, le détournement des impulsions sadiques à l'aide des divagations imaginaires existe aussi pendant l'acte sexuel normal. Dans ces circonstances, le partenaire du sexe opposé sert uniquement comme un agent physique générateur de l'excitation ; et dans le domaine des réactions psychologiques un processus sadique, très différent de l'acte physique, se déroule dans l'imagination de l'être atteint par cette manie.

Iwan Bloch nomme les manifestations *graphiques* des pensées perverses : *érotographomanie*, et Merzbach les désigne sous le nom de *pornographomanie*. Cette manie s'extériorise en général par des inscriptions griffonnées aux murs des cabines téléphoniques publiques, de tous les édicules et des vespasiennes — les graffiti ; toutefois, il existe des cas où l'individu en question s'adresse à lui-même des lettres, indécentes, grossières et obscènes, où, dans une littérature appropriée ou avec des dessins, il extériorise ses visions imaginaires. Nous avons connu un savant allemand, mort d'une rupture d'anévrisme il y a quelques années, qui, assis tranquillement à son bureau de travail, peignait des aquarelles obscènes, belles et éclatantes de couleurs flamboyantes, et, après sa mort, la famille découvrit des milliers d'images de cette qualité. Or cet homme, considéré sa vie durant comme un modèle de respectabilité la plus décente, et en présence duquel nul n'eût osé seulement effleurer, par la plus infime allusion, le plus anodin sujet sexuel, cet homme avait laissé un message dans lequel il avouait qu'il n'avait jamais connu d'autres pratiques sexuelles que la masturbation, à laquelle il s'était adonné avec excès. Dès qu'il se trouvait seul, sa main approchait et caressait ses parties génitales. Or ce sont les sadiques mentaux de cette sorte qui constituent la clientèle principale de toutes les littératures pornographiques, si répandues dans tous les pays du globe.

C'est au cours du XIXe siècle, en Angleterre, que la littérature érotique et pornographique commença à exprimer un caractère de plus en plus sadique. Pisanus Fraxi, l'un des plus sérieux spécialistes de l'histoire des mœurs sexuelles anglaises, a écrit à ce propos : « Il est évident que les écrivains contemporains ont été influencés par la littérature dépravée, sanguinaire, désaxée et anormale du marquis de Sade et qu'ils ont imité la cruauté, le cynisme et la lascivité de ses écrits. Le style et le contenu de la littérature érotique anglaise ont donc subi une transformation, un revirement, et elle a perdu son caractère normal, naturel et sain (dans la mesure où il est possible d'utiliser l'adjectif « sain » par rapport à de tels écrits). »

L'écrivain Melopoyn, personnage principal du roman *Roderick Radom*, de Smolett, ne trouvera le succès qu'à partir du moment où il fera paraître un livre sado-érotique. « Les forfaits atroces m'ont gagné plus d'un bon repas ; j'ai donc profité de la rapine et du brigandage, mais le meurtre n'a jamais manqué de me rapporter des fortunes. » Cet aveu cynique pourrait servir d'exergue à la véritable épidémie du roman policier de notre époque (et des films policiers), dont le caractère sadique n'échappe à personne.

Parmi les ouvrages de la littérature sadique anglaise, en vogue au XIXe siècle, figure le roman *Les Plaisirs de la Cruauté*, présenté, par son auteur anonyme, comme une suite de *Justine* et de *Juliette*, de Sade (1880). Citons encore *Débauches et Diableries* ou *Scènes de la vie de Lionel Heythrop* (Londres, 1876). Ce livre, illustré de gravures obscènes en couleurs, a été rédigé en collaboration par quatre professeurs d'Oxford et un officier supérieur de l'armée anglaise, dont les noms ne figurent évidemment pas sur le livre. *L'absurdité de la Vertu* (Londres, 1830), *La Romance de la Volupté* (Londres, 1874, quatre volumes) et *L'Enseignement pratique du colonel Sparker* (Londres, 1878) complètent la bibliographie des livres d'inspiration sadique les plus connus. Dans l'ouvrage du « colonel Sparker », on peut lire le passage suivant, si caractéristique quant à la psychologie du sadique : « Pour éprouver une véritable jouissance sensuelle, il faut, d'une part, avoir la conviction intime que l'objet de notre amour soit digne de notre idéal de beauté et il faut, d'autre part, éveiller chez le partenaire les sensations et les émotions les plus intenses. Or il n'existe aucune sensation atteignant et égalant celle de la douleur, dont l'effet est réel, vrai et certain ; cette sensation de la douleur n'est jamais feinte et ne peut tromper, comme peut le faire la comédie de l'extase sensuelle dont les femmes jouent si bien, sans jamais la vivre vraiment. Celui qui est capable de provoquer chez la femme l'impression la plus puissante et forte, qui sait stimuler l'organisme féminin de manière qu'il atteigne au paroxysme de l'excitation sensuelle, cet homme aboutira au degré extrême de la jouissance. »

Si le sadique mental se contente d'une satisfaction imaginaire de ses impulsions, le sadique authentique les transforme en actes. Le sadique visuel, le voyeur, le « sadique de l'œil », occupe une place intermédiaire entre les deux premiers. D'une part, il exige un spectacle *réel*, mais, d'autre part, il lui suffit d'en être le spectateur passif, le témoin irresponsable. Il hante les lieux où il peut surprendre des actes et des scènes sanguinaires ; enfant, il est toujours présent quand la cuisinière tue un poulet, quand le boucher saigne un porc. Adulte, il visitera les abattoirs et la morgue, et les récits des crimes et des catastrophes les plus odieux et effroyables lui procureront un plaisir intense.

Citons un événement, typique de cette sorte de sadisme, datant de l'époque des émeutes de Spartakus à Berlin :

« Une dame de mes amies m'avait demandé de l'accompagner à la morgue où, entre des milliers de cadavres, dont quelques-uns étaient atrocement mutilés, nous découvrîmes son fils, mort d'une balle dans la tête. Dans la salle où l'on procédait à l'identification, une foule très dense, composée en majeure partie de femmes, défilait devant les cadavres exposés, et un surveillant, que je connaissais bien, attira mon attention sur plusieurs jeunes filles qui, depuis quelques jours, se retrouvaient ici dans le défilé des parents des victimes. De toute évidence, elles se délectaient au spectacle atroce de ces corps nus, des hommes morts. Les organes génitaux de ces hommes : soldats, marins, partisans spartakistes civils, étaient déformés et boursouflés par l'apoplexie et la décomposition, et les jeunes filles ne pouvaient détacher leurs yeux de ce spectacle répugnant. Il était évident que la présence de ces jeunes femmes était essentiellement dictée par des facteurs d'ordre sexuel. Leur expression, à la vue de ces corps mutilés, ressemblait à celle que j'avais surprise sur le visage de certaines femmes, à Madrid et à Séville, pendant les courses de taureaux. Il y a quelques années, j'ai assisté à l'exécution publique d'un assassin. Placé à côté de l'épouse d'un procureur qui observait avidement la scène atroce où le pauvre diable criait et se débattait avec le bourreau qui le traînait à l'échafaud, cette femme soupirait, gémissait, comme en extase, et, au moment précis où le couperet glissa, elle eut une attitude, une réaction qui ressemblait étrangement à l'orgasme. »

Tout amateur des combats de boxe a pu observer autour du ring des femmes dont le comportement ressemble à celui de l'épouse du procureur, et il serait facile de prouver que l'enthousiasme, l'exaltation féminins pour ce sport témoignent de certains éléments sadiques.

Sadisme et Religion.

Les interactions qui existent entre le sadisme et la religion ont été minutieusement analysées par les spécialistes de l'histoire des civilisations. Principe capital et essentiel de la mystique chrétienne : la *souffrance,* sous toutes ses formes et dans toutes ses gradations, c'est-à-dire de l'humilité, de l'abnégation spirituelle, de la discipline religieuse à l'ascèse spirituelle et physique, la souffrance offre au sado-masochiste de nombreuses possibilités et échappatoires de jouissance. On n'ignore pas que les abus et les crimes de l'Inquisition, les procès des « sorcières », les bûchers ont provoqué, au Moyen Age, des vagues de psychoses sadiques collectives à côté desquelles les atrocités des répressions politiques des dictatures modernes semblent bien élémentaires. Le sadisme, en tant que phénomène collectif, sera le sujet d'un chapitre à part.

Le sadisme visuel en Angleterre.

Le sadisme visuel joue un rôle capital dans l'histoire des mœurs sexuelles anglaises. Il suffit de penser aux exécutions capitales et aux tortures publiques qui, pendant plusieurs siècles, ont exercé sur la masse du peuple anglais une fascination dangereuse et ont permis aux individus de jouir sans interruption d'un plaisir purement sadique. Le plaisir qu'éprouvait le *Merry England* à massacrer et à torturer est si connu qu'il n'est point nécessaire d'insister ici. Il suffit de lire les œuvres de Marlowe, de Shakespeare, de Ford et de Massinger qui réflètent, dans une évidente clarté, l'esprit à la fois cruel et sensuel de l'époque. En ce qui concerne le besoin voluptueux d'assister aux exécutions capitales, Iwan Bloch a écrit ce qui suit (*L'Histoire des mœurs sexuelles anglaises*) :

« Après avoir assisté à l'écartèlement du juriste John Coke, le colonel Turner donna l'ordre d'amener un autre condamné, nommé Hugh Peters. En frottant ses mains sanglantes, le bourreau demanda alors au condamné s'il approuvait sa méthode de travail. Or il est bien révélateur que ces nobles, si cruels après les exécutions capitales, organisent entre eux les orgies les plus repoussantes et dépravées, ce qui prouve clairement que leurs instincts de cruauté sont d'origine sexuelle. »

Tyburn, la place publique où, au XVIIIe siècle, eurent lieu les exécutions capitales à Londres, a été un véritable lieu de plaisir collectif. Comme pour les combats de coq ou de boxe, les places pour la « représentation » furent toujours louées à l'avance. Il ne se passait pas un mois sans qu'une exécution publique ait lieu à Tyburn. Parfois, on massacra jusqu'à quinze personnes à la fois. *Lady Hamilton* recherchait et aimait particulièrement les exécutions à Naples. Thackeray a écrit : « Il y a cent ans, les gens s'assemblèrent par centaines pour assister aux dernières minutes de la vie d'un brigand dont le supplice fut, pour eux, un sujet de plaisanteries bien cruelles. Et, si Swift se moquait du pauvre bougre, son calvaire inspirait à Gray une de ses ballades les plus réussies et amusantes... » Thackeray croyait qu' « une telle chose serait impossible de nos jours », mais il fut bien trop optimiste, car encore dans la seconde moitié du XIXe siècle les exécutions publiques étaient un spectacle très apprécié par les Anglais. A ce propos, Schlesinger a écrit :

« A une question que je lui avais posée, une dame anglaise, intelligente et fort cultivée, me répondit : « Vous désirez avoir des renseignements en ce qui concerne nos fêtes populaires ? Je suis sûre que vous songez aux fêtes religieuses, aux récoltes et au carnaval, que l'on célèbre dans votre pays ensoleillé où le peuple aime le vin, la musique et la danse ! » Et sans doute cette dame ne faisait pas partie de ces gens qui, par faux patriotisme, cherchent à cacher les défauts et les vices de son pays, car elle poursuivit : « Non, cher monsieur, notre peuple s'amuse à Newgate, ou à Horsemonger Lane, ou à un autre lieu plaisant, proche d'une prison, le jour où a lieu une pendaison publique. Dès l'aube, une animation très vive règne sur le lieu du supplice. Les fenêtres des maisons avoisinantes sont louées à des prix très élevés ; on érige des tribunes, on installe des baraques où l'on vend des boissons et des victuailles, du gin et de la bière très forte. A pied, à cheval ou en calèche, les gens affluent de toutes parts, souvent de loin, pour assister à l'horrible spectacle, et le premier rang est occupé par les femmes, mes compatriotes. Elles ne sont pas toutes d'humble condition, on y trouve aussi des dames de la société. C'est évidemment une honte, mais, hélas ! c'est vrai ! Et, après l'exécution, il est du devoir de nos journaux (aucun Anglais ne pardonnerait à son journal s'il oubliait) de décrire dans ses moindres détails, avec une horrible exactitude, les derniers soubresauts du malheureux criminel. »

Jusqu'à une époque récente, cette description, nullement exagérée, fut valable pour toutes les exécutions qui eurent lieu à la campagne et dans les grandes cités.

Il est certain que l'effroyable et morbide plaisir que les êtres éprouvent à regarder une exécution est intimement associé à un facteur d'ordre sexuel, et le « besoin » de « voir » de tels spectacles est une impulsion spécifiquement sadique. En Angleterre, sous l'influence de ces « spectacles », certains individus sont devenus des fanatiques des exécutions capitales — et parmi eux on retrouve quelques personnes de haut rang.

La citation suivante est extraite du livre *Traits de caractère des excentriques anglais* (d'auteur anonyme, 1796) :

« S..., qui, à cause de son excellent caractère, jouit de la considération générale, éprouve un très grand plaisir aux exécutions capitales. Un jour, un de ses amis le taquina fort pour cette faiblesse, et S... conclut avec lui le pari qu'il n'assisterait pas à la prochaine exécution. Or, le jour venu, S... éprouva le besoin irrésistible d'aller voir son spectacle favori ; il se rendit à Tyburn et perdit son pari... Lorsque le délai de l'exécution du régicide Damien approcha (il devait être écartelé par quatre chevaux, à Paris), S... fit le voyage et paya fort cher le bourreau pour qu'il lui permît de « regarder » aux premiers rangs du lieu de supplice. L'exécution terminée, S... retourna sans délai en Angleterre. »

« S » est vraisemblablement l'initiale du nom de George Selwyn, l'un des débauchés les plus fameux du XVIIIe siècle.

Les détails les plus affreux et les plus ignobles d'un meurtre ou d'un suicide, le spectacle d'un cadavre sauvagement mutilé, n'importe quelle dépouille attiraient et intéressaient Selwyn. De tels événements macabres lui procuraient une joie de « douleur » indéfinissable. Horace Walpole, un ami de Selwyn, a noté un grand nombre d'anecdotes concernant ce singulier penchant. Lorsque le premier Lord Holland fut à l'agonie, Selwyn, son ami intime, insista pour le voir. Lorsqu'il prit congé, Lord Holland dit à son domestique : « Si Mr. Selwyn revient, vous le laisserez entrer. Si je suis encore en vie, je serai content de le voir, et, si je suis mort, c'est lui qui sera heureux de me regarder. »

Le sadisme symbolique.

Il faut à présent nous arrêter un peu sur la catégorie des individus sadiques qui, contrairement à ceux que nous avons observés auparavant, s'adonnent d'une manière *active* à leurs impulsions. Or il ne s'agit pas ici d'actes de cruauté physique, de souffrance et de douleur infligées volontairement à un partenaire, mais il s'agit de formes psychologiques spéciales à l'instinct d'agressivité qui s'extériorisent et se manifestent à l'aide d'activités « symboliques ». Cette forme psychologique de l'instinct d'agressivité vise la domination, l'assujettissement, l'esclavage et l'humiliation complète du partenaire.

Comme il s'agit ici de processus purement psychiques, d'une part, et que les relations entre les hommes et les femmes dépendent, dans une large mesure, d'autre part, de facteurs moraux et sociaux, les manifestations et le langage « symbolique » du sadisme masculin se distinguent de ceux du sadisme féminin. En d'autres termes, le sadisme psychologique de l'homme est formulé et influencé par l'idée que l'homme se fait de la situation qu'il occupe dans la société, et le sadisme psychologique féminin est influencé par l'idée que la femme possède de la situation sociale qui est sienne. Pour cette raison, nous examinerons séparément ces deux formes du sadisme. Citons quelques exemples destinés à illustrer la nature sadique des actes symboliques pratiqués par les hommes.

Un propriétaire terrien avait l'habitude de mander à tour de rôle ses domestiques féminins ; il les recevait assis dans un fauteuil, et chaque femme devait s'agenouiller devant lui et lui baiser la main jusqu'au moment où il ressentait le spasme d'une érection.

Cet exemple symbolise clairement la manie de vouloir humilier et dégrader le partenaire du sexe opposé. En ce qui concerne le cas suivant, le symbolisme qui se dégage de l'activité est plus abstrait et moins facile à interpréter.

« X... était un homme original, excentrique, chargé d'une lourde hérédité. Il déclarait qu'il se sentait repoussé, et comme dégoûté, par la beauté de la peau fine, délicate et comme transparente de son épouse et qu'il lui était impossible d'accomplir ses devoirs conjugaux. Or, en compagnie de femmes sales et de petite vertu, il retrouvait toute sa puissance sexuelle. Mais à plusieurs reprises, au cours de promenades avec sa femme, lorsqu'ils traversaient un bois solitaire ou une prairie éloignée de la route, cet homme exigeait tout à coup que sa femme s'étendît sur le sol. Si par malheur elle refusait, il la renversait de force, se jetait comme un fou sur elle et faisait selon sa volonté. Plus sa femme résistait, davantage il s'excitait et, à ces moments, il n'était pas ce qu'on appelle impuissant. Sa conduite envers son épouse était identique lorsqu'ils se trouvaient tous deux dans un lieu où ils risquaient d'être découverts pendant la consommation de l'acte, comme, par exemple, dans un compartiment de chemin de fer ou dans les lavabos d'un restaurant. Or jamais cet homme ne désirait sa femme dans le lit conjugal. » (Krafft-Ebing.)

Si cet homme préférait entretenir des rapports avec des femmes repoussantes de saleté et de basse extraction, cela signifiait que sa sexualité était entièrement dominée par son impulsion d'agressivité et qu'il avait besoin, pour jouir de sa toute-puissance sexuelle, de se savoir, de se sentir tout à fait supérieur à sa partenaire. Pour lui, la beauté et la grâce de son épouse constituaient un facteur gênant, et sa femme n'était pas « son inférieure ». Seules, l'humiliation, la dégradation rabaissant sa femme au niveau d'une prostituée lui permettaient de contenter la perversité de son instinct. La volonté de contraindre sa partenaire à une résistance acharnée obéissait également à une impulsion typiquement sadique.

Dans le cas suivant, le sadisme symbolique se révèle dans le besoin de ligoter le partenaire :

« Y..., âgé de vingt-cinq ans, se souvient qu'à l'âge de cinq ans, déjà, il éprouvait du plaisir à attacher et à ligoter jambes et bras des enfants. Ce n'est que vers sa douzième année qu'il commença à être nettement conscient de ce vice. Le besoin de ligoter (les autres) s'adressait indifféremment aux garçons et aux filles, et également aux animaux.

Pour que cet acte procurât un véritable plaisir, il fallait que le partenaire lui opposât une âpre résistance. Or ce penchant n'a jamais varié depuis son enfance. Toutefois, si les adolescents et les jeunes filles sont encore susceptibles de l'exalter, il réagit avec plus de violence encore aux beautés physiques des femmes dont la poitrine est bien développée. Il procède toujours de la même manière et ligote les mains de ses victimes, croisées derrière leur dos, et il a observé cette méthode depuis son enfance. Or, si Y... a souvent pratiqué cette manie perverse avec des camarades et des fillettes, il n'eut qu'une seule fois l'occasion de ligoter une femme adulte. Y... l'avait attachée, en plein accord avec elle. Or, lorsqu'il serra les liens, elle commença à lui opposer une certaine résistance et il menaça alors de la poignarder. Plus elle se défendait, davantage il s'excitait. Après avoir libéré la victime de ses liens, il promit qu'il reviendrait la voir, mais qu'il s'y prendrait « autrement ». Or, la seconde fois, il menaça encore de la tuer. Prise de peur, la malheureuse appela à l'aide. Y... prétendit qu'il n'avait eu aucune intention criminelle. Il est intéressant de constater qu'au cours de ces différentes tentatives aucune éjaculation ne se produisit, bien que Y... eût très facilement, d'habitude, des érections. Ses pollutions nocturnes étaient souvent accompagnées de rêves très divers, peuplés parfois de scènes d'un sadisme vraiment authentique. Or un rêve représentant une femme belle et attrayante suffisait quelquefois à provoquer une pollution. L'élément purement esthétique exerçait aussi une influence sur ses sens lorsqu'il était éveillé, et la simple vue d'une femme, jeune et jolie, suffit à susciter une érection, souvent accompagnée de divagations sadiques.

» En outre, Y... fut, de temps en temps, la proie d'impulsions masochistes de faible intensité, pendant lesquelles il se ligotait lui-même. Les associations mentales habituelles se produisaient aussi en d'autres circonstances. Il lui suffisait, par exemple, de lire un mot déterminé pour qu'une érection se produisît. »

Dans cet exemple, le « langage » symbolique est extrêmement clair et précis. Lier les pieds ou les mains est la méthode la plus efficace qui permette de réduire le partenaire à l'impuissance, car la victime est alors livrée au bon plaisir du sadique, qui pourra en faire ce qu'il lui plaira — et il jouit et est satisfait et comblé de cet état de choses.

En raison de son caractère éminemment symbolique, lier un individu est une action qui joue un rôle capital dans les ébats et les rites du monde sado-masochiste. Or, à l'ordinaire (et à l'opposé du sadisme purement psychique), l'action de lier un individu est associée aux brutalités et aux coups.

Le sadisme symbolique des *femmes* est un des aspects les plus singuliers de la pathologie sexuelle. Aucune autre perversion n'est aussi profondément ancrée dans le caractère d'un être vivant, aucune ne pénètre et ne traverse aussi profondément toutes les activités et les occupations habituelles d'un être vivant que le sadisme mental des femmes. *Sans exception, le sadisme féminin exerce une emprise tyrannique.*

On a pu constater que, dans un grand nombre de cas, la perversion exerce ou peu, ou aucune influence sur le caractère d'un individu et, en effet, la perversion existe parfois, comme à part, dans une sorte d'isolement de la personnalité. Or une femme sadique est sadique, entièrement et totalement. Son sadisme dominera sa vie professionnelle, comme il dominera sa vie sociale et sa vie sexuelle.

Par conséquent, en fonction de ce comportement total et entier, le sadisme purement symbolique est beaucoup plus rare chez la femme que chez l'homme. Chez la femme, l'impulsion psychique, qui vise à la domination et à l'assujettissement d'autrui, se contente rarement du seul acte symbolique et elle se manifeste en général sous une forme plus immédiatement active, qui s'actualise et se concrétise dans les abus et les tortures physiques. L'exemple suivant, qui concerne une patiente de Havelock Ellis, et dont l'impulsion sadique fut satisfaite et résolue jusqu'à l'orgasme grâce à un acte symbolique, cet exemple constitue une exception à la règle :

« Jeune garçon de quatorze ans, j'accompagnais un soir mes parents dans une famille de nos amis. Comme moi-même, enfant unique, la fille de nos amis, belle et éclatante de santé, était de six ans mon aînée ; nous formions tous les deux une paire de compagnons de jeux.

» Cette jeune fille était toujours revêtue de robes charmantes, d'un goût très sûr ; elle avait les pieds et les attaches délicats, d'une finesse admirable, et ne l'ignorait pas. Elle s'habillait toujours de manière à mettre en valeur ses avantages. Elle portait des jupes courtes, des chaussures élégantes aux talons hauts, et, coquette, elle saisissait toutes les occasions pour montrer ses charmes. Elle semblait éprouver un plaisir particulier à *poser son pied* sur des choses et des objets qui, cédant sous son poids, s'écrasaient dans un crissement, comme, par exemple, des fleurs, des fruits, des glands, des petits tas de foin, de la paille ou de l'herbe fraîchement coupée. Pendant nos promenades au jardin, je l'observais et, déconcerté, je la plaisantais et la moquais sur sa manie si particulière. A cette époque — et j'avoue que cette habitude ne m'a pas quitté, — j'aimais souvent m'allonger sur un plaid, étendu par terre, devant un bon feu de cheminée. Un soir, je rêvais ainsi devant un bon feu, lorsque ma jeune amie traversa la pièce pour attraper un objet placé sur le chambranle de la cheminée. Or, au lieu d'allonger le bras au-dessus de mon corps pour l'atteindre, elle posa ses pieds sur moi en s'écriant : « Tu sauras, de cette façon, ce que ressentent la paille et le foin quand je les écrase ! » Je pris cela pour une inoffensive plaisanterie et ris avec elle. Après qu'elle se fut tenue en équilibre sur moi pendant plusieurs minutes, elle souleva un peu sa jupe et, s'agrippant au rebord de la cheminée, elle avança sa jambe gainée de soie pour chauffer son petit pied près de la flamme. En même temps, elle regarda mon visage tout rouge et me sourit gentiment. Elle était bien la jeune fille charmante, enjouée et naturelle, sans arrière-pensée, et je crois pouvoir affirmer que ce soir-là, tout en bénéficiant de la merveilleuse sensation de sentir le poids de son corps peser sur le mien, elle ne se rendit pas compte de mon état. Or, si je me trouvais à cet instant dans un état de surexcitation sensuelle indescriptible, je ne me souviens pas d'avoir surpris chez la belle jeune fille le moindre indice d'une sensation analogue. Je pris dans mes mains son petit pied et, guidé par une impulsion irrésistible, je le posai sur mon pénis en érection. Au moment précis où je sentis le poids de son corps sur mon sexe, j'aboutis, pour la première fois de mon existence, à l'orgasme complet. Je ne saurais décrire l'émotion violente qui m'étreignit, mais je sais que, dans une fraction de seconde, une sorte de déconcentration de ma vie sexuelle d'alors fut fixée à jamais vers une nouvelle orientation. Après cette soirée, j'éprouvai de nombreuses fois la sensation du poids de son pied menu et chaussé de fines chaussures, et rien n'a jamais égalé l'ineffable bonheur que ce contact m'a procuré. Je sais que la jeune fille éprouvait autant de plaisir que moi dans ce jeu. Elle disposait d'une somme assez grande d'argent de poche, et, lorsqu'elle s'aperçut que cela me faisait tant de joie, elle acheta des bas de soie et un grand nombre de chaussures élégantes, aux talons hauts et pointus, et, en me les faisant admirer, elle exigeait que je m'allonge par terre, pour les « essayer sur moi ». Elle avoua qu'elle aimait beaucoup voir ses talons s'enfoncer doucement dans mon corps et entendre le craquement de mes muscles lorsqu'elle tournait lentement son pied. Chaque fois, j'attirais son pied vers mon sexe. Prudemment, mais de tout son poids, elle se dressait debout sur mon bas-ventre et m'observait attentivement, les joues enflammées, les yeux brillants, les lèvres tremblantes, jusqu'au moment de mon éjaculation, où les mouvements précipités de mon pénis se communiquaient à son pied. Si, plus tard, nous n'en avons jamais discuté, je ne doute pas une seconde qu'elle aboutissait à l'orgasme au même instant que moi. A chaque occasion, et pendant de longues années, nous avons répété cette délicieuse manœuvre, et, après une séparation qui avait duré deux mois, nous l'avons pratiquée quatre à cinq fois par jour. »

Malgré ses tendances très accusées de sadisme qui, avec le geste pour ainsi dire classique de la défaite et de la subordination, trouvaient dans un acte symbolique leur expression et leur accomplissement tout en libérant son être de son instinct d'agressivité, la jeune fille prenait garde de ne point blesser son compagnon, et cela est peu habituel. Une seule pression violente du talon eût transformé le plaisir de son partenaire en une torture insupportable. Or elle ne recourut jamais à la brutalité, mais se contenta d'un acte symbolique.

L'exemple suivant, communiqué par Krafft-Ebing, est caractéristique quant à l'état d'esprit d'une sadique mentale. Si la patiente affirme que les souffrances et les tortures physiques de son partenaire lui procurent une grande jouissance, sa déclaration trahit qu'il existe chez elle une prédominance des éléments de domination, d'humiliation, d'assujettissement mental et spirituel. Or les préoccupations concernant la torture et la douleur physique sont seulement indiquées et esquissées dans son récit, mais elle décrit, avec plus de minutie encore, les souffrances et les tortures mentales de son partenaire :

« Mme X..., âgée de vingt-trois ans, est une femme élancée, parfaitement proportionnée et qui paraît en bonne santé. Elle affirme être très « capricieuse ». Elle croit que dans sa famille il n'y a pas de tares héréditaires, et elle est convaincue que les origines de sa perversion datent de sa quatorzième année. « Or il est troublant, bizarre même, que, dès cette époque, j'étais comme poussée à contester, à protester contre tout ce qu'un homme pouvait affirmer ; or je n'ai jamais eu cette sorte d'esprit de contradiction vis-à-vis d'une femme. Un ami de la famille, une connaissance quelconque énonçaient-ils un avis, une opinion sur un sujet aussi bénin fût-il, j'étais toujours prête à dire et à faire le contraire. » En dehors de quelques tentatives assez timides avec son mari, Mme X... a rarement eu l'occasion de concrétiser dans des actes ses divagations sexuelles. Pour cette raison, ses exploits imaginaires sont restés purement imaginaires, et Mme X... se plaint amèrement que l'ordre social actuel établi l'empêche de chercher, à sa manière et selon son goût, la réalisation et l'accomplissement de ses désirs sexuels. Elle aimerait tourmenter et martyriser un homme qui lui plairait. Devant le spectacle des souffrances physiques et mentales des autres, elle éprouve une grande jouissance. « L'homme qui sera à ma merci, je le mordrai jusqu'au sang, sans la moindre pitié. Si je pouvais infliger une telle douleur à mon partenaire, cela ne me procurerait non seulement une joie quand nous arriverons au paroxysme sensuel, mais à n'importe quel moment de la journée. Je ne puis dire que j'aime beaucoup mon mari. Mais je connais un homme qui me plaît beaucoup et pour lequel j'éprouve une grande attirance, et, souvent, j'imagine les traitements que je lui ferais subir si je le pouvais. Je lui donnerais, par exemple, rendez-vous dans un lieu et à une heure précise, en plein hiver, et je le ferais attendre, dans le vent glacial, pendant des heures. Je passerais, bien cachée, en voiture, pour l'observer et j'éprouverais un intense plaisir à le savoir là, réduit à ma merci. J'exigerais de lui une soumission absolue et il devrait s'abandonner à ma volonté, se considérer comme mon esclave, et, avec des outils et des instruments divers, je le torturerais à ma guise quand j'en aurais envie. Je le battrais avec des verges ou avec un fouet, et j'aurais une joie extrême, un intense plaisir si cet homme, subissant ma punition, en éprouvait une totale jouissance sensuelle, c'est-à-dire s'il se tordait de douleur dans une merveilleuse extase et une sublime détente sexuelle. Mais je ne pense pas que ce spectacle puisse me satisfaire et me contenter totalement, car, si ces brutalités me procuraient une joie intense, mais brève, je ne crois pas qu'elle me fasse aboutir à l'assouvissement qui, d'après ce que l'on m'a dit, doit normalement suivre l'acte sexuel et faire cesser l'obsession et le désir. Pour savoir si des actes de brutalité peuvent me procurer la détente et la satisfaction totales, j'aimerais les expérimenter. Je crois toutefois qu'en ces moments mon partenaire éprouverait lui aussi du plaisir, et alors cela me serait pénible. Il me semble que mes propres réactions, celles d'une jouissance unique, disparaîtraient si mon partenaire éprouvait plus de plaisir que de douleur physique en recevant les coups que je lui donnerais. Pendant mes rapports conjugaux, lorsque je frappais mon mari d'un coup de poing léger et que je constatais qu'il en avait plaisir, je m'arrêtais immédiatement. Or l'homme que j'aimerais devrait me traiter en « grande dame », et, quand je lui donnerais des ordres, il devrait les exécuter sans protester, même s'ils étaient absurdes et, s'il refusait, je lui donnerais le fouet. Dans ces occasions, il me semble que j'aurais les idées les plus folles et les plus déraisonnables. Parfois, en pensant à un ami ou à un homme rencontré, j'imagine qu'il est près de moi, livré à tous mes caprices. Je lui ferais exécuter mes ordres les plus insensés et stupides et, s'il m'opposait un refus, je le punirais avec mon fouet. Je l'attacherais avec de grosses chaînes et, lorsqu'il serait ligoté, immobile et sans défense, je lui ferais sentir tout le poids de mon pouvoir absolu, et plus il implorerait grâce, davantage je le fustigerais. »

Mme X... affirme que, pendant les rencontres avec l'homme de son choix, elle s'habillera avec soin. Sa robe et ses chaussures seront élégantes et seyantes, et elle se parera comme pour une fête. Elle insiste sur la fidélité absolue que cet homme devra observer à son égard. « L'homme qui accepterait ce genre de rapports avec moi devrait appartenir à moi seule. Le moindre soupçon susceptible de révéler son infidélité me rendrait folle et déchaînerait ma fureur ; il provoquerait non seulement des attitudes et des actes sadiques d'ordre sexuel, mais aussi un tel dépit qui me pousserait aux pires brutalités punitives. Or, en y réfléchissant bien, je me crois incapable d'aimer un homme avec constance. Je ne crois pas que je resterais fidèle à un seul homme. Peut-être est-il possible d'entretenir des rapports sadiques avec plusieurs partenaires à la fois ? »

Le cas de Mme X... révèle un grand nombre de caractéristiques, typiques, du sadisme féminin. Il est essentiel ici, quant aux sadiques en général, que, par exemple, la patiente croie que son esprit de contradiction est l'origine et la genèse de sa perversion, à savoir la tendance qu'elle accusait, toute jeune fille, à s'opposer à priori aux hommes, et jamais aux femmes. Or ce fait capital éclaire exactement l'une des sources du sadisme psychologique de la femme : la révolte contre l'homme. Cette « protestation de la femme contre l'homme » (Alfred Adler) semble, à première vue, une tendance homosexuelle, mais, en réalité, il s'agit ici d'un phénomène très différent et d'une autre origine. Les femmes homosexuelles sont exclusivement attirées par les femmes et substituent, pour ainsi dire, la femme à l'homme. La femme sadique, au contraire, souhaite et veut *régner* et *dominer* ; or comme notre civilisation est basée et fondée sur la prédominance de l'homme, une femme sadique s'insurge et tente d'échanger les pôles. Ainsi, la femme lesbienne et la femme sadique représentent deux perversions foncièrement différentes, bien que l'association des deux anomalies existe et soit souvent chose courante.

La stricte observance de la fidélité, que notre patiente exige de son partenaire, mais qu'elle ne se sait pas tenue de partager, cette exigence est également typique du sadisme féminin. Elle constitue, en effet, une forme de révolte essentielle et très caractéristique contre l'ordre social établi qui tolère, on le sait, la polygamie, mais qui condamne sévèrement la polyandrie. On approche ici la psychologie de la « vamp », femme absurde et cruelle, qui se moque des hommes, qui agit à sa guise et ne fait aucune concession à l'autre sexe. Exciter, envoûter un homme, le charmer pour ensuite se refuser : c'est là la vengeance bête et plate de la femme, face à la morale masculine qui lui refuse l'égalité.

Ce qui précède explique la raison qui veut que le sadisme féminin soit une perversion « tyrannique » et qui pénètre l'individualité totale et entière de la femme. *La femme, activement agressive, est poussée par son impulsion vers une attitude hostile envers l'ordre social établi, et cette attitude décidera de tous ses actes, commandera son comportement et arbitrera ses conceptions en général.*

En ce qui concerne sa vie professionnelle, la femme sadique voudra, en premier lieu, atteindre l'indépendance. Elle cherchera à s'élever au-dessus du niveau professionnel normal aux femmes de notre société et, dans son existence comme en amour, elle voudra dominer les « autres » ; plus sa situation sociale et professionnelle s'élèvera, davantage elle éprouvera joie, satisfaction et contentement. La femme sadique voudra être actrice, écrivain, éducatrice, et, dans d'autres activités, elle voudra être directrice, contremaîtresse, sans parler des innombrables masseuses, femmes-athlètes, professeurs d'escrime, d'équitation ou autres amazones...

Dans ses relations sociales, la femme sadique suit consciemment, ou inconsciemment, les mêmes directives.

Si quelqu'un doit donner des coups de pied :
Ce sera moi,
Si quelqu'un doit les recevoir :
Ce sera toi...

Ces paroles, tirées d'une chanson de Bert Brecht, illustrent parfaitement le principe qui guide la femme sadique. (On a pu constater le rôle que jouent les « coups de pied » dans le monde sado-masochiste.)

Dans ses conversations, son commerce et sa correspondance, la femme sadique est brutale et roide. Elle ne sollicite pas, elle ne « prie » pas, elle ordonne et exige ; elle n'émet pas un désir, elle donne des ordres. Elle adopte une attitude virile non pas parce qu'elle est homosexuelle, mais *parce qu'elle identifie et confond la domination avec la virilité.*

Les rapports et les circonstances habituels deviennent grotesques lorsqu'une femme sadique rencontre un homme masochiste, ce qui n'est pas exceptionnel, car ces êtres, d'instinct, se reconnaissent et se mesurent grâce à des indices les plus imperceptibles. Dans ces cas, il s'agit de relations entre la « maîtresse souveraine » et son « esclave ». Ces rapports aboutissent à l'orgiaque satisfaction du complexe de puissance, chez l'une, et à l'orgiaque satisfaction du complexe de soumission, chez l'autre. Les symboles et les rites utilisés par un tel couple appartiennent aux manifestations les plus grotesques et les plus absurdes qui puissent exister dans les relations entre deux êtres vivants. Citons, pour exemple, les conventions élaborées entre l'apôtre du masochisme, Leopold de Sacher-Masoch, et sa seconde femme, la sadique Wanda de Dunajew :

« Mon esclave,

» Voici les conditions dans lesquelles je t'accepte comme esclave et te permets de rester en ma présence :

» Ma volonté sera ta volonté,

» et j'exige ton abandon total, sans conditions.

» Tu seras entre mes mains l'instrument obéissant qui, sans la moindre révolte, exécutera tous mes désirs et mes ordres. Si tu devais oublier que tu es mon esclave, et si tu manquais à l'obéissance, je pourrais te punir et te châtier, à ma guise, sans que tu aies le droit de te plaindre.

» Si je t'accorde un plaisir ou un bonheur, ce sera de ma part une grâce particulière que je t'offrirai, et c'est ainsi que tu devras considérer ce don, et n'oublie pas que je ne suis pas tenue de remplir un quelconque devoir envers toi. Je ne te dois rien.

» Tu ne seras pour moi ni un fils, ni un frère, ni un ami ; tu ne seras qu'un esclave qui rampera comme un ver dans la poussière.

» Ton corps m'appartient, comme ton âme ; et, même si tu devais souffrir les pires tortures, tu laisseras fléchir et tu subordonneras tes sentiments et tes émotions à ma seule volonté.

» J'ai le droit de t'infliger les pires cruautés, et tu ne dois pas te plaindre. Comme un esclave, tu dois travailler pour moi, et si je me plonge, si je me vautre dans les délices et le bien-être, dans la richesse en te laissant mourir de faim, si je te donne des coups de talon, tu baiseras, sans te révolter, le pied qui t'aura écrasé.

» Je peux te donner ta liberté et ton congé le jour où je le voudrais mais tu ne peux me quitter sans mon consentement, et si tu tentais de fuir tu me donnerais ainsi le droit de te torturer par tous les moyens dont je dispose et à ma guise, jusqu'à ce que mort s'ensuive.

» En dehors de moi, tu ne connaîtras rien ; je suis tout pour toi : ta vie, ton avenir, ton bonheur, ton malheur, ta joie et ta souffrance.

» Sans discuter et sans mesurer leurs conséquences, tu dois exécuter mes ordres, et, pour obéir à ma volonté, tu seras s'il le faut criminel.

» A moi appartiennent ton honneur, ton sang, ton esprit et ta force et je suis la souveraine, pour la vie et pour la mort.

» Si tu avais un jour l'impression que tu ne pourrais plus supporter ma domination et que mes chaînes te pèsent trop, je serais contrainte de te tuer, car je ne te libérerais jamais. »

« J'engage et je donne ici ma parole d'honneur d'être l'esclave de Mme Wanda de Dunajew et de supporter, selon son désir, tout ce qu'elle pourra m'infliger.

» Docteur Leopold de Sacher-Masoch. »

*
**

Nous avons déjà observé la sûreté de cet instinct qui permet aux femmes sadiques de reconnaître leur complément, l'homme masochiste. Or, très souvent, la tentative d'approcher le partenaire idéal et recherché s'effectue grâce à une insertion dans les journaux. Les sadiques et les masochistes emploient, dans ce but, une sorte de « code » que seuls les initiés peuvent déchiffrer. Des expressions comme par exemple : « une gouvernante sévère », « une dame énergique », « un monsieur possédant de bonnes facultés d'adaptation », « une personne bien éduquée, à la manière anglaise », etc., toutes ces expressions, glissées fortuitement dans les annonces et apparemment inoffensives, trahissent pour l'initié ce qu'il désire savoir. Nous citerons quelques lettres faisant partie de la correspondance échangée entre une femme sadique et un homme masochiste à la suite d'une annonce parue dans un journal berlinois :

« Adam, où es-tu ?

» Dame très cultivée, gaie, enjouée, de tempérament ardent, aimant passionnément la vie, cherche connaître pour éventuel mariage un homme qui, comme elle, s'intéresse à tout ce qui est beau dans la vie et dans l'art et qui a besoin de force, de lumière et de soleil. »

En réponse à cette annonce, assez plate et vulgaire, inoffensive en apparence, la dame sadique reçut d'innombrables réponses d'hommes masochistes qui avaient compris le sens de son appel. Avec l'un de ses correspondants, elle entra en relations plus étroites. La première lettre de la « souveraine maîtresse » à son « esclave dévoué » était composée de la manière suivante :

« Esclave ! Ta lettre a éveillé en moi une émotion qui, jusqu'ici, a sommeillé dans mon inconscient. Elle s'éveille, elle grandit, elle est altérée de sang. L'esprit d'une panthère m'habite à présent. Commençons donc vite nos jeux insensés et sauvages ! Je serai ta maîtresse et, devant moi, tu trembleras de peur. Ce n'est pas ma beauté qui te contraindra à tomber à genoux, car je ne suis pas belle. Non ! c'est le sombre et mystérieux secret dont je suis la gardienne qui t'obligera à courber la tête sur laquelle, victorieuse, je poserai mon pied ; et je ferai alors de toi ce que je voudrai. Mes dents laisseront sur ton corps la marque infamante qui te livrera à ma merci.

» Tu me dis que tu seras généreux et que tu ne m'empêcheras pas d'être libre ? Misérable imbécile ! Comme si je pouvais supporter la moindre contrainte ! C'est toi qui porteras les chaînes, mais moi, je serai libre, j'agirai à ma guise et tu n'auras pas le droit de me poser une seule question. La pitié ? J'ignore ce sentiment, tout au moins en ce qui te concerne. Car celui qui s'humilie, qui s'abaisse devant une femme et qui se laisse piétiner ne mérite point la pitié ; il est méprisable, digne d'être vomi et écrasé comme un ver. Sa seule présence provoquerait mon dégoût s'il n'était pas l'humble esclave, plus vil, plus misérable qu'un animal. Gare à toi, si tu me considères d'une autre façon qu'avec la soumission du chien ! Le fouet t'apprendra alors ce que tu es en réalité.

» C'est aujourd'hui que tu apparaîtras à mes yeux : à deux heures précises, je t'attendrai à l'entrée du métro de Z. Nous n'avons guère besoin d'un signe convenu. Ton instinct d'esclave t'indiquera à coup sûr que ta maîtresse approche. »

La lettre suivante, adressée par la même femme à un autre de ses adorateurs, est également significative :

« Dis-moi, mon lion orgueilleux, n'était-elle point enivrante, cette minute où, maté et soumis, tu gisais à mes pieds ? Toi qui prétendais être un lion capable de remporter la victoire sur la petite panthère : tremblant de crainte, tu courbais la tête, tu tombais à genoux pour embrasser, récalcitrant mais soumis, le fouet du dompteur qui t'avait fustigé ? O ! comme j'ai ri de ta faiblesse, de ta couardise ! Où est ta force ? Te souviens-tu comme tu as chuchoté, dans la fièvre d'une passion inassouvie : « Je veux que tu sois ma chatte, ma jolie petite chatte. » Eh bien ! comment te plaît-elle cette chatte, cruelle et rusée, qui joue avec le petit mâle ? Te souviens-tu comment j'étais allongée sur le divan, blottie dans la douce soie, et comment je t'ai contraint de jouer des mélodies merveilleuses ? Je me penchais vers mon esclave et, avec une passion dévorante, je baisais ses lèvres entrouvertes. O mon lion, comme tes yeux brûlaient de désir ! Comme tes mains tremblaient, dans une torture nerveuse atroce, lorsque je t'obligeais à poursuivre ton jeu. Ces mélodies qui fouettaient mon sang dans mes veines et qui évoquaient, avec une sombre magie, des scènes des Mille et une nuits ! Comment se fait-il qu'une corde de ton violon se soit tout à coup cassée ?

» T'ai-je maté, t'ai-je dompté enfin ? Tu m'as résisté, mon lion, et c'est pour ta punition que je te ferai subir les supplices des griffes de ta panthère. Demain, tu viendras et tu joueras des airs de danse. En t'attendant, je rêverai et j'évoquerai l'instant enivrant où tu as baisé le pied de ta souveraine maîtresse. »

Les actes sadiques symboliques comprennent aussi la *destruction et la maculation des objets* (*inanimés*), notamment des vêtements féminins et, plus rarement, des statues. Le cas suivant, communiqué par Garnier, peut servir d'illustration à ce genre de perversion :

« B.., homme d'affaires, marié, âgé de vingt-neuf ans, est chargé d'une lourde hérédité. Depuis sa seizième année, il s'est masturbé (suprême raffinement ?) à l'aide d'une pile sèche de lampe de poche... et depuis sa dix-huitième année il est impuissant. Après une affaire d'amour malheureuse, il se mit régulièrement à boire des anis. Or, un jour, il rencontra dans la rue une nourrice qui avait un tablier blanc, comme celui que portait la jeune fille qui l'avait abandonné. B... vola le tablier, l'emporta chez lui, se masturba dans les plis à plusieurs reprises, puis il le brûla. Peu de temps après, il aperçut dans la rue une femme vêtue d'une robe blanche et fut saisi d'une violente impulsion érotique qui le poussa à jeter de l'encre sur cette robe ; et son méfait lui procura une jouissance sensuelle. Rentré chez lui, il se masturba en évoquant l'événement. Une autre fois, il taillada avec son couteau de poche les robes de plusieurs femmes qui passaient près de lui dans la rue. On le prit pour un voleur à la tire et il fut arrêté. Souvent, la vue de vêtements de femme, tachés et maculés, suffisait à provoquer chez lui l'orgasme et l'éjaculation. Il ressentait la même soif de jouissance lorsque, avec sa cigarette, il brûlait les vêtements d'une femme qu'il croisait sur le trottoir. »

Garnier rattache ce cas à une origine fétichiste, et, en effet, l'évolution fétichiste se manifeste *a priori* quand l'impulsion sadique est fixée ou aux vêtements ou aux chaussures. Or tout fétiche, qui remplace le partenaire sexuel, sert ici à des actes symboliques visant la destruction, la dégradation et la maculation, c'est-à-dire un but d'ordre purement *sadique*. Avec Garnier, on peut donc désigner ce genre de dépravation sous la dénomination de « sado-fétichisme ». Cette constatation est exacte aussi en ce qui concerne la forme sadique du « pygmalionisme », à savoir l'amour des figurines et des sculptures qui se manifeste par la détérioration et la destruction des sculptures. Nous avons ici une association de deux perversions : la statue sert de fétiche et remplace le partenaire du sexe opposé, et l'impulsion sadique se concrétise et s'actualise à l'aide du fétiche.

L'impulsion qui pousse l'individu à maculer des objets n'est pas limitée aux revêtements, et elle s'adresse parfois aussi à la personne qui porte lesdits vêtements. C'était le cas de cet officier qui aboutissait à l'orgasme et à l'éjaculation en faisant entrer une prostituée dans un tonneau rempli d'huile, pour lui enduire ensuite le corps avec le liquide visqueux et sale...

CHAPITRE XVIII

LE SADISME AUTHENTIQUE

Le sadisme physique. La torture des animaux. Un cas de Wulffen. L'instinct sadique orienté vers les animaux. Les individus qui éprouvent un plaisir sexuel à égorger la volaille. La sodomie. Les brutalités envers les enfants. L'exhibitionnisme devant les enfants. Le viol des adolescents. Le médecin qui importunait ses petits malades. Les punitions corporelles des enfants. Les effets nocifs des gifles. De la douleur à la jouissance sensuelle. Le cas d'une gouvernante. Les punitions corporelles dans les écoles anglaises. Les corrections dans un lycée de jeunes filles. Les élèves imitent les professeurs sadiques. Les mères sadiques. Une femme assassine son enfant. Le cas Birnbaum. Le viol des personnes adultes. Le désir inconscient du viol. Les divagations. Un maître du viol. Le viol pratiqué par plusieurs hommes à la fois. La traite des vierges en Angleterre. Les piqûres, le chatouillement. Le viol commis par des femmes. Le cas d'une femme sadique. Un spécialiste du couteau. « Thomas le fouetteur. » Les corrections. Les « machines » à correction.

Dans les exemples cités au cours du précédent chapitre, l'homme et la femme sadiques se sont contentés ou d'un acte d'agressivité imaginaire, ou du spectacle d'une manifestation de sadisme, ou d'une expression symbolique du sadisme. Au cours des pages suivantes, nous examinerons les cas où les activités sadiques des individus consistent essentiellement dans l'acte d'infliger volontairement douleurs et souffrances à une autre personne, et nous aurons l'occasion de constater que ces instincts pervers peuvent aboutir au meurtre. Si certains sadiques se contentent d'un acte symbolique, qui consiste à torturer « mentalement » le partenaire et à le placer dans une situation humiliante et douloureuse, il existe une autre catégorie de sadiques qui ont besoin d'exercer des actes de brutalité et de violence physique (qui peuvent aussi aller à l'endroit des animaux).

Ce sont surtout les enfants qui, ou avant la puberté ou avant l'éveil de l'impulsion sexuelle, s'adonnent à la torture des animaux. Il s'agit alors d'activités sadiques inconscientes provoquées par des tendances au sadisme qui, par la suite, ou se fondent avec l'instinct sexuel, ou seront éliminées. Parfois, l'enfant s'adonne activement à la torture des animaux ; d'autres fois, il se contente d'être spectateur et d'observer les attentats ou le comportement d'autrui. Wulffen a cité le cas suivant :

« X..., âgé de trente-trois ans, est issu d'un couple consanguin, mais il n'a pas d'autres tares héréditaires. Depuis sa plus tendre enfance, il fut sujet aux surexcitations érotiques qu'il éprouvait en assistant à l'abatage des animaux. Ses impulsions sexuelles sont normales, c'est-à-dire orientées vers le sexe opposé, mais l'élément sadique joue un rôle capital dans sa vie sexuelle. De nos jours encore, abattre un jeune animal en sa présence provoque chez lui des érections et des éjaculations. Ses pollutions nocturnes ressemblent à celles qu'il ressent à l'état éveillé ; il rêve, parfois, de rapports sexuels avec une femme alors qu'il assiste à l'abatage d'animaux. »

On peut discerner une sorte de répartition équilibrée entre la sexualité normale et l'impulsion sadique dans le cas de ce jeune homme. L'exemple suivant est plus tragique encore :

« Né et élevé à la campagne, X..., à l'âge de vingt-quatre ans, est un jeune homme vigoureux et sain d'apparence et il est employé comme technicien dans une usine. Enfant intelligent, à l'esprit éveillé, il fit ses études avec facilité. Ses camarades de classe et de jeux appréciaient son intelligence, et ils le choisirent toujours comme meneur de leur petit groupe. Ses ambitions étaient grandes : il rêvait d'être le chef suprême d'une armée. S'il ne jouait jamais avec les fillettes, et s'il n'entretenait pas de relations amicales avec elles, il était, par contre, très préoccupé par elles. En imagination, il se représentait souvent qu'une fillette le dominait totalement, qu'elle attachait ses mains, ses pieds et son corps avec des chaînes, qu'elle le torturait, qu'elle le tuait même, et il sentait déjà que ces traitements lui plaisaient et qu'il les supporterait avec joie. Ces représentations imaginaires provoquaient parfois de sérieuses appétences sexuelles, mais il ignorait la pratique de la masturbation. Or, depuis sa tendre enfance, il avait le goût violent d'assister au spectacle, assez répugnant d'ailleurs, de la mise à mort des volailles. Il guettait la cuisinière pour surprendre le moment où elle tuerait un poulet, et il s'arrangeait toujours pour assister à l'événement ! Il éprouvait à ces occasions une surexcitation sexuelle qu'il était incapable de dissimuler. D'autre part, il répugnait à tuer lui-même les volailles et, dans les rares occasions où il était contraint de le faire, il n'en éprouvait aucune satisfaction. Cependant, il ne trouvait pas d'intérêt à voir un poulet saigné par un homme. Son appétence sexuelle était strictement limitée à la volaille, la mort de tout autre animal le laissait indifférent. Son excitation était particulièrement intense lorsque ces animaux de basse-cour étaient manipulés par des jeunes et jolies filles en tablier blanc. Cette surexcitation s'éveillait dès qu'une femme liait les pattes d'une bête pour la porter, la tête tournée vers le sol, au marché ou à la cuisine. La psycho-sexualité du patient s'éveillait et se révélait sous ces deux formes : d'abord le désir d'être torturé et martyrisé par les femmes, et ensuite le désir d'assister à la torture et à l'agonie des animaux.

» Après avoir quitté l'école, d'esprit curieux et spéculatif, il commença sa carrière professionnelle. Il s'intéressait aux sports et aux sciences naturelles, mais, craintif, il fuyait et s'abstenait de tous rapports avec le beau sexe. A dix-huit ans, il partit à la ville. Ayant vécu jusqu'à cet âge à la campagne avec ses parents, il était, contrairement à ce qu'on pourrait penser, si ignorant, quant au domaine sexuel, qu'il ne se représentait pas clairement l'acte lui-même. L'idée qu'il pouvait être anormal ou pervers n'effleurait pas son esprit. Or, un soir, un ami l'entraîna dans un bordel. Il choisit une fille qui lui plaisait, mais ce ne fut qu'au prix de grands efforts, et à l'aide des mains de sa partenaire, qu'il put aboutir à l'éjaculation, pour la première fois de son existence. A la suite de cette découverte, il s'adonna à la masturbation, au cours de laquelle il imaginait l'agonie et la mort des animaux de basse-cour, car, sans cet appui, il ne pouvait aboutir à l'orgasme. Il emprunta des ouvrages traitant des problèmes sexuels, et ses lectures lui apprirent qu'il existait en lui quelque chose d'anormal. Il cessa alors de se masturber. Pendant les périodes où il était possédé par des idées et des imaginations hypocondriaques, il prenait garde de ne point effleurer même son pénis... car, en effet, il ne s'adonnait plus à la masturbation. Il accusait, par contre, des pollutions nocturnes, involontaires, assez espacées du reste. Quand, auparavant, il se masturbait de huit à dix fois par mois, les pollutions nocturnes ne se manifestaient qu'à plusieurs mois d'intervalle. Troublé, inquiet, il se décida à consulter un médecin. Le praticien lui conseilla de lutter contre ses « rêves éveillés », qui, équivalant à la masturbation mentale, étaient aussi dangereux que la masturbation physique, *stricto sensu*. Il fallait donc, pour réussir avec cette thérapeutique, se lever tôt, se coucher dans un état d'épuisement total et, avant tout, entretenir des rapports sexuels naturels avec des femmes. Le jeune patient suivit consciencieusement les conseils du médecin. L'intérêt qu'il avait pris aux exercices sportifs devint une véritable passion, et, comme il se couchait, le soir, épuisé de fatigue physique et qu'il se levait tôt le matin, les divagations imaginaires disparurent. Il lui fut moins facile d'entretenir des relations sexuelles avec des femmes, et il n'y réussissait qu'au prix de grands efforts. Enfin il rencontra une jeune fille qui lui plut et avec laquelle, pendant les rendez-vous quotidiens, jamais il ne prononça le mot amour. Si la jeune fille y faisait allusion, ce qui n'était pas rare, il détournait immédiatement le sujet de la conversation. Les jeunes gens se séparèrent bientôt. Pendant son service militaire, le patient entretenait des relations amicales avec plusieurs femmes, et il semblait se complaire en leur compagnie. Il fréquentait également les bordels, mais ses tentatives de rapports sexuels demeuraient infructueuses. Il n'était pas rare qu'une de ses partenaires fût une fille plaisante et agréable, mais, si l'attouchement, la caresse d'une main féminine suscitaient parfois chez lui un début d'excitation sexuelle, il n'aboutissait pas à l'érection. Il s'était débarrassé de la frénésie de ses rêves éveillés, mais les idées morbides se manifestaient la nuit et déclenchaient des pollutions involontaires. A ces moments, lorsqu'il se réveillait, son pénis était en érection et, s'il avait eu une femme près de lui, il aurait pu, sans doute, pratiquer l'acte sexuel. Or, si de tels rêves l'obsédaient quand une femme partageait sa couche, l'érection demeurait absente.

» De nos jours, son état physique est demeuré ce qu'il était autrefois. Si l'idée d'être torturé et martyrisé par une femme, et qui, autrefois, avait provoqué chez lui une forte excitation sexuelle, a perdu son attrait et son pouvoir, le spectacle d'une femme torturant ou achevant une volaille a conservé la même et puissante force d'évocation sexuelle. Bien qu'il résiste de son mieux à cette sorte de tentation, une force obscure, et comme souterraine, le contraint sans défaillance à observer la cour de la ferme pour y surprendre une femme en train d'achever un animal.

» Or le malheureux souhaite de tout son cœur posséder une femme. « J'ai besoin d'aimer ; je donnerais tout ce que j'ai de précieux pour me marier, pour avoir des enfants. Lorsque j'entends mes amis parler d'amour, une frénétique envie me saisit, et, devant le spectacle de deux êtres qui s'aiment, je souffre un véritable martyre. Je ne puis renoncer délibérément à cette chose essentielle qui rend la vie digne d'être vécue. Et l'espoir de connaître enfin ce qu'est l'amour ne m'a pas abandonné. Mes amis sont surpris et étonnés par mon attitude réservée et indifférente vis-à-vis des femmes ; et les femmes elles-mêmes ne s'aperçoivent pas que ma froideur apparente cache et dissimule une si grave tare. Ma famille ne se doute de rien et me pousse au mariage. Ces préoccupations et ces soucis altèrent mon caractère. Vain, coquet comme une femme, je ne réussis pas à faire sur autrui une bonne impression. L'expression de mon visage est si triste et mélancolique, et je suis si profondément préoccupé par ma misère cachée, que je perds la faculté de concentrer mon esprit sur mes travaux intellectuels et, malgré mes dons, je deviens peu à peu — si je ne le suis déjà — bien inférieur à ce que je pourrais être, même en ce qui concerne ma profession. »

Procédons à une brève analyse des deux cas ci-dessus. Avec le premier patient, l'impulsion sadique, apparemment innée, était associée aux gestes de la mise à mort des animaux, que d'ailleurs il avait observée pendant son enfance. L'instinct sexuel normal, qui s'était développé avec la puberté, n'avait pu surmonter cette fatale association. Dans les circonstances normales, l'instinct sexuel se serait servi, pour se manifester, de l'impulsion d'agressivité ; mais, dans le cas qui nous occupe, l'impulsion d'agressivité, accolée à la fixation de la mise à mort des animaux, est chargée, *a priori*, d'un facteur sexuel. Pour cette raison, le patient possède une vie sexuelle double qui se manifeste nettement à travers les deux éléments dissemblables qui, tous deux, provoquent des pollutions. L'élément sadique orienté vers les animaux, le patient n'éprouvait pas le besoin de manifester son sadisme vis-à-vis des femmes.

Dans le second exemple, de fortes tendances sado-masochistes pénètrent avec l'impulsion sexuelle dès l'âge le plus tendre du patient. Pendant la période de la prépuberté, l'impulsion d'agressivité est orientée, *a priori* et dès le début, à la fois vers les animaux et vers les jeunes filles. La timidité, si craintive, qui empêche le patient d'approcher l'objet de son désir et de pratiquer normalement son penchant, est caractéristique en ce qui concerne cette perversion. Au cours de la période de masturbation, accompagnée de divagations imaginaires, les activités dont le patient rêve prennent une forme de plus en plus précise et objective (une femme, vêtue d'une façon nettement déterminée, procède à une activité nettement déterminée avec l'animal). Les voies de la sexualité normale demeurent comme interdites au patient.

Nous aurons l'occasion de constater, par la suite, que le mécanisme de la réalisation du penchant sadique en fonction des animaux ressemble au mécanisme que nous avons observé en ce qui concerne le fétichisme. L'hypertrophie de l'impulsion d'agressivité, ou le *penchant* au sadisme, obéit à des facteurs constitutifs innés. L'orientation de l'impulsion vers un objet et vers un *rite*, précis et objectivés, est ensuite provoquée et dirigée à l'aide et sous un choc traumatique, puis l'animal devient le fétiche vers lequel l'impulsion d'agressivité se dirige. Féré a cité le cas suivant qui illustre clairement le processus d'un choc traumatique :

« B.., âgé de trente-sept ans, tanneur, héréditairement taré, a pratiqué la masturbation depuis sa dixième année. Un jour qu'il se masturbait avec ses camarades, caché derrière la porte cochère d'une maison située à l'angle d'une rue qui grimpait en pente raide, un lourd véhicule, tiré par quatre chevaux, passa dans la rue. Le cocher, criant en jurant, fouettait les bêtes qui faisaient de tels efforts que, des fers de leurs sabots s'agrippant au pavé, jaillissaient des étincelles. Ce spectacle excita S... au plus haut point et, au moment précis où l'un des chevaux glissa et s'abattit sur le sol, il eut une éjaculation. Depuis ce jour, des scènes semblables ont toujours exercé sur lui le même effet, et B... ne peut résister à la tentation d'observer ces spectacles. Chaque fois qu'il aperçoit un cheval en train de fournir un grand effort, fouetté et maltraité, il est comme frénétiquement surexcité et cherche un apaisement dans la masturbation ou le coït. Or ce penchant sadique persista lorsqu'il se maria et qu'il devint père. »

Chez les adultes, le sadisme, lorsqu'il est dirigé vers les animaux, est en général associé à un rite déterminé. On connaît le cas, cité par Hoffmann, d'un homme qui, avant l'acte sexuel, devait exciter ses sens avec la torture de poussins, de pigeons ou d'autres petites bêtes. Lombroso a décrit le cas de deux hommes qui aboutissaient à l'orgasme lorsqu'ils étouffaient ou abattaient des poulets ou des pigeons. D'après Montegazza, les Chinois ont une dilection particulière pour le coït avec des oies, dont ils coupent la tête au moment de l'éjaculation. Le même auteur a décrit les désirs pervers d'un homme qui, après avoir assisté à l'abatage de plusieurs coqs, avait éprouvé le besoin irrésistible de plonger ses mains et de fouiller dans les tripes chaudes des animaux.

Le docteur Wachholtz a communiqué l'exemple suivant :

« Pratiquant la masturbation avec excès, un jeune homme était incapable d'aboutir à la détente naturelle. Il n'y réussissait que d'une seule manière. Saisissant, par le bec, un oiseau vivant, il le faisait tournoyer en l'air, de sorte que les ailes déployées touchassent le gland de son pénis. Une intense jouissance sexuelle, suivie d'un violent orgasme, en était alors la conséquence. »

Il existe parfois de singuliers mélanges de perversions, et Wulffen a cité le cas d'un perverti qui, à Berlin, avait tranché, dans une seule nuit, la queue à vingt-quatre chevaux.

La scopophilie sadique peut être aussi associée à la sodomie.

Dans les bordels du Caire, les prostituées donnent des représentations, destinées, en premier lieu, à la clientèle anglaise, pendant lesquelles elles se soumettent au coït avec des mulets. Un certain X... fut dénoncé parce qu'il contraignait sa femme à subir le coït de son chien. Il fut condamné pour sodomie et attentat à la pudeur.

Les abus et les brutalités envers les enfants.

Les statistiques de la criminalité de tous les pays du globe démontrent que les brutalités sadiques commises envers les enfants sont excessivement répandues et pratiquées, bien plus que la pédophilie (voir chapitre VI), dont, tout au moins en théorie, elles sont une variante. Or, sur le plan pratique, il est établi que la grande majorité des sadiques qui brutalisent les enfants ne peuvent être identifiés avec le type infantile des pédophiles. Or on a pu constater également que les sadiques qui exercent leur cruauté envers les enfants sont, par ailleurs, dans leur vie sexuelle, attirés par les adultes. Pour cette raison, les mauvais traitements infligés aux enfants ne peuvent être attribués aux tendances pédophiles, car leurs mobiles doivent obéir à d'autres facteurs. Il semble, en effet, que le dénuement, l'abandon physique et psychologique de l'enfant jouent ici le rôle décisif et déterminant. L'impulsion, celle de faire violence, et l'instinct d'opprimer peuvent s'exercer pour ainsi dire sans contrainte vis-à-vis de l'enfant. Le pervers éprouve, en outre, un grand plaisir psychologique à salir et à émasculer l'âme et l'esprit d'un jeune être, naïf, pur et innocent. D'autre part, les réactions de la victime — les cris, les pleurs, les implorations, — pour lesquelles le sadique éprouve un frénétique besoin, ces réactions sont plus faciles à susciter, et à obtenir, chez un enfant que chez un adulte.

L'impulsion sadique dirigée contre les enfants présente des phénomènes variés et gradués ; elle part du *sadisme purement psychique pour aller aux abus sexuels, aux coups et blessures et jusqu'au meurtre.* Citons d'abord un cas de sadisme psychique (sadisme symbolique dirigé vers les enfants) :

« Un acteur, âgé de trente-huit ans, n'obtenait l'excitation sexuelle qu'en observant de jeunes garçons saisis par le trac et pris de frayeur avant une représentation. Dans ces mêmes conditions, les fillettes âgées de quatorze à quinze ans l'excitaient aussi. La vie sexuelle de ce malade était normalement limitée à cette émotion « passive ». Auparavant, il avait pratiqué normalement l'acte sexuel, mais, à partir du moment où sa perversion s'était manifestée, il en était devenu incapable.

» Le patient a été guéri grâce aux méthodes thérapeutiques d'associations. »

L'exemple du spectateur sadique nous conduit à une catégorie de pervers plus actifs. On n'ignore pas que la vulve, non encore recouverte de duvet, chez une fillette, exerce une fascination particulière sur les voyeurs. Ces individus finissent toujours par toucher les organes génitaux de l'enfant, ou par frotter le clitoris et introduire un doigt dans le vagin (qui rompt parfois l'hymen). « Ensuite, écrit Wulffen, l'homme montre son pénis et demande à la fillette de le caresser, et, comme en général les fillettes refusent, l'homme saisit leurs petites mains pour les poser sur son sexe, qu'il frotte jusqu'au moment de l'éjaculation. Ici, la jouissance sensuelle est concrétisée d'une manière toute sadique, car les doigts d'un enfant sont malhabiles et ne savent pas caresser un pénis ; d'autre part, les mains d'une fillette sont souvent tachées ou sales. Et l'homme aboutit à la jouissance grâce à la pensée cruelle qu'il contraint une enfant innocente, ou tout au moins très jeune, à céder à sa volonté. »

Cette catégorie de sadiques comprend également les *exhibitions en présence des enfants.* L'exhibitionniste, à tendances sadiques, qui s'adonne à ses impulsions en présence des enfants, cherche en général à les effrayer. Dans le chapitre consacré à l'exhibitionnisme, on constatera que l'exhibition devant les enfants est fréquemment accompagnée d'un comportement très agressif ; l'exhibitionniste chuchote à l'oreille de l'enfant des mots obscènes et, souvent, il exige de lui des gestes dont il ne désire d'ailleurs pas la réalisation (« Touche-le », etc.), et c'est alors l'expression effrayée, apeurée et éperdue de l'enfant qui procure au pervers la jouissance qu'il recherche. Le motif purement sadique est ici nettement reconnaissable. Le procureur d'Etat Wulffen, l'une des autorités les plus écoutées dans ce domaine, a écrit :

« D'une manière générale, on peut affirmer que la prédilection sadique qui pousse l'individu à s'exhiber devant les enfants se réalise par la contrainte psychologique et par les violences physiques que le criminel impose à un être faible et sans défense, pour que l'enfant abusé se soumette à ses désirs obscènes et indécents. Si le criminel constate que l'âme et l'esprit de l'enfant subissent l'influence de son emprise, cette constatation est susceptible de jouer un rôle capital quant à l'excitabilité de ses impulsions sexuelles. La conquête d'une jeune fille timide, qui se défend et pleure, stimule également le désir sexuel du sadique, et le beau visage défiguré par les larmes augmente son plaisir pervers.

» Si — et les rapports de police démontrent que le cas n'est pas rare — il y a *cunnilinctus* de la vulve de l'enfant, le masochisme, révélé par cet acte, peut être associé au sadisme, car ces deux phénomènes ne sont, en fin de compte, qu'un seul et unique complexe psychologique.

» A un stade plus avancé, l'attentat au mœurs, l'homme approche le vagin de la fillette avec son sexe — généralement en érection, — puis, dans la majorité des cas, il cherche à l'introduire. Dans des cas exceptionnels, l'homme tente d'introduire le pénis *in os.* Ici le caractère sadique de l'acte apparaît nettement. Souvent, le perverti frotte son pénis (par le devant ou par le dos) entre les cuisses de l'enfant, jusqu'à l'éjaculation. De tels crimes sont commis sur des enfants très jeunes, quelquefois à peine âgés de trois ans.

» Les sadiques réussissent parfois à introduire le gland du pénis dans le vagin et à pratiquer un simulacre de coït. Comme l'enfant ressent de fortes douleurs, le besoin frénétique de commettre des cruautés que le sadique ressent toujours est alors comblé. La souffrance et la torture de la victime ainsi que la capacité physique d'écarteler et de déchirer le vagin avec son membre en érection, ces attentats intensifient le plaisir du sadique. »

Wulffen s'occupe ici exclusivement de la forme la plus fréquente du délit précité, à savoir des voies de fait perpétrées par des hommes sadiques à l'encontre des petites filles. Mais il est évident qu'en fonction de l'homosexualité le viol des petits garçons est chose aussi très courante. Le perverti incite et invite, ou contraint, l'enfant à la masturbation (réciproque) et procède, *a priori* par la violence, à la défloration *per anum*. D'autre part, le détournement de mineurs des deux sexes est souvent perpétré par des femmes.

Les individus qui commettent des actes de violence envers les enfants recourent et abusent de toutes sortes de ruses pour aboutir à leurs fins. Les bonbons, les pièces d'argent ne sont pour eux qu'une astuce élémentaire. L'exemple suivant témoigne, de la part du perverti, d'une subtilité particulière :

« Un débauché notoire de Hambourg, pour s'adonner avec plus de facilité à ses perversités, se fit passer pour médecin. Agé de trente ans, vêtu avec recherche, il avait l'habitude de rendre visite aux familles nombreuses de la ville sous prétexte qu'il était chargé, par la municipalité, d'examiner les fillettes qui atteignaient l'âge scolaire. Il promettait aussi que les enfants malades seraient envoyés, aux frais de l'Etat, dans les colonies de vacances. Pour l'examen « médical », les fillettes devaient se dévêtir entièrement et, en présence de la mère, le pseudo-médecin utilisait tous les procédés imaginables, comme, par exemple, de piquer l'enfant avec des aiguilles. De temps en temps, il inscrivait ses notes dans un carnet. On découvrit un jour qu'il s'agissait d'un ouvrier agricole au casier judiciaire bien chargé de peines de prison pour des délits sexuels. Il fut condamné à six ans de travaux forcés. »

Citons le cas d'un médecin, acquitté par la Cour parce qu'il fut établi qu'à l'époque du délit, en proie à un dérangement mental, il n'était pas responsable de ses actes.

« Médecin, âgé de trente-cinq ans, le patient souffre depuis son enfance de crises d'épilepsie et a des crises de somnambulisme. Pendant son service militaire, il fut puni à plusieurs reprises pour des délits de cleptomanie. Depuis sa puberté, jusqu'à l'âge de vingt ans environ, il s'était adonné à la masturbation. A vingt-trois ans, il avait, avec une femme, des rapports sexuels normaux. Puis sa libido s'affaiblit à un point qu'il cessa toutes les relations sexuelles avec sa compagne, mais continua cependant à entretenir avec elle des rapports amicaux. A partir de cette période, il accusait de fréquentes pollutions nocturnes, souffrait d'insomnie et absorbait de fortes doses de somnifère. Le patient a une nature sombre, mélancolique et est hypocondriaque.

» Au moment du délit, il avait de graves soucis d'ordre financier. Déprimé, surmené, il eut une sérieuse dépression nerveuse. Il fut accusé d'avoir abusé de la petite Ilse K..., âgée de treize ans, qui était chez lui, en traitement, pour une affection sous-cutanée de la peau. L'acte d'accusation stipulait : « L'examen médical terminé, l'enfant remit sa chemise. L'accusé, assis dans un fauteuil, les jambes écartées, l'attira et la plaça, le dos tourné vers lui, entre ses jambes. Il souleva sa chemisette et pressa son pénis en érection contre ses fesses. Puis il tourna l'enfant de manière qu'elle lui présente son visage et frotta son membre contre le petit corps jusqu'à ce qu'il aboutisse à l'orgasme. »

» Le patient lui-même donna une version différente de son crime. Trois semaines auparavant, il avait commencé le traitement de la fillette, qui avait un eczéma négligé qui couvrait tout son corps. Sur le plan esthétique, l'aspect de la pauvre fillette était plutôt repoussant. Malgré les injonctions répétées de l'accusé, la mère n'avait accompagné l'enfant qu'une ou deux fois. Or, le jour fatal, il pria l'enfant de se dévêtir, chose très normale quant à la thérapeutique à appliquer. Le praticien découvrit alors des pustules eczémateuses derrière son oreille, et, afin de vérifier si l'affection était due, éventuellement, à la présence de vermine dans les cheveux de la fillette, le praticien s'assit dans un fauteuil et attira la tête de l'enfant vers lui. Ce fut à ce moment que le contact du corps de l'enfant provoqua, chez le médecin, une puissante excitation sexuelle, puis l'érection. Il la pressa alors contre lui. Il fut incapable de se souvenir, avec exactitude, de ce qui s'était passé par la suite. Lorsqu'il reprit ses esprits, il était assis sur le fauteuil, et l'enfant, en pleurs, était debout devant lui. Il eut l'impression qu'il se réveillait d'un long sommeil et n'arriva pas à comprendre les raisons de son attitude et pourquoi il s'était placé dans cette situation. Ce ne fut qu'en apercevant son sexe et sa braguette ouverte qu'il saisit, dans un éclair, qu'entre lui et la fillette il avait dû se passer quelque chose d'anormal. Il offrit un bonbon à l'enfant en larmes. Le patient ne se souvient plus si, ce jour, il reçut d'autres malades. Et ce ne fut qu'en rentrant chez lui qu'il reprit conscience de ses actes et, avec clarté et précision, il mesura l'étendue de la vilenie et de l'horreur qu'il avait accomplies. Il en fut profondément mortifié et déprimé.

» Notre expertise médicale lui valut un non-lieu du juge d'instruction, car il nous fut possible de prouver que, médicalement, l'accusé avait agi dans un état d'inconscience excluant toute préméditation, tout calcul et toute volonté. L'accusé souffrait d'infantilisme psycho-sexuel dû à la dégénérescence. »

Ces deux exemples de délits, à peu près identiques, dont le premier fut prémédité et minutieusement préparé et le second commis dans un état d'inconscience absolue, font bien comprendre à quel point il est délicat de juger les pervertis lorsqu'on se place autant sur le plan de la morale que sur celui de la criminalité. Entre le délit où la responsabilité de l'individu est engagée d'une manière totale et celui où l'individu est irresponsable, les états intermédiaires sont divers, variés, et si différents dans leurs nuances multiples qu'il est fort difficile de formuler un jugement clair et précis.

Or, pour évaluer à leur juste valeur et pour juger des abus sexuels commis envers les enfants, il ne faut pas s'appuyer uniquement sur la structure mentale, psychologique et subjective de l'individu perverti, mais il ne faut pas mésestimer aussi la valeur objective du milieu social et, en premier lieu, les problèmes que pose la surpopulation des quartiers ouvriers. Un lit est souvent occupé par un garçon et une fille ; un sous-locataire partage quelquefois la chambre et le même lit avec une autre personne, etc. De nos jours, les tribunaux sont obligés de considérer, en fonction des cas qu'ils sont appelés à juger, les multiples tentations et les excitations sexuelles de toutes sortes dues aux circonstances extérieures, comme au manque d'espace et d'hygiène, ainsi qu'aux conséquences incalculables des idées « assez larges » que l'ouvrier professe par rapport aux questions sexuelles. Quant à nous, nous avons plus d'une fois insisté sur le fait que *les perversions sexuelles sont non seulement un problème d'ordre biologique, mais aussi un problème d'ordre social.*

***

Il existe un grand nombre de sadiques dont le seul but de leur érotisme est d'infliger aux enfants des souffrances physiques. La méthode la plus employée et répandue, la plus ordinaire, est la correction physique.

Iwan Bloch a rédigé un excellent exposé au sujet des particularités physiques et psychologiques de la manie de flagellation aussi bien en ce qui concerne le parti actif qu'en ce qui concerne le parti passif. La fustigation comprend tous les symptômes sadiques propres aux relations érotiques, sous une forme intensive. L'individu qui donne les coups est conscient de sa force. L'action de battre sa victime lui procure une vive stimulation émotionnelle. En infligeant la douleur et la souffrance, le sadique satisfait et rassasie son besoin de cruauté, puis éprouve un plaisir accru en regardant la chair meurtrie de sa victime. Il est intéressant de constater ici que les rougeurs de la commotion, les hématomes aux endroits où les coups ont laissé des traces jouent un grand rôle par rapport aux sensations que le sadique éprouve. La couleur rouge, qui possède déjà une action stimulante en soi, excite aussi le domaine sexuel. Nombre de spécialistes croient que l'effet exercé par le rouge est en rapport étroit avec la couleur du sang. Certains sauvages enduisent leurs fesses de rouge et, de dos, ressemblent ainsi à des babouins.

La victime passive de la flagellation éprouve aussi un plaisir érotique, dont les causes, masochistes d'une part, sont purement physiologiques, d'autre part. On n'ignore pas que, chez les enfants, les fesses représentent la zone érogène primaire. Appliqués à proximité des parties génitales, les coups déclenchent une excitation qui, par un réflexe purement physique, approche la colonne vertébrale et les centres érogènes. La sensation de la douleur subit alors une transformation semblable et se perd, se fond dans une sorte de jouissance sensuelle, susceptible de s'intensifier jusqu'au paroxysme de l'orgasme.

Par conséquent, et avant tout appliquée sur le fessier, la correction physique est, pour l'enfant, un acte dont les conséquences ne sont pas sans risques. Cela ne signifie pas qu'une fessée de temps en temps mette en danger sa vie sexuelle future, et il ne faut pas tomber dans l'erreur de certains psychologues qui dramatisent ces choses outre mesure. Mais il est certain, les faits en ont fourni la preuve, que cette méthode d'éducation et de punition, notamment lorsqu'elle est appliquée pendant une longue période, active *très souvent* une déviation de l'instinct sexuel de l'enfant. Tout dépend, cela va de soi, de la constitution physique et des prédispositions psychologiques du sujet qui, nous avons déjà insisté sur le fait, peut ou réagir comme un névropathe à un traumatisme spécifique, ou supporter ce choc sans en subir des conséquences durables.

Les spécialistes les plus anciens, qui n'appartenaient pas à l'Ecole de Psychanalyse, ont déjà insisté sur les dangers et les risques de la fustigation. Wulffen a écrit à ce propos :

« Il est indéniable que de telles « causes occasionnelles » (la fustigation) peuvent influencer ou d'une manière sadique ou d'une manière masochiste les impulsions sexuelles jusqu'alors indécises et sans direction très accusée de l'enfant. Celui qui affirme qu'une bonne fessée, courte mais vigoureuse, surmonte et pare au risque de faire contribuer la zone érogène à certaines graves réactions se trompe sérieusement. Bien que des coups vigoureux ne suscitent pas, dès le début de leur application, un plaisir érotique, la douleur ressentie sera bientôt remplacée par une sensation de chaleur qui enveloppera les fesses comme dans une chaude et douillette couverture qui déclenchera une sensation agréable pouvant facilement communiquer avec la zone sexuelle. Or les garçons, après avoir reçu une bonne fessée, ressentent souvent, avec surprise, une agréable chaleur qui envahit toute la partie des fesses et, pour cette raison, ils recherchent parfois les dures corrections qui aboutiront, tôt ou tard, à les stimuler sur le plan sexuel. Si un grand nombre d'enfants, qui sont encore ou qui ont été punis de cette manière, ne sont pas devenus ni des masochistes ni des sadiques pour la bonne raison qu'ils n'étaient pas prédisposés à ces perversions, les fessées sont néanmoins dangereuses, par principe. »

Il est alors évident que la responsabilité des instituteurs, des gouvernantes et des parents est ici engagée au plus haut point. Il est regrettable de constater que c'est dans le corps enseignant que l'on trouve le plus d'exemples de sadisme dirigé contre les enfants, et il faut insister sur le fait qu'il est aussi compliqué et délicat de démontrer la genèse de la déformation accusée et persistante qui a été provoquée chez l'enfant, qu'il est difficile d'établir la nature des mobiles sadiques, souvent inconscients, chez le professeur. Un cas, « classique » dans ce domaine, est celui de l'étudiant en droit, puis précepteur, Andreas Dippold, qui fut condamné à Bayreuth à huit ans de travaux forcés pour mauvais traitements ayant provoqué la mort de son élève, Heinz Koch.

« Au printemps de l'année 1903, le conseiller de commerce Koch et son épouse partirent pour l'Italie et confièrent leurs deux fils, âgés de dix et de quatorze ans, à l'étudiant Dippold, que Mme Koch avait engagé quelques jours avant. Or Dippold avait l'habitude de gifler les enfants et, de plus, avec une canne solide, il leur administrait des coups sur les genoux, sur les cuisses, sur le dos, sur la tête et sur d'autres parties du corps, et cela au cours de la nuit, après les avoir réveillés. Il leur reprochait de se masturber. Cette accusation est très caractéristique en ce qui concerne les individus qui fustigent les enfants, et l'idée de la pseudo-masturbation augmente leur propre jouissance érotique. Quelquefois, Dippold attachait les mains et les pieds des garçons aux montants du lit ; d'autres fois, il les obligeait à s'allonger sur une table et il les rouait de coups jusqu'à ce que la canne se brisât. Un jour, il cassa dans sa fureur sept cannes, l'une après l'autre. Il obligeait aussi les deux garçons à dormir avec lui dans un seul lit, et il se plaçait au milieu, « afin de les empêcher de se livrer à la masturbation ». Les garçons devaient se dévêtir complètement pour jouer au ballon ; au bain, Dippold se montrait nu en leur présence. Le sadique embrassait ses élèves et pressait leurs parties génitales jusqu'au sang. Il avait même menacé le plus jeune avec un couteau. Il les contraignait à écrire leurs « Confessions », dans lesquelles ils devaient s'accuser de tous les péchés de la lascivité et de la volupté. Le jour où l'enfant Heinz mourut, il l'avait obligé à se lever de très bonne heure, et, bien que l'enfant, malade, eût supplié son précepteur, il dut se baigner dans l'eau glacée. Le garçonnet eut une syncope. Dippold le ranima, à coups de pied, et contraignit les deux enfants à exécuter des exercices de gymnastique. Le jeune Heinz était maladroit, et son frère aîné dut, sur l'ordre de Dippold, lui administrer des coups de bâton sur les mains. L'enfant eut alors une seconde syncope, et Dippold l'envoya au lit.

» Les experts médicaux déclarèrent que Dippold était psychiquement malade, mais entièrement responsable de ses actes. »

L'exemple qui suit, communiqué par Merzbach, démontre que la douleur peut se transmuer en jouissance sensuelle chez l'enfant battu et que le traumatisme peut interpénétrer la vie sexuelle. Il s'agit d'un homme masochiste chez qui l'origine de la perversion peut être attribuée à une gouvernante sadique :

« A l'âge de treize ans, le patient fit un séjour dans une propriété à la campagne où il vécut en compagnie d'un garçon de son âge et de deux jeunes filles âgées de quatorze et de seize ans. La mère des trois enfants, souffrante, avait confié leur éducation à une gouvernante, jeune femme de vingt-huit ans, vigoureuse, bien bâtie et qui avait le visage empreint d'une expression énergique et autoritaire. Peu de temps après son arrivée, le jeune garçon entendit, dans la pièce attenante à la sienne, des cris et des implorations poussées par une jeune fille, puis le bruit de coups frappés à toute volée. Il s'approcha de la chambre d'où parvenait le bruit et risqua un œil par le trou de la serrure. Il aperçut Erna, la fillette de quatorze ans, allongée sur la grande table ; la gouvernante l'avait déculottée et frappait sur les fesses de l'enfant, à coups redoublés, avec une canne. Au déjeuner, Erna, les yeux rougis, était visiblement gênée pour la position assise, car la punition avait dû être très sévère. Le jeune invité se lia d'amitié avec elle, et la fillette lui confia alors que la gouvernante les battait, elle et sa sœur Elsa, pour ainsi dire tous les jours, soit avec une canne dure, soit avec une verge en buis. Si les jeunes filles se plaignaient à leurs parents, la gouvernante les accusait alors de toutes sortes de méfaits. Elsa, plus passive, se laissait faire, sans se rebiffer, mais Erna, toujours, se révoltait. Après ces confidences, le jeune garçon et le fils de la maison se masturbèrent tous les soirs. Or, un jour, la gouvernante les surprit. Elle verrouilla la porte derrière elle et s'écria : « Vous recevrez à présent une bonne correction et, pendant une semaine, je vous en administrerai une, tous les soirs, avant de vous coucher. » Elle chercha un bâton et, l'un après l'autre, les garçons s'allongèrent sur le divan. Elle souleva leur chemise et les roua de coups. Or ils ne bougèrent point ! « Mes fesses étaient brûlantes, mais, en même temps, j'avais comme une sensation délicieuse de piqûres, si agréable que je puis dire que la masturbation n'avait jamais été aussi voluptueuse que ce soir, après cette bataille. Plus tard, je m'aperçus, pendant que je recevais des corrections si fréquentes, que les mains de la gouvernante s'égaraient entre mes cuisses. Mais ces bastonnades nous faisaient grand plaisir... »

Quant à l'élément scopophile, qui fait partie de la correction physique, il apparaît nettement dans l'exemple suivant où l'on retrouve le sadisme féminin, le masochisme, le sadisme visuel et le proxénétisme, qui forment un tout vraiment repoussant (d'après Wulffen) :

« Une jeune veuve avait un fils âgé de quinze ans et deux jolies fillettes âgées de douze et de quatorze ans. Depuis la mort de son époux, cette femme était comme possédée par une surexcitation sexuelle intense qui avait déclenché un penchant prononcé pour le sadisme. Elle fit la rencontre d'un homme d'âge mûr, célibataire, à qui elle accorda sa confiance. Elle se plaignit alors que ses enfants étaient vicieux et turbulents, qu'ils s'adonnaient à la masturbation et que le garçon avait pris la mauvaise habitude de rester en compagnie de ses sœurs, malgré son interdiction, lorsqu'elles prenaient leur bain. Pour ces délits, inventés bien sûr de toutes pièces, le cher ami de la famille était prié de donner une bonne leçon au jeune garçon. L'homme ajouta foi aux déclarations de la mère et fustigea sévèrement l'enfant à plusieurs reprises. La mère assistait chaque fois aux corrections. Elle tenait les verges et les fouets et l'enfant devait se dévêtir, puis s'allonger, nu, sur le divan. Le pénis du jeune homme était déjà bien développé, et l' « ami », dans l'exercice de ses fonctions, en éprouvait un certain plaisir. Par la suite, la mère le pria de flageller aussi ses filles. Elles devaient se pencher sur le dossier du divan ; la mère relevait leurs jupes, retirait leurs culottes, puis l'ami leur administrait le fouet. Plus tard, la mère exigea que les fillettes se dévêtissent entièrement, et, comme l'aînée refusait de paraître toute nue devant le « conseiller de la famille », elle fut autorisée à garder un slip. La mère la maintenait immobile, couchée sur le dos, et l'enfant devait se tenir, ses jambes en arrière, les chevilles appuyées sur ses épaules, de manière que l'homme puisse voir son sexe. Lorsque les corps des trois enfants étaient striés de longues traînées rouges, la veuve sollicitait alors de l'ami qu'il la fustigeât à son tour. Chaque fois, son désir fut exaucé. »

Les corrections physiques appliquées en fonction de la discipline représentent un grand danger dans les orphelinats, les internats et les écoles, où la présence de nombreux enfants d'âge pubère crée, à priori, une atmosphère comme saturée d'érotisme. Conservée et respectée depuis plusieurs siècles, une tradition en vigueur dans les écoles anglaises a abouti à des résultats peu communs. Au XVIIe siècle, déjà, les noms de quelques professeurs sadiques des Public Schools et collèges anglais étaient devenus célèbres, entre autres le docteur Drury et le docteur Vaughan à Harrow, Busby, Keate et Edgeworth à Eton, le docteur Grill à St. Paul. Comme Poe plus tard, ils croyaient, sans doute, que « les enfants ne sont pas suffisamment délicats pour ne pas être fouettés. Précisément comme un beefsteak, trop frais et trop dur, ils deviennent d'autant plus tendres qu'on tape souvent dessus ».

Byron aussi était un partisan de la correction physique punitive. « O vous qui avez la mission d'élever la jeunesse, riche de potentialités et d'inventions, en Hollande, en France, en Angleterre, en Allemagne et en Espagne, je vous conjure de la fustiger à chaque occasion qui s'offrira, car les coups amélioreront chez toutes ces jeunes promesses leur sens moral, et aussi la douleur leur sera salutaire. »

De tout temps, la Westminster School fut renommée quant à la sévérité des corrections qui y était pratique courante.

« On utilisait des verges composées d'un manche en bois et de souples branches de pommier. Deux jeunes élèves étaient chargés de les fabriquer. Le coupable, les fesses nues, devait s'agenouiller sur un tabouret et, selon la gravité du délit qu'il avait commis, il recevait, bien appliqués, de quatre à six coups. A une certaine époque, les élèves de la Westminster School publièrent un journal qui s'appelait *Le Flagellant* (Cowper). »

Il est certain qu'à la suite de ces traitements nombre d'élèves en supportèrent, leur vie durant, les conséquences. Dans sa comédie *Le Virtuose,* Thomas Shadwell (XVIIe siècle) y fait allusion. Snarl, vieux débauché, exige qu'une prostituée le flagelle. La fille demande alors de quelle manière il avait acquis cette joie bien singulière, et Snarl répond : « Je m'y suis habitué à la Westminster School ; et je ne puis plus m'en passer. »

Il est possible qu'il y ait une étroite corrélation entre les pratiques des corrections physiques et l'amoralité, les débauches sexuelles qui, au XVIIIe siècle, sévissaient à la Westminster School et à Eton (Hüttner). En 1809, le docteur Keate était recteur à Eton. Sa frénétique passion pour la fustigation fut le sujet de nombreuses histoires piquantes et d'anecdotes. Un bon mot, resté célèbre, stipulait que le « docteur Keate connaissait mieux les derrières de ses élèves que leurs visages ». Jusqu'au XVIIIe siècle, les corrections physiques, moyens de redressement, étaient de tradition dans les Universités. On prétend que Milton et le docteur Johnson ont été fouettés en public (Iwan Bloch).

Or cette manie perverse ne régnait pas seulement dans les lycées de garçons, mais aussi dans les lycées de jeunes filles. Cooper communique la lettre d'une honorable dame qui, à la fin du XVIIIe siècle, fut placée comme élève dans un pensionnat de jeunes filles :

« A cette époque, la fustigation des jeunes filles tendait à disparaître des coutumes et des mœurs, mais Mlle Pomeroy, notre directrice, était persuadée de la bénéfique nécessité des coups, et elle nous fouettait souvent. Si l'une d'entre nous s'était rendue coupable d'une faute (et vous seriez bien surpris de savoir quelles vétilles étaient considérées comme une « faute » !) et méritait donc la punition, elle devait avancer vers la chaire du professeur et, dans une profonde révérence, solliciter la permission d'aller chercher le fouet. La permission était accordée avec beaucoup de cérémonie, et la jeune fille sortait de la classe. Elle revenait, dégantée, et présentait le fouet posé sur un coussin. Puis, agenouillée, le professeur lui administrait plusieurs coups sur les bras nus et sur la nuque. Il y avait deux sortes de fouets, l'un était constitué de branches de bouleau et l'autre d'arêtes de poissons reliées par une ficelle. Si les coups des deux fouets étaient douloureux, nous craignions surtout le fouet aux arêtes de poissons, nommé « soko », qui laissait sur le corps des stries comparables à celles du fameux chat à neuf queues, profondes et insupportables. « Soko » était réservé aux fautes graves, comme, par exemple, un manquement au respect dû aux professeurs. Ce pensionnat, ayant une clientèle distinguée, n'admettait que trente élèves, choisies parmi les meilleures familles, triées sur le volet. A cette époque, il était normal qu'une jeune fille demeurât au pensionnat jusqu'à son mariage. Or, si Mlle Pomeroy l'avait décidé, aucune jeune fille, eût-elle atteint ses dix-huit ans, n'échappait à la fustigation. Il y avait des punitions sévères et, aujourd'hui encore, malgré mes cheveux blancs, je me souviens du jour où je fus fustigée dans la chambre de Mlle Pomeroy. Je fus conviée à apporter le fouet dans ce qu'on appelait le « bureau d'études » de Mademoiselle. Les deux professeurs étaient présentes, et je m'agenouillai devant elles. La plus âgée des deux me prit le fouet des mains tout en le caressant du bout des doigts. Elle appuya sur un bouton de sonnette et, à la servante qui apparut, elle ordonna de me préparer à la discipline, c'est-à-dire de bien vouloir soulever ma jupe et de me maintenir dans la plus grande immobilité. Je tremblais de peur ; on ne m'avait jamais battue auparavant, et la honte du procédé m'humilia au point que j'eus une véritable crise de nerfs. Par la suite, je m'habituai au fouet. J'ai assisté à la fustigation d'une jeune fille, belle et merveilleuse, qui devait quitter le pensionnat quelques jours plus tard, pour ses noces. Mlle Pomeroy la fouetta avec une violence telle que sa peau était recouverte de stries sanguinolentes. Après cette odieuse correction, Mlle P... tremblait de tous ses membres, les joues en feu et les yeux brillants. »

Il est évident que de tels spectacles représentent, pour le sadique scopophile, un festin, une agape exceptionnels. Dans un recueil d'anecdotes paru à Londres (1792) sous le titre *Le Chérubin* ou *Le Gardien de l'Innocence féminine*, on peut lire la description des activités d'un scopophile, passionné de flagellation :

« Il existe à Broad Street un banquier, assez âgé et très fortuné, qui verse chaque semaine une grosse somme d'argent aux directrices des deux lycées de jeunes filles (à Hackney et à Stratford) pour avoir le droit d'assister à un spectacle très spécial. Le jour de la visite du vieillard, dans les deux écoles, les enfants reçoivent les punitions corporelles dont le nombre s'est accumulé pendant la semaine. Le vieillard est assis dans une pièce attenante et, à travers une fente pratiquée dans la porte, il assiste aux punitions des fillettes qui, l'une après l'autre, sont amenées dans la salle, les fesses nues, pour recevoir les verges. »

Il n'est donc pas surprenant que les professeurs et les précepteurs sadiques faisaient, sans le vouloir, des adeptes parmi leurs élèves. Dans les Public Schools, et dans les internats surtout, s'entretenait la tradition selon laquelle les anciens élèves fustigeaient les nouveaux venus. Ces mœurs donnaient souvent lieu aux abus les plus graves. Des corrections physiques ordinaires et simples, les anciens passaient aux tortures les plus raffinées et, souvent, les jeunes étaient initiés à la masturbation réciproque.

Bien qu'interdites par la loi, la flagellation et les corrections physiques, dans les écoles, sont restées en vogue en Angleterre. Et si, grâce aux efforts de pédagogues éclairés, ces mœurs tendent à disparaître, elles existent pourtant encore dans certaines institutions scolaires.

***

Nous arrivons à présent aux activités sadiques les plus ignobles, à savoir les brutalités perpétrées par des *mères dénaturées* à l'encontre de leurs propres enfants.

Les nouvelles Ecoles de Psychanalyse et de Psychothérapie ont démontré que l'amour des parents et l'amour maternel obéissent et sont soumis, comme tous les instincts, à des vérités et des réactions psychiques déterminées. De la même manière que toutes les impulsions d'ordre psychique, celles qui nous intéressent ici sont réversibles, c'est-à-dire qu'en fait l'amour peut devenir de la haine. Cette catégorie de relations émotionnelles, qui oscillent entre deux pôles opposés et qui, selon les circonstances, passent de l'un à l'autre, sont appelées *ambi-*

valentes, ce qui veut dire que ces relations émotionnelles possèdent deux valeurs distinctes et différentes. L'émotivité ambivalente est en général conditionnée par des facteurs inconscients. Or les mères qui sont, de toute évidence, ici, dénaturées et anormales obéissent aussi à cette loi. Les cas où une mère bat et maltraite ses enfants d'une manière systématique, absolument rationnelle et froidement automatique, sont extrêmement rares, et le sadisme maternel est presque toujours dû à des instincts latents et refoulés. Les causes de la perversion de l'instinct maternel sont généralement inconscientes. Une mère peut déverser sur son enfant la haine qu'elle porte à son époux, elle peut punir son enfant parce qu'il est venu au monde sans qu'elle l'ait désiré, mais il est possible aussi qu'elle transfère sur l'enfant l'ambivalence de ses relations émotionnelles avec ses propres parents.

Or le mobile qui pousse une mère à agir de cette manière peut être conscient et nettement précis, sans la moindre erreur de jugement.

« Un carrier, en raison de sa profession, s'absentait souvent de son foyer, et sa femme se louait à la journée comme couturière. Elle avait de nombreux amants et, une nuit, elle amena chez elle un jeune et vigoureux forgeron. En présence de son fils, âgé de huit ans, avec une impudeur et une indécence inouïes, elle se livra comme une possédée à ses excès de libertinage. Lorsque le père revint à la maison, l'enfant, en toute innocence, fit le récit de la visite nocturne. La mère affirma alors qu'il avait dû rêver et, à partir de ce jour, persécuta l'enfant. Tous les soirs, elle l'enivrait avec du cognac et, de toutes ses forces, le rouait de coups. Puis elle le poussait sous le lit, dans lequel elle recevait son amant. » (Wulffen.)

Le besoin de se débarrasser d'un enfant qui est un obstacle à une liaison amoureuse est fréquent. L'écrivain autrichien Popper-Linkeus a pris ce sujet comme motif d'un récit très bien réussi.

« Une jeune femme, accompagnée de son fils qu'elle aime tendrement, entreprend un voyage en diligence. Au cours du trajet, un étranger monte dans la voiture, et tous les trois sont seuls à l'intérieur. La jeune femme est alors très attirée, irrésistiblement fascinée par cet homme. Tout à coup, comme un automate, sans conscience de son geste, elle entrouvre la portière de la diligence et pousse le garçonnet sur la route. Elle s'abandonne alors à l'homme. Lorsque les deux êtres reprennent leurs esprits, comprennent ce qui s'est passé et mesurent la gravité de leur acte, l'étranger la tue d'une balle dans le cœur, puis se suicide. »

Les mobiles psychologiques du cas suivant sont plus obscurs :

« L. G..., cordonnier, et sa femme, Anna, avaient quatre enfants, dont les deux enfants naturels d'Anna étaient élevés avec ceux du couple. Un matin, la mère se présenta à la mairie et déclara qu'elle avait trouvé son fils R..., âgé de cinq ans, mort dans son lit. Le médecin légiste constata que l'enfant avait plus de vingt et une côtes fracturées. Le cou présentait des traces de strangulation et la plante des pieds était couverte de brûlures. L'enfant était tuberculeux et la mère prétendit qu'il était décédé de mort naturelle. Le couple, qui avait été accusé quelques années auparavant de mauvais traitements envers les enfants, puis acquitté pour faute de preuves, cette fois fut arrêté. La mère, âgée de vingt-cinq ans, était une femme aux formes épanouies, propre et vêtue avec soin et décence. Pendant sa prévention, elle mit un garçon au monde. Le certificat de la prison mentionnait sa brutalité. Le mari, qui avait une dizaine d'années de plus qu'elle, était un homme chétif et peu intelligent. Le couple nia catégoriquement avoir maltraité l'enfant, mais, au cours de l'interrogatoire, l'homme et la femme s'embrouillèrent dans leurs réponses et se contredirent. Or l'enfant martyrisé était illégitime et la mère avoua finalement qu'elle le punissait de temps en temps, parce qu'il était « sale ». Anna G... avait entretenu, dans sa jeunesse, des rapports sexuels avec son père qui, pour cette raison, fut condamné à une peine de prison. Pressé de questions, le cordonnier déclara enfin que sa femme avait frappé l'enfant avec la pelle à charbon et le tisonnier, qu'elle avait cogné sa tête contre le carrelage de la cuisine et qu'elle l'avait même piétiné. Quelquefois, l'attrapant par les oreilles, elle l'avait fait tournoyer en l'air. Le jour qui avait précédé sa mort, elle avait maintenu le malheureux enfant dans un seau rempli d'eau, jusqu'à ce qu'il tombât en syncope. Devant la Cour, la femme répondait invariablement à l'accusation : « Je n'en sais rien. »

Tout être tant soit peu psychologue comprendra aisément que cette femme haïssait *son propre passé* incarné par son enfant. Les rapports incestueux avec son père et la naissance illégitime de l'enfant (dont elle avait honte devant les tiers) représentaient son propre passé auquel elle tentait, en vain, d'échapper. Pour cette raison, dans une véritable autosuggestion, elle affirmait que l'enfant était *sale,* comme son passé, qui était repoussant.

Les marâtres.

Par rapport aux traitements sadiques et cruels dirigés contre les enfants, les *marâtres* jouent un rôle particulier. La haine que les belles-mères vouent aux enfants du premier lit de leurs époux est toujours fondée sur un mobile sexuel inconscient. Cette haine symbolise la jalousie de la nouvelle épouse contre la première femme, ou décédée ou divorcée. Si la seconde femme donne naissance à des enfants, elle préférera les siens aux enfants du premier lit, et sa lutte ouverte ou sournoise contre la première femme sera, à travers ses multiples formes, encore plus intense. Les contes de fées, qui représentent bien une pure sublimation de la psychologie collective, sont inépuisables quant aux variantes de ce genre de situations. L'exemple suivant (d'après Wulffen) présente, dans sa cruauté, une analogie frappante avec ces contes populaires :

« Un couple originaire de H... s'est rendu coupable d'actes de brutalité incroyables et inouïs. L'homme avait un fils âgé de onze ans, d'un premier lit. Le jeune garçon avait amené sa demi-sœur, l'enfant du couple, pour faire de la luge. Quand les enfants revinrent à la maison, on s'aperçut que la fillette avait perdu sa luge, et la mère renvoya le garçon en déclarant : « Si tu rentres sans l'avoir retrouvée, ton père t'assommera. » Le garçonnet demeura absent quatre jours et quatre nuits et nul ne s'inquiéta de lui. Le dimanche suivant, les voisins, qui se rendaient à la messe, le découvrirent caché dans un fenil. Il ne pouvait plus marcher, ses pieds étaient gelés et tout noirs. Les voisins le ramenèrent chez ses parents qui, pendant dix jours, ne lui firent pas même un pansement. Quand, enfin, ils achetèrent un onguent pour calmer ses pieds gelés, les chairs noircies étaient en putréfaction. On admit l'enfant à l'hôpital. On dut l'amputer des deux pieds. »

Un cas particulièrement horrible de cruauté et de mauvais traitements ayant entraîné la mort fut l'affaire Birnbaum qui, dans son temps, souleva l'indignation du public en Allemagne. Là aussi, le « complexe » de la seconde femme, à savoir la jalousie envers le passé sexuel du mari, fut le mobile inconscient du crime :

« Maria-Anna Birnbaum était née en 1893 à Nuremberg. Fille soumise, non seulement de son métier, mais prostituée de tempérament, elle séduisit le postier U..., homme de caractère faible et inconsistant, qui se sépara de son épouse et confia la direction de son ménage à cette fille. Maria-Anna exerça une emprise totale sur U..., et quand l'épouse légitime, malade, fut obligée de vivre à la campagne, la maîtresse se fit appeler Mme U... Elle conçut une haine ignoble contre les deux enfants d'U..., Auguste et Elise. Elle les laissait mourir de faim et les fouettait tous les jours. Elle les suspendait par les pieds à un crochet et les enfermait ou dans le poulailler, ou dans la buanderie. Un jour, Elise ayant mouillé ses draps, après l'avoir fouettée, elle ficela le drap autour de la tête de la fillette et l'abandonna dans le couloir glacé. Elle administra au garçonnet des doses massives de toxiques et, quand il fut à l'agonie, elle le sortit de son lit et le jeta, comme un paquet de linge sale, à la buanderie. Après la mort de son frère, les souffrances de la petite Elise se multiplièrent. A l'interrogatoire, la mégère avoua qu'elle avait battu l'enfant sans merci, jusqu'à ce que le sang giclât contre les murs. Elle avoua aussi que son aversion et sa haine contre les enfants l'avaient poussée à les torturer jusqu'à ce que mort s'ensuive. Les vêtements d'Elise étaient un amas de crasse, de sang et de pus. L'enfant, affamée, mangeait avidement la nourriture qu'elle trouvait dans le plat du chat. La femme la menaçait : « Je te tuerai ! Je te promets que tu ne vivras plus longtemps ! Tu crèveras ! Et, quand ils emporteront ton corps, je piétinerai ta tombe, je cracherai dessus ! Et je rirai ! » Une autre fois, elle noua un large ruban autour du cou de l'enfant et la pendit à un clou, devant la porte. Lorsqu'elle vit que le petit visage bleuissait, elle décrocha la fillette, puis elle la frappa avec le tisonnier, sur la tête et sur le dos, en faisant une profonde blessure dans le crâne. Par la suite, elle engagea une bonne. Les deux mégères torturaient alors l'enfant avec un fer à repasser brûlant. Après avoir subi ces atrocités pendant quinze ans, Elise mourut. Et ce ne fut qu'à ce moment que les voisins dénoncèrent Maria-Anna. Le cadavre de l'enfant fut exhumé pour l'autopsie. Plusieurs dents manquaient, le palais était enflammé et le corps littéralement couvert de blessures et de contusions. Le postier déclara n'avoir jamais vu son enfant dans un tel état de son vivant, mais le remords le poussa au suicide. La femme fut condamnée à la peine capitale. »

Nous avons fait allusion, au début du chapitre, à la cruelle corrélation qui existe entre les complexes de religiosité excessive, d'une part, et les complexes sado-masochistes émotionnels, d'autre part ; et nous donnerons ici un bref aperçu de celle qui relie les mauvais traitements envers les enfants et la « manie » religieuse.

Dans son autobiographie, James Joyce fait un récit magistral de la manière dont les instituteurs, dans une école irlandaise, avaient coutume de peindre les tourments et les tortures de l'enfer. Ils exprimaient une joie si cruelle et si sadique que les enfants furent saisis d'épouvante. La description que donne Joyce des tortures morales, spirituelles et physiques du Purgatoire, telles qu'elles furent décrites par un de ces instituteurs, est un véritable chef-d'œuvre de la littérature sadique. Si l'on considère la profonde impressionnabilité, autant mentale qu'intellectuelle, de l'enfant qui n'a pas encore atteint l'âge de la puberté, on mesurera le mal aux répercussions incalculables que le fanatisme religieux est susceptible de déclencher dans l'âme de l'enfant.

Les brutalités, les mauvais traitements physiques infligés dans le but de « mortifier la chair coupable » existaient, il y a peu de temps encore, dans certaines maisons d'éducation religieuses.

« Les religieuses de Notre-Dame de la Charité, à Tours, avaient acquis une bien triste et honteuse notoriété en raison des mauvais traitements qu'elles faisaient subir à leurs élèves. En 1902, la presse française fit éclater le scandale. Les punitions que les religieuses infligeaient aux jeunes filles ressemblaient à celles qui furent en usage au Moyen Age. Elles devaient, par exemple, embrasser les pieds de leurs camarades et « faire le signe de la croix avec la langue », c'est-à-dire la jeune fille qui s'était rendue coupable d'une faute bénigne était obligée de s'étendre sur le sol, aux pieds de la bigote, et de dessiner sur la poussière, avec sa langue, le signe de la croix. Si une jeune fille était prise de nausée, on lui plaçait, en guise de bâillon, un chiffon sale dans la bouche. Pendant des journées entières, les élèves portaient une camisole de force, et les jeunes filles condamnées à cette punition devaient alors manger dans des récipients de terre en lappant leur nourriture comme des chiens. Une religieuse, qui portait le beau nom de Marie-Sainte-Rose-du-Cœur-de-Jésus, avait coutume d'enduire les visages de ses victimes de boue et de matières plus malodorantes encore. Il y avait également une punition, appelée l' « épreuve de l'eau », qui consistait à tenir la tête de la jeune fille, vêtue de la camisole de force, dans un baquet rempli d'eau jusqu'à la suffocation. La punition la plus sévère était l'emprisonnement dans la « chambre des mortes », qui était une cave humide dans laquelle on gardait les cadavres des religieuses et des jeunes filles jusqu'à l'enterrement. »

Malheureusement, et il faut le constater, de telles horreurs, qui semblent être des divagations nées dans le cerveau d'un dément, sont encore fréquentes de nos jours. Il suffit d'ouvrir un journal pour y lire, étalé en gros caractères, « à la une », le récit de tels crimes, commis contre l'enfance.

Les viols et les mauvais traitements des personnes adultes.

Avec la découverte des sciences de la psychologie et de la sexualité moderne, au début du siècle, était née la tendance exclusive à vouloir considérer n'importe quel crime comme un acte de sadisme ; on pensait que le vol le plus banal et ordinaire était de la cleptomanie « érotique », et le crime de l'incendiaire, de la pyromanie « érotique ». La psychologie de la sexualité risquait alors de sombrer dans une grave confusion des valeurs et de devenir une sorte de panacée à l'usage de tous les maux de l'humanité. Par conséquent, pour procéder à l'examen approfondi du sadisme, il faut respecter certaines limites, c'est-à-dire que nous ne considérerons que les actes et les comportements en fonction desquels les relations entre les impulsions d'agressivité et l'instinct sexuel sont démontrables, bien que ces relations puissent demeurer dans l'inconscient.

Nous commencerons par examiner les activités sadiques qui, à l'origine, sont directement en rapport avec l'acte sexuel, comme par exemple le viol, la manie de la défloration, etc., puis nous analyserons les activités agressives de pure nature sexuelle dont les corrélations avec l'acte sexuel sont moins apparentes, et nous terminerons avec l'exposé d'une des formes les plus spécifiques du sadisme, la flagellomanie.

En ce qui concerne *le viol des personnes adultes*, on est tout naturellement amené à poser la question : le viol d'un adulte est-il pratiquement possible ?

« Vingt-cinq années d'exercice de médecine légale m'ont appris qu'il n'existe pas d'affirmation plus sujette d'être accueillie avec scepticisme que celle énoncée par les jeunes filles (les jeunes filles enceintes surtout) qui prétendent avoir été violées. Même les déclarations qui stipulent expressément que des femmes ont été immobilisées et mises hors d'état de se défendre doivent être acceptées avec prudence. Or tous les spécialistes sont unanimes à penser qu'il est difficile, sinon impossible, de déflorer ou d'engrosser une femme contre sa volonté, à moins qu'un tiers ne maintienne les bras et les jambes de la victime dans une immobilité absolue ou que l'on attache la femme à un meuble solide. Or l'imagination s'amplifie et tend à exagérer considérablement ces procédés, à convertir des « agressions » assez bénignes en actes de brutalité terrifiants. En ce qui concerne le domaine de la sexualité, la rumeur publique est particulièrement poussée à l'exagération et, en observant de très près un cas donné, on est surpris de constater que l'histoire qu'on « raconte » avec force détails et tant de complications est, en réalité, un acte grossier et brutal peut-être, mais parfaitement banal. Les affirmations des jeunes filles qui déclarent avoir été surprises et violées pendant leur sommeil sont aussi peu dignes de foi que les déclarations des jeunes gens — non moins fréquentes il est vrai — qui affirment qu'un homme, pendant leur sommeil, a introduit son pénis *in ane* et que l'éjaculation *in recto* les a réveillés ! Or la pratique de l'acte anal dépend, dans une large mesure, du consentement du partenaire passif. Dans ce cas, la contrainte psychique est plus apte à réussir que la violence purement physique, et notamment l'hypnose, la suggestion, les menaces et l'anesthésie (le chloroforme) peuvent ou affaiblir, ou aliéner momentanément la volonté de la victime. »

Puisé dans nos archives, citons un exemple de contrainte psychique :

« Il y a quelques années, je fus appelé en consultation pour un cas concernant un médecin qui avait usé de voies de fait envers une patiente placée en sommeil hypnotique. La patiente était une femme mariée, de faible résistance nerveuse, irritable, souffrant de spasmes d'origine hystérique. Comme tant d'autres hystériques, elle avait une confiance absolue et illimitée dans son médecin, qui avait commencé un traitement par l'hypnose pour ses troubles névralgiques et son insomnie. La patiente était un excellent médium. Il suffisait que le praticien baissât lentement sa main levée sur sa tête pour qu'elle fermât les yeux. Au cours des débats du procès intenté par l'époux de la patiente, le médecin passa aux aveux complets et décrivit les suggestions qu'il pratiquait sur le sujet, auxquelles la malheureuse ne pouvait résister. Il commandait à la patiente de lever sa jupe, de s'allonger, d'écarter les jambes, de saisir le pénis et de l'introduire dans son vagin. Puis elle devait exécuter les mouvements nécessaires à provoquer l'orgasme des deux partenaires. La malheureuse se trouva alors enceinte. Le mari, qui était impuissant, et qui soupçonnait depuis longtemps le praticien, engagea un détective qui fut en mesure de confirmer les doutes de l'époux. L'accusé déclara alors avoir abusé de sa patiente pour des raisons d'ordre « thérapeutique », c'est-à-dire, en définitive, pour le bien de la jeune femme... ! Il affirma qu'elle était malheureuse en ménage et, de ce fait, si déprimée qu'elle avait envisagé le suicide. Les rapports sexuels qu'il avait eus avec elle l'avaient psychiquement et physiquement rétablie et stabilisée. Le praticien fut « récompensé » par un an de prison, en raison de sa « scrupuleuse conscience professionnelle »... ! »

Si le viol grâce à l'hypnose semble aisé, il est néanmoins rare. Beaucoup moins rares sont les cas où des femmes à tendances hystériques, et qui ont été ou hypnotisées ou anesthésiées, accusent, par la suite, le praticien d'avoir abusé d'elles ! Parfois, le mobile de ces accusations est le chantage — notamment aux Etats-Unis, où les jeunes filles cherchent souvent à acquérir de cette manière ou un mari ou une grosse somme d'argent — mais il est possible que la patiente formule cette accusation en toute bonne foi : ce n'est d'ailleurs que le résultat d'une hallucination, très fréquente sous la narcose. Il est intéressant de constater que de telles hallucinations (dans lesquelles le désir inconscient inspire tout naturellement la pensée) peuvent naître sous l'anesthésie la plus légère, employée par le dentiste. Pour cette raison, beaucoup de médecins et de dentistes n'emploient des anesthésiques pour les femmes qu'en présence d'un tiers.

Depuis longtemps, les criminologistes savent pertinemment bien que les accusations pour viol doivent être considérées avec une extrême prudence, car le désir d'être violée est caché, comme latent, dans le subconscient de nombre de femmes, surtout de femmes hystériques. Le procureur Wulffen a écrit à ce propos :

« *A priori*, l'homme attend de la part de la femme une certaine résistance devant son approche amoureuse, « importune ». Et les femmes, d'instinct, savent qu'elles ne doivent pas céder facilement et que leur résistance augmente le désir de l'homme. Pour cette raison, l'opposition, légère et comme feinte, d'une femme ne paraîtra point, aux yeux d'un homme, comme une résistance sérieuse et véritable, au sens de la loi. Tout dépend si la femme a exprimé l'authenticité de son opposition d'une manière suffisamment claire, et, même dans ce cas, cela ne prouve pas d'une manière absolue qu'il y ait eu viol. Il y a des jeunes filles qui, bien qu'elles désirent être conquises, ne veulent point céder sans avoir opposé une résistance « physique » sérieuse à leur « agresseur ». Elles agissent ainsi par pure vanité, par crainte de la maternité, mais, malgré tout, elles désirent connaître et partager la force virile. Souvent, l'homme doit lutter et surmonter une résistance qui, même si elle est violente, est néanmoins feinte. Si, devant le tribunal, une jeune fille de cette catégorie est interrogée dans le but de savoir si vraiment elle a dû opposer une résistance sérieuse aux attaques de son partenaire, il est possible qu'elle réponde par l'affirmative, peut-être parce qu'elle a honte, peut-être aussi parce qu'elle ignore les mobiles subconscients qui l'ont fait agir de cette manière, et, pour cette raison, il est indispensable d'approfondir très attentivement les preuves et le cas pour éviter toutes erreurs de jugement. »

Après avoir formulé toutes les réserves d'usage en ce qui concerne les cas ci-dessus, nous citerons quelques cas de viol puisés dans la littérature, assez restreinte d'ailleurs, par rapport à ce sujet. Dans tous les cas de viol authentique, le mobile sadique apparaît nettement et, on ne l'ignore pas, du viol à l'assassinat « sexuel », il n'y a qu'un pas.

Fils d'alcoolique, M... avait deux frères complètement pervertis. A l'âge de neuf ans, il fut placé comme manœuvre dans une usine où on l'incita à boire et à s'adonner à des attouchements sexuels. Il commit son premier délit à l'âge de dix-sept ans : vol par exaction et brutalités envers une jeune fille sans défense. Il fut condamné à un an de prison. Quelques mois après sa sortie de prison, il menaça une jeune fille de « la descendre » si elle ne lui cédait pas. Trois mois de prison. Quelques semaines plus tard, nouvelle tentative de viol. Trois ans et demi de prison. Après sa libération, il commit plusieurs vols et, pour subvenir à ses besoins, il mendia. Il fut condamné à une peine de travaux forcés. Dix mois après sa sortie de prison, ce fut cette fois une tentative de viol, particulièrement brutale, perpétrée contre une fillette de six ans. Il fut frappé d'une peine de sept ans de travaux forcés. Après avoir purgé la peine, il récidiva et commit plusieurs délits qui le ramenèrent en prison. Puis nouvel attentat contre une fillette. Son dernier crime fut une tentative de viol et de meurtre, contre une enfant âgée de quatre ans, qu'il commit en état d'ivresse le jour de Noël.

Il s'agissait ici d'un pur délinquant du crime sexuel, et tout homme sensé comprendra aisément que l'accumulation des peines d'emprisonnement tombait, avec ce criminel, absolument à faux ; les délinquants incurables de cette catégorie devraient, pour leur protection, et pour celle de la société, être internés et soignés dans un asile psychiatrique.

Le cas d'un homme passé maître dans le viol a été communiqué par le docteur Voss. Agé de quarante-huit ans, il avait déjà purgé de nombreuses peines de prison pour attaques à main armée, infractions, coups et blessures, destruction et vandalisme, violences contre des représentants de l'ordre public, atteinte à la liberté, et pour diffamation. A l'âge de dix-huit ans, déjà, il avait un casier judiciaire lourd de six ans de travaux forcés pour viol. Il s'était introduit sans qu'elle s'en aperçût dans une étable où la jeune domestique vaquait à ses occupations et l'avait violée. Par la suite, il commit une tentative de viol contre trois femmes, dont deux mariées, ce qui lui valut quatre ans de réclusion. En 1908, à Hambourg, il fut écroué à nouveau pour viol. Dans le procès-verbal, on peut lire les attendus suivants : « De toute évidence, il s'agit d'un individu hyper-sensuel accusant une tendance invétérée à la violence, d'une part, et d'une excitabilité sexuelle en relation directe avec l'emploi de la force, d'autre part. Un trait essentiel de sa tactique consistait à priver de liberté, à enfermer la victime de son choix. » Or la majorité de ces criminels cherchent à satisfaire leurs vices en commettant des actes de violence sur les grandes routes, dans les bois déserts, dans les parcs, etc.

Dans le cas ci-dessus, on peut constater, en dehors du viol, le sadisme symbolique qui s'exprime dans la claustration de la victime. Or, dans la majorité des cas, le malfaiteur a recours à des actes de violence de plus en plus brutaux qui ressemblent, pour ainsi dire, à un véritable assassinat.

« Mme W... ramassait du bois mort dans la forêt quand elle fut attaquée par un jeune ouvrier, puis violée, malgré sa défense acharnée et désespérée. L'homme, comme enragé, lui versa ensuite de l'acide phénique dans la bouche et lui ouvrit l'artère du poignet. On trouva la malheureuse, étendue sur le sol, sans connaissance et baignant dans une mare de sang. On réussit cependant à la sauver. »

Parfois, le viol est commis par plusieurs individus. Lors de la première guerre mondiale, les exemples furent nombreux où plusieurs soldats attaquèrent, puis violèrent, l'un après l'autre, une femme.

Le viol sadique peut être associé à d'autres perversions, et, plus souvent qu'on pourrait le croire, il est accompagné de *gérontophilie*. Wulffen a cité quatre cas de viols commis par des jeunes gens contre des femmes âgées ; l'un d'eux concerne le viol d'une femme de quatre-vingt-dix ans qui fut attaquée par un ouvrier agricole, faible d'esprit, âgé de vingt-quatre ans. Cet homme avoua que la vue des femmes âgées provoquait chez lui des érections.

Le viol sadique est souvent accompagné de *scopophilie.*

Un homme âgé de trente-sept ans et son épouse étaient accusés de viol devant la Cour de Justice de Straubing. Dans leur chambre à coucher, l'homme avait violé une jeune fille qui avait coutume de leur rendre visite, et sa femme, complice, l'avait assisté en immobilisant les bras de la victime. Le couple s'était rendu coupable de plusieurs délits de ce genre.

Ehmer a communiqué un cas de viol commis contre un homme (ces cas sont extrêmement rares).

Un jeune ouvrier âgé de vingt-six ans, aux facultés intellectuelles très limitées, membre d'une association de jeunesse catholique, évitait les femmes et, pour cette raison, était ridiculisé et moqué par ses camarades. Avec l'aide de la maîtresse d'un rémouleur ambulant, ses camarades imaginèrent, et exécutèrent, une « bonne plaisanterie ». Sous un prétexte futile, on attira le jeune homme dans une écurie, où plusieurs jeunes paysans et paysannes, de force, le déshabillèrent, pour l'allonger ensuite sur le ventre de la maîtresse du rémouleur, qui était toute nue et offerte. Une jeune fille, particulièrement « entreprenante », saisit le pénis en érection du garçon, l'introduisit dans le vagin de la femme, et tout ce joyeux monde se mit à manœuvrer, en avant, en arrière, les fesses du violé pour le faire aboutir à l'orgasme.

La manie de la défloration est étroitement associé au viol. Ici, les stimuli sadiques ressemblent à ceux qui sont considérés comme agissants, dans les attentats commis contre les enfants. La timidité, la retenue et l'inexpérience de la vierge exercent un effet stimulant sur l'impulsion d'agressivité. Les implorations, les larmes, la douleur qu'elle ressent sont comme une provocation très raffinée qui attire l'homme perverti. En outre, la pucelle, pubère, est pour eux préférable à l'enfant, car son impulsion sexuelle existe, bien qu'elle ne soit qu'à l'état latent. Le sadique cherche à éveiller l'instinct sexuel, car il sait que, de cette manière, il satisfait son besoin de puissance. D'autre part, et à l'opposé de ce qui se passe avec une enfant, il peut introduire son pénis. L'hymen et l'étroitesse du vagin augmentent le sadisme de son plaisir.

A propos de la manie de la défloration, qui est plus répandue qu'on serait tenté de le croire, l'historien Paul Englisch a écrit *L'histoire des Us et des Coutumes en Europe :*

« Dans aucun autre pays du globe, le désir de posséder une *virgo intacta* n'est aussi répandu et intense qu'en Angleterre. Des détails, concernant les agissements ignobles et immoraux perpétrés dans les classes supérieures, vinrent, pour la première fois, à la connaissance du public grâce aux révélations de la *Pall Mall Gazette,* en 1885, et ces révélations reposèrent sur les déclarations de plusieurs témoins, dignes de foi. Selon les informations des tenanciers des maisons closes et des entremetteurs, le journal confirmait aussi que le jeu de la demande et de l'offre des vierges n'avait point cessé. Les entremetteurs et les entremetteuses étaient en mesure de fournir, dans le plus bref délai, le plus grand nombre de pucelles. Les jeunes filles, « volontaires », devaient faire leur demande par écrit, et certifier qu'elles avaient dépassé leur seizième année, c'est-à-dire qu'elles étaient légalement majeures. Or, dans un grand nombre de cas, les jeunes filles étaient dispensées de donner leur accord, car on leur administrait une drogue afin de leur ôter toute possibilité de résistance. Puis, le premier pas franchi, elle poursuivaient alors, toutes seules, la course vertigineuse vers les bas-fonds.

» Le prix payé pour une vierge était tarifé. Si, autrefois, il variait entre quinze et vingt livres, à l'époque des « révélations » de la *Pall Mall Gazette*, on pouvait s'offrir une pucelle pour la somme de cinq livres. Le matériau humain était composé surtout de jeunes vendeuses et de petites couturières. Les danseuses des music-halls, mal payées, en faisaient également partie. »

***

Il existe aussi les actes de sadisme dirigés contre des personnes adultes, et qui n'ont pas de relation directe avec l'acte sexuel ; ils forment une catégorie à part, car ils visent ou à *préparer ou à remplacer* l'acte sexuel.

Tarnowsky a communiqué le cas d'un médecin, névropathe, qui, d'ordinaire, entretenait des rapports sexuels normaux avec les femmes. Or, dès qu'il avait bu quelques verres de vin, il avait le besoin irrésistible de donner des coups de lancette dans le fessier des femmes. A la vue du sang et du bistouri qui pénétrait la chair, il aboutissait à l'orgasme et à une détente complète.

Comme on peut le constater ici, l'alcool est susceptible de jouer un rôle dans les réactions des pervertis. Toutefois, il serait faux de croire que l'absorption d'alcool puisse être la cause et l'origine d'une perversion, bien qu'il ait le pouvoir de faire remonter à la surface des instincts latents, donc existants ; or, sous les effets de l'alcool, la retenue, la discipline de soi, la pudeur élémentaire, ainsi que les sentiments de honte et de responsabilité, dont les influences sont neutralisantes, sont comme éliminés et annihilés.

L'exemple suivant témoigne d'un autre trait inhérent au sadisme :

« X..., marié, père de famille, homme d'affaires très en vue, était un habitué d'une maison close de Paris, où il avait habituellement des rapports avec trois filles. Lorsqu'elles étaient dévêtues, il les fouettait, puis il enfonçait des aiguilles dans les seins des malheureuses. A la vue des gouttes de sang, il était en érection (et de cette manière seulement), qui lui permettait de consommer l'acte avec l'une ou l'autre de ses victimes (Thionot). »

La logique invariable des actes sadiques, ordonnée et dominée par un rite précis, est caractéristique pour ce cas. Ici, comme pour la plupart des aspects de la pathologie sexuelle, il y a le processus stéréotypé, tel qu'on peut l'observer dans le développement du mécanisme propre au fétichisme. En général, le sadique est, pour ainsi dire, un spécialiste de sa perversion ; il est lié à une méthode spécifique d'agressivité dans la même mesure que le fétichiste est lié à son objet et que l'exhibitionniste est lié à son rite. Pour cette raison, l'individu qui est fixé à la piqûre battra ou fouettera rarement ; et l'individu qui fouettera piquera rarement. Il semble que l'impulsion sadique se maintienne, à l'accoutumée, sur la voie qu'elle s'est tracée lorsqu'elle s'est manifestée pour la première fois, et qui est seule apte à lui procurer la stimulation et la détente indispensables.

Un de ces « spécialistes » du sadisme était celui qu'on a appelé le *chatouilleur,* dont le cas a été rapporté par Moll :

« Sur le conseil de son avocat, Mme X..., âgée de trente-quatre ans, vint en consultation chez Moll. Elle désirait se séparer de son mari qui, depuis de longues années, l'avait tourmentée avec des agissements sans brutalité, certes, mais si épuisants et raffinés qu'elle en avait contracté une affection nerveuse. L'époux avait-il besoin de ses révoltes pour être sexuellement stimulé ? Ses agissements étaient-ils préparés en vue d'exciter sa femme ? Dans quelle mesure son comportement était-il responsable de la dépression nerveuse de son épouse ? Il avait coutume de la chatouiller, si souvent et pendant de si longues heures que l'état de santé de la jeune femme avait pu en effet être altéré des conséquences de cette manie. Elle aimait son mari et aurait souhaité des rapports sexuels normaux. Lui aussi l'aimait, mais il était incapable de dominer cette manie de chatouiller, et il la persécuta jusqu'au jour où elle ne fut plus qu'un véritable « paquet de nerfs », souffrant d'une grande irritabilité, d'insomnies et d'angoisses douloureuses et violentes. Elle déclara qu'elle ne pouvait plus vivre auprès de son époux. »

En ce qui concerne le sadisme féminin dirigé contre les hommes, la littérature spécialisée traite, avant tout, des pratiques de la flagellation, dont nous parlerons plus loin. Or il y a aussi chez la femme des formes d'agressivité qui ressemblent à celles que l'on trouve chez l'homme :

« Un homme marié, dont le bras était littéralement couvert de cicatrices, déclara à son médecin que chaque fois qu'il approchait sa jeune épouse, qui était « assez nerveuse », il devait se faire une coupure sur le bras. Elle suçait alors le sang de la blessure et, uniquement de cette manière, elle éprouvait une jouissance intense.

Plus souvent que les hommes, les femmes, comme mues par une force exceptionnelle, tendent à commettre subitement et d'une manière toute spontanée un *attentat contre les mœurs.* Au cours de la première guerre mondiale, dans l'armée austro-hongroise, circulait une rumeur colportant que, dans certaines régions du Sud, les jeunes filles attiraient chez elles les soldats de l'armée d'occupation et qu'après l'acte sexuel, d'un coup de rasoir, elles leur tranchaient le pénis. Parfois, sous prétexte de vouloir pratiquer le *fellatio,* les jeunes filles leur arrachaient les testicules en les mordant à pleines dents. Il est probable que ces rumeurs étaient fondées sur des cas plus ou moins isolés, mais la facilité avec laquelle ces bruits se divulguaient et s'accréditaient s'explique en fonction du thème traditionnel bien connu des attaques sexuelles commises par les femmes contre les hommes et qui, dans sa forme symbolique, s'illustrèrent dans la Bible, par le souvenir de Samson et Dalila et de Judith et d'Holopherne.

Une autre forme du sadisme, et qui ne comporte aucun acte de cruauté « sanglante », consiste dans l'excitation volontaire de l'homme auquel ensuite *la satisfaction sera refusée.* La littérature de tous les pays policés est familiarisée avec ce type de femme, froide et indifférente d'apparence, mais qui, en réalité, est une sadique qui cherche, sous cette forme passive et « féminine », une échappatoire à sa volonté de puissance. L'impératrice Théodora s'abandonnait à tous les hommes, à l'exception de celui qu'elle aimait. Cet homme, qui fut dans son enfance son camarade de jeux, devint, par la suite, son esclave et, sans avoir aucun droit, il fut contraint d'assister aux orgies de la cruelle impératrice. *La Femme et le Pantin,* l'œuvre célèbre de Pierre Louys, est bâtie sur ce thème. La « vamp » moderne, héroïne de cinéma, incarne également ce type de femme. Stekel cite un exemple précis, caractéristique de la femme sadique :

La femme en question était une jeune aristocrate, âgée de vingt-huit ans, fine et élégante, ayant un visage d'une exceptionnelle pureté de traits. Tous les ans, pendant six mois, elle vivait dans la propriété de campagne de son époux, et nul ne se doutait le moins du monde de la double vie qu'elle menait. Or, pendant ces six mois, elle voyageait ; elle faisait de longs séjours sur la Côte d'Azur et en Suisse, où elle descendait dans les hôtels les plus luxueux et dans des sanatoria. Le jour de son arrivée à l'hôtel, elle parcourait la liste des personnes en villégiature.

LA DAME (à Steckel). — Je savais immédiatement lequel parmi les hommes serait ma victime.

STEKEL. — Vous voulez dire celui qui vous aimerait ?

Réponse. — Non, ce n'est pas ce que je veux dire. Aimer — ce n'est rien ! — Je suis sadique, et je choisis la victime que je flagellerai.

STEKEL. — Et vous la découvrez toujours, à première vue ? N'avez-vous jamais vécu dans un sanatorium lorsque vos recherches étaient infructueuses ?

Réponse. — Oh ! je trouve toujours une victime. Et, en général, j'en ai plusieurs à ma disposition. Je n'ai jamais séjourné dans un sanatorium sans y trouver un partenaire. Ecoutez-moi bien : il me suffit d'échanger un long regard avec un homme. Je les dévisage tous. Mon expression est alors grave, sévère et cruelle. Chez certains, je surprends la réponse, une fidélité aveugle, comme celle d'un chien, et je comprends tout de suite qu'un tel homme sera mon esclave.

STEKEL. — De quelle façon liez-vous connaissance ?

Réponse. — C'est facile. Les sadiques et les masochistes ont un langage secret, je pourrais même dire un pacte secret, qui comprend des signes et des usages qui lui sont propres. Nous nous adressons la parole après le repas et, habituellement, nous convenons tout de suite d'un rendez-vous. Aucune allusion aux pratiques qui auront lieu. Je donne un ordre : « Vous viendrez dans ma chambre, ce soir, à neuf heures précises. » Je ne lui accorde qu'un seul regard, impérieux, puis je m'éloigne.

STEKEL. — Et vous suit-il ?

Réponse. — Certes, exact, il vient à l'heure convenue. Je lui ordonne de se dévêtir, mais je reste habillée. Je ne lui permets aucune privauté, aucune caresse, aucune approche. Il doit obéir. Il se dévêtit et se jette à mes pieds. Avec ma cravache, je frappe, de toutes mes forces, sans faire de bruit. De douleur, ou de volupté, il gémit — et se traîne à mes pieds. O ! j'ai vu devant moi, sur le sol, des hommes célèbres, de très grands hommes qui, reconnaissants des coups que je leur administrais, ont baisé mes chaussures. Je frappe, je fouette, si durement que le sang gicle.

STEKEL. — Eprouvez-vous alors une jouissance particulièrement intense ?

Réponse. — Bien sûr ! Mais pas aussi puissante que celle que j'éprouve après, lorsque l'homme se jette sur moi, pour me posséder. Je le dévisage, avec un sourire moqueur, puis je ris aux éclats ! Je l'observe, il se tord de passion impuissante, et le désir qu'il ressent pour moi lui ôte le peu de virilité qui lui reste. Il implore, il gémit, il rampe sur le sol à terre, comme un ver, il m'adore. Je reste froide, indifférente, et ce triomphe me procure une joie précieuse, plus intense que celle que j'ai éprouvée pendant mes rapports conjugaux.

STEKEL. — L'homme s'éloigne-t-il sans vous avoir possédée ?

Réponse. — Toujours.

STEKEL. — Et n'avez-vous jamais rencontré un homme qui se soit révolté ?

Réponse. — Oh ! si ! Quelques-uns sont d'abord écrasés, puis ils tentent d'être les plus forts et d'user de violence. Mais ils ont peu de chance de réussir. Je suis plus résistante que les hommes et, si c'est nécessaire, je menace de crier, de faire du scandale. J'en ai fouetté plusieurs en leur interdisant de revenir me voir. Vous me croirez si vous voulez, mais ceux-ci, par la suite, m'ont suivie comme des chiens. J'aurais pu en faire ce que je voulais : ils m'appartenaient.

STEKEL. — N'avez-vous jamais cédé à votre propre désir ?

Réponse. — Non. Le désir de l'acte sexuel n'existe pas chez moi. A ce point de vue, mon époux et quelquefois un autre homme peuvent me satisfaire.

Mais que signifie l'insipide plaisir des rapports sexuels à côté des voluptés indescriptibles que procure l'acte sadique ? Ici, l'orgasme atteint une intensité qui ne peut être dépassée. Mon être entier est alors comme soulevé par une félicité sans bornes ; je me sens fière, impériale, comme fondue dans ma toute-puissance. J'ai trouvé la joie de savoir que l'on peut dominer seulement les hommes à qui l'on n'accorde rien. Et tous sont mes esclaves, ils me désirent parce qu'ils ne m'ont jamais possédée et parce qu'ils sont dévorés d'une grande passion pour moi. Ils ont goûté à ma sévérité, et ils désirent mes caresses et ma tendresse.

***

Il existe enfin une catégorie comprenant les manifestations et les actes sadiques qui n'ont pas de relation avec l'acte sexuel et qui visent à le *remplacer.* On rencontre ici les types du *sadique criminel,* de *l'homme au couteau,* de l'*éventreur,* qui, de temps en temps, apparaissent dans les grandes cités et sèment la panique parmi la population.

Le cas célèbre, le plus ancien, fut celui du monstre de Londres qui, en l'année 1790, blessa un nombre incalculable de femmes. Devant la Cour d'Assises, à Old Bailey, près de trente femmes et de jeunes filles, qui, toutes, furent tailladées ou lacérées par son poignard, vinrent à la barre pour témoigner. L'accusé se nommait Remrick Williams. Selon le témoignage d'un contemporain, « il mesurait cinq pieds et six pouces et il était de constitution fragile et délicate. Le teint olivâtre, le visage allongé, le nez long et épais, il avait un regard d'une expression brutale et sauvage. Le visage, aux traits irréguliers, était surmonté par une chevelure épaisse et bouclée ». Le jugement prononcé à l'encontre de ce « tigre avide du sang des femmes » fut très clément : six ans de prison à Newgate et une caution de quatre cents livres à verser comme garantie après sa libération. La clémence du jugement fut d'autant plus stupéfiante que le « monstre » avait déclenché une véritable psychose collective.

Une trentaine d'années plus tard, en 1829, l'« éventreur » de Bozen acquit une notoriété du même ordre.

Il tailladait les femmes avec un couteau de poche ou un couteau à pain, de préférence dans le bas-ventre. Il déclara qu'il souffrait, comme d'une véritable torture, d'un instinct sexuel le poussant à de violentes crises de fureur et qu'il ne trouvait de soulagement qu'en plantant son couteau dans le ventre des femmes. Il était comme possédé par cette impulsion plusieurs jours de suite. Dès l'instant où il plongeait la lame, et surtout à la vue du couteau ensanglanté, il ressentait un soulagement pareil à celui que procure l'acte sexuel. Enfant, il s'était masturbé, puis il avait abusé des fillettes et pratiqué la sodomie. Peu à peu, il avait conçu l'idée, qui lui donnait une grande volupté, affirmait-il, de plonger une arme dans les parties génitales des femmes. Il n'en éprouvait d'ailleurs ni honte, ni remords. (D'après Wulffen.)

Un autre « éventreur » fut le marchand de vin d'Augsburg, nommé Bartle. Depuis sa quatorzième année, il avait ressenti de solides appétences sexuelles, mais, en même temps, il éprouvait une grande répulsion pour les femmes. A cet âge, déjà, il ressentait l'envie d'éventrer les femmes, mais il n'avait eu ni l'occasion, ni le courage, de réaliser ce besoin.

Il atteignait ses dix-neuf ans quand il s'attaqua, pour la première fois, à une jeune fille. En plongeant son arme, il éprouva une jouissance intense accompagnée de l'orgasme. Son impulsion devint alors toute-puissante. Il choisissait uniquement des femmes jeunes et belles, et en général il leur demandait d'abord si elles étaient célibataires. A chaque fois, l'orgasme et l'éjaculation avaient lieu, mais il devait, pour cela, être sûr d'avoir réellement blessé la jeune fille. Après ces crimes, il était toujours fatigué, abattu et tourmenté de remords. Jusqu'à l'âge de trente-deux ans, il tailladait ainsi le ventre des femmes, mais il prenait garde de ne point provoquer de graves blessures. Puis, jusqu'à sa trente-sixième année, il fut capable de surmonter son penchant. Il cherchait à se procurer une « détente » en pinçant la nuque ou les bras des jeunes filles, mais cette pratique, si elle l'aidait à l'érection, n'aboutissait pas à l'orgasme. Puis il tenta de piquer ses victimes en laissant l'arme dans son fourreau, mais il n'en éprouvait aucune satisfaction. Il finit par plonger sa lame nue, sans meurtrir, sans taillader les chairs, et il en éprouva une grande jouissance, car il lui semblait qu'une faible femme devait saigner et souffrir davantage de cette manière. Il avait atteint ses trente-sept ans lorsqu'il fut pris sur le fait et arrêté. A son domicile, la police découvrit plusieurs couteaux et poignards. Il déclara que la vue de ces armes et surtout leur manipulation provoquaient chez lui une excitation et un plaisir érotiques intenses.

Il avoua avoir blessé plus de cinquante jeunes filles. Son aspect extérieur inspirait pourtant la sympathie, bien qu'il fût, à vrai dire, un pur misanthrope.

Il existe également des « éventreurs » homosexuels, mais ils sont rares. Un dément de ce genre exerçait ses activités sadiques à Nuremberg, en 1903. Il commit six agressions avant d'être arrêté. Il blessait ses victimes, tous des hommes ou des garçonnets, en enfonçant la lame dans les genoux.

Vers la fin du XVIIe siècle sévissait, à Londres, un individu qui hantait les rues de la cité et effrayait les femmes. Chaque fois qu'il en croisait une, vivement il soulevait ses jupes et lui administrait de grands coups sur les fesses. Il procédait avec une telle dextérité que la rumeur publique l'avait accrédité d'une force surnaturelle. Il était connu sous le nom de « Thomas le fouetteur ». Il inspira à un écrivain un livre, qui est une véritable curiosité littéraire, paru sous le titre de *Thomas le fouetteur, révélé et exposé à la vue, grâce à la description de diverses aventures récentes du pseudo-fantôme.* Londres, imprimé en l'an 1861, pour Edward Brooks.

Nous terminerons ce chapitre avec un exposé de la forme la plus répandue du sadisme, la flagellation, qui joue dans l'histoire des mœurs de notre époque un rôle capital.

« Il est certain, écrit Iwan Bloch dans son excellent ouvrage sur la flagellation en Angleterre, que les châtiments physiques, la fustigation et la flagellation, en tant que moyens de discipline, ont été employés, de tout temps et dans le monde entier, chez les peuples civilisés aussi bien que chez les peuples primitifs. Or, il n'y a aucun doute, ces moyens disciplinaires furent également employés et appréciés en tant qu'aphrodisiaques, et ils furent utilisés pour des mobiles d'ordre sexuel. Les relations qui existent entre la flagellation (active et passive) et l'instinct sexuel furent sûrement connues de tout temps et en tous lieux. »

Les historiens et les sexologues sont unanimes à considérer *l'Angleterre comme le pays traditionnel de la flagellation.* En effet, au cours des derniers siècles, la passion du fouet n'a eu, nulle part ailleurs, autant de servants et d'adeptes et ne s'est développée aussi systématiquement qu'en Angleterre. Dans nul autre pays, la littérature érotique n'a été aussi fortement influencée qu'en Angleterre par cette pratique. Il semble bien d'ailleurs que chaque pays possède sa propre « perversion nationale ». En Allemagne, c'est l'homosexualité masculine ; en France, c'est ou le *cunnilinctio* ou l'amour lesbien ; en Angleterre, c'est la flagellation.

On n'ignore pas que la flagellation, d'ordre purement sexuel, fut appréciée dans l'Antiquité. Citons, comme témoignage, l'histoire que conte

Lucien, au sujet du cynique Peregrinus Proteus qui, sur la place du Marché, à Athènes, se masturbait en présence de ses concitoyens et invitait les spectateurs à le fouetter. A Sparte, un rite annuel obligeait les jeunes gens à se laisser fouetter par les prêtresses. On considérait, en outre, que la flagellation était apte à guérir les hommes de l'impuissance, car on lui attribuait des effets stimulants, quant à la virilité. Dans le célèbre roman satyrique de Pétrone, Encolpius, qui est impuissant, reçoit des coups d'orties sur les parties génitales jusqu'à ce que des effets bénéfiques se fassent sentir. Le *Talmud* conte que la flagellation, appliquée sur le dos, peut provoquer l'éjaculation.

La flagellation religieuse, au Moyen Age, était destinée à servir un but très différent — elle visait à mortifier la chair et à neutraliser l'éveil des désirs charnels. Or les suites ne différaient guère de celles constatées après la flagellation profane. Le roi d'Angleterre Jacob II est un exemple frappant du mélange de cette sorte de mixture douteuse qui peut exister entre la bigoterie et le sadisme. Il fut à la fois un catholique fanatique et un pur sybarite. Son épouse, Maria de Modena, bafouée et trahie, garda jusqu'à la fin de son existence le fouet avec lequel il avait coutume de la fustiger, et elle légua cet instrument de torture au Cloître de Chaillot (Macaulay).

***

Il existe, dans la littérature érotique, des théories à part, bien précisées et détaillées concernant la question, à savoir l'origine des forces qui animent la force d'attraction et la faveur dont jouit la flagellation. Au cours de ce chapitre, à propos des brutalités commises contre les enfants, nous avons déjà examiné la question. Dans la flagellation, on découvre un mélange très particulier de scopophilie, du besoin d'infliger la douleur et de l'excitation des zones érogènes primaires qui, dans leur ensemble, permettent au sadique de « jouir de la totalité des facteurs étiologiques qui éveillent, chez lui, des sensations de jouissances sadiques. Pour cette raison, on peut définir la flagellation, d'une manière générale, comme l'imitation et la synthèse consciente de tous les phénomènes physiologiques, d'apparence sadique, qui accompagnent le coït » (Bloch).

Dans la littérature spécialisée, on cite comme *instruments* servant à la flagellation les cannes, les fouets (qui sont le plus usités), les cordages, le fil de fer, les verges, les lanières de cuir, les queues de bœuf, les joncs ou les cannes de bouleau. Sir Thomas Moore avait coutume de châtier ses filles avec une verge de *plumes de paon*. Les orties ont été utilisées pour guérir l'impuissance. A l'époque dite du Rococo, la flagellation avec des *fleurs* était considérée comme un raffinement sensuel de premier ordre. Certains flagellants, plus astucieux, paraît-il, ont eu l'idée de fabriquer des *machines* à flageller pouvant fustiger plusieurs personnes à la fois... Cette idée est, avant tout, d'origine anglo-américaine. Au XVIIe siècle, déjà, le sybarite anglais Price avait dessiné les plans d'une machine pouvant battre quarante personnes à la fois. En 1830, dans un bordel de Londres, Talbot admira en effet ladite machine. La revue *La Société* a publié à ce sujet, en 1899, une lettre de Henry Rowlands :

« Depuis quelques mois, je possède un livre, publié il y a huit ans, que j'ai acheté chez un antiquaire de la rue Montmartre. Il y a, dans le petit ouvrage, la description d'un appareil en bois auquel sont fixées deux verges permettant de fouetter en même temps un garçon et une fille. A en juger d'après le dessin qui y est reproduit, on devrait pouvoir battre, dans un temps record, un grand nombre de jeunes malfaiteurs sans fatiguer ni sans échauffer le bourreau. »

En Amérique, au début du siècle, on avait construit des machines de flagellation électriques.

Dans le langage secret et conventionnel des sadiques, les parties du corps destinées à être flagellées sont groupées sous les dénominations de « discipline supérieure » et de « discipline inférieure ». La « discipline supérieure » consiste dans l'application des coups sur les épaules, sur le dos, sur les bras et sur la poitrine, tandis que la « discipline inférieure » comprend l'application de la flagellation des reins, des hanches, des cuisses et, naturellement, du fessier. Les flagellants anglais ont inventé, avec l'emploi des verges, un merveilleux raffinement, comme par exemple le fameux « cup up », c'est-à-dire une certaine technique de fouetter les zones sexuelles.

En ce qui concerne l'*habillement*, les flagellants observent fréquemment un certain fétichisme du costume ; ils s'habillent en moines, en religieuses, en mariées ; ils portent des vêtements de cavalier, des corsets, etc. Chaque « travesti » possède, dans l'idéologie sadique, une signification symbolique. Souvent, le déshabillé partiel (des fesses, de la poitrine, etc.) est préféré à la nudité totale.

***

Selon la majorité des spécialistes, l'élément féminin est prédominant parmi les flagellants actifs, et il semble que la flagellation est la perversion la plus en vogue chez les femmes. A ce propos, Bloch affirme que les activités sadiques de l'homme sont provoquées par une impulsion instinctive, tandis qu'une cruauté froide, bien préméditée et calculée caractérise le sadisme de la femme. Le marquis de Sade a déclaré que les femmes sont plus aptes que les hommes à assumer le rôle actif de la flagellation.

L'*histoire* de la « manie » de flagellation des femmes anglaises débute avec l'apogée de l'époque anglo-saxonne. Les tendances sadiques des femmes de ce temps semblent d'autant plus anachroniques et surprenantes que les lois anglo-saxonnes étaient alors très clémentes en ce qui concernait les châtiments corporels. Thomas Wright, l'un des spécialistes les plus éminents de l'époque, a considéré la cruauté des femmes anglo-saxonnes envers leurs inférieurs comme un phénomène exceptionnel. Il n'était pas rare que des esclaves, des deux sexes, étaient fouettés à mort par leurs maîtresses. Diverses représentations de l'époque, figurant des scènes de flagellation, nous sont conservées.

Au XVIIe siècle, la « manie » de la flagellation des femmes anglaises devint une véritable épidémie. L'une des manifestations les plus significatives de ce penchant pervers était la fondation des *associations de la flagellation*, dont les adhérents venaient de toutes les classes supérieures. La *Revue du Bon Ton* (décembre 1792) a publié une description détaillée de ce club, dont les adhérents se rassemblaient tous les jeudis soirs, à Jermyn Street :

« Les membres féminins du club étaient, en majorité, d'honorables femmes mariées qui, lassées et dégoûtées des rapports conjugaux normaux comme de la froide et tiède indifférence qui s'installe, avec le temps et l'usure, dans les unions conjugales, avaient décidé d'employer des moyens divers afin de « rallumer l'extase qu'elles avaient ressentie et vécue au début de leur mariage ».

» Cette docte assemblée, ce « club », dont il est question, n'a jamais moins de douze adhérents, dont six sont flagellés par les six autres. Les actifs et passifs sont tirés au sort, puis un d'entre eux fait une conférence, une sorte de discours *ex-tempore* consacré à la description des bienfaits de la flagellation, telle qu'elle a été exercée depuis les temps les plus reculés, dans les couvents, dans les cloîtres, dans les lupanars et dans les maisons privées. Les six femmes passives se mettent alors dans la tenue requise ; les partenaires actives mettent à nu les parties les plus sensibles du corps, et le travail commence. La présidente du club distribue à chacune les verges qui serviront au rituel, puis elle commence à flageller, selon les variantes, raffinées, subtiles et choisies, tandis que les autres regardent.

» Quelquefois, selon les instructions et les recommandations de la présidente, la flagellation commence en bas, par les mollets, pour monter, graduellement, vers les reins et la croupe jusqu'à ce que les parties du corps, qui furent « blanches comme lait », soient couvertes d'ecchymoses rouges sous les coups qui pleuvent dru. »

La flagellante anglaise la plus connue, et la plus cruelle, du XVIIIe siècle fut Elisabeth Brownrigg, femme d'un plombier nommé James Brownrigg, habitant à Fleur-de-Lys Cort, Fleet-Street, à Londres, et qui fut exécutée à Tyburn le 14 septembre 1767. Elle exerçait à St. Dunstan le métier de sage-femme et hébergeait de jeunes étudiantes. D'apparence on ne peut plus respectable, elle observait, à l'extérieur, une attitude très gourmée et pieuse, mais, à domicile, elle se livrait à des actes sadiques les plus immondes et odieux. Elle « éduquait » ses jeunes élèves, dont trois demeuraient sous son toit — Mary Mitchell, Mary Jones et Mary Clifford, — en les fouettant journellement jusqu'au sang. L'une des trois, Mary, mourut sous les coups. Peu de temps après, à la grande joie et sous la risée de la populace, Elisabeth Brownrigg fut pendue à la potence de Tyburn.

Au XVIIe et au XVIIIe siècles, les bordels spécialisés où l'on flagellait étaient un phénomène très caractéristique de la prostitution londonienne. Ces maisons de tolérance servaient non seulement à satisfaire les vices masochistes des hommes, mais offraient aux amateurs féminins l'occasion de travailler comme « éducatrices ». Au début du XVIIIe siècle, une Mrs. Collet, tenancière d'un de ces bordels, jouissait d'une telle renommée de flagellante raffinée que le roi George IV lui rendit visite. Autour des années 1860, Mrs. Sarah Potter a réussi à éclipser la gloire de Mrs. Collet. Elle entretenait un grand nombre de jeunes filles, qui étaient fouettées et brutalisées de différentes manières, toutes plus raffinées les unes que les autres, par la clientèle masculine et féminine.

De nos jours encore, la flagellation est la perversion la plus répandue, la plus en vogue dans les pays anglo-saxons. Nous reviendrons sur cette question à la fin du prochain chapitre.

CHAPITRE XIX

LE MASOCHISME SYMBOLIQUE

Les éléments masochistes dans les rapports sexuels normaux. L'assujettissement sexuel. Le succubisme. Les adolescents violés par des femmes. Les souteneurs et les filles soumises. La servilité. Le masochisme puéril. Le masochisme zoo-mimique. Le masochisme impersonnel. Des cas de maladies. L'aliénation de la liberté. Le rituel de l'humiliation volontaire. Masochisme et religion. Les propos injurieux. Les lettres d'insultes. Grapho-masochisme. Exemples. Des lettres écrites par des masochistes. Les annonces. Fuite devant le rôle masculin.

Le masochisme et le sadisme, on ne l'ignore pas, sont des perversions sexuelles qui, à travers leurs multiples manifestations, sont intimement associées. Le masochisme est fondé sur une sorte d'inversion, un renversement de l'impulsion d'agressivité, à savoir sur l'instinct de soumission. Le masochisme et le sadisme sont les deux pôles opposés d'un instinct primitif, et entre eux circule, d'une manière continue et permanente, un véritable courant psychologique.

L'impulsion qui pousse l'individu au masochisme, c'est-à-dire à l'instinct de soumission, se manifeste autant sur le plan psychique que sur le plan physique. Il ne faut pas oublier que, dans une certaine mesure, les différentes formes des manifestations de cette impulsion existent dans la vie sexuelle normale, et il est possible d'observer des formes de transition entre les phénomènes normaux et naturels et les phénomènes pervers.

A travers la vie sexuelle normale, l'élément psychique du masochisme est cette impulsion qui pousse l'individu à se soumettre intégralement à l'être aimé, à se fondre avec lui dans un abandon de soi total. Le stade suivant est l'*assujettissement sexuel* qui, poussé à l'extrême, aboutira à l'humiliation volontaire masochiste, à l'avilissement, aux rapports du maître et de l'esclave, tels qu'ils ont été illustrés par Sacher-Masoch et Wanda von Dunajew. Comme pour le sadisme, on appellera ce groupe de phénomènes distincts le masochisme psychique ou symbolique.

Le masochisme d'ordre physique se manifeste à travers sa forme la plus pure, dans le désir de souffrir physiquement dans sa chair et dans le besoin irrésistible de supporter la douleur. Toutefois, cette forme qui, dans le passé, a été identifiée avec le masochisme n'est, en réalité, que son expression poussée à l'extrême. Or il faut constater que la valeur du mot « douleur » perd ici toute signification, car tout ce qui, chez l'individu normal, est ressenti comme une douleur est, pour le masochiste, non point douleur en soi, ni souffrance, ni déplaisir, mais, au contraire, plaisir et jouissance. Par conséquent, et pour éviter cette expression paradoxale, il est indispensable d'employer, à la place de l'idée qui caractérise le « besoin de souffrance », la notion plus précise, et plus pertinente, de « besoin de stimulation ». Le masochiste a besoin d'une stimulation sensuelle beaucoup plus puissante que l'homme normal, et le besoin d'être stimulé, d'une manière si brutale et si violente, peut s'adresser, il faut le constater, aux cinq sens.

En ce qui concerne le domaine du *toucher*, il existe de multiples gradations entre les sensations normales et naturelles, d'une part, et la manie masochiste, d'autre part, c'est-à-dire entre la jouissance érotique déclenchée par une douce pression ou un délicat massage des chairs secrètes, d'une part, et la strangulation ou la « discipline du corset » ou la flagellation, d'autre part, qui, toutes, provoquent de véritables mutilations. En ce qui concerne l'*odorat* et le *goût*, l'intensité accrue de la force attractive normale, celle de l'odeur corporelle et du goût exact et unique de l'être aimé, se manifeste par un besoin excessif de sentir, *sui generis*, l'odeur des aisselles et des parties génitales, comme dans la manie de flairer les excréments et même dans la coprophagie (absorption des matières fécales). Sur le plan de la *vue*, une aggravation masochiste de la scopophilie peut se produire (scopophilie masochiste), tandis que, sur le plan de l'*ouïe*, il existe le masochisme verbal, véritable contrepartie du sadisme verbal, qui s'exprime par le cruel besoin de se faire insulter pendant l'accouplement et l'acte sexuel.

*
**

Il est évident que le masochisme symbolique est associé habituellement avec l'appétence des affects physiques, de la même manière que les diverses formes du masochisme physique peuvent se manifester simultanément. Au cours de l'exposé détaillé qui va suivre, on rencontrera donc à chaque moment des fusions de plusieurs phénomènes et, pour cette raison, la classification a été élaborée et choisie en fonction des caractéristiques essentielles et primordiales de chaque cas. Au cours de ce chapitre, consacré au masochisme symbolique, il ne faut point négliger ce point de vue, dans les cas où le masochisme psychique est associé au masochisme physique.

***

Les rapports sexuels normaux, on ne l'ignore plus, présentent des traces très nettes de l'instinct de soumission. Chez la femme, cet instinct existe sous toutes ses nuances, du simple plaisir éprouvé à l'aide de la supériorité physique du partenaire, jusqu'à la sensation d' « anéantissement », celle du paroxysme de l'extase. Les poètes ont chanté les relations secrètes et intimes qui existent entre la mort et l'extase sensuelle, et les expressions telles : « je te désire à en mourir », « je me meurs dans tes bras » (etc.), sont des expressions symboliques inconscientes de cette vérité. Le désir « inconscient » d'être violées, que tant de femmes ressentent, est également caractéristique par rapport à ce sujet.

Quant à l'homme, de semblables phénomènes se manifestent chez lui bien rarement, et cela est normal par rapport à ses aptitudes, à ses habitudes, à sa situation sociale, et, d'ailleurs, le mot « rarement » est ici tout relatif. De la même manière que le besoin de remplir et d'occuper l'activité et la position « supérieure » pendant l'acte indique, pour la femme, un élément sadique ; le désir d'être allongé sous la partenaire, de prendre sa place habituelle (succubisme), trahit chez l'homme un élément masochiste. L'homme qui occupe la position habituellement réservée à la femme veut être « pris » ; il veut être non le partenaire actif et agressif régentant les volontés, mais un partenaire passif et soumis. Pour le masochiste, l'idée d' « en bas », d' « en dessous », d' « inférieur », possède une signification symbolique spécifique. Il adore se jeter aux pieds de la femme qu'il aime, s'agenouiller devant elle, etc.

Moll a communiqué un cas de succubisme typique. Il s'agissait d'un homme qui, à l'âge de dix-sept ans et demi, avait fait sa première expérience sexuelle. Sa partenaire était une dame de la société, vigoureuse et virile, qui le rudoya, le bouscula sur sa couche, puis, sans autre cérémonie, l'avait violé, pour ainsi dire. En outre, et cela est important pour le cas précité, avant l'acte sexuel, elle abusait de lui, *per anum*, à l'aide d'une sorte d'instrument qui imitait la forme d'un pénis. Par la suite, cet homme entretint une liaison avec une artiste d'une robustesse et d'une force athlétiques.

***

Le partenaire sexuel masochiste, fatalement passif, s'écarte donc de la fixation normale à l'être aimé, car il devient un sujet asservi, captif, sans volonté personnelle, face au partenaire actif. Autrefois, on croyait que des influences, dues à la suggestion et à l'hypnose, jouaient ici un rôle important mais, en réalité, il s'agit, dans ces cas, d'une soumission sexuelle frénétique, poussée à l'extrême, c'est-à-dire, en définitive, d'une dégénérescence de l'impulsion qui contraint l'être à la sujétion.

Les souteneurs, notamment, exercent très souvent cette influence sur les filles soumises qui sont, à priori, comme de « la cire » entre leurs mains, et qui vont même jusqu'au crime si leur « seigneur et maître » l'ordonne. La femme qui vit en servitude sexuelle attend, sans nulle émotion, de la part de son maître un dédain et un mépris qui s'étendent aussi sur le domaine physique. La sujétion sexuelle est également fréquente chez les homosexuels. L'une de nos patientes lesbiennes, sur l'ordre de l'amie à laquelle elle était assujettie, commettait de nombreux vols dans les magasins d'alimentation.

Cet esclavage, contrairement à ce que l'on pourrait penser, existe aussi chez les femmes *frigides*, et, dans ces cas, les manifestations, toutes symboliques, de l'instinct de soumission remplacent intégralement la vie sexuelle normale.

***

Afin d'énoncer une systématique de la multiplicité des formes à travers lesquelles se manifeste le masochisme, il est indispensable de définir les différents types qui caractérisent l'humiliation volontaire.

a) L'humiliation par rapport à la position sociale (la servilité). Les hommes appartenant à cette catégorie (la plus importante) veulent être ou le serviteur, ou l'esclave, ou le sigisbée soumis d'une maîtresse intraitable et orgueilleuse. Les lettres reproduites à la fin du chapitre illustrent, d'une manière remarquable, la structure psychologique si particulière de ces hommes qui « sont prêts à mourir pour leur gracieuse souveraine en toute humilité et en une soumission absolue ».

b) Le mensonge quant à l'âge véritable (masochisme puéril). Les individus de cette catégorie veulent être des écoliers, ou des élèves d'une « gouvernante » sévère, ou ils souhaitent être traités comme des petits garçons par une « mère », ou par une « tante »... Nous avons fait connaissance avec ce type d'individus à propos de l'infantilisme.

c) Le rabaissement de la dignité humaine au stade de l'animalité (masochisme zoo-mimique). Si les masochistes sont muets sur ce point, les instruments et les objets utilisés par leurs « maîtresses » nous auraient appris, malgré eux, que l'humiliation érotique volontaire de ces êtres peut apparaître si excessive et outrancière qu'ils adoptent le rôle échu normalement à l'animal. Des appellations telles que « chien, vache, cochon, âne, chameau » sont, à leurs oreilles, l'antithèse d'une insulte, et les masochistes qui incarnent le rôle d'un animal veulent être utilisés et traités comme tels par leurs « souveraines ». Le « cheval », par exemple, veut être monté en croupe par sa maîtresse, qui lui pose la selle sur le dos, lui place le mors dans la bouche puis, l'éperonnant, agite et fouette de sa cravache.

Dans les « chambres de torture » des « maîtresses » professionnelles, donc tarifées, on a trouvé non seulement des selles et des harnais, mais aussi des muselières pour des hommes qui « marchent » à quatre pattes, en aboyant comme des chiens. Des colliers et des laisses, des fouets et des niches à chien faisaient également partie de cet arsenal ; on y trouvait aussi des cages solides dans lesquelles les hommes se faisaient enfermer, autant pour imiter les animaux que pour prouver leur « soumission humaine ». D'autres masochistes, en présence de leur « souveraine » bien-aimée, roucoulent comme des tourterelles, lancent un retentissant cocorico comme des coqs, ou caquettent et gloussent comme des poules qui pondent leurs œufs. Dans un cas parvenu à notre connaissance, un monsieur, qui occupait une importante situation sociale, se comportait comme « un chat amoureux », imitant à la perfection la souplesse féline de cet animal.

d) Le rabaissement de soi à un objet inanimé, le « sujet » à l'objet (masochisme impersonnel). Une forme du masochisme poussé à l'extrême est le désir ressenti par un pervers « d'être » un objet inanimé, utilisé comme tel par sa maîtresse. L'homme veut être l'escabeau sur lequel la « souveraine » cruelle pose ses pieds ; il veut « être » le tapis, la descente de lit sur lesquels elle marche. Une dame, venue consulter au sujet de son mari, m'expliqua que ce dernier, depuis le premier jour de leur mariage, tous les soirs, se couchait à ses pieds lorsqu'elle était assise sur le divan, et que, pendant les repas, il exigeait qu'elle posât les « pieds » sur son corps, comme sur un tabouret. Bien que cette dame en ressentît le ridicule, elle céda d'abord à la manie de son époux, mais, quand elle s'aperçut que ces palinodies se répétaient tous les soirs, elle en fut obscurément blessée et humiliée, puis elle refusa de céder aux perversions de son mari. D'autres masochistes poussent leurs perversions encore plus loin et veulent être le vase de nuit ou la lunette des cabinets de leur maîtresse. D'autres encore se contentent d'incarner des figurines inanimées (poupées ou marionnettes) avec lesquelles la maîtresse « joue » à sa guise.

Nous avons connu un fonctionnaire, âgé de cinquante-trois ans, qui, plusieurs fois par mois, vêtu en écolier, le cartable sous le bras, rendait visite à sa « maîtresse ». Dans la rue, un manteau ample cachait son déguisement. Dès son arrivée chez la « maîtresse », il montrait ses mains, dont elle devait vérifier la netteté. Puis il s'asseyait sur son banc et commençait à ânonner l'alphabet, puis à écrire sur son ardoise. Chaque fois, la leçon durait une heure et, avant de quitter sa « maîtresse », il lui donnait dix marks. Cette scène d'école masochiste est une compensation sexuelle caractéristique qui, habituellement, aboutit à l'orgasme et à la détente sexuelle sans avoir recours à la masturbation. Par rapport à ce genre de palinodies, il n'y a jamais de coït.

Ce cas est un exemple type de masochisme puéril et, au point de vue étiologique, il peut être défini comme un infantilisme psycho-sexuel empreint de masochisme. Le cas suivant, extrait de la confession d'un masochiste, est aussi caractérisé par une fixation infantile.

« Un jour, au lycée, pour un délit dont je ne sais plus la cause, je fus gardé à la retenue. Cette punition, d'une durée de six heures, devait être « expiée » en deux fois, mais je demandai à mon professeur la permission de la faire en une seule fois. Notre « prison » était une pièce exiguë sous les combles, dont la fenêtre était fermée par des barreaux, et il n'y avait en tout, comme mobilier, qu'une table et une chaise. Lorsque le surveillant grimpa avec moi les escaliers, je ressentis une émotion bizarre et inconnue qui atteignit son apogée quand la porte se referma derrière moi. J'imaginais alors que j'étais un forçat qu'on emprisonnait, et la pensée que je resterais enfermé pendant de longues heures me rendit extrêmement heureux. L'atmosphère monacale, le mobilier si rustre, la fenêtre à barreaux et la pensée de la punition que je recevrais à la maison pour ma conduite m'excitèrent au point que je me masturbai. J'avais un gros pensum à faire, mais j'étais si totalement absorbé dans mes idées masochistes que je fus incapable de faire mes devoirs. Pendant mon « emprisonnement », je me masturbai à trois reprises et lorsque, après six heures de retenue, le surveillant vint me libérer, je fus envahi par un immense regret, celui de me retrouver à l'air libre ! »

L'idée de *la perte de la liberté*, fréquente chez le masochiste, est caractéristique en ce qui concerne ce cas, basé sur la fixation infantile. Il existe en effet un certain nombre d'associations d'idées qui rattachent les notions de dépendance, de soumission, de sujétion à l'idée principale d'être emprisonné, lié et enchaîné, au sens littéral et dans toute l'acception du terme. Pour exprimer la virulence et la puissance des liens sexuels, ces expressions sont souvent employées au sens figuré ; un homme est fasciné, charmé, ensorcelé par une femme. Les masochistes, hypnotisés par la symbolique, les entendent et les comprennent au pied de la lettre, car, pour eux, *l'état de servitude n'est pas un des nombreux aspects secondaires de l'attachement sexuel, mais son essence même.* Le masochiste se fait vraiment et réellement attacher, ligoter, enchaîner et emprisonner, suivant le rôle qu'il incarne, ou celui de l'esclave, ou celui de l'élève désobéissant ou celui du criminel.

C'est ici qu'opère la transformation, le passage vers l'idéologie masochiste, singulière et fort romantique, qui se manifeste dans l'accusation (de soi) de crime et de péchés (au sens religieux). L'exemple classique de ce type est le maçon du roman *Crime et Châtiment,* de Dostoïevsky qui s'accuse d'un assassinat qu'il n'a pas commis. Il cherche « à porter la Croix », il veut souffrir pour expier les péchés de l'humanité, et ce thème, ce leitmotiv, hante les œuvres de Tolstoï et des autres romanciers russes de l'époque où le mysticisme religieux allait de pair, se confondait, avec les pratiques sado-masochistes les plus brutales. Il est un fait bien établi que les femmes russes de l'époque pré-révolutionnaire considéraient les coups que leurs époux leur administraient comme un témoignage de leur amour. Le masochisme (d'ordre sexuel) et le besoin de souffrir (d'ordre religieux) sont ici aussi étroitement liés que dans l'exaltation virulente des processions des flagellants du Moyen Age.

Citons le cas d'un homme qui, par le moyen de lettres anonymes adressées à des personnes de sa connaissance, s'accusait d'avoir entretenu des rapports immoraux avec des dames honorablement connues. Il comparut devant le Tribunal pour tentative de chantage. Or il avait écrit ces lettres de diffamation, inventées de toutes pièces, dans le seul but d'être arrêté et condamné. Pendant sa détention, il écrivit :

« Il y a peu de temps, j'ai découvert, grâce à une liaison que j'ai eue avec une femme sadique que, pour ma part, j'accusais de fortes tendances masochistes, et je compris dès lors la nature des émotions que j'avais ressenties, depuis toujours, sans être capable de les expliquer. Ici, enfermé, seul dans ma cellule, je souhaite de tout cœur que ma détention se prolonge pendant de longs mois. Le soir, allongé sur mon grabat, le ventre creux, je pense à des plats succulents qui me font grande envie, et, de cette manière, je me torture volontairement « moi-même ». *C'est quand je suis malheureux que je me sens vraiment heureux,* et depuis longtemps cette tendance était mienne. Souvent, j'éprouve le besoin de souffrir, d'être gravement malade. Les relations avec K... m'ont stimulé au plus haut point, et c'est ainsi que j'en suis arrivé où j'en suis, à être assis sur le banc des accusés. J'aimerais tant être impliqué dans un grand procès, scandaleux et sensationnel. Si j'étais condamné, j'éprouverais une immense joie à faire savoir à mes amis que j'ai fait de la prison. Je joue avec le danger, et plus le risque encouru est grand, davantage je me sens stimulé et exalté. Je lutte contre de telles tendances, il est vrai ; mais je suis incapable de les réprimer. Enfant, j'ai quitté douze fois la maison paternelle. Chaque fois, j'étais torturé par le remords et la tristesse d'avoir quitté les miens, mais je récidivais toujours. »

Le besoin de se distinguer des autres, qui caractérise ce patient, est un symptôme primaire et élémentaire de la névrose (d'après Adler).

⁂

La manie de s'humilier (volontairement), de s'abaisser, se manifeste souvent à travers des habitudes comme rituelles. Il y a des cas relativement simples, comme celui d'un homme qui, pendant de longues années, à jours fixes, se rendait dans une maison de tolérance où une fille, toujours la même, devait le dévêtir, puis l'enchaîner selon une technique minutieusement préparée et fixée à l'avance : après une demi-heure d'abandon total de soi, cet homme rentrait chez lui, détendu, et libéré de tout désir. Ici, il est aisé de détecter l'évolution du mécanisme qui évoque la perte de la liberté, à l'aide d'un rite fétichiste déterminé. Cette constatation est également exacte en ce qui concerne un homme qui, à Paris, avait réglé à l'avance, et d'une manière définitive, une sorte de mise en scène ; il rendait visite à sa maîtresse ; il lui contait fleurette, puis essayait de l'embrasser sur l'épaule. A ce moment précis, un domestique surgissait de la pièce voisine, empoignait notre homme à bras-le-corps et le précipitait dans l'escalier... Or, bien souvent, il est extrêmement délicat de pénétrer le mécanisme psychologique de certains cas, qui paraissent si vains et si ridicules, que l'on serait tenté de croire plutôt à une comédie qu'à l'actualisation d'une perversion sexuelle. Wulffen a communiqué la déclaration d'un maître chanteur, qui était homosexuel :

« Un de mes clients avait placé une pince en bois sur son nez. Il me demandait alors de tirer sur un fil qui y était attaché, et de cette manière le nez, comprimé, se pinçait de plus en plus. En tirant, je devais dire tout haut : « J'espère que son nez s'allongera de manière que tout le monde en soit surpris. » Et, pendant ce « jeu » absurde, cet homme se masturbait. »

Voilà l'exemple d'un de ces cas où, seuls, les psychanalystes, après de longs et patients travaux, découvrent la voie qui conduit à ce fameux labyrinthe de la symbolique des gestes inconscients, en suivant, à la trace, les symptômes anormaux et déséquilibrés, jusqu'à leurs origines psychologiques.

***

Comme on a pu le constater, masqué sous de multiples déguisements, le masochisme se manifeste et se réalise dans les domaines les plus divers (religion, crime, etc.). Quant à nous — et beaucoup de spécialistes partagent notre avis, — nous croyons que la jalousie la plus outrancière est également d'origine masochiste. Les tourments cruels qui accablent l'être en proie à la jalousie, et qui sont l'essence même de cette passion, ne sont autre chose que l'expression du besoin instinctif de souffrir, psychiquement, à cause et par la faute du partenaire.

La conversation et la correspondance jouent un rôle capital dans le monde sado-masochiste. L'impulsion psychologique peut ainsi s'exprimer dans sa forme symbolique la plus pure. A l'aide des mots, des paroles et des relations épistolières, les pervertis se divertissent en donnant libre cours à leurs divagations extravagantes, et cela sans pudeur et sans retenue. « Dans le masochisme verbal, le mot qui humilie joue le rôle de la main qui blesse et humilie », écrit Bloch. Le masochisme verbal est la nette contrepartie du sadisme verbal.

D'après Krauss, les hommes des pays slaves, dans le sud, ont coutume de se faire insulter avant l'acte sexuel. Dans les bordels et dans les « instituts » de « massage », le sadisme et le masochisme verbaux sont employés en tant que stimulant sexuel. Le cas suivant, communiqué par Bloch, est caractéristique à cet égard.

Une femme avait excité la colère de son mari au point que celui-ci l'avait répudiée et chassée. Elle rendit visite à une de ses amies et la questionna pour savoir si elle avait vécu une semblable expérience. Et, quand l'amie répondit par la négative, la jeune femme s'écria : « Essaie donc, pousse ton mari à bout, rend-le fou furieux ; tu verras : c'est merveilleux de voir un homme en colère et d'écouter la violente explosion de sa fureur ! »

Le grapho-masochisme.

En tant que stimulant sexuel, la relation épistolière est plus en faveur, chez les masochistes, que les conversations, et la *pornographomanie* que nous avons étudiée dans le précédent chapitre fait partie de cette catégorie. On se contentera donc de citer ici quelques lettres écrites par des masochistes.

Or ces lettres ne proviennent pas toujours d'un tiers et, très souvent, le masochiste *adresse à lui-même* des lettres obscènes et humiliantes. Un cas exceptionnel de ce genre a été communiqué par Stekel. Le patient *ignorait qu'il était lui-même l'auteur* des lettres. Nous reproduirons un extrait des notes du patient, professeur de philologie. Après un traitement de sept mois chez Stekel, c'est lui qui remit ses notes au psychanalyste.

« Avant de m'adresser à vous, j'ai été en traitement chez deux psychanalystes, dont l'expérience clinique était à mon avis nulle. Puis, il y a deux ans, je me suis soumis à un traitement psychanalytique chez Mr. N... A cette époque, je souffrais d'une insurmontable appréhension d'être la victime d'un chahut monstre de la part de mes élèves.

» Or, au cours du traitement, mon état empira. Un jour, je reçus une lettre anonyme, qui était un véritable ramassis d'insultes, les plus infamantes et ordurières. (Toi, un professeur ?... fils de putain..., sal... et, je te ch... dessus, tu n'es qu'une ordure immonde.., etc.). Les lettres ne portaient pas le cachet de la poste, elles n'étaient pas oblitérées, et sans timbre, je les trouvais dans la boîte à lettres principale de l'Institution où je professais.

» Vous imaginerez aisément ma stupéfaction. Anna, ma femme, était convaincue qu'il s'agissait, de la part d'un élève, d'une plaisanterie de très mauvais goût. Mes soupçons se portèrent sur un de mes élèves que j'exécrais, parce que c'était un jeune homme grand et vigoureux, de santé pléthorique, tandis que je suis délicat, chétif, souffreteux même, et que mon aspect physique intensifie, bien naturellement, mes complexes d'infériorité.

» Quelques jours plus tard, je reçus une autre de ces lettres infamantes, puis une troisième et une quatrième. Je me rendis alors chez le recteur et j'exigeai une enquête. Je m'adressai également à la police et, en même temps, j'engageai un détective privé. Pendant le temps où ma boîte à lettres fut surveillée, jour et nuit, les quotidiens de la ville reçurent de nombreuses lettres anonymes, qui me ridiculisaient et m'injuriaient. Toutes ces missives étaient écrites en lettres capitales, mais en langue russe. Les lettres proclamaient qu'un homme comme moi n'avait pas le droit d'avoir une chaire à l'Université, car, à cause de mes retentissantes débauches sexuelles, j'étais devenu un faible d'esprit et je n'étais pas en mesure de professer.

» Je passai alors à l'attaque. Je fis appeler chez le recteur l'étudiant que je soupçonnais et je l'accusai ouvertement, au grand jour, d'être l'auteur des lettres anonymes. Il nia catégoriquement. Un expert en graphologie, consulté par mes soins, crut apercevoir une certaine parenté entre l'écriture du jeune homme et celle des lettres, mais il n'osa se prononcer avec certitude.

» L'enquête n'aboutit à aucun résultat, mais j'étais si meurtri et outré que je sollicitai ma démission, qui me fut accordée. Je me plongeai alors dans l'étude de la graphologie.

» Peu à peu, l'horrible vérité se fit jour, et je compris que j'étais moi-même l'auteur des lettres. J'étais consterné et stupéfait et je ne parvenais pas à comprendre la raison qui m'avait poussé à cette comédie. Je dois ajouter que, pendant mon traitement chez N..., j'avais déclaré à plusieurs reprises que j'étais fatigué, au point de vue mental, et, en effet, je fus alors bien souvent au seuil de la folie. »

L'analyse succincte de ce cas, extrêmement intéressant, comprend, dans l'ouvrage de Stekel, quarante pages de texte. Le patient découvre en effet, à lui seul, l'immense gradation et la diversité des perversions masochistes.

*
**

La correspondance des masochistes révèle les manifestations symboliques les plus intéressantes et instructives de la perversion. Nous citerons donc quelques lettres très caractéristiques, dont la première, publiée par Krafft-Ebing, exprime l'idéologie de la sexualité masochiste dans sa forme la plus crue et demeure le document type de cette littérature spéciale :

« Mon admirable, ma bien-aimée souveraine !

» Je n'ai, jusqu'à présent, pas encore eu la faveur de vous voir face à face, ô ma souveraine, mais, déjà, votre charme m'a envoûté tout entier. Vos deux lettres, lues et relues, ont opéré la merveilleuse magie, et chaque mot que votre plume a tracé m'a fait tressaillir de joie. Je ne cesse d'imaginer les choses adorables et merveilleuses que nous ferons ensemble dans votre nid d'amour, dans votre adorable chambre de tortures. Mais dites-moi, gracieuse maîtresse, pourquoi votre esclave doit-il languir encore longtemps ? Pourquoi retarder nos heures d'amour et de bonheur enivrants ? Pourquoi ne point saisir ce que le présent nous offre ? O maîtresse bien-aimée, votre esclave a soif de vous ; il voudrait vous voir, lorsque, agenouillé à vos pieds, il vous adorera, il vous servira comme un esclave, dévoué et fidèle. Appelez-moi, souveraine, et j'accourrai. Bien sûr, ma maîtresse n'est pas ignorante de l'art d'aimer, elle n'a pas besoin d'apprendre par des ouvrages, si intéressants et si instructifs, comment elle doit traiter son esclave. Je me permets de vous soumettre, ô maîtresse, les propositions suivantes : vite, vous ferez venir votre esclave près de vous. Nous ferons connaissance et, si les livres (il s'agit d'ouvrages de caractère érotique et masochiste) sont arrivés, nous les lirons ensemble et, de cette manière, nous pourrons mettre en pratique les passages les plus passionnants et les plus fascinants. Nous passerons ainsi des heures agréables. Ma souveraine accepte-t-elle mon projet ? Je l'en supplie. Chère maîtresse, je suis grand et fort, et mon corps solide est bien développé. C'est seulement en présence de la femme qui comprend et adore mon caractère que je suis faible, sans défense, sans force et sans traîtrise. Bien vite, admirable souveraine, vous saurez que vos tendres petites mains peuvent faire de moi ce qu'elles désirent, car je cherche une maîtresse qui commande et me domine, et que je servirai. Dans vos lettres, il y a un passage qui me plaît beaucoup. Vous écrirez : « Après le châtiment, vous serez doux, tendre et aimant. » Oui, ma bien-aimée, c'est bien comme cela que je l'entends. »

⁂

On n'ignore plus que l'Angleterre est le pays où la flagellation et « le dressage sévère » sont, pour ainsi dire, traditionnels. Le fait est bien connu, et la lettre que nous reproduisons ci-dessous en est encore, s'il le fallait, une preuve. Elle nous fut expédiée par une gouvernante qui, jusqu'au début de la première guerre mondiale, donnait des leçons d'anglais à Moscou. Elle avait fait paraître une annonce dans un journal, et, à sa grande stupéfaction, elle reçut de nombreuses missives dans le genre de celle-ci :

« Chère Madame, j'ai appris par votre annonce que vous aviez vécu en Angleterre pendant huit ans, et je suis sûr que vous êtes familiarisée avec les méthodes d'éducation anglaise, c'est-à-dire que vous avez l'habitude d'administrer avec libéralité des coups de bâton et les verges aussi bien aux garçonnets, aux adolescents, qu'aux hommes. J'ai été élevé à Cambridge où, vous ne l'ignorez sans doute pas, la discipline est particulièrement sévère, où même les élèves de plus de vingt ans reçoivent normalement une bonne et saine correction de la part des professeurs femmes. Sans aucun doute, vous savez également qu'en raison de ces méthodes d'éducation la plupart des jeunes gens, d'origine anglo-saxonne, ont une véritable dilection pour les fustigations administrées par les femmes. Quant à moi, bien que je réside depuis six ans à Moscou, j'ai gardé cette saine passion, et je vous prie, si cela vous convient, de bien vouloir me donner les verges, plusieurs fois par semaine, parce que cette cure est aussi excellente pour le corps que pour l'esprit. Je vous serais obligé de bien vouloir m'indiquer les jours où vous êtes libre, ainsi que le prix d'une visite de quinze minutes. Je suis libre tous les jours, après six heures du soir. »

L'auteur de la lettre illustre bien le caractère et la mentalité des Anglais. La lettre suivante montre aussi le caractère et la mentalité des

Allemands. Elle reflète, dans un humour inconscient mais véridique, le pédantisme et l'exactitude propres au fonctionnaire de ce pays. Dans cette missive, le rituel masochiste est associé à une précision et une minutie scrupuleuse bien prussiennes :

« Madame ! Au cours d'un voyage, j'ai lu par hasard votre annonce et je me permets de vous soumettre la proposition suivante. La discrétion est bien sûr de rigueur ! Confiance pour confiance ! Agé de cinquante-sept ans, célibataire, je jouis d'une parfaite santé et je dois dire que je suis grand, de haute et imposante stature ; mes cheveux sont bien plantés et fournis et, si j'impose le respect, mon caractère est néanmoins très enjoué. Secrétaire d'Etat, je n'ai plus de famille ; j'ai de bons revenus et j'aurai droit à une retraite. En cas de décès, ma veuve bénéficiera d'une pension. Je possède, en outre, quelques biens au soleil et j'ai contracté une police d'assurance sur la vie. Pour ces raisons, je cherche une femme, douce et bonne, mais ferme et énergique.

» Or il me faut poser une condition. J'espère que vous ne nourrissez aucun préjugé vous contraignant à la refuser, car, à priori, tout, entre nous, dépend d'elle. J'ai commis un jour une grave injustice envers une femme, et, pour expier les torts que j'ai commis, j'ai fait le serment d'épouser une femme raisonnable, docile à me punir, sans pitié, dès notre première rencontre. Il faut que je vienne chez vous très bientôt et, pendant cent heures (quatre jours et quatre heures), habillé en femme, je dois vous servir comme un domestique, dans une totale obéissance. Il faudra que j'exécute les travaux les plus durs (la lessive, frotter le parquet à la paille de fer, récurer les casseroles, nettoyer et faire la cuisine, coudre et tricoter), et il faut que je sois occupé depuis l'aube jusque tard dans la nuit. Il faut me punir avec des verges et avec un bâton, et, à la moindre désobéissance, il faudra me priver de manger et m'enfermer dans un cabinet noir. Ma chambre doit être celle d'un moine, meublée d'un grabat, d'une table et d'une chaise en bois blanc. Pour toute nourriture, je boirai de l'eau, et, trois fois par jour, un bol de soupe, ainsi qu'un peu d'eau tiède dans un biberon muni d'une tétine. Après cette punition, qui ne doit être ni abrégée ni interrompue et pendant laquelle vous devez me tutoyer, tandis que je dois m'adresser à vous en vous appelant « Madame », il ne faudra pas me rendre mes vêtements d'homme avant que je n'aie écrit, de ma main, et signé une promesse de mariage. Si vous êtes d'accord avec ces clauses, je vous ferai immédiatement connaître tous les détails, afin que je puisse commencer la punition mardi, à dix heures précises, pour la terminer samedi à quatorze heures. Si tout est réglé selon nos désirs, je puis vous assurer, chère Madame, que vous trouverez en moi un époux attentif et dévoué qui, depuis longtemps, veut vivre dans un foyer calme et paisible.

» J'aimerais ajouter que je puis apporter la canne, les verges et les liens avec lesquels il faudra m'attacher pour la punition, ainsi que ma nourriture et un bonnet de servante. D'autre part, il faudrait que vous teniez à ma disposition des vêtements de femme, c'est-à-dire une chemise, un corset, des culottes, une combinaison, une robe et des pantoufles, sans oublier le biberon. Je vous rembourserai naturellement toutes les autres dépenses.

» Dans l'espoir de vous lire bientôt, veuillez croire... »

(Signature.)

P.-S. — « Avez-vous une pièce sombre, que l'on puisse fermer à clé (une cave par exemple) ? »

La lettre suivante est intéressante par rapport à la situation sociale de son auteur, qui était un artiste. La perversion est ici empreinte d'une telle poésie qu'elle atteint, pour ainsi dire, la valeur d'un art !

« Avec toutes les fibres d'un cœur avide, l'adolescent que je suis désire passionnément une femme revêtue de pourpre ! Voilà la raison pour laquelle je suis irrésistiblement attiré par l'image de Pierrot qui, avec ses lèvres rouge-sang, ses yeux noirs et langoureux qui éclairent comme une flamme son visage blanc, est bien plutôt une jeune fille, voluptueuse et passionnée, qu'un homme, créature mise au monde pour être le jouet de sa souveraine.

» ... Comme il est regrettable qu'il n'y ait point de bal costumé ces jours-ci — ce sont de ces choses pour lesquelles je donnerais mon âme. Certains peuvent croire que toutes ces préoccupations sont vaines et dépourvues de sens et, si on s'en réfère à la surface des choses, ils ont sans doute raison. Aux oreilles insensibles à la musique, la symphonie la plus belle semble inutile, mais, pour moi, et c'est merveilleux, les vêtements, l'apparence ne concernent et n'émeuvent non seulement les yeux, mais de profonds sentiments, et peu m'importe aussi que j'admire les parures sur moi ou sur les autres.

» ... J'aimerais appartenir à un seul être auquel je consacrerais mon amour, mon Moi, et dont je serais l'esclave... — non, ce mot est hideux, car il me fait trop penser au vieux Sacher-Masoch, avec son fouet et ses bottes russes — non, j'écris plutôt dont je serais l'enfant — ou le jouet...

» Je suis sûr que tu ne me décevras pas, et l'enfant est déjà agenouillé devant toi et supplie sa déesse d'avoir, envers lui, une immense indulgence. Il n'est point le grand artiste dont elle a rêvé, ce n'est qu'un petit garçon, qui lui est bien inférieur, qui ne sait et ne comprend rien sinon comment il faut adorer, comment il doit caresser et servir une femme admirable et si grande... Il saura l'entourer d'un amour passionné et dévorant... »

Pour terminer, nous citerons une lettre caractérisant le mélange troublant et bizarre, mais nullement rare, du masochisme et du fétichisme fixé au fessier.

« Ma Dame souveraine !

» En toute humilité, et en toute soumission, j'implore votre pardon d'oser, moi, esclave que je suis, m'adresser à votre majesté.

» Hier samedi, à trois heures, j'ai aperçu Votre Grâce au balcon de votre appartement, vêtue d'une jupe brune et d'un corsage blanc. Votre majestueuse apparence a fait de moi votre esclave. Or je fus définitivement dompté quand je remarquai votre gracieuse main tirer votre robe et la soulever légèrement, car, sous l'étoffe tendue, se dessinèrent les formes voluptueuses et sévères de vos hanches et de votre croupe puissante, énergique et sévère. Et, quand votre poitrine adorable s'appuya sur la balustrade du balcon — car vous vous penchiez pour regarder un cortège de noces entrer dans l'église, — votre croupe adorable et majestueuse commandait mon obéissance absolue et enivrait mes sens ! Debout, dans la rue, je fus envahi par le désir de m'agenouiller, en toute humilité, en éternelle servitude, devant votre croupe adorée et de la couvrir de baisers avec le respect et l'estime que vous doit votre fidèle serviteur et votre esclave. Si, gracieuse souveraine, vous étiez fâchée avec votre serviteur, à cause de cette lettre, je vous prie, en toute sincérité, de le châtier sévèrement et sans pitié. Pour chaque coup que je recevrai, je baiserai humblement vos belles mains, et pour chaque coup de pied reçu je lécherai vos pieds, si mignons, si énergiques et si adorables ! »

Nous terminerons cette accumulation de folies, d'égarements de l'esprit humain avec cette phrase écrite par un des patients de Hirschfeld :

« Je ne suis heureux que lorsque, enfin, j'ai abandonné toute dignité humaine. »

***

Dans les cas ci-dessus, où le masochiste se manifestait sous une forme extrême, symbolique et théâtrale, il s'agissait uniquement de patients masculins. En effet, ce genre de masochisme symbolique est, à priori, masculin, de la même manière que les formes analogues de sadisme symbolique sont typiquement féminines. L'esclave masculin et sa symbolique sont la contrepartie exacte de la maîtresse féminine à l'idéologie sadosymbolique. De la même manière que le caractère absolu et totalitaire du sadisme psychique de la femme prend naissance dans une révolte contre l'ordre social établi et dans le rôle passif qui lui est dévolu et attribué d'office, le masochisme de l'homme est provoqué par la protestation de tout son être contre le rôle actif, agressif et élevé que la société lui a imposé. Dans ses rapports avec les femmes, le masochiste cherche à s'emparer de l'exacte antithèse des avantages et des attributs qu'en fait il possède déjà de son état, dans sa situation de « seigneur et maître ».

La fuite, le recul, le refus devant le rôle qui incombe au sexe masculin ne doivent point être confondus avec l'homosexualité, de la même manière que la virilité d'une femme sadique n'en fait pas une lesbienne. Dans les deux cas, *ce n'est pas le partenaire du sexe opposé qui est rejeté, mais les rapports bien conventionnels attachés à la puissance attractive qui existent entre les deux sexes*, et qui, pour cette raison, sont inversés. Toutefois, le masochisme masculin est souvent d'ordre homosexuel et, plus souvent encore, le sadisme féminin va de pair avec une tendance à l'amour lesbien.

CHAPITRE XX

LE MASOCHISME PHYSIQUE

Le masochisme visuel et auditif. Picazisme. Cunnilinctus *et* fellatio. Anilinctus. *L'urine. Les fèces. Exemples. L'origine de ces perversions. La flagellation de soi. Les chambres de torture en Angleterre. La reine des flagellantes. La strangulation. Le cas de Kotzwarra. La pendaison par volupté. La mutilation des parties génitales. Le désir de la mort.*

Après l'analyse des formes d'expressions psychologiques du masochisme, nous procéderons à l'examen des manifestations physiques de l'instinct de soumission.

D'une manière générale, le caractère principal du masochisme physique peut être qualifié par la notion d'*appétence de l'affect,* c'est-à-dire l'appétence d'une stimulation très prononcée des sens. Puisque l'appétence de l'affect peut s'adresser à l'un des cinq sens, la classification systématique du masochisme se résoudra, par conséquent, d'une manière logique et naturelle.

L'appétence de l'affect, ou *visuel* ou *auditif,* ne retiendra pas ici notre attention, car, au cours du chapitre précédent, le masochisme scopophile et le masochisme verbal ont été examinés sur le plan théorique comme sur le plan positif et concret. Il s'agira donc d'analyser à présent les anomalies et les égarements masochistes en fonction de l'odorat et du goût (picazisme, coprolagnie et urolagnie), puis du toucher, à savoir la stimulation des nerfs sous-cutanés (la flagellation passive, la strangulation et la mutilation volontaire).

Le *picazisme* est le besoin sexuel qui se manifeste sur le plan buccal et olfactif. Comme toutes les anomalies sexuelles, il est basé sur l'attrait physiologique qu'exercent les exhalaisons *sui generis* du partenaire, d'une part, et sur l'impulsion d'embrasser, de se fondre dans l'être aimé, d'autre part ; c'est-à-dire, en définitive, il est comme axé sur la tendance d'employer, d'une manière sexuellement directe et active, les sens de l'odorat et du goût. Le stade suivant est caractérisé par une spécialisation, une localisation de ces actes, et notamment par le *cunnilinctus* et le *fellatio.* Or ces deux actes sont pratiqués par de si nombreux individus, appartenant à toutes les classes sociales, qu'il est impossible, à priori, de les considérer comme des perversions. A cet égard, il convient de se rallier au point de vue des sexologues modernes qui estiment que ces pratiques ne sont des perversions qu'à partir du moment où elles cessent, aux yeux des deux partenaires, d'être des techniques et des actualisations *occasionnelles* destinées à augmenter la jouissance, c'est-à-dire lorsqu'elles sont devenues un but en soi, en définitive lorsqu'elles sont destinées à remplacer le coït.

Il faut toutefois souligner que les deux actes manifestent souvent des éléments sadiques et masochistes. Si le *coïtus in os* trahit des tendances sadiques, le *cunnilinctus* et le *fellatio* actualisent souvent un penchant masochiste.

Beaucoup de femmes, sexuellement assujetties, désirent pratiquer le *fellatio,* et certaines éprouvent parfois le désir frénétique d'avaler le sperme de leur partenaire.

D'autre part, le *cunnilinctus* joue un rôle capital en fonction des techniques propres aux hommes masochistes. Tandis qu'un homme sexuellement normal et équilibré pourra consentir parfois, de plein gré, à le pratiquer dans le seul but de provoquer une excitation plus intense chez la femme aimée, et qu'il accorde alors à son épouse, ou à son amante, pour ainsi dire une faveur (qui, d'une manière indirecte, augmente d'ailleurs sa propre jouissance), cette faveur, pour le masochiste, est toujours une humiliation volontaire. Pour lui, le *cunnilinctus* exprime la soumission, l'asservissement absolus. En outre, cet acte est alors associé à l'idée, centrale et essentielle, des organes d'évacuation, à savoir des sphincters qui remplissent « les fonctions animales les plus basses et les plus viles ».

***

Les stades suivants sont représentés par l'*anilinctus,* puis par l'olfaction et l'absorption des matières fécales.

Comme nous l'avons écrit par ailleurs, « le masochiste ne recule devant aucun acte, aussi dégradant soit-il. Non seulement il adore effleurer de sa langue la bouche de la femme qu'il aime et aspirer la salive avec délices, mais il lui demande de saliver dans la sienne, afin qu'il puisse l'absorber. Parmi mes patients, j'ai connu un homme qui exigeait d'une prostituée qu'elle crachât dans sa nourriture.

L'*urolagnie* est plus fréquente que la *coprolagnie.* Le nom d'*urolagnie* désigne le désir exprimé par un être d'en observer un autre en train d'uriner, ou de déverser de l'urine tiède sur son corps, ou de sentir et de goûter l'urine.

Wulffen a communiqué le cas d'un homme d'affaires, âgé de trente et un ans, qui, en 1894, avait été surpris dans les toilettes des dames d'un restaurant à Ch... Il remplissait le récipient qu'il tenait à la main de l'urine de sa partenaire. Il déclara être la proie de l'horrible impulsion de la boire et, d'autre part, certifia que les traitements thérapeutiques qu'il avait suivis ne l'avaient pas guéri de sa manie. Merzbach a cité le cas d'une jeune fille âgée de dix-huit ans que l'odeur de l'urine d'homme excitait à un tel point qu'elle avait coutume de se tenir à proximité des w.-c. et des urinoirs d'hommes et de s'y masturber en public. Chez elle, la jeune fille pratiquait la masturbation devant un récipient empli d'urine masculine. Elle n'entretenait jamais de rapports sexuels normaux.

Une patiente de Stekel était la victime de rêves éveillés, dont nous citerons un des plus caractéristiques. Elle avait accompagné le récit de ses rêves du commentaire suivant :

« Les rêves éveillés érotiques sont si effrayants, si pénibles, que j'ai l'impression de me trahir moi-même en les écrivant sur le papier. J'ai honte maintenant, car jamais je n'aurais dû céder à la tentation. Je rêve de si belles choses, en secret, et quand je les lis, noir sur blanc, je suis épouvantée, et je me sens humiliée, dégradée et si déprimée !

» Je suis transportée dans une forêt, blottie dans le creux d'un talus, près d'un lac ou d'une rivière. C'est l'été et je me suis tout allongée sur l'herbe. Un inconnu approche... Sans le connaître, je suis sûre qu'il est doux et tendre. Il s'assied près de moi et il parle ; je l'écoute d'une oreille distraite, car sa présence éveille en moi une émotion sexuelle, vague et indécise, à laquelle je ne puis résister. Il semble s'en apercevoir. Bien sûr, la morale et les conventions sociales imposent à la femme une contrainte qui l'empêche d'avouer franchement ce qu'elle attend d'un homme. Mais, moi, je rêve tout éveillée, et je sais très bien que je veux que cet homme urine sur mon ventre. Il devine mon désir, qui semble l'exalter davantage, et il me demande alors de me dévêtir pour que je puisse sentir le liquide doux et tiède couler sur ma chair nue. Je résiste, mais faiblement, car il m'aide à me dévêtir, et ses attouchements me font frissonner. Avec chaque vêtement qui tombe sur le sol, mon désarroi augmente, mais, en même temps, mon excitation sexuelle s'intensifie. Toute nue, j'aimerais disparaître sous l'herbe, je suis mal à mon aise et je me sens comme à mon désavantage... Lui, il est resté habillé, et cela confirme sa supériorité masculine, tandis que ma nudité souligne mon infériorité féminine, ce qui augmente mon excitation sexuelle, qui est liée, à priori, à cette différence entre les sexes. Il ne semble pas pressé. Lorsqu'il effleure et caresse mes cuisses, je tressaille de volupté. Puis, allongée sur l'herbe, j'attends le moment où il commencera. Cet instant critique, le paroxysme de mon rêve, n'a jamais été pensé et évoqué jusqu'à ses ultimes conséquences. Je n'ai jamais osé faire aboutir mes délicieuses divagations éveillées. Or je pense que, dans ces circonstances, je pourrais alors atteindre, dans une certaine mesure, cet état de grâce d'accueillir le phallus.

» Je me représente l'inconnu sous des aspects divers — debout, agenouillé, penché en arrière, — mais toujours dans une position qui me permettrait de jouir du doux et tiède jaillissement. Lorsque je peux, en même temps, observer son visage, j'atteins le paroxysme de la tension émotionnelle, et je ne désire plus rien d'autre. »

La perversion la plus outrancière dans ce domaine est la *coprolagnie*. La véritable *coprolagnie,* à savoir l'absorption des excréments, est un phénomène rare, mais les représentations imaginaires de cet acte (des excréments féminins en général) jouent un rôle considérable dans les divagations sensuelles des masochistes. Un de nos patients obéissait à l'impulsion irrésistible de nettoyer, après chaque selle, le rectum de sa femme. D'autres aiment observer l'acte de la défécation, avec ou sans le consentement du partenaire.

L'*anilinctus* est le premier degré de la *coprolagnie,* et il est plus répandu qu'on ne serait tenté de le croire. Le masochiste accuse un penchant prononcé pour cet acte à l'aide duquel ses tendances à l'humiliation volontaire et à la dégradation, par le moyen de l'odorat et du goût, peuvent se réaliser. Ajoutons que la zone anale est, pour l'enfant, une des zones érogènes préférées, et les manipulations anales, de toutes sortes, sont extrêmement répandues chez les enfants ; or, entre le masochisme et la régression infantile, il y a de nombreux rapports.

Dans le cas du patient de Stekel (voir le chapitre précédent), le mécanisme de la régression vers le stade infantile apparaît nettement. L'homme était un véritable masochiste « universel » et si, dans le passage cité au chapitre précédent, il devint « conscient » de son anomalie, au point de s'en rendre compte lui-même, les passages suivants concernent ses tendances pica-coprophages (Marscha était le nom de la servante, une vraie souillon, qui avait abusé du patient pendant sa première enfance) :

« ... En imagination, je hante les lieux où l'on dépose les immondices qui exhalent une horrible puanteur. Je porte mes sous-vêtements jusqu'au moment où, sales et maculés, ils commencent à sentir mauvais. En moi-même, j'use de faux-fuyants, je prétends que le linge se salit vite, que le papier hygiénique est de mauvaise qualité, mais je sais très bien que j'aime l'odeur des excréments et que cela seul m'empêche de me tenir propre. Dans mes rêves, je suis même coprophage. »

Les femmes pratiquent parfois l'*anilinctus*. Voici un cas communiqué par Stekel :

« Un de mes patients conta qu'il avait une maîtresse admirable, une jeune femme de vingt-quatre ans, parfaitement saine et normale, mais qui ne permettait le coït qu'après avoir couvert de baisers et humé son corps entier, puis pratiqué, avec volupté, l'*anilinctus*. Ce même patient avait connu deux sœurs qui, en même temps, pratiquaient sur sa personne le *fellatio* et l'*anilinctus*. Ces deux sœurs l'avaient hardiment accosté dans la rue, en lui promettant des voluptés exceptionnelles. »

⁂

Quant à la coprophagie, c'est-à-dire l'absorption d'excréments, on trouve peu d'exemples dans la littérature spécialisée, car cette perversion est rare. L'exemple le plus connu est celui d'un grand-duc russe dont la maîtresse devait se soulager sur sa poitrine, c'était là l'unique moyen qui lui permettait d'éprouver une excitation sexuelle. Un autre masochiste exigeait que sa maîtresse déféquât dans sa bouche, et pour cette raison elle ne devait absorber que de la pâte d'amande... Le cas suivant, réellement exceptionnel, a été cité par Merzbach :

« Le docteur X..., mondain bien connu, dépense une fortune pour les femmes. Grâce à ses libéralités, il est très apprécié dans les milieux dits du demi-monde, où l'on n'ignore pas ses penchants pervers, fréquents sujets de conversation entre ces dames et sa maîtresse attitrée. Le docteur X... porte sur lui un petit plat et une cuiller en or. Il prie une jeune fille de déféquer dans ce plat, puis il mange les fèces avec sa cuiller en or. »

Si ces perversions semblent anormales, monstrueuses, immondes et contre nature, elles sont néanmoins profondément ancrées dans la nature humaine et régies par des lois déterminées. La mythologie, les contes populaires et les expériences de la prime enfance fournissent des preuves probantes confirmant cette assertion.

La mythologie et les religions païennes avaient leurs déités scatologiques. A Rome, la Vénus Cloacima était la maîtresse des chalets de nécessité publics et de leurs usagers. Les Assyriens, les Mexicains primitifs, les Moabites, les Israélites, les Hottentots, etc., connaissaient des déités semblables. On dit que l'adoration du Baal-Peor israélien consistait, en premier lieu, en débauches sexuelles associées à des rites gravitant autour de la défécation. Les contes de fées des peuples civilisés comme des peuples primitifs sont riches en idées et en actes ayant des rapports avec la coprolagnie. Les messes noires, au Moyen Age, gravitaient autour des idées obscessionnelles de l'absorption d'urine, de fèces, etc.

Or la défécation, la miction et les flatuosités jouent également un rôle considérable dans les mythes des peuples civilisés modernes et, d'une manière ou d'une autre, elles sont habituellement liées au domaine sexuel. Or, dans tous les folklores, dans les chansons folkloriques, on rencontre constamment ces allusions sexuelles et pathologiques (Bloch).

Sur le plan philogénétique, l'homme parcourt également une période où il accuse de fortes tendances scatologiques. Les nourrissons et les enfants en bas âge témoignent non seulement d'un grand intérêt pour le processus se rapportant à la défécation, mais ils ont quelquefois tendance à introduire des matières fécales dans leur bouche. A travers ces manifestations les plus hétéroclites, le plaisir est nettement caractérisé, et il faut constater que, même les enfants un peu plus âgés et qui, à cet égard, ne sont pas suffisamment surveillés, d'instinct, ramassent toutes sortes de détritus et les portent à la bouche. Ces enfants ont l'habitude de regarder avec intérêt, sur les chemins, les excréments des êtres humains et des chiens. Ils avalent aussi leurs mucosités nasales et s'amusent à des manipulations anales, aussi bien sur eux-mêmes que sur d'autres enfants.

On peut donc affirmer que l'intensive appétence, celle de la stimulation de l'odorat et du goût, qui peut être considérée comme la cause physiologique des perversions dont nous avons parlé, est également assouvie dans le fameux mécanisme de l'infantilisme « régressif » vers l'enfance. L'appétence de la stimulation, l'instinct de soumission et de régression infantile sont les divers aspects d'une seule et même cause ; ils sont comme des accords individuels dans la polyphonie de la perversion.

Les formes extrêmes du masochisme sont celles qui sont basées sur le besoin de stimuler les nerfs sensoriels de la peau à l'aide ou de la main ou d'un instrument intermédiaire. Ici, le plaisir érotique est comme axé sur l'humiliation psychologique associée au besoin d'être bafoué, piétiné et battu, d'une part, et sur la stimulation des nerfs sensoriels qui provoquent des sensations érotiques, d'autre part. Les parties du corps faciles à stimuler sont les cuisses, le périnée, la zone anale, les nerfs génito-cruraux ainsi que les muqueuses des parties génitales. Or les stimulations tactiles de la peau et des muscles, comme, par exemple, les violents coups sur les reins et les coups de pied sur les fesses, sur la poitrine, le titillement des oreilles, le tiraillement des cheveux, le pincement des joues et des bras, les frottis sur la tête et les massages sur la nuque, tous ces stimuli produisent des effets d'autant plus voluptueux que l'élément masochiste de l'individu est développé.

Parmi les instruments classiques de la fustigation, il faut citer, en premier lieu, la paume de la main et les pieds (avec leurs chaussures). On n'ignore plus le désir violent du masochiste qui « veut », à tout prix, recevoir des coups de pied. Une autre forme de discipline est celle que l'on appelle « la discipline du corset », et qui consiste à lacer le masochiste dans un étau baleiné jusqu'à l'étouffement et la stase. Cette singulière pratique, qui porte le sceau du fétichisme et à laquelle les spécialistes du passé attribuaient une haute importance, a pratiquement disparu de nos jours, car la mode est si décisive qu'elle influence jusqu'aux multiples manifestations des perversions.

Par contre, la manie de la flagellation passive, qui consiste à se faire battre, à l'aide de la main nue et plus souvent à l'aide du fouet, de la canne ou des verges, cette manie est, de nos jours, aussi répandue, aussi développée que par le passé. Le flagellant, passif, est comme envahi par « un sentiment mystique, empli de sensualité et de soumission (imaginaire) à une puissance supérieure, celle de la force de projection de l'individualité dans ce qui est enfance, puis d'une suprême honte, voluptueuse, provoquée par les mauvais traitements qu'on inflige au flagellé ».

Au cours du chapitre consacré au sadisme, nous avons examiné les différents aspects de la flagellation, ainsi que le rôle assigné à la flagellation passive, en fonction de la guérison de l'impuissance. Une excellente description de la flagellation, telle qu'elle a été pratiquée au XVIIIe siècle dans les bordels, pour des mondains impuissants et des vieillards épuisés, a été publiée dans l'ouvrage de Doppet (que nous citons d'après l'*Histoire de la morale sexuelle en Angleterre*, de Bloch) :

« Transportons-nous par la pensée dans un de ces lieux où le plaisir érotique est toujours à vendre. Ici, nous aurons souvent l'occasion d'observer qu'il faut recourir à la flagellation, si l'on veut livrer bataille au nom du dieu d'amour. Dès l'entrée dans le temple de Vénus, on remarque avant tout des instruments de toutes sortes. La prêtresse montre au visiteur un bouquet de verges, serré par un très joli petit nœud rose. Puis elle nous conduit vers un coussin où est posé un fouet, dont les lanières sont ornées, aux extrémités, de fils d'or et d'argent, tandis que le manche en bois précieux est recouvert d'une étoffe de prix. Si, simplet, profane et béotien, vous demandez pour quel usage de telles armes sont employées, elle vous répondra, avec une simplicité toute naïve, qu'elles sont là pour dispenser aux initiés la volupté. Aucune prostituée ne fait fi de l'utilisation de ces instruments et, en effet, elle vous les offrira, car elle n'a jamais douté de l'efficience bienfaisante des verges, le client assoiffé fût-il un vieillard de plus de soixante-dix ans !

J'ai assisté à une scène bien singulière qui prouve que des choses bien étranges peuvent exister en ce qui concerne l' « amour ». Pendant un séjour à Paris, je fus appelé dans un des nombreux harems de la rue Saint-Honoré pour prodiguer mes soins à une prêtresse de Vénus qui était tombée malade dans l'exercice de ses fonctions. En entrant dans sa chambre, j'entendis, de la pièce voisine, de vives réprimandes proférées par une voix de femme. La fille, que je devais assister, ne me laissa pas le temps de me renseigner sur la signification de ces bruits, et elle écarta légèrement la tenture qui séparait les deux pièces. A travers la fente, j'aperçus un spectacle des plus ridicules qu'il m'ait été donné de voir : la « dame » qui menait le jeu, une charmante brunette, était debout, au milieu de la pièce, les jambes et la croupe nues. Elle était entourée de quatre vieillards, coiffés de perruques bien impressionnantes ! Leurs accoutrements, leurs attitudes et l'expression de leurs visages étaient si anachroniques que je me mordis les lèvres pour ne point éclater de rire. Ces vieux jouisseurs aux cheveux gris jouaient aux écoliers, comme le font parfois les enfants. La fille tenait à la main un paquet de verges et fouettait les vieux garçons, l'un après l'autre. Le plus faible recevait la meilleure mesure. Pendant qu'elle était occupée à flageller leur chair impudique, les vieillards embrassaient passionnément leur maîtresse, et la comédie ne cessa que lorsque, épuisés et à bout, les forces manquèrent aux participants. Ma patiente, fort étonnée de ma surprise, me raconta plusieurs histoires amusantes qui furent fort à la mode dans son « couvent ». « Nous représentons sans aucun doute, conclut-elle, une des institutions les plus importantes de Paris, car nous jouissons de l'avantage exceptionnel de flageller les membres les plus éminents du clergé, du monde des affaires et du commerce. »

A cette époque, il y avait à Paris une machine à flageller électrique, inventée par un certain docteur Roubaud et qui servait à guérir l'impuissance sexuelle.

La flagellation passive était aussi utilisée pour guérir la frigidité et la stérilité des femmes. La princesse Léonora Gonzaga de Mantoue avait coutume de se faire fouetter afin d'éprouver (et de recevoir) l'ardeur amoureuse des bras de son mari.

La prostitution sado-masochiste, si répandue en Angleterre, atteignit son apogée en la personne de Theresa Berkley, la « Reine » de sa profession.

Theresa Berkley, qui, dans la première moitié du XIXe siècle, dirigeait une maison de tolérance célèbre, sise au 28, Charlotte Street, était maîtresse accomplie dans l'art de l'exploitation commerciale des tendances masochistes des classes supérieures. Bloch a écrit à son sujet :

« Elle possédait la qualité maîtresse de la courtisane, la lascivité. Or, si elle n'est pas corrompue et dépravée jusqu'à l'os, une femme est incapable de garder bien longtemps le goût d'un tel métier, et la clientèle doit s'apercevoir bien vite que sa main se tend, à vrai dire, uniquement pour recevoir des dollars, des shillings et des pence. Mais cette femme, vive et enjouée, était toujours prête à aller au-devant des désirs de ses clients pour les réaliser, à la condition expresse de pouvoir compter sur une récompense correspondant à ses efforts. Ses instruments de torture étaient plus variés que ceux des autres « Souveraines ». Elle possédait une réserve exceptionnelle de verges, toujours immergées dans l'eau afin de leur garder fraîcheur et souplesse. Elle avait des fouets à douze cordons, d'autres garnis de pointes d'aiguilles, diverses sortes de baguettes fines et flexibles, des lanières solides, durcies par de longues années d'usage. Elle possédait aussi des branches de palmiers et des brosses de fragon, vert et épineux. Pendant l'été, elle emplissait des vases chinois avec des orties, avec lesquelles elle réveillait, par leurs brûlures, parfois des « morts ». Ainsi, le client bien « argenté » pouvait être flagellé avec des verges, des fouets, des baguettes flexibles et des lanières. Il pouvait être « chatouillé » avec des épingles, ou étranglé à demi, ou fouetté avec des orties, ou brossé, ou étrillé. La maison était même outillée pour faire des saignées.

» Avec son invention, le « cheval de Berkley », appelé « chevalet », Theresa Berkley avait, si l'on peut dire, doublement mérité de la profession ! C'est au printemps de l'année 1828 qu'elle mit au point cet appareil destiné à flageller les hommes. C'est une échelle, mobile et réglable, sur laquelle les amateurs étaient attachés de façon que leurs mains et leurs parties génitales fussent bien dégagées. Dans les papiers de Mrs. Berkley, on trouva une gravure représentant le « chevalet » en action. On y voit Mrs. Berkley en personne fouetter les fesses d'un homme attaché au « chevalet », tandis qu'une fille, légèrement vêtue, assise devant lui, lui administrait une « friction ».

» La nouvelle invention amena chez Theresa Berkley un grand nombre de clients nouveaux, et ses recettes montèrent en flèche. Lorsqu'elle mourut, en 1836, elle laissa à ses héritiers une somme de 10 000 livres qu'elle avait gagnée au cours des huit dernières années de sa vie. »

***

En tant que perversion, la manie de la flagellation passive est rare chez les femmes. Par contre, parmi les populations rurales des pays slaves et balkaniques, « une bonne et saine fessée » est encore considérée, de nos jours, comme une preuve d'amour naturelle et normale, et même souhaitable, de la part du mari.

Pour les filles soumises, asservies par le souteneur, le châtiment corporel est toujours une source de volupté incomparable, et pour beaucoup d'entre elles cette « discipline » est le seul moyen d'aboutir à la satisfaction et à la détente sexuelles. Beaucoup de femmes, d'ailleurs, et des plus huppées, nourrissent le désir (masochiste) inconscient d'être battues par un homme, si d'autres ont le désir, jamais avoué (ou inconscient), d'être violées. Puisé dans nos archives, l'exemple suivant est très représentatif quant à ces tendances :

« Une jeune et très belle femme, mariée depuis peu de temps et fort heureuse, semblait être la proie d'une vive excitation sensuelle chaque fois qu'elle partait en promenade en compagnie de son mari. A plusieurs reprises, l'époux s'aperçut, au retour, de cette frénétique surexcitation, mais il en ignorait la cause. Or un jour, quand le jeune couple, en rentrant d'une promenade, montait les escaliers de sa demeure, la jeune femme, sans raison apparente, fit une violente scène à son mari. Contrairement à ses habitudes et à sa parfaite éducation, elle proféra, comme une forcenée, des mots grossiers, injuria son époux, puis, tout à coup, le gifla. Epouvantée par son geste, elle fondit en larmes, et, après avoir enlevé son chapeau, elle se jeta tout habillée sur le tapis et exigea d'être battue pour être punie de son incompréhensible conduite. Le jeune époux, bien inexpérimenté, fut stupéfait et ne sut que dire ni que faire, lorsque sa femme le pria de la fouetter avec la laisse du chien. Elle fit glisser elle-même de sa croupe rose une jolie culotte de dentelles. L'époux devina obscurément la signification d'un tel comportement et, comme un automate, saisit le fouet et frappa violemment les fesses, dont les rondeurs parfaites et voluptueuses contrastaient avec la fragilité et la délicatesse du corps de la femme. L'épouse le supplia de frapper plus fort, et il accéda à son désir jusqu'à ce que la chair fût couverte de stries rouges et que la jeune femme, dans une intense jouissance érotique, se tordît de « joie » sous les coups. Quand l'événement se reproduisit une seconde, puis une troisième fois, l'époux vint nous demander conseil, et nous l'initiâmes. »

La soif d'une stimulation toujours plus puissante, bien plus intense que la flagellation, peut dégénérer en atroces tortures, en blessures très graves et aboutir à la mutilation volontaire. Dans ce domaine, les prostituées obéissent avec application et scrupule aux exigences des pervertis et entretiennent de véritables chambres de torture. Wulffen a décrit l'intérieur d'une de ces chambres qu'un homme d'affaires allemand avait fait aménager chez une prostituée, et réservée à son usage exclusif :

« La femme avait la tâche d'aménager la chambre de torture. Les murs étaient revêtus de tentures noires. Au milieu de la pièce, une poulie était suspendue au plafond. Dans un coin, il y avait un échafaud très grossièrement construit et muni de roulettes. Tout un arsenal d'instruments les plus hétéroclites était suspendu aux murs : une ceinture de cuir avec des boucles de fer, une corde épaisse, une paire de menottes avec des vis et des clés, des colliers de chien, des cannes en forme d'épée, une canne de bambou et une lanterne magique. La chambre devait représenter une cour. Le masochiste se faisait hisser au-dessus du sol par la poulie ; pendu, il vomissait, tandis que son visage passait du cramoisi au bleu. Il se faisait attacher à l'échafaud et s'imaginait qu'il serait décollé. La fille avait la mission de le contraindre à accomplir les choses les plus répugnantes, et, quand il refusait d'obéir, elle devait lui pincer le nez et le piquer avec des aiguilles dans la plante des pieds. La corde au cou, elle l'enfermait dans une armoire étroite. »

La pendaison joue un rôle capital dans les cas de masochisme intensif. En 1797, la mort du virtuose Kotzwarra, pendu au cours d'une séance de masochisme, suscita une profonde sensation. Voici le compte rendu d'un contemporain, J. W. Archenholtz :

« Un événement bien extraordinaire s'est déroulé récemment à Londres, où vivait un musicien du nom de Kotzwarra, originaire de Prague. Extrêmement doué, cet homme jouait de quatorze instruments, et de quelques-uns à la perfection. Je le connaissais personnellement et j'admirais son talent. Bach et Abel, les virtuoses bien connus, qui eurent tant de succès à Londres, estimaient qu'il était le meilleur contrebassiste d'Europe, et, en effet, il a surpassé, sur cet instrument, tous ses rivaux de Londres, de Paris et de Venise. Au cours des années 1769 et 1770, Bach et Abel l'invitèrent fréquemment à prêter son concours à leurs concerts, à Hanover Square, et lui payèrent des honoraires royaux. Or, à cette époque, le musicien commençait à négliger son art et à mener une vie dissolue. Lentement, il devenait un véritable sybarite, uniquement préoccupé à découvrir des moyens toujours inédits pour intensifier, par tous les artifices, la jouissance érotique. Il avait entendu dire qu'un pendu ressentait, pendant plusieurs minutes, des sensations uniques et fort agréables, et, d'après les témoignages de plusieurs contemporains, il avait tenté cette expérience à plusieurs reprises, comme d'habitude, pendant des orgies chez les prostituées qu'il payait grassement pour leur « collaboration ». Au mois de septembre, il rendit visite à une prostituée domiciliée près de Covent Garden. Il la pria de le pendre, puis de le détacher cinq minutes après. Tout d'abord, la pauvre créature refusa de l'assister dans cette stupide et folle entreprise, mais, à force de bonnes promesses et de livres sonnantes, le musicien réussit à la persuader.

» La fille le pendit en accrochant la corde à la porte et, après le délai de cinq minutes convenu, elle détacha le nœud. Or Kotzwarra ne respirait plus et, malgré toutes les tentatives pour le ranimer, il resta inanimé, sans vie. La prostituée, Susanna Hill, fut arrêtée pour meurtre et la Cour siégea de cinq heures de l'après-midi jusqu'à deux heures du matin avant de prononcer son jugement. Pendant neuf heures, le jury débattit la question, à savoir qu'il était indispensable de faire un exemple du cas de Susanna Hill, afin de faire réfléchir les autres pauvres filles de cet acabit de prêter leur concours à des orgies analogues. La fille se présenta à son procès, à Old Bailey, et elle fut acquittée, parce que la Cour d'Assises considéra son acte nom comme un meurtre, mais comme un homicide involontaire, ce qui était, du reste, la seule manière raisonnable et intelligente d'élever ce cas à la valeur d'une juste jurisprudence. La fille, libérée, prit la décision de mener une vie décente. La nature des révélations qui, au cours du procès, apparurent au grand jour fut si spéciale et si contraire aux bonnes mœurs que la Cour invita les femmes présentes à quitter la salle, puis ordonna un autodafé des dossiers et des procès-verbaux. »

***

Pour terminer, nous citerons un cas de mutilation volontaire :

« A l'âge de quinze ans, un jeune berger commençait à se masturber, environ quinze fois par jour. L'irritation devint telle qu'elle provoquait, avec l'éjaculation, du sang au lieu de sperme. Jusqu'à sa vingt-sixième année, le jeune homme se masturbait avec sa main. Puis il eut l'idée d'introduire dans le canal de l'urètre de fins crayons. Il pratiqua cette ridicule manipulation pendant de si longues années (seize ans) que son urètre durcit et devint insensible. Il avait depuis toujours une aversion violente contre les rapports sexuels normaux. C'était un être dépressif et triste. Il avait coutume de se faire de petites entailles sur le gland du pénis et, grâce à cette « opération », il aboutissait à l'érection et à l'orgasme. Or, lorsque le patient eut pratiqué cette mutilation plus d'un millier de fois, le pénis était comme fendu en deux. Il arrêtait les hémorragies en frottant les orifices du *ductus ejaculatori* avec des bouts de bois ! Or, un jour, en se manipulant ainsi, une écharde atteignit la vessie. Une douleur persistante l'obligea à consulter un chirurgien, qui pratiqua une intervention dans l'abdomen pour retirer l'écharde qui était demeurée trois mois dans la vessie. Quelques mois après l'opération, le patient décéda. »

Il s'agit ici d'un cas d'hyper-érotisme associé à une appétence irrésistible de l'affect et d'une soif de stimulation brutale, qui aboutissent au paroxysme de la mutilation volontaire et de la destruction de soi.

Un autre exemple :

« Un jeune homme hantait, la nuit, les cafés du quartier où sévissait la prostitution berlinoise, et il avait coutume de raccompagner chez elle l'une ou l'autre des prostituées. Arrivé dans la chambre, il était en proie à une excitation intense et, comme possédé, il tirait de sa poche un rasoir finement aiguisé et exigeait que la fille lui tranchât le scrotum. Il promettait une grosse somme d'argent si elle s'exécutait habilement, sans hésitation et sans coup férir ! Bien qu'il s'adressât à un grand nombre de prostituées et que les filles discutassent entre elles de son monstrueux désir, aucune n'osa le mutiler. »

Ce cas est caractéristique de la forme de masochisme qui a existé, de tout temps et en tous lieux, à savoir l'instinct de castration volontaire. Depuis l'Antiquité la plus haute jusqu'aux temps actuels, certaines sectes religieuses ont appliqué la mutilation volontaire, comme l'expression idéale de l'extase religieuse. Elle est la manifestation frénétique du désir de « broyer la chair », qui peut être associé à des tendances homosexuelles, mais qui, en premier lieu, est comme inhérent à une impulsion primaire, c'est-à-dire ce désir incarne le prototype morphologique même de l'instinct de soumission masochiste. Nous faisons ici allusion à l'impulsion de l'auto-destruction, telle qu'elle est analysée dans la psychologie de Freud. Le délire de la mort, chez le masochiste, qui se manifeste souvent dans les idées de suicide et dans l'obsession de la peine capitale, ce délire est autant la névrose que la forme dégénérée de l'éternel « désir de la mort », qui a compté, et joue encore dans la littérature des peuples, un rôle essentiel, dont l'étroite concomitance avec l'instinct sexuel s'exprime dans les œuvres poétiques et littéraires, comme dans les manifestations et les attaques des névroses. C'est la raison qui explique pourquoi l'érection des pendus, d'ordre physiologique, a exercé (de tout temps) une puissante fascination sur l'imagination populaire. Dans les cas de strangulation, cette associations d'idées, à savoir celles, primaires, de la volupté et de la mort, se manifeste sous une forme pathologique. La mise en scène de la pendaison, qui peut aboutir à un accident et à la mort, pour ainsi dire souhaités et prémédités, c'est la parodie édulcorée, névropathique et pervertie d'un leitmotiv éternel qui trouve d'ailleurs son expression dans les œuvres les plus pures de la musique et du lyrisme, comme, par exemple, le *Tristan* de Wagner et les *Cantates* de Bach : c'est l'union mystique de la volupté et de la mort.

CHAPITRE XXI

LE MEURTRE SEXUEL

L'instinct de tuer. Les carences psychologiques. Les individus qui commettent des actes homicides pour des raisons sexuelles sont-ils mentalement anormaux ? Exemple d'un meurtre sexuel symbolique. Le cas d'un assassinat sexuel. Exemples. Qu'est-ce qu'un meurtre sexuel ? Les femmes criminelles. L'empoisonneuse.

L'instinct de tuer est une réalité de fait qui a existé, entre toutes les impulsions primaires des clans, des tribus, des groupes d'hommes de l'humanité non seulement historique, mais préhistorique. Toutefois, il n'est guère possible d'affirmer, à priori, que le meurtre sexuel serait l'intensification, le paroxysme du sadisme, car le sens intérieur de la responsabilité qui pousse l'individu à discipliner, à réprimer ses instincts primaires est non seulement un obstacle venu de l'extérieur et imposé à l'être par les législations, mais il est, en même temps, un obstacle, une contrainte, un frein pour ainsi dire organique agissant sur l'esprit et dans le mental de l'individu. *Ces contraintes et ces forces répressives sont des réalités psychologiques, comme le sont les impulsions elles-mêmes,* et ce n'est que sur le plan historique, c'est-à-dire dans un temps plus près de nous, que le perfectionnement moral des contraintes et des forces répressives s'est révélé. D'ailleurs, ces répressions et ces contraintes peuvent être inconscientes, de la même manière que les impulsions *stricto sensu* le sont.

Pour cette raison, les assassinats commis pour des motifs purement sexuels ont leur origine dans une carence, un vice psychologique de l'individualité qui se manifestent par la suppression, ou permanente, ou temporaire, du mécanisme répressif psychologique du meurtrier. Par conséquent, devant de tels cas, on est placé en face d'un trouble grave qui ne peut exister et se manifester chez un individu dont l'intellect et le mental sont sains et normaux. Tous les meurtriers de cette catégorie, examinés par des spécialistes, sont, sans exception, des psychopathes accusant des phénomènes de dégénérescence très prononcés et, en majeure partie, ce sont ou des épileptiques ou des individus atteints d'idiotie grave.

Par conséquent, les meurtres sexuels authentiques sont beaucoup plus rares que les meurtres provoqués par l'instinct de tuer d'ordre psychique. L'instinct de tuer existe, chez beaucoup de sadiques, sous une forme plus ou moins consciente, d'une manière plus ou moins accusée, mais, même chez les sadiques pervertis jusqu'à un degré assez accusé, la contrainte et la répression sont suffisamment puissantes pour annihiler l'exécution du crime. Pour cette raison, le fameux « mécanisme de refoulement », dont la découverte par Siegmund Freud a rendu un immense service à l'humanité, joue un rôle capital en fonction de la conservation de la société humaine. Dans la conscience individuelle, il représente, pour ainsi dire, l'autorité publique, il élimine et réprime tous les éléments antisociaux.

Comme nous l'avons déjà écrit, ce combat, qui a lieu dans l'esprit de l'individu, peut s'actualiser hors du conscient, c'est-à-dire les impulsions antisociales aussi bien que les forces de refoulement et de répression sont vraiment inconscientes et agissent à l'insu de l'individu. Un exemple classique, concernant ce processus hautement significatif et exhaustif, a été communiqué par Stekel. Il s'agit d'un cas où le meurtre sexuel a été empêché. On pourrait le décrire comme l'exemple même de *l'assassinat sexuel symbolique.*

F. N..., officier de l'armée active, âgé de trente-quatre ans, témoigne dans la vie d'un comportement bien déconcertant et singulier envers les prostituées. Avec son épouse, il est impuissant, et il accuse une aversion insurmontable à prendre une maîtresse. Or, de temps en temps, il éprouve l'irrésistible besoin de rendre visite à des prostituées. Pendant ses frasques, il est très surexcité et son corps entier vibre et tressaille. Chaque fois donc, au bordel, il prend la ferme résolution de se comporter « cette fois-ci » normalement et d'avoir enfin des rapports sexuels normaux. Or, dès qu'il se trouve seul avec la fille, il est transi d'une peur étrange et incompréhensible, plus forte que sa volonté. Il craint tant de rester face à face avec la fille qu'il déclare, à qui veut l'entendre, préférer la posséder en présence d'une de ses compagnes. Une camarade est alors appelée et, très souvent, surtout si elle est bien bâtie et vigoureuse, l'officier est calmé et apaisé. Mais, si elle est de constitution faible et délicate, il en fait appeler une troisième. Puis, il possède sa partenaire d'une façon normale, mais sans aboutir à l'orgasme, et il quitte le lupanar insatisfait, déprimé et honteux.

Cette conduite déconcertante ne peut être attribuée au désir de préparer et de « vivre » une orgie (pluralisme). Les rêves de cet homme confirment qu'il est un meurtrier sexuel, qui a peur de lui-même et qui craint d'étrangler ou de poignarder sa partenaire au moment de l'orgasme. Il a besoin de témoins pour se protéger lui, ainsi que sa partenaire. Pour cette raison, il n'est rasséréné que si l'autre comparse est vigoureuse et solide. Jamais, l'homme ne reste enfermé dans une pièce, seul, en aparté avec une femme, car, dès que cela se produit, il est saisi de tremblements nerveux qu'il ne peut réprimer, parce qu'il ignore absolument la nature du trouble dont il est victime. Il appartient aussi à la catégorie des êtres qui ne se souviennent pas de leurs rêves. Il sait seulement qu'il se réveille, le matin, la tête lourde et de mauvaise humeur. Quand il est debout, le sens de l'orientation lui fait défaut ; il avance à tâtons vers le lavabo et fait couler l'eau froide sur sa tête. Il a des vertiges et l'impression qu'il va tomber. Tard dans la matinée, il est écrasé par des névralgies et des maux de tête. Or ces phénomènes apparaissent chez tous les êtres qui nient et négligent les activités du monde du rêve et qui veulent ignorer les événements qui s'y déroulent. Et ces êtres prétendent, bien sûr, qu'ils ne rêvent jamais, ce qui est absurde.

Tout individu rêve, sans interruption, pendant la nuit, et, dès l'instant où ses paupières sont closes, il commence à rêver, souvent quelques minutes plus tôt que le sommeil (*images hypnagogues*). Les rêves persistent souvent quelques secondes ou quelques minutes après l'éveil (*images hypnopompes*). Or les êtres qui, dans leurs rêves, poursuivent des impulsions brutales et effrénées qu'ils peuvent réprimer, et particulièrement des impulsions de nature criminelle, ces êtres s'efforcent d'oublier leurs rêves (refoulement freudien). Ils doivent « reprendre conscience », chasser les images de la nuit et faire triompher les idées et les pensées nées pendant le jour. Or c'est précisément ce « refoulement » qui provoque les malaises, les symptômes d'oppression, c'est-à-dire ces êtres ont l'impression que leur crâne est serré comme dans un étau, qu'il est prêt à éclater, comme si quelque chose voulait s'en échapper.

Or notre patient souffrait de ces symptômes, mais il était incapable de fournir le moindre renseignement quant à ses rêves. En effet, l'observation de ses rêves n'était possible qu'après un certain entraînement. Beaucoup d'individus retiennent si superficiellement leurs rêves qu'ils les oublient dès le réveil. Si le praticien leur demande de les retenir, ils se réveillent au cours de la nuit, revivent mentalement ce qu'ils ont rêvé et, habituellement, pensent qu'il est inutile de les noter et qu'ils s'en souviendront. Or, le lendemain, le rêve est tombé dans l'oubli total. Il faut beaucoup de volonté et d'énergie pour se souvenir d'un rêve, car le mécanisme psychologique est précisément orienté vers l'oubli et le refoulement.

Or, le patient qui nous intéresse ici possédait une volonté de fer. Il prit la résolution scrupuleuse d'observer et de retenir ses rêves et, dans ce but, il avait organisé une véritable « chasse aux rêves ». Or l'entreprise était plus ardue, plus difficile qu'il ne l'avait cru ; il réussit malgré tout à me soumettre un grand nombre de ses rêves. Je n'avais pas initié F. N... quant à la nature de ses troubles et ne lui avais pas expliqué ma pensée concernant sa conduite singulière au bordel. Le premier rêve qu'il me communiqua se présentait comme suit :

« J'étais seul avec une fille. Elle gisait sur le sol, au milieu d'une flaque de sang ; elle avait été poignardée. J'avais peur que l'on me soupçonnât d'être l'assassin, et je quittai précipitamment la pièce. Un agent de police me dévisagea de près et s'écria : « Par exemple ! vos mains sont pleines de sang ! » J'affirmai alors que j'avais tué un poulet. Il me regarda avec méfiance dans le blanc des yeux, puis il me laissa partir. »

Tous les rêves de cet homme étaient de nature semblable, tous centrés autour de l'assassinat d'une prostituée, d'un procès où il devait prouver qu'il n'était pas coupable. Il réussit finalement à retrouver et à identifier des souvenirs d'enfance qui confirmèrent qu'il s'agissait d'idées de meurtre datant de cette époque. Il avait eu la triste habitude d'ouvrir le ventre des poupées avec un couteau, et il s'imaginait alors que le sang giclait sur ses vêtements. Adolescent, il était la proie, dans ses divagations diurnes, d'obsessions où il rêvait, les yeux grands ouverts, qu'il incisait le ventre d'une femme, pour couper ses parties génitales. Il fut un de ces enfants qui veulent savoir « comment est construit l'homme à l'intérieur ». Or ce problème le préoccupait, car il embrassa la carrière médicale et voulut devenir chirurgien. Mais, à l'amphithéâtre de dissection, il s'évanouissait. La souffrance d'un être vivant et la vue du sang le rendaient malade. Dès sa prime enfance, il avait à tel point réprimé et refoulé ses impulsions sadiques qu'une inversion avait eu lieu, qui se manifesta par la suite dans une profonde aversion contre la vue du sang et dans la répulsion, le dégoût de tout ce qui s'y rattachait. Il était dans l'incapacité de manger un beefsteak un peu saignant ou d'assister à l'égorgement d'un poulet. Malgré tout, il rengagea, après son service militaire légal, dans l'armée active et, quand la première guerre mondiale éclata, il partit au front, joyeux et enthousiaste à la pensée de mettre ses instincts sadiques au service de la patrie.

Or trois semaines après il revint, atteint des symptômes caractéristiques de la névrose de guerre : fatigue, dépression, débilité, insomnie, hypersensibilité de la lumière et du bruit, tendances faciles aux larmes...

Après la première bataille, au cours de laquelle il s'était d'ailleurs distingué, il ne pouvait plus dormir. Il semblait que sa conscience ne pouvait supporter la nature douteuse de ses exploits sur les champs de bataille. Dans ses rêves d'alors, il revécut toujours le même événement : il se voyait enfoncer d'un coup sa baïonnette dans le ventre de ses adversaires, et cette image le poursuivait aussi pendant la journée. Après trois semaines, l'obsession lentement se dissipa et, avec elle, les symptômes de névrose. Il fut nommé instructeur dans un camp de recrutement.

Il avait perdu, il faut le signaler, ses complexes de peur devant les prostituées et, depuis, il pouvait entretenir des rapports sexuels avec une fille sans l'assistance d'un tiers. Ce fut un des rares cas où un traitement de courte durée et l'initiation avaient suffi pour aboutir à la guérison. Après la dernière visite qu'il me rendit, il me remit un beau couteau norvégien à la lame finement aiguisée. « Permettez-moi, dit-il, de vous offrir cette arme en témoignage de mon respect et en hommage à celui qui a su dompter l' « assassin ». Autrefois, quand j'allais voir une fille, je prenais ce couteau sous prétexte que je pourrais être contraint de me défendre contre un souteneur. Aujourd'hui, je sais que c'est bien l'arme avec laquelle j'aurais pu accomplir un meurtre. A présent, je me connais moi-même, et je n'ai plus besoin d'une arme, ni de la protection d'un témoin. »

***

L'heureux patient de Stekel termine sa confession par ces mots : « A présent, je me connais moi-même... » Or la plupart des assassins qui tuent pour des motifs sexuels exécutent leur premier meurtre parce qu'*ils ne se connaissent pas eux-mêmes*. L'assassin ignore ici le désir de tuer, bestial et sinistre, qui sommeille au tréfonds de lui-même pour se révéler à la première occasion propice et favorable. Ce désir de tuer peut s'actualiser grâce à un acte sexuel, mais ce n'est pas toujours le cas. Wulffen, l'un des spécialistes les plus éminents dans ce domaine, a écrit à ce sujet :

« En la personne de l'assassin Schilling, nous sommes en présence d'un individu qui, apparemment, atteignait l'excitation intense dès que ses mains se trouvaient en contact avec la chair tiède et palpitante de ses victimes. Il éprouvait l'impérieuse impulsion de placer ses mains autour du cou d'une femme, puis de serrer et de l'étrangler. Or, sur le plan psychologique, la différence entre l'acte d'étrangler à l'aide de ses mains et l'acte de poignarder ou d'éventrer avec un couteau est minime. La victime, effrayée, crie en se débattant, et la volupté et l'énergie de l'assassin se décuplent en fonction de sa résistance. L'effort physique intensifié accroît également le désir (psychologique) de voir ruisseler le sang, et ce besoin devient alors impérieux et irrésistible. La réflexion, la raison et le bon sens, qui, même dans les circonstances ordinaires et normales, font si facilement défaut chez ces êtres, sont ici impuissants à retenir l'assassin : la victime gît à ses pieds, elle est morte. Il y a aussi des assassins qui ne sont pas invités à tuer par le contact de leurs mains enserrant le cou de leur victime, mais par la seule vue de la chair vivante. Plus d'un tyran, au cours de l'Histoire, n'a pu regarder une jolie nuque sans penser qu'elle serait plus belle encore sous la lame d'une épée ! Le spectacle de la chair nue provoque non seulement le désir sensuel, mais aussi le désir de tuer. L'attouchement de la chair tiède peut éveiller le désir de voir le sang qui circule sous la peau. La vue du sang, du rouge vif, peut provoquer l'excitation sexuelle. A l'instant du paroxysme érotique, un homme peut être poussé à enfoncer ses ongles dans la chair de sa partenaire. Un homme brutal, par exemple, tentera de pénétrer profondément la vulve d'une femme, comme s'il voulait l'écarteler. La différence est infime qui sépare cet acte brutal du crime sanguinaire d'enfoncer les mains dans les tripes sanguinolentes de la victime pour les y arracher. De tels assassins sont des faibles d'esprit, et, si parfois leur premier meurtre est commandé par le hasard ou des coïncidences, ils découvrent alors, à coup sûr, la joie horrible que leur procure l'acte de tuer. »

L'impulsion de tuer peut se manifester en fonction de la profession de l'individu. Parmi les assassins, les bouchers et les chasseurs sont nombreux. Dans l'exercice de leur métier, ils perdent toute possible aversion pour l'acte de tuer, propre à l'individu normal, et, en abattant les animaux, ils découvrent — souvent par hasard, et à leur grande surprise — que cet acte leur procure comme une sorte de plaisir, et c'est ainsi que le désir d'enlever la vie s'éveille. Un boucher, il y a quelque temps, de deux entailles trancha la carotide d'une jeune fille. Un jeune chasseur tua le nouvau-né de sa maîtresse d'un coup de couteau dans la nuque, ce qui est la méthode usuelle pour achever le gibier blessé.

Les neurasthéniques et les dégénérés éprouvent, à la vue d'un couteau, le besoin irrésistible de tuer quelqu'un, serait-ce un proche parent qui leur est cher (Wulffen).

***

Les assassinats authentiques, d'origine sexuelle, sont plus rares que ne le laissent supposer les informations des journaux. La majorité de ces meurtres, considérés comme d'origine purement sexuelle, doivent être attribués à des causes et des motifs différents. Très souvent, la victime est achevée parce qu'elle résiste aux attaques de l'homicide. Ainsi, Heider et Ritter, qui avaient assassiné plusieurs adolescents, déclarèrent qu'ils n'avaient pas l'intention de les tuer. Ils affirmèrent que les jeunes garçons, qu'ils voulaient violenter, criaient si fort et se débattaient avec tant de juste fureur que les affects de la colère et de la peur, qui s'ajoutaient alors à l'excitation sexuelle, les empêchèrent de réfléchir et les poussèrent, sans préméditation, inconsciemment, à supprimer les victimes pour effacer toute trace de leur attentat contre les mœurs. Ils serrèrent si fort le cou de leurs victimes qu'ils leur enlevèrent la vie, sans le vouloir. Le découpage du corps auquel ils procédèrent (qui est fréquent) fut exécuté dans le seul but de faire disparaître les corps.

Dans cet exemple comme dans beaucoup d'autres semblables, l'acte de tuer ne constitue pas un but en soi, comme c'est le cas dans l'assassinat sexuel authentique, il n'est qu'un moyen non prémédité permettant d'aboutir au viol. Voici un autre exemple confirmant cette assertion. Cousu dans un sac, on avait repêché dans la Sprée le corps d'une jeune fille. Le corps révélait des traces de viol brutal, et on découvrit au cours de l'enquête que la jeune fille avait été violée par plusieurs matelots. Si on avait eu de fortes présomptions quant à un assassinat ayant des motifs sexuels, l'enquête établit que le décès était dû à un accident. La jeune fille souffrait d'une affection cardiaque, et elle mourut d'une attaque quand, après plusieurs viols, un marin particulièrement brutal lui eut posé la main sur la bouche pour l'empêcher d'appeler au secours.

Souvent, lorsqu'une prostituée est assassinée pendant ou après l'acte sexuel, le mobile du crime est, à priori, le vol. Toutefois, il y a des cas où le meurtre sexuel est suivi de vol, et, dès lors, ni le juge ni l'assassin ne sont capables de distinguer et de séparer un mobile de l'autre.

***

Or l'assassinat dont les mobiles sont authentiquement d'ordre sexuel est celui pendant lequel le meurtrier aboutit à la satisfaction sexuelle grâce au meurtre et aux blessures mortelles qu'il a fait subir à un être humain.

Comme cet acte est d'ordinaire commis à un moment où le meurtrier est la proie d'un affect, d'une surexcitation intensive, il est rarement prémédité. La nature même de ce crime explique qu'il ne peut l'être, car il est exécuté à la faveur d'un état de frénésie sexuelle (ou d'insensibilité totale) et, sur le plan concret, il s'agit alors d'un homicide. Dans un crime désigné comme un assassinat sexuel, la nature des blessures est d'une importance essentielle ; la mutilation et le découpage des organes génitaux sont les atteintes les plus fréquentes, puis il faut citer l'éventration, l'introduction d'une canne (ou d'un parapluie) dans le vagin ou dans l'anus, l'arrachage des poils, le découpage des seins et la strangulation. Wulffen a raison lorsqu'il affirme que le coït, avec son exaltation psychologique et l'emploi de la violence qui lui sont propres, peut actualiser des impulsions sadiques qui poussent l'individu à supprimer son partenaire. Cette constatation est valable surtout en ce qui concerne les êtres dégénérés, faibles d'esprit (peu virils), chez lesquels l'affect fatal peut naître autant en raison de la colère qu'ils éprouvent en constatant leur impuissance, qu'en raison de leur rage croissante par rapport à la résistance de la victime. Or ces deux facteurs compliquent et freinent l'exécution de l'acte sexuel et l'aboutissement à la jouissance. Wulffen a écrit que le peaussier Paul Dietrich, assassin sexuel et considéré comme malade mental, était en proie à une surexcitation sexuelle dès qu'il rencontrait une femme sur une prairie déserte. Son cœur battait alors avec une telle violence qu'il ne pouvait ni respirer ni ordonner clairement ses pensées. Il transpirait d'abondance, secoué par de grands frissons de fièvre, et, s'il rencontrait une résistance, une opposition à son désir d'accomplir l'acte sexuel, son état empirait au point qu'il était inconscient de ses réactions. Dans ce cas, il ne revenait à lui que lorsque la victime était morte.

Dans les cas d'assassinats sexuels authentiques, l'acte de tuer remplace l'acte sexuel. Ici l'acte sexuel n'a pas lieu et la volupté naît de la destruction du corps du partenaire. Le criminel coupe les chairs, poignarde, éventre, plonge les mains dans les entrailles chaudes, boit le sang chaud. Ces actes atroces, qui dépassent en horreur les plus abominables commis par des êtres humains sous l'emprise des psychoses de guerre, sont, pour ainsi dire, l'équivalent pathologique du coït.

Communiqué par César Lombroso, le cas type est celui de l'assassin Verceni, qui a tué une femme de vingt-huit ans, étranglé quatre jeunes femmes et une jeune fille âgée de quatorze ans. Il amena le cadavre de la jeune fille dans un champ, arracha les parties génitales et les entrailles, mordit la cuisse pour aspirer le sang. Il essaya même de faire rôtir un mollet. C'était un homme d'intelligence moyenne, adonné à la masturbation. Avec ses victimes, il n'avait jamais de rapports sexuels normaux. En exécutant ses crimes, il ressentait une exaltation voluptueuse. L'acte d'étrangler provoquait chez lui des érections et des orgasmes violents. L'âge de la femme, son aspect extérieur n'avaient pour lui aucune importance. Dès qu'il touchait le cou de sa victime, il éprouvait une forte excitation sexuelle et, lorsqu'il l'étranglait, il atteignait l'orgasme. Lorsque l'orgasme avait lieu rapidement, il lâchait prise, mais, lorsqu'il tardait, il achevait la victime afin de pouvoir y aboutir. Après le crime, il éprouvait une forte jouissance en serrant les vêtements et les entrailles des victimes, mais il ne touchait jamais aux organes génitaux. L'acte criminel accompli, il se sentait heureux, bien portant. Il ignorait le remords. Apparemment, il n'avait jamais eu des impulsions sexuelles normales. A l'âge de douze ans, il éprouvait un net plaisir érotique en étranglant des poulets.

Les femmes commettent rarement ce genre de crimes. Corvin a communiqué le cas d'une nurse londonienne qui, autour de l'année 1840, avait tué des animaux et des enfants. Elle avoua que cet acte lui procurait une jouissance étrange et indescriptible. L'agonie de ses victimes provoquait chez elle la satisfaction sexuelle. Pendant de longues années, elle avait cédé à ce sinistre penchant, et elle avait achevé nombre de ses victimes avant d'être arrêtée.

L'Histoire a consigné le cas de « La comtesse sanglante », épouse du comte Nadasdy, qui vivait au début du XVIIe siècle, en Hongrie. Elle égorgea plus de six cents jeunes filles et déclara qu'elle les tuait dans le seul but de se baigner dans leur sang afin de rester éternellement jeune.

Avant la Guerre de Sécession, ce genre de crimes était courant dans les grandes plantations, parmi les femmes qui possédaient des esclaves. Toutefois, ils sont rares, et Wulffen doit avoir raison lorsqu'il affirme que *l'empoisonnement* est le « meurtre » féminin par excellence, l'équivalent du meurtre sexuel.

« L'empoisonneur obéit à des mobiles sado-sexuels innés. Les empoisonneuses ont, à l'accoutumée, une grande joie de leur crime. Sur le plan psychologique, cela s'explique du fait que la nécessité d'agir en secret, puis l'action méthodique, indispensable, pour obtenir le poison, enfin la préparation de la drogue et l'anticipation de ses maléfiques effets entraînent une constante concentration de toutes les facultés intellectuelles qui peut procurer une intense satisfaction. Margarete Gottfried, par exemple, qui a empoisonné un grand nombre de personnes, avoua que cet acte lui procurait un plaisir extrême. A une fillette venue lui présenter ses vœux, elle offrit une tartine empoisonnée. C'est elle qui affirma un jour : « C'est avec joie et plaisir que je fais le mal. » L'empoisonnement est une « spécialité » toute féminine ; préparé dans le plus grand secret, il ne nécessite pas d'effusion de sang. D'après Bloch, la plupart des empoisonneuses célèbres, telles que Jegado, Ursinus, la Brinvilliers, Gesche, Guiness, etc., étaient des femmes hyperérotiques ou débauchées, et, pour cette raison, il semble bien que l'empoisonnement puisse être ce qu'on nomme un équivalent sexuel.

La majorité des assassins sexuels, comme, par exemple, Jack l'Eventreur, qui, entre 1887 et 1889, a mutilé et tué un très grand nombre de femmes, ne furent jamais arrêtés, malgré la multiplicité et l'audace de leurs crimes. Le fait est d'autant plus surprenant que l'observation clinique de ceux qui ont pu être arrêtés a démontré qu'il s'agit toujours de psychopathes. Lombroso a communiqué la description clinique de Verceni. « C'était un microcéphale ; la boîte cranienne était asymétrique et la mâchoire trop développée ; il n'avait qu'un testicule, le second était atrophié. Il avait un strabisme prononcé, et aucune trace de barbe. Son père était atteint d'*hypochondria pellagrosa*, et un de ses cousins fut kleptomane. »

Si Wulffen a écrit qu' « il est évident que tous les assassins sexuels sont plus ou moins des psychopathes », un grand nombre d'entre eux ont pourtant été exécutés, comme par exemple le célèbre Vacher qui, entre sa vingt-cinquième et sa vingt-huitième année, a commis non moins de onze assassinats sexuels ! Les experts croyaient que « les crimes de Vacher étaient l'œuvre d'un sadique antisocial assoiffé de sang et qui se croyait libre de commettre des forfaits si ignobles et atroces parce qu'il avait échappé au juste châtiment de crimes plus anciens » ! Cet avis, comme tant d'autres par rapport à ce genre de crimes, était dicté par la morale plutôt que par de sérieuses et solides connaissances psychiatriques. Le cas de l'assassin Menesclou, déclaré sain d'esprit et responsable de ses actes par trois psychiatres, ressemblait à celui de Vacher. Après l'exécution, à l'autopsie, on découvrit dans son cerveau de nombreuses déformations pathologiques. Un autre assassin sexuel, le typographe Paul Mirow, était épileptique. En 1907, il entra à la Maison de santé Herzberg pour y être soigné. Il avoua alors que, six mois auparavant, il avait blessé trois fillettes avec un couteau et que l'une d'elles était morte des suites de ses blessures. Si, au début, on n'ajouta pas foi à ses déclarations, par la suite, lorsqu'il décrivit les faits avec force détails, dont seuls la police et les parents des enfants pouvaient avoir connaissance, on dut reconnaître l'exactitude de ses déclarations.

Ce cas démontre que les deux arguments principaux des juges, lors des délits où l'accusé plaide l'aliénation mentale, à savoir la préméditation et la nature systématique des préparatifs, puis la valeur de la mémoire du criminel, n'excluent nullement les prédispositions pathologiques. Le désaccord entre les juristes et les médecins apparut d'une manière particulièrement frappante dans le cas de l'assassin sexuel épileptique Tessnow qui, malgré les rapports des psychiatres, fut condamné à mort, mais ne put être exécuté, parce qu'en se dirigeant vers l'échafaud il eut précisément une attaque d'épilepsie.

Nous n'avons pas approché Tessnow, mais nous avons discuté de son cas avec plusieurs confrères qui furent consultés lors des débats du procès, et qui étaient convaincus que Tessnow était un homme gravement malade qu'on condamnait à la peine capitale. Ce fait n'est malheureusement pas rare. Ces assassinats d'une sauvage cruauté sont perpétrés par un esprit dérangé et malade et, pour chaque cas individuel, une question compte, à savoir, si ces êtres chargés d'une lourde hérédité sont capables d'opposer une résistance suffisamment puissante à leurs impulsions pathologiques. Dans la majorité des cas, il faut répondre par la négative, et, pour cette raison, les criminels de cette sorte ne devraient être punis ni de la peine des travaux forcés, et encore moins envoyés à l'échafaud. Mais, en raison du danger qu'ils présentent pour la société, il convient de les interner dans des maisons spéciales affectées aux criminels sexuels, telles qu'elles fonctionnent déjà dans un grand nombre de pays.

CHAPITRE XXII

LA NECROPHILIE ET LE VAMPIRISME

La mort et le sommeil. La scopophilie des cadavres. Le viol des cadavres. Tentatives d'explication de ces phénomènes. Les théories de Merzbach et de Bloch. Exemples. Statistique. Les superstitions. L'atavisme. Les contes de fées et les mythes. D'autres causes. Les vampires. Exemples. Les traces latentes de cette impulsion. La psychologie des impulsions partielles sado-ataviques.

Après l'enquête sévère qui nous avait amenés à circonscrire les ressorts secrets de l'instinct d'agressivité dans sa forme la plus outrancière, à savoir l'assassinat du partenaire sexuel, nous aborderons l'énigme qui entoure la sinistre union entre l'amour et la mort, telle qu'elle se manifeste dans les perversions qui s'actualisent là où la vie s'est arrêtée, c'est-à-dire sur le cadavre.

De tout temps, les cadavres ont exercé un effet d'ordre sexuel sur certains tempéraments. Les associations d'idées entre la mort et le sommeil furent le motif essentiel, le leitmotiv d'un grand nombre de mythes et de légendes.

Admis dans ce sens, le vieil adage qui affirmait que « le sommeil est le frère de la mort » acquiert une signification lourde de conséquences, car, de la même manière que l'être dort, le corps, inanimé, sans vie, peut éveiller chez certains des émotions réelles et des représentations imaginaires de nature sexuelle, plus ou moins conscientes. (Nous avons approché nombre de fétichistes du sommeil sur lesquels, seuls, les êtres profondément endormis exerçaient un attrait sexuel.) Il est permis de croire que ce fait est, *a priori*, à la base de l'une des anomalies sexuelles les plus horribles et les plus repoussantes, à savoir la nécrophilie. Il faut constater toutefois que des facteurs fétichistes associés ou à la couleur et la texture de la peau ou à quelques parties du corps, telles que les seins ou les organes génitaux, jouent également un rôle important. Les différentes pièces anatomiques qui servent dans les amphithéâtres de médecine, et la morgue, jouent un rôle capital dans les activités du nécrophile. En dehors du fétichisme, cette perversion comporte également des impulsions purement sadiques, en ce sens que l'association d'idées, à savoir « la mort » et « tuer », est inévitablement présente dans l'esprit du nécrophile.

***

La nécrophilie, ou la profanation des cadavres, existe sous deux aspects différents. Elle peut se manifester après un assassinat sexuel, et, sous cette forme, le meurtrier abuse du corps de sa victime, ou bien le nécrophile se procure un cadavre soit en le déterrant dans un cimetière, soit en le subtilisant dans un amphithéâtre de dissection, faculté ou morgue.

Les particularités psychologiques qui caractérisent l'assassinat sexuel sont également valables en ce qui concerne la première catégorie de nécrophiles. Comme l'assassinat sexuel, la profanation du nécrophile n'est qu'un élément inhérent à une série de réactions, chargées et saturées d'affects qui éclatent de l'intensification délirante de l'instinct d'agression et de l'instinct de destruction. Le meurtrier ne se contente plus ici de supprimer sa victime — il veut la posséder par-delà la mort, et l'anéantir totalement.

Quant à la seconde catégorie de nécrophiles, Krafft-Ebing a écrit : « Il est possible qu'un soupçon de conscience morale les empêche de s'attaquer à une femme vivante ; il est possible aussi que l'idée d'accomplir un assassinat sexuel ne leur vienne même pas à l'esprit, et qu'ils soient fixés positivement et directement au résultat de ce meurtre, c'est-à-dire au cadavre. Peut-être l'état de fait du cadavre, alors inoffensif, donc qui ne peut plus se défendre, joue ici également un rôle. » Eulenburg suppose que les nécrophiles, faibles d'esprit, imaginent qu'il est possible de provoquer de la souffrance audit cadavre, car, dans leur délire, il est pour eux encore vivant, et ils croient que « les effets de la profanation se prolongeront au-delà de la mort et de la sépulture. Il est du reste possible que l'érotisme du nécrophile sadique soit intensifié par la folie des grandeurs et autres mégalomanies qui créent l'illusion qu'il plane au-dessus des lois divines et humaines, d'une part, et, d'autre part, grâce à la nature, d'une cruauté ignoble et choquante de l'acte en soi ». Pour cette raison, Merzbach attribue l'origine de la nécrophilie à une forme du sadisme pour laquelle l'assassinat en soi ne constitue pas le but ultime. Le nécro-sadique entretient sa volupté sexuelle du fait que le cadavre est sans réactions, sans défense et sans protection, et qu'il dépend entièrement et à jamais de son bon vouloir.

Pour Bloch, l'étiologie de la nécrophilie contient aussi un élément masochiste. L'obsession du cadavre victime est intimement liée à la pensée de la mort du nécrophile, et l'odeur dégagée par le cadavre de la victime rappelle et associe cet état à l'idée de la décomposition de son propre corps. Le caractère complémentaire des impulsions sado-masochistes est à nouveau confirmé, car, interchangeables et ambivalentes, l'impulsion active et l'impulsion passive s'identifient l'une avec l'autre.

Avec Wulffen, on peut citer, en outre, en tant qu'élément causal, l'*occasion favorable*. En effet, une impulsion sexuelle réprimée depuis longtemps cherchera sa satisfaction et son aboutissement à l'aide d'objets divers. Des moines, et tant d'autres individus, ont profané des cadavres de femmes, sans qu'il eût été possible de trouver chez eux une impulsion perverse primitive à la base. Il advient également qu'un homme, dont la fiancée meurt d'accident ou de mort subite, veuille la posséder au moins une fois. Or, dans tous ces cas, il ne s'agit pas *a priori* d'une prédisposition perverse, car l'impulsion décisive est provoquée par les circonstances extérieures qui poussent un individu à profiter de l'occasion offerte, « faute de mieux ».

***

Le véritable nécrophile obéit à un instinct pervers authentique. Communiqué par Epaulard, l'exemple classique du nécrophile est le cas du maréchal des logis Bertrand.

« Bertrand est né, en 1822, à Voisex (Haute-Marne). Il est issu d'une honorable famille de paysans. Sur le plan héréditaire, le seul indice d'une tare possible s'est manifesté chez un oncle, mort d'une maladie mentale. B... lui-même n'a jamais été malade. Il fut un enfant très tôt éveillé, et fort irritable. Elève d'un séminaire, il s'engagea dans l'armée et fut considéré comme un excellent soldat. Toujours en bons termes avec ses camarades, il était croyant, sans bigoterie et détestait les conversations obscènes. Envers les femmes, il était poli, et même courtois.

» A l'âge de huit ans, il commençait à se masturber, tandis qu'il se voyait, par l'imagination, entouré de femmes nues qu'il torturait, tuait et profanait.

» Agé de vingt-quatre ans, il traitait les animaux d'une manière sadique. A trois reprises, il vola un chien, l'acheva, puis lui arracha les entrailles tout en se masturbant. Il avait déjà procédé de la même manière avec des cadavres de chiens qu'il avait trouvés. « Après, j'avais toujours honte et je me promettais de ne plus jamais recommencer. Mais cette impulsion était toujours plus forte que ma volonté. Ainsi, j'ai mutilé des cadavres de chevaux, de chats et de chiens. »

» A vingt-cinq ans, il déterra son premier cadavre humain.

» Il décrit cette horreur de la manière suivante : « Vers midi, je me promenais avec un ami. Le hasard de la promenade fit que nous longions le cimetière de la ville, et, lorsque j'aperçus une tombe fraîchement creusée et qui n'était pas encore comblée, je m'excusai auprès de mon ami et je le quittai, pour revenir, par un détour, vers le sépulcre. Sous l'angoisse d'une excitation horrible, je commençai à enlever la terre avec une pelle, et j'oubliai qu'il faisait grand jour et que je risquais d'être surpris. Lorsque j'eus dégagé le corps — celui d'une femme, — je fus pris d'une rage décuplée et comme forcenée, et, n'ayant pas d'autres outils, je commençai à le frapper avec la pelle. Je fis un tel bruit qu'un ouvrier, qui travaillait non loin de là, s'avança vers la grille. Lorsque je l'aperçus, je m'allongeai à côté du corps et je ne bougeai plus. Puis, quand l'ouvrier partit pour chercher les gendarmes, je jetai un peu de terre sur le cadavre et je me sauvai en sautant le mur du cimetière. Pendant plusieurs heures, tremblant, couvert de sueur, complètement engourdi, je restai terré dans un petit bois. Quand, enfin, je revins à moi, j'avais la sensation que mon corps était comme meurtri, et j'eus une défaillance. »

» Deux jours plus tard, bien protégé par une nuit sombre et pluvieuse, il enleva encore une fois la terre sur la tombe, avec ses mains. Elles étaient en sang, mais il continua sa sinistre besogne jusqu'à ce que le ventre du cadavre fût à découvert ; il le mutila atrocement, puis il combla la tombe.

» A des intervalles plus ou moins longs, il commit d'autres actes nécro-sadiques de même ordre. Une fois, lorsqu'il déterra le corps d'une jeune fille, il accomplit l'acte sexuel. Il traita le cadavre de la morte, comme c'eût été un être vivant. Un jour, lorsqu'il escalada le mur d'un cimetière, le gardien tira sur lui, mais il poursuivit ses sinistres activités.

» Il est intéressant de constater qu'en dehors de sa nécrophilie B... entretenait, dans les villes où il était en garnison, des liaisons avec des jeunes filles qu'il « comblait » sur tous les plans. Plusieurs d'entre elles voulurent l'épouser. Tous les quinze jours environ, lorsque ses impulsions perverses, qui s'annonçaient par des migraines, se manifestaient, il poursuivait ses convoitises sado-nécrophiles. Rien alors ne pouvait le retenir, ni les coups de feu tirés par les gendarmes, ni les pièges tendus, ni les pluies et les bourrasques, ni l'obstacle qu'était le lac qu'il lui fallait traverser à la nage en plein hiver. Un jour, en sautant le mur d'un cimetière, il fut grièvement blessé par la décharge d'un piège à tir automatique et ne put échapper aux gendarmes. C'est alors que les nombreuses profanations qui avaient été constatées trouvèrent leur explication. Sous l'influence du chirurgien Marchal de Calvi, qui le soignait, B... avoua délibérément et déclara qu'il n'était pas certain que ces choses atroces ne se renouvelleraient pas ! Il déclara que, pour lui, ce n'était pas l'acte sexuel, mais la destruction du cadavre qui, seule, l'intéressait et qui comptait.

» Son attitude envers les femmes était particulière. Il déclara : « J'aime les femmes à la folie. Je n'ai jamais permis qu'une femme soit insultée en ma présence. Partout, j'ai eu des maîtresses jeunes et charmantes, que je pouvais satisfaire et qui m'étaient dévouées. Quelques-unes, qui étaient de familles bourgeoises aisées, voulaient partager ma vie. Jamais je n'ai manqué de respect à une femme mariée, et j'ai horreur des conversations scabreuses et obscènes. Mon éducation religieuse fut sévère et sans exagération ni abus, j'ai toujours aimé et défendu ma religion. Depuis ma jeunesse, j'ai aimé détruire. Déjà, pendant mon enfance, mes parents ne m'offraient plus de jouets parce que je brisais tout. Jeune homme, je ne pouvais garder aucun objet plus de deux semaines, sans le casser. Souvent, j'achetais une pipe le matin, et je la brisais le soir même. Pendant mon service militaire, un soir, je rentrai ivre à la caserne et je cassai tout ce qui m'était tombé sous la main. »

» Les derniers mots de la confession de Bertrand illustrent d'une façon particulièrement précise le caractère autocratique, entier et absolu de l'instinct de destruction. Il est, d'autre part, vraisemblable que Bertrand agissait, dans ses actes de sado-nécrophilie, sous l'emprise de crises graves d'épilepsie. »

Les travaux spécialisés ont consigné d'autres cas de nécro-sadisme. Quelques-unes de ces pratiques, on le sait, possèdent un caractère fétichiste et, d'autre part, portent le sceau de l'homosexualité.

⁂

Comme nous l'avons déjà dit et précisé, l'occasion exceptionnelle peut contribuer à la genèse de la nécrophilie. Il est certain qu'un concours de circonstances favorables peut actualiser un instinct peut-être latent, mais existant. La tendance originelle et primitive est-elle un facteur susceptible d'influencer un individu dans le choix de sa profession ou, au contraire, la perversion est-elle la résultante d'une activité professionnelle déterminée ? Il est certain que les nécrophiles sont en général des individus qui, en fonction de leur profession, sont en contact avec les dépouilles humaines. Les vingt-trois cas de nécrophilie communiqués par Epaulard en 1901 se répartissent comme suit :

	I	II	III	IV Remarques.
1. Employé des Pompes funèbres	coi			
2. Moine mendiant	coi			
3. Fossoyeur	coi			
4. Aristocrate	coi			
5. Idiot, vingt-sept ans	coi			
6. Étudiant en médecine	coi			
7. Aristocrate	coi			Père de 6 enfants.
8. Fossoyeur	coi			
9. Étudiant en médecine	coi			
10. Fossoyeur	coi			
11. Ouvrier agricole, vingt-trois ans	m	coi		
12. Assistant d'un cours d'anatomie	m	coi		
13. Vagabond	m	coi		
14. Soldat	coi	sad		
15. Maréchal de France	coi	sad	cann	Gilles de Ray, pédophile.
16. Écrivain	m	sad		Avant d'être nécrophile, il avait commis des actes sadiques contre des enfants vivants.
17. Jardinier	m	coi	sad	
18. ?	m	coi	sad	
19. Jack l'Éventreur	m	sad		
20. Vagabond	m	coi	sad	
21. ?	coi	m	sad	cann
22. Marchand de vin, vingt-quatre ans	coi	m	sad	cann
23. Idiot	m	sad	cann	

Les événements sont énumérés dans l'ordre chronologique. Coi signifie *coïtus*; m, meurtrier de la victime; sad signale la mutilation de la victime; et cann. signifie qu'il y a eu des actes de cannibalisme ou de vampirisme.

Or la *superstition* peut aussi se trouver à la genèse d'un acte nécrophile. Une veuve, originaire de Hongrie, avait un enfant hermaphrodite qui portait des vêtements de femme, mais qui fumait et s'employait à des travaux d'homme. Or l'hermaphrodite, un jour, voulut convoler. La mère l'accompagna alors au cimetière, devant la tombe d'une jeune fille enterrée depuis peu. Elle ordonna à son enfant de s'allonger à côté du cadavre. Il s'exécuta et, sur la dépouille, consomma l'acte sexuel. Pour ces gens simples, c'était l'unique moyen, l' « infaillible », pour aboutir à modifier son appartenance sexuelle.

Dans son ouvrage *Crimes et Superstitions,* Hellwig a communiqué plusieurs cas de nécrophilie qu'il faut attribuer à la superstition. En juillet 1905, on découvrit, à Naples, qu'on avait détaché la tête d'une fillette enterrée au cimetière. L'enquête révéla que les os du crâne avaient été pulvérisés pour servir à des rites de nécromancie. Dans le district de Posen, un villageois avait subtilisé les têtes et les jambes de plusieurs cadavres qu'il dissimulait dans sa maison parce qu'il était convaincu que cela lui porterait chance ! Un autre propriétaire terrien déterrait des cadavres, les mutilait et utilisait certaines parties du corps dans le but de « conjurer le sort » et pour intensifier et « rendre agissantes » des formules magiques.

***

Il convient de préciser que la nécrophilie n'est pas aussi rare qu'on le croit en général. Selon Hérodote, ses adeptes et ses pratiques étaient nombreux et normaux dans l'Egypte ancienne. D'après Ploss-Bartels, la nécrophilie est encore, de nos jours, une caractéristique de la tribu des Kikambas d'Afrique. Dans certaines provinces allemandes, il n'y a pas si longtemps encore, la coutume voulait qu'à la mort de sa fiancée le jeune homme passât une nuit près d'elle. Les anciennes légendes, qui relatent que des femmes mortes ont été fécondées, puis le mythe nécrophile que Henri Heine a immortalisé dans ses poèmes *La Fiancée fantôme* et *Les Noces nocturnes* peuvent également être cités à ce propos.

Pour toutes ces raisons, on serait amené à penser que Stekel a raison lorsqu'il affirme : « On est contraint de supposer que l'évolution de l'homme a suivi une phase au cours de laquelle les impulsions suivantes (cannibalisme, nécrophilie et vampirisme) étaient des phénomènes courants. Les cas isolés, qui existent encore à l'époque actuelle, doivent être considérés comme un reliquat, une séquelle atavique. Ces impulsions apparaissent souvent dans les délires qui précèdent les attaques d'épilepsie, et comme dans l'état de somnolence qui suit les crises. Or le névrosé, sans être atteint de crises épileptiques, peut également être obligé de lutter contre ces impulsions, et ses réactions s'expriment alors souvent sous la forme de la peur et du dégoût. Beaucoup d'individus ne veulent plus se nourrir de viande et se font végétariens parce que la viande les fait penser à « un cadavre ». Certains ne peuvent traverser un cimetière sans avoir la nausée. D'autres, par contre, éprouvent à la vue d'un cimetière une grande excitation sexuelle. Un de mes patients était sexuellement surexcité lorsqu'il revenait d'un enterrement. Un autre avait coutume de se masturber dans un cimetière. Ce genre d'affect peut provoquer chez certains individus une dilection pour les statues et aboutir à la comédie qui se pratique dans les maisons closes, où une prostituée doit s'allonger dans un cercueil pour représenter une morte. Il y a des hommes qui n'atteignent l'apogée de l'orgasme qu'avec une femme allongée, inerte, comme si elle était morte, et d'autres qui ne peuvent accomplir l'acte qu'avec une femme endormie (le symbole de la mort). Il existe aussi des hommes qui s'éprennent et épousent des jeunes filles gravement malades et qui deviennent impuissants si leurs épouses reprennent forces et santé. Il y a aussi des troubles psychologiques qui ressemblent aux délires d'un dément et trahissent une cruauté atavique. Nos contes de fées contiennent nombre de scènes de cannibalisme et de nécrophilie qui sont, en fait, la sublimation d'événements vécus et très anciens. La légende du vampire n'a jamais totalement disparu de la conscience populaire, et les religions gardent de purs reliquats de sacrifices et d'immolations. On ne peut donc s'étonner si le sadisme se sert de ce genre de pensées et d'activités, qui semblent incompréhensibles à l'homme civilisé. »

***

Citons quelques exemples de cannibalisme et de vampirisme.

« En l'année 1897, en Saxe, un menuisier en chômage, qui était né en 1870 et qui avait subi déjà quatorze peines de prison, s'attaqua à une fillette de dix ans. Il la tua en lui perçant la gorge, puis il dépeça le cadavre, les oreilles, les bras, les jambes, arracha le cœur, l'estomac, etc., et alluma, dans la forêt, un feu près duquel on découvrit plus tard une poêle, avec des reliefs de chair humaine. Le meurtrier affirma qu'on lui avait refusé à manger et qu'il avait volé et tué l'enfant simplement pour apaiser sa faim. L'assassin était un fort mangeur et avait coutume d'avaler, sans mâcher, de grandes quantités de nourriture. Il n'a pas été possible de démontrer qu'on était en présence ici d'un meurtre sexuel. (Ilberg.) Toutefois, à moins que les experts ne se soient égarés, il est permis de croire que l'assassinat avait un motif d'ordre sexuel. »

Comme c'est le cas pour les perversions en général, le cannibalisme est susceptible d'exister en tant qu'instinct existant, mais latent, qui n'a jamais été converti et résolu en acte positif. Stekel a noté un cas de « cannibalisme symbolique ». Il s'agissait d'un docteur en philosophie qui souffrait sporadiquement d'impuissance. La psychanalyse révéla que la cause de l'impuissance devait être attribuée à des instincts sadiques refoulés et subconscients. Depuis de longues années, cet homme était un végétarien convaincu. Les plats de viande lui faisaient penser au cadavre et lui suggéraient l'odeur d'animaux morts. Il accusait certaines activités d'infantilisme qui trahissaient nettement une origine cannibale. Il avait l'habitude de ronger ses ongles et il se mordait sans arrêt les mains et les lèvres. Ses mains portaient, aux mêmes endroits, des traces de morsure et il s'arrachait des parcelles de peau qu'il avalait.

***

Comme la nécrophilie, le vampirisme a laissé des traces dans les mythes et les contes de fées de tous les peuples européens, et il date vraisemblablement des temps préhistoriques. Les vampires existaient dans les mythes grecs et romains et les races germaniques avaient, elles, le vampire « Werwolf ». En Ecosse et en Irlande, la croyance populaire veut que certains morts ne peuvent pourrir et se décomposer dans leur tombe, car ils doivent encore se nourrir de leur propre chair et quitter à la nuitée leur sépulture pour boire le sang des êtres humains. On pense aussi que leurs victimes sont destinées, à leur mort, à devenir à leur tour des vampires.

Il est évident que le vampire, cet être poussé par la perversion à sucer ou à aspirer le sang de son vis-à-vis, doit, en général, se contenter d'une activité symbolique. Chez les vampires masculins, aspirer les menstrues est souvent un moyen de compensation.

Nous citerons, pour terminer le chapitre, un cas « idéal » de vampirisme féminin, qui nous a été communiqué par le docteur Craven, assistant du docteur Stekel.

« Mme X... m'avait été adressée par le docteur Stekel pour l'application d'un traitement psychanalytique. Hyper-nerveuse, son état avait empiré depuis huit mois au point qu'elle n'avait plus, depuis cette date, une heure de repos. De nos jours, elle dort peu, est déprimée et pleure souvent sans raison. De temps en temps, elle a des accès de mauvaise humeur au cours desquels elle insulte son mari et ses enfants. Elle le dit souvent elle-même, « mon esprit est comme empoisonné dans un caveau sombre, repaire de créatures hideuses, visqueuses et rampantes. Quelquefois, une lumière bleuâtre s'allume, et l'épouvantable silence est alors interrompu par un grognement inhumain et horrible ». L'aspect de la patiente est comme la réplique de cette atmosphère de cauchemar qu'elle décrit ; elle a d'ailleurs quelque chose d'un serpent, ses yeux et ses mouvements rappellent ceux d'un reptile. En d'autres termes, elle correspond en vérité à l'idée représentative qu'on se fait d'un vampire.

» Agée de trente ans, la patiente chante et danse. Sa mère était née aux Indes, son père était d'origine portugaise et française. Elle naquit en Angleterre. Aucune tare héréditaire, aucune grave maladie d'enfance n'est connue. Peu de temps après sa naissance, ses parents partirent pour les Indes, et sa mère mourut lorsque l'enfant atteignit ses trois ans.

» Elle épousa un homme dont le passé ne l'intéressa point. Le mariage fut malheureux. L'époux était un grand névrosé, et avec cette union la névrose de la patiente ne fit que s'intensifier. L'homme était misanthrope, et son comportement envers autrui accentuait davantage les terribles instincts de misanthropie de la jeune femme. Elle était très jalouse et me confia qu'elle avait toujours eu peur, dans la rue, de rencontrer son mari en compagnie d'une autre femme, car elle était, pour ainsi dire, sûre de perdre toute emprise sur elle-même. Or, un jour, elle le rencontra, en effet, accompagné d'une femme. Elle put se dominer jusqu'à ce qu'elle rentrât chez elle. Elle eut alors une crise de colère épouvantable. Elle comprit qu'elle aurait voulu tuer son mari, « lui briser le crâne et arracher son cerveau ». Elle fut si exaltée et excitée qu'elle eut l'impression « d'avaler du sang ».

» C'est bien en effet ici la soif du vampire de sucer et de boire du sang. Les divagations imaginaires de cette femme sont « assoiffées de sang », elle se repaît de cruauté, d'idées de vengance contre un monde qu'elle hait. Je cite ici les divagations que j'ai pu lui arracher en pleine lumière, des profondeurs si troubles de son âme.

» Les pensées et les rêves diurnes tournent et se meuvent autour de l'idée du sang, et elle s'exprime et sent en métaphores et symboliques sanguinaires. Le sang est, pour elle, le symbole de l'amour, de la haine, de la colère et de la passion. Elle veut surprendre pour quelles raisons le sang humain se distingue du sang de l'animal, et elle pose la question, à savoir quel aspect aurait le sang s'il était décoloré, et à quoi ressemblerait un corps vidé de son liquide vital — le corps aurait-il cette couleur blafarde et serait-il froid à la fois ? Diminuerait-il de volume ? etc. Lorsqu'il pleut dans la rue, elle imagine qu'il pleut du sang, et la seule représentation de sang qui, sous un ciel serein, tomberait d'un nuage éclaté, cette « idée » l'exalte. Elle aimerait sucer et avaler du sang, mais elle n'ose, car elle a peur de faire souffrir son partenaire. Si elle boit du vin rouge, c'est parce qu'il ressemble à du sang, et elle adore les oranges sanguines.

» Par la pensée, elle joue avec un embryon ou avec le corps d'un nourrisson mort. Elle a lu qu'après un avortement une femme avait conservé le fœtus dans une préparation à base d'alcool dans un bocal de verre. Enceinte, elle a joué avec cette pensée. Or elle se sentait coupable, car, pour elle, le désir d'avorter signifiait qu'elle voulait commettre un crime. Elle croit qu'elle n'aime pas son fils, âgé de sept ans, parce qu'il ne ressemble pas à son mari. Sa haine de l'enfant l'amène parfois à des idées de meurtre. Elle voudrait alors le supprimer non avec un couteau, mais en « lui brisant la nuque avec mes propres mains ».

» Envers son mari, elle éprouve des idées meurtrières identiques. Elle voudrait le tuer, l'étrangler et conserver son cadavre dans sa chambre. Ces instincts s'étaient déjà manifestés avec d'autres personnes de sa famille. Elle souhaiterait avoir le cadavre de son père, et, si elle pouvait tenir entre ses mains le crâne de sa mère, elle serait infiniment heureuse. Avec le cadavre de son époux, et ceux de ses amants, elle avait fait divers projets ; elle voudrait mâcher, sans l'avaler, leur chair « crue » pour en sentir le goût du sang ! Elle sucerait tous les sucs de leurs corps, elle arracherait les yeux pour, dans sa bouche, « sentir leur forme et leur douceur ». Elle aimerait regarder la couleur des yeux après la mort.

» Mieux que le coït normal, elle aime aspirer le sang, derrière le creux de l'oreille. Pendant l'orgasme, elle croit qu'elle pourrait mourir et se tient alors immobile comme un cadavre. Le pénis est, pour elle, comme un poignard qui la transperce. Elle a peur du *fellatio*, parce qu'elle a ressenti, à cette occasion, le désir violent de trancher, d'un coup de dents, le pénis et le scrotum. Souvent, elle a voulu couper la verge de son époux pour la brûler. Parfois, elle aime passionnément son mari, notamment lorsqu'il est doux « comme un bébé dans les bras de sa mère ». Elle adore être maltraitée avant l'acte, parce que cela la stimule. Une de ses perversités, bien caractéristique, est la suivante : elle imagine qu'un de ses anciens amants se tient debout devant elle. Elle le pince au visage et le frappe, sans le blesser. Puis elle le jette à terre et le bat violemment, en lui donnant sauvagement des coups de pied. Elle pratique alors sur lui l'*anilinctus* et le *fellatio*. Et l'homme doit ensuite arracher sa robe, la battre brutalement avec violence et la jeter d'un coup sur le sol, puis tomber sur elle de toutes ses forces « destructives » et pratiquer sur son corps le *cunnilinctus*.

» Elle affirme qu'un homme peut la contenter et la satisfaire uniquement de cette façon. C'est pour cela qu'elle a un penchant pour l'amour lesbien. Mais, en même temps, elle souffre d'impulsions sadiques irrépressibles. Elle ne se contente pas de manipuler savamment les organes féminins, d'enfoncer sa main « jusqu'au poignet » dans le vagin, ces « actes inoffensifs » sont accompagnés de divagations si atroces qu'elle doit cesser, s'arrêter de peur de ne plus pouvoir se maîtriser. Elle a dit, mot pour mot : « J'aimerais embrasser les seins d'une jeune fille qui me serait tout assujettie et soumise, puis je les arracherais avec mes dents et je les mangerais. J'arracherais le vagin, le bas-ventre, le rectum, et je me délecterais de tout cela. Je l'éventrerais, je caresserais ses entrailles. Je sentirais leur chaleur. Pour finir, je boirais le sang au creux de l'oreille. » Si la patiente joue souvent avec l'idée de tuer une jeune fille afin de pouvoir exécuter son projet, elle n'a qu'une vague idée du genre de mort qu'elle choisirait. En effet, dans ses rapports sexuels avec des jeunes filles, elle s'évanouissait à tout moment, lorsque l'idée sanguinaire surgissait : « Arrache ! coupe-la en morceaux. »

» Elle est aussi fréquemment la proie de la folie suivante : « J'aimerais pouvoir m'introduire dans un bas-ventre, ou dans un rectum, et y reposer un moment. Puis j'avancerais dans la cavité abdominale et je frapperais à coups de pied les entrailles. Je trouverais le chemin vers le cœur, où je boirais le sang ; je l'arracherais et peut-être je le mangerais. Chez un homme, je pénétrerais tout au fond derrière ses testicules. »

Cette femme, qui, avec ses folles divagations et ses furieux délires, était devenue une malade mentale, a été guérie par la psychanalyse.

Dans la phase actuelle de notre civilisation, des appétences sado-ataviques aussi brutales ne peuvent trouver une compensation qu'à l'aide d'actes symboliques. Les lupanars luxueux des grandes cités européennes possèdent non seulement des chambres de tortures, mais des chambres mortuaires, où les filles s'allongent dans des cercueils ouverts pour s'abandonner aux individus nécro-sadiques, autant pour le coït que pour les brutalités sexuelles.

Or, dans la majorité des cas, les motifs de l'acte symbolique sont inconscients. Les tendances nécrophiles cachées se manifestent souvent après la mort d'un être aimé et aboutissent au culte de la tombe ou à d'autres actes symboliques. Ainsi l'enquête psychanalytique d'un homme qui, de longues années après la mort de sa femme, fleurissait journellement sa tombe, en faisant de cette visite une sorte de culte accompagné d'un véritable rituel, révéla qu'au cours de la nuit où il avait veillé le corps de sa femme l'homme avait eu de telles érections qu'il avait fui la pièce, car il avait craint de ne pouvoir résister au désir de posséder une dernière fois le corps. Il existe de nombreux exemples où des hommes (des femmes aussi) ne pouvaient se séparer du cercueil de leur conjointe et l'emmenaient avec eux dans leurs déplacements.

Dans de tels cas, on se trouve devant des problèmes aux formes subconscientes et symboliques d'une nécrophilie évidemment psychologique d'aspect. Les sadiques ne sont pas totalement conscients de la signification de leurs rêves éveillés, et ils les « refoulent » si rapidement que le souvenir de ces rêves disparaît de leur conscient. Or si, praticiens, nous avions une parfaite connaissance des folles divagations des sadiques, nous devrions nécessairement reviser, à maints égards, l'opinion que nous nous faisons de notre civilisation. Heureusement, entre ces divagations et la réalité positive des faits, il y a un gouffre qui peut ne jamais être franchi. Pour préciser, nous citerons (d'après Stekel) les divagations d'une femme atteinte de mélancolie et qui, pour cela, se fit psychanalyser. Ce ne fut qu'après avoir été soumise à une thérapeutique psychanalytique de plusieurs mois que la patiente fut capable de se souvenir de ses rêves « éveillés ». Cette femme, âgée de trente-quatre ans, mal mariée, vit s'effondrer tous les espoirs qu'elle avait souhaités dans l'existence et, avec eux, sa jeunesse et sa beauté. Voici quelques-unes de ses divagations diurnes :

« En lisant un article sur le cannibalisme, je me suis posé une question, à savoir si je serais capable de manger de la chair humaine. Je me suis alors sentie très malade. Maintenant, je me vois souvent manger de la chair humaine et, quand même, le même dégoût m'envahit. Je voudrais être végétarienne. Tout morceau de viande me fait penser à des animaux morts.

Quelquefois, j'ai l'impression que je pourrais cruellement mordre mon enfant. Or je me souviens que, lorsque j'étais fillette, je mordais dès que j'étais en colère.

» J'ai des idées tristes et je pense souvent aux cimetières ; j'évoque alors les corps en décomposition. Je voudrais être incinérée.

» Je voudrais avoir le pénis d'un homme mort et je le coudrais sur ma peau. Je voudrais être un mâle. Je voudrais voler l'âme d'un homme, avant qu'elle monte au Ciel, et peut-être alors qui sait si je ne deviendrais pas un homme ? C'est alors que je séduirais toutes les femmes que je rencontrerais !

» Je voudrais goûter à tous les hommes et à toutes les jeunes filles que je connais pour apprécier leur goût exact. (Il faut comprendre cela dans le sens et sur le plan sexuel.)

» Je suis un « vampire ». J'apparais au cours des nuits et je suce le sang des vivants, dans une blessure qui est près de leur cerveau. Parfois, j'ai la sensation qu'un vampire a aspiré mon sang avec toute ma joie de vivre.

» J'aimerais empaler les cadavres. Je désire toujours être la plus forte et je sais bien que les morts ne peuvent plus se défendre.

» J'aimerais encore torturer les êtres, même s'ils étaient morts. »

Tous ceux qui voudront se donner la peine d'approfondir leurs connaissances dans ce domaine découvriront vite que les individus atteints de mélancolie nourrissent de semblables idées. Souvent plus cachées, plus obscures que celles que nous venons de citer, elles demeurent comme subconscientes. Mais sans exception, dans les profondeurs de l'âme de ces individus, la haine existe, et elle veille. Or, il est un fait singulier, c'est que leurs rêves nocturnes peuvent être tout à l'opposé et à l'encontre de ces cauchemars, et ils sont, en général, sereins et inoffensifs.

L'analyse de ces cas démontre à nouveau le rôle capital que l'élément de cruauté atavique joue, en fonction de la structure des perversions. De temps en temps, on entend les échos des exploits d'un Jacques l'Eventreur, d'un Haman, d'un Kürtner, et l'on est profondément indigné qu'une « chose pareille » puisse exister. Or le neurologue, le psychiatre, le psychothérapeute ont approché, durant leur carrière, des individus de cette trempe, mais, chez eux, « ces choses » étaient demeurées dans le domaine de l'imagination. « Entre le domaine de l'imagination et la réalité, écrit Stekel, il y a l'immense monde des névroses. Il semble que si une petite vis, même infinitésimale, du mécanisme se détache de l'ensemble des rouages, toutes les interactions et réactions, tout le contrôle, la maîtrise de soi et la retenue de l'être civilisé s'en vont comme à vau-l'eau. »

D'AUTRES IMPULSIONS COMPLÉMENTAIRES

CHAPITRE XXIII

LE FETICHISME

Généralités. Définition. L'attrait partiel. Le fétiche et l'antifétiche. Les causes. La théorie de Binet. Freud. Havelock Ellis. Notre thèse. Le choix du fétiche. Le culte du harem. Classification.

Si nous nous référons au Larousse, le nom de fétiche caractérise un objet matériel, vénéré comme une idole et ayant le pouvoir d'un charme. Conformément à cette définition, le fétichisme sexuel est une idolâtrie sexuelle d'un genre très particulier, orientée ou vers le corps physique de la personne aimée, ou vers ses vêtements ou vers des objets lui appartenant qui peuvent être de nature la plus singulière.

On n'ignore pas que chaque perversion possède sa contrepartie dans la vie normale. Dans le sens purement quantitatif du terme, une perversion n'est qu'une exagération, un dépassement des tendances qui existent chez un homme sain et normal. Or tout être normal est « un peu » scopophile, mais, sur le plan de la scopophilie pathologique, le désir de voir certaines choses peut devenir et est un but en soi. D'une manière analogue, l'action de se dévêtir, au cours des rapports érotiques, procure une certaine qualité de plaisir à tout être sain et normal, mais, pour l'exhibitionniste, le déshabillement devient et est un but en soi. Le fétichisme aussi est partie intégrante de la vie sexuelle normale et il ne devient une perversion qu'à travers un excès et une exagération qui en font une pratique bien à part et indépendante. Même chez les individus parfaitement normaux, l'attrait de la personne désirée ou aimée n'émane pas essentiellement de l'ensemble de sa personnalité, mais de quelques particularités inhérentes et propres à son physique ou à son tempérament. Souvent, l'amour d'un être pour un autre est éveillé grâce à une seule et unique qualité particulière du vis-à-vis et, si les défauts et les déficiences exercent alors, au début, une action ou une influence plus ou moins perturbatrice, ils échapperont à la critique, sur le plan subjectif, grâce à l'excellence de cette seule qualité. Avec quelle facilité, par exemple, les femmes pardonnent obésité et corpulence à un célèbre chanteur, s'il a une voix d'or, merveilleuse et enchanteresse.

Krafft-Ebing a appelé cet attrait partiel « l'attrait fétichiste individuel », et il le considérait comme « le germe de tout amour physique ». Cette observation est exacte en ce qui concerne le fétichisme normal, dont l'antagonisme est ce qu'on appelle le fétichisme pathologique qui, sous sa forme la plus outrancière, se manifeste en général dans le fait que le patient a pu parvenir à une excitation sexuelle intense grâce à un objet totalement séparé de l'être aimé, comme, par exemple une boucle de ses cheveux ou une chaussure. Entre l'attrait partiel normal, sur lequel est basée la loi de la sélection sexuelle, et l'attrait partiel pathologique, qui est limité à une particularité isolée, il y a le vaste domaine de cette sorte d'amour passionné qui rattache un détail fascinant à toute la personne à laquelle il appartient, ou de laquelle il fait partie, mais qui alors, en tant qu'amour, surestime ce détail à un tel point que ce n'est plus la personne avec ladite particularité qui est désirée, mais, au contraire, la particularité elle-même de la personne qui, par hasard, en est le propriétaire ou le possesseur.

Binet, qui, le premier, a analysé le problème, a fait une distinction entre les deux genres de fétichisme, à savoir le *fétichisme majeur* et le *fétichisme mineur*. En ce qui concerne le fétichisme mineur, le détail agissant et actif forme le centre de la force attractive, mais il ne met pas totalement à l'abri son propriétaire à qui l'amour du fétichiste est graduellement transféré. Dans le cas du fétichisme majeur, par contre, aucun transfert de cet ordre n'a lieu, et alors s'opère une substitution intégrale — *pars pro toto* — où le détail fascinant (ou l'objet) remplace entièrement la personne aimée. Le fétichiste authentique ne désire pas de partenaire sexuel et il est satisfait et heureux d'un symbole. Et, comme nous venons de le signaler, le symbole peut être une partie du corps (les cheveux, les ongles de la main, les pieds, les poils du pubis, etc.) ou un objet inanimé (les vêtements, les chaussures, les brosses, une prothèse, un flacon, etc.).

La nature pathologique de cet état déterminé se manifeste autant sur le plan physique que sur le plan psychique. Psychiquement, elle s'exprime dans une totale concentration des pensés, des désirs et des passions qui toutes sont axées sur le fétiche ; physiquement, elle se manifeste dans le fait que la détente sexuelle ne se réalise habituellement pas par le coït avec le possesseur du fétiche, mais à l'aide de diverses et multiples manipulations avec ledit fétiche. Chez les êtres facilement excitables, la vue ou l'attouchement du fétiche suffit à provoquer l'érection et l'orgasme. Habituellement, les individus qui s'adonnent au fétichisme majeur exécutent nombre de manipulations avec le fétiche ; ils le caressent, le serrent contre leur poitrine, le touchent des lèvres, l'approchent de leur propre corps et, quelquefois, le placent en contact avec leurs parties génitales. Ainsi le fétiche remplace, à tous les points de vue et sur tous les plans, le partenaire sexuel. L'antithèse du fétichisme partiel est l'aversion partielle, ou l'antifétichisme, qui est, par rapport au fétichisme, ce qu'est le négatif par rapport au positif ou ce qu'est l'antagonisme de la haine par rapport à l'amour. L'aversion antifétichiste obéit d'ailleurs aux mêmes lois innées que l'attrait fétichiste, et elle embrasse toute la gradation des objets, des parties du corps ou des particularités physiques jusqu'aux objets inanimés. De la même manière que l'attrait fétichiste, elle peut être transférée dans la personnalité en son ensemble. Or, en réalité, l'antifétichisme n'est qu'un « fétichisme désorienté » et, ici, la sensation d'aversion naît de l'*absence* de l'aperception sensuelle. L'aversion antifétichiste, que beaucoup de femmes éprouvent contre un visage barbu, par exemple, est la conséquence de leur préférence pour un visage à peau lisse et bien rasée. Stekel complète cette thèse en pensant que l'aversion antifétichiste contre un objet donné est basée sur l'*amour* pour ce même objet qui, pour des raisons morales ou conventionnelles, a été étouffé, réprimé ou refoulé. C'est parce qu'il veut rester « normal » qu'un homme luttera contre le penchant qu'il éprouve pour un quelconque fétiche ; et, de cette manière, il convertira ce penchant en son antagonisme même, c'est-à-dire l'amour partiel se transformera en aversion partielle, parce que les refoulements seront alors devenus plus puissants que l'impulsion originelle.

Si nous nous sommes efforcés, par rapport à leur genèse, de retrouver l'évolution qui conduit l'être de l'antifétichisme au fétichisme, ceci n'explique pas la cause et l'origine du fétichisme. Quelle est donc la véritable cause ?

Binet, on ne l'ignore plus, a été le premier chercheur qui a scientifiquement observé le fétichisme. Selon ses théories, qui, avec des modifications peu importantes, ont été adoptées par Krafft-Ebing, Merzbach et Moll, le fétichisme est basé sur un événement vécu par un être qui possède une tendance vers ce genre de perversion. A jamais, cette impression sexuelle primitive sera ancrée dans le comportement sexuel de l'individu et, de cette manière, uniquement le souvenir de cette première impression est susceptible de provoquer l'excitation sexuelle. Un jeune garçon, par exemple, aperçoit la poitrine de son institutrice, et cette notion provoque chez lui une érection. Il devient alors un fétichiste des seins et cherchera, sa vie durant, à renouveler et à retrouver cette première impression.

Au premier abord, tout psychologue comprend qu'en fonction de cette théorie Binet fut, en réalité, le précurseur de Freud. La théorie du « premier événement vécu » est la forme la plus simple de la théorie freudienne du « choc traumatique » dont nous avons examiné le mécanisme. Il est intéressant de constater que Freud et ses disciples n'ont point admis cette théorie avec autant d'empressement qu'on pourrait le croire. Précisément, et par rapport à cette évidente corrélation, Freud lui-même avait souligné l'élément congénital et son importance dans l'évolution des perversions. Ses élèves, Stekel et Adler, s'égarent dans un amas de théories qui, malgré le matériau extrêmement important qu'ils avaient amassé pour le développement de leurs thèses, n'ont pas abouti à des résultats clairs, précis et satisfaisants. Le passage suivant, extrait du livre sur le fétichisme de Stekel, démontre que les recherches, en ce domaine, étaient encore peu avancées :

« Havelock Ellis souligne également la base atavique du fétichisme du pied, qui est conforme à la théorie de la sueur du pied de Freud et d'Abraham. Pour ma part, j'appuierais plutôt l'hypothèse d'Adler, à savoir que les individus qui, à l'époque où ils sont des nourrissons, sucent le gros orteil deviennent des fétichistes du pied. Cette hypothèse confirmera, de toute évidence, ma propre théorie, à savoir que le fétiche correspond à la zone érogène du fétichiste. »

La théorie suivante offre par contre un résultat relativement plus satisfaisant :

Nous prendrons comme point de départ la théorie de Binet concernant « l'accident qui agit sur un sujet prédisposé ». Dans cette phrase, deux éléments essentiels sont nettement exprimés, à savoir : 1° la prédisposition, l'élément inné déterminé par l'hérédité et 2° l'élément de « l'accident », l'influence du milieu, ou fortuite ou volontaire. Ainsi Binet n'accorde, à l'expérience choc, un effet permanent capable, par exemple, de faire d'un être un fétichiste, qu'à la seule condition que cet être accuse une prédisposition et un penchant inné pour le trouble en question. Chez l'individu sain et normal, le choc accusé est comme admis et passe sans laisser de traces. Or de quelle nature doit être cette prédisposition pour qu'elle pousse l'individu à réagir de manière qu'il acquiert la perversion ? D'après Binet, l'hypersensibilité nerveuse générale serait suffisante. Pour notre part, par contre, nous ne croyons pas que *tous* les événements soient susceptibles de donner naissance au fétichisme, mais certains genres d'événements déterminés le peuvent, et nous pensons que ce n'est pas l'hypersensibilité nerveuse générale, mais une structure psychique spécifique, qui compose la cause « prédisposante », au sens physiologique du terme. Or l'individu réagit aux événements extérieurs avec la force et la durée nécessaires uniquement lorsque ces événements lui « vont », lui agréent et lui plaisent sur le plan intérieur. En d'autres termes, à la théorie de la prédisposition générale de Binet, nous substituons celle de la structure congénitale (individuelle) des organes récepteurs sexuels du système nerveux, la nature spécifique des organes nerveux centraux de la conformation spécifique de la « chimie sexuelle », bref, à la prédisposition générale de Binet, nous substituons le système et le fonctionnement des glandes endocrines.

Il est évident qu'il ne faut point interpréter cet énoncé comme si l'attirance de l'odeur de la sueur, des gaines ou des culottes en soie était ou innée ou acquis héréditaire... Ce qui, dans l'économie chimique de la constitution organique, est congénitalement fixé et hérité, c'est la *prédisposition à la réaction* envers certaines catégories d'expériences, à l'exclusion de toute autre. Par conséquent, si un détail déterminé — les yeux, les mains, le corset, la chaussure — exerce un effet particulièrement stimulant, il faut l'attribuer au fait que le détail en question touche, dans la disposition particulière de l'individu, une corde harmonique correspondant au type de la prédisposition dont la vibration est perçue par le sujet en tant que symbole.

Le fétichisme n'est pas basé sur une concordance fortuite, mais, en grande partie, sur la structure psycho-sexuelle de l'individu. Or il est beaucoup plus difficile de détecter et de fixer des associations étiologiques correspondantes qu'une fixation impulsive ou sur un sexe, ou sur un type, ou sur un individu.

Il va de soi que la corrélation entre le fétiche et la prédisposition congénitale n'existe que dans une association d'idées. Or cette association n'est pas formée, comme l'a cru Binet, grâce à un facteur fortuit, mais, au contraire, toujours grâce à des idées étiologiquement déterminées, même si elles peuvent éventuellement être inconscientes. C'est le germe d'une disposition existante qui dépend du fonctionnement des glandes endocrines et qui accepte ou repousse le choc externe. Le fétichisme est alors *basé sur l'absorption « concomitante », consciente ou inconsciente, d'une aperception sensorielle, en accord avec la constitution psycho-sexuelle.*

On pourrait comparer le mécanisme de cette théorie avec la mise au point d'un poste récepteur de T. S. F. La prédisposition congénitale, c'est-à-dire l'économie chimique des hormones, joue le même rôle que la mise au point du récepteur à une certaine longueur d'ondes et à l'exclusion de toute autre, par exemple aux ondes courtes. L'événement extérieur ou le choc traumatique correspondrait alors au réglage précis à un poste émetteur déterminé.

***

Après ce bref aperçu théorique du fétichisme, nous passerons à la description de ses formes diverses et nous citerons quelques exemples puisés dans la riche documentation qui existe à ce sujet.

En ce qui concerne les mobiles qui jouent un rôle dans le choix du fétiche, il faut constater que les considérations d'ordre esthétique entrent peu, sinon pas du tout, en ligne de compte. Certes, le fétichiste attribue une importance capitale aux qualités et aux particularités spécifiques du fétiche. Un fétichiste des « yeux », par exemple, ne réagit pas à des yeux, en tant que tels, mais aux yeux d'une forme, d'une couleur, d'un volume précis, comme par exemple des yeux avec de très longs cils, etc. Or cette condition est purement subjective et n'a rien à voir avec le sens esthétique. Ainsi Descartes préférait les femmes qui avaient un léger strabisme et ne s'intéressait pas aux femmes dont la vue était normale. Au cours de cet exposé, on constatera également que les défauts physiques : une scoliose formant un dos gibbeux, des béquilles, des odeurs désagréables, etc., choquant le sens esthétique de l'individu normal, ont servi de fétiches.

Une caractéristique propre à tous les fétichistes authentiques (selon la définition de Binet, le fétichisme « authentique » est le fétichisme majeur) est leur soi-disant polygamie. Si l'homme sexuellement normal est, tout au moins pendant certaines périodes, monogame, le fétichiste est toujours polygame. Le fétichiste des « nattes » entretient un musée, son « harem » de nattes ; le fétichiste des corsets possède un « harem » de corsets, et le fétichiste des chaussures ne cesse d'enrichir sa collection de chaussures.

Stekel a cité d'autres caractéristiques propres aux fétichistes authentiques :

Le fétichiste souffre d'infantilisme psycho-sexuel qui s'actualise dans les représentations imaginaires qui accompagnent la masturbation.

La tendance « de jouir à nouveau du plaisir infantile défendu » le pousse à commettre des actes impulsifs et, pour cette raison, beaucoup de fétichistes sont des kleptomanes, des exhibitionnistes, etc.

Le fétiche absorbe, pour ainsi dire, peu à peu toute l'activité sexuelle du fétichiste.

Le fétichiste accuse souvent des dilections antifétichistes. Le plaisir qu'il prend et qui, pour lui, est chose défendue et coupable, ce plaisir, il le paie et l'expie à travers tous les autres domaines de son existence.

Sans accuser la même ampleur, les actes instinctifs sont exécutés, comme pour l'exhibitionniste, lors d'un état de demi-conscience. Le fétichiste est un rêveur éveillé dont les rêves se confondent avec la réalité.

Chez la plupart des fétichistes, on peut observer un élément sadique.

Le fétichiste développe son culte dans une religion complexe, un rituel minutieux, qu'il observe point par point et qu'il révère.

Tout ceci constitue des caractères propres au fétichisme authentique. Avec les cas cités au cours des chapitres suivants, nous y ferons allusion d'une manière explicite.

La classification des manifestations fétichistes est basée sur deux principes fondamentaux. Etant donné, à priori, que toute partie du corps de l'autre peut être un point de départ, et chaque partie du corps du fétichiste peut être le point de rencontre et le récepteur de la stimulation fétichiste, la classification peut être construite aussi bien d'après la source de stimulation que selon la cible de la stimulation (située dans le sujet). Les antennes de réception des forces sexuelles fétichistes agissantes se répartissent chez l'être dans tous ses sens, et il est possible de distinguer des fétichismes visuels, acoustiques, olfactifs, buccaux et tactiles.

En ce qui concerne la classification des objets qui ont un pouvoir de fascination, on distingue entre les fétiches physiques inhérents et les fétiches inanimés et acquis. Au premier groupe appartiennent les différentes parties du corps et certaines particularités physiques, telles que le son de la voix, les gestes, les mouvements et les différentes infirmités, tandis que le second groupe est constitué par les vêtements, les objets usuels appartenant à des personnes et une quantité d'objets inanimés.

CHAPITRE XXIV

DES PARTIES DU CORPS EN TANT QUE FETICHE

Le coupeur de cheveux. L'action de peigner en tant que stimulant. Les cheveux blancs. Le fétichisme des nattes. La barbe. Les yeux et le nez. Le fétichisme du corps. Les robes décolletées. Exemples. Le cas d'un médecin. Coïtus inter mammas. *Le fétichisme génital. Les parties génitales comme antifétiches. Un cas de Krafft-Ebing. La préférence des membres. Le fétichisme des mollets. Les cinq sens en tant que fétiches. Les impressions visuelles. Les bruits du corps peuvent être des fétiches. Le fétichisme du froid. Le penchant pour les infirmes. Le succès thérapeutique de Krafft-Ebing. Un fétichiste des béquilles.*

L'examen approfondi des innombrables cas de fétichisme individuels nous contraint à les grouper selon les principales parties du corps. On distingue trois groupes principaux, à savoir les fétichistes de la tête, les fétichistes du tronc et les fétichistes des membres.

En ce qui concerne la tête, ce sont avant tout les cheveux qui impressionnent et fascinent le fétichiste. Si l'odorat et le toucher jouent un rôle, il s'agit toutefois en premier lieu d'un fétichisme visuel. Un type de fétichiste très répandu est le « coupeur de cheveux ». Le plus célèbre était sans doute S..., jeune étudiant de Hambourg. Lors d'une de ses nombreuses arrestations, on découvrit, pendant la perquisition à son domicile, trente et une nattes ornées de rubans multicolores dont chacune portait une fiche sur laquelle étaient indiqués le jour et l'heure où S... l'avait coupée. Nous citerons quelques extraits des dossiers de la police de Hambourg, qui ont été publiés par le procureur d'Etat Wulffen :

« Les déclarations que S... a bien voulu donner quant à sa vie sexuelle éclairent d'une manière explicite l'état pathologique du coupeur de cheveux. Au cours de sa jeunesse, il ne s'était pas rendu compte du mobile qui le poussait à couper les cheveux des femmes. Il aimait les cheveux, sans attacher d'importance à la personne à laquelle ils appartenaient, et c'est ainsi, il le comprit ensuite, qu'il avait pris l'habitude de couper des mèches de cheveux de sa sœur. Depuis son enfance, il rêvait de longues chevelures et de lourdes tresses, et il en rêve encore de nos jours. Il ne se souvient pas à quelle époque il éprouva pour la première fois des sensations sexuelles en coupant les cheveux d'une femme, mais, quand il ne résista plus pour la première fois à la tentation, il était absolument inconscient des émotions sexuelles qui étaient associées à ce geste. Vraisemblablement, il cédait à une impulsion essentiellement physique, sans savoir ce qu'elle signifiait. Jamais il n'avait eu de rapports sexuels avec une femme et, lorsqu'il apprit qu'un homme de sa connaissance entretenait des relations intimes avec une personne du sexe, il ressentit alors une nette aversion pour lui. Il est encore particulièrement choqué quand, en sa présence, on discute de ces choses d'une manière indécente et obscène. Pour cette raison, il s'est inscrit comme membre de l'Association éthique pour la sauvegarde de la morale publique. Après son incarcération, puis sa libération à B..., S... prit la ferme résolution de ne plus céder à ses anormales impulsions. Pendant une année, il résista à la tentation, mais, en juin 1907, il était comme possédé et déclara qu'il craignait de ne pouvoir surmonter l'entraînement à la fatale impulsion. Il était prêt à accepter tout secours, d'où qu'il vienne, et, s'il n'avait pu trouver la paix intérieure, il affirmait qu'il se sentait en sécurité près de nous à la clinique. Il se demandait avec anxiété s'il réussirait jamais à trouver le calme dans son esprit désemparé ? Pendant l'été de l'année 1907, il vécut seul, à B..., et son état empira. A l'approche d'une fête populaire, il était comme obsédé par l'idée de couper les cheveux de quelques femmes, et, au cours des semaines qui précédèrent les réjouissances, cette idée lui torturait l'esprit. Depuis son retour de Berlin, il n'avait pu supporter, près de sa vue ou à la portée de sa main, la moindre paire de ciseaux, pas même des ciseaux à ongles. Or, deux semaines avant les fêtes, il se rendit, à deux reprises, dans un magasin avec l'idée bien arrêtée d'acheter des ciseaux, mais il réussit à surmonter son désir. Or, quelques jours plus tard, il les acheta et, à partir de ce moment, son excitation monta, croissant. Plusieurs fois, il voulut les jeter dans un égout, mais, pour se prouver à lui-même qu'il saurait résister à sa passion, et cela coûte que coûte, il décida de les conserver. Le jour de la fête, à travers les carrousels et les baraques foraines, il déambula dans les rues et ne regarda que les chevelures des femmes, en évitant bien sûr de rencontrer des personnes de sa connaissance. Malgré sa surexcitation, il réussit ce jour-là à maîtriser son instinct. Mais, le jour suivant, il n'y put tenir. A la tombée de la nuit, au milieu de la foule joyeuse qui s'était amassée devant le château, il coupa plusieurs boucles. Quand il frôla une belle jeune fille avec une chevelure merveilleuse qui tombait jusqu'aux genoux, son excitation fut alors intense. Mais lorsqu'il fit glisser doucement ses doigts dans les cheveux de la jeune fille, d'un geste brusque, elle ramena toute la masse de sa chevelure en avant. S... en fut atterré, et il la suivit dans l'espoir qu'elle ferait glisser ses cheveux en arrière pour que sa magnifique crinière retombât sur son dos. N'y tenant plus, il tira une mèche vers l'arrière et coupa une boucle. Très déçu de n'avoir pu couper la masse tout entière, S... était au paroxysme de l'excitation et elle se renouvela lorsqu'il fit aux experts le récit de l'aventure. Il affirma, le lendemain, que la seule évocation de l'incident avait suffi à faire renaître en lui l'obsession de l'admirable chevelure. Le soir, allongé sur son lit, il revoyait la masse ondulante et ne put dormir, en proie à de multiples érections, tout en s'étonnant à nouveau que de si longs et épais cheveux puissent exister. En esprit, il en soupesait la longueur et il se représentait la jeune fille, endormie sur sa couche, près de lui. Il avançait vers elle, glissait ses mains dans la chevelure, la pressait contre ses lèvres pour en respirer l'odeur, puis, d'un coup sec, la coupait entièrement. L'exaltation et son combat imaginaire l'empêchaient de trouver le repos. D'innombrables boucles de cheveux semblaient le narguer dans ses rêves éveillés, celles qu'il possédait déjà et celles qu'il aurait voulu saisir, et son excitation s'était accrue au point qu'elle devint difficilement supportable. Il imaginait qu'on amenait devant lui des jeunes filles aux longs cheveux soyeux, et il coupait les chevelures de toutes les jeunes filles de Berlin, de Hambourg, de Londres et de Stockholm. Partout, pour lui être présentées, les jeunes filles étaient arrêtées dans les rues et dans les écoles, et il rasait toutes ces jeunes têtes. Soigneusement, il peignait et tressait les mèches, il les ornait de rubans de soie et établissait une fiche sur laquelle il notait le nom et l'âge de la jeune fille à qui il avait coupé les cheveux, sans oublier le lieu de naissance des parents, la couleur des cheveux et tous les détails concernant les éventuelles coupes de la chevelure des jeunes filles. S... affirma qu'il avait parfois l'impression que son oreiller était rempli de cheveux et que des boucles éparses étaient éparpillées sur son corps. Il imaginait qu'il plongeait ses mains dans des masses de chevelures, que des boucles soyeuses caressaient son visage comme une brise tiède. Il avait alors coutume de se masturber, mais cette pratique le laissait épuisé, affaibli et comme ébahi, et son excitation se prolongeait souvent pendant plusieurs heures. Il déclara qu'il suffisait qu'il plongeât son visage dans une masse de cheveux qui lui plaisaient pour qu'une pollution, alors, se produisît. »

Quand la détente sexuelle est ainsi obtenue par le fétiche séparé et isolé de son propriétaire, il s'agit de fétichisme majeur ou pathologique.

A Berlin, à Hambourg, S... fut acquitté parce que son anomalie sexuelle était accompagnée de troubles graves du mécanisme de répression, c'est-à-dire que S... était incapable d'exercer délibérément sa volonté. Quelques années après ces différents procès, en Allemagne, S... émigra à Buenos-Aires où il fut encore arrêté parce qu'il avait coupé, dans le tramway, les tresses d'une jeune fille. Par malheur pour lui, c'était la fille d'un diplomate étranger et, après un procès sensationnel, S..., selon son propre désir, fut interné dans une maison d'aliénés. Son cas, en définitive, témoigne des multiples caractéristiques du fétichisme majeur, inclus la « polygamie », les tendances ascétiques, l'élément sadique et cette sorte d'engourdissement dont le fétichiste est victime au moment où il exécute son geste.

Comme le prouve le cas suivant, les chevelures jouent non seulement un rôle en tant que boucles, mèches et tresses séparées de leur propriétaire, mais aussi en tant que coiffure en soi.

« Lorsque le patient (un haut fonctionnaire, âgé de cinquante ans) était âgé de sept ans, un soir, sa bonne, après l'avoir bordé dans son lit, l'embrassa, et le patient se souvient encore avec précision qu'il fit glisser ses doigts dans la fine chevelure. A l'âge de la puberté, chaque fois qu'il voyait ou touchait des cheveux bien coiffés, il accusait une excitation sensuelle. Puis cette excitation ne se déclencha plus qu'à la vue de cheveux d'homme ; la chevelure des femmes ne pouvait parvenir à l'émouvoir et, même pour les hommes, seuls des cheveux châtains, bien lisses, brossés vers l'arrière, l'intéressaient. Le patient préfère ceux des jeunes gens timides et légèrement farouches, mais ils doivent être sains et naturels. C'est, en premier lieu, lorsqu'il en coiffe un qu'il ressent un plaisir total et une excitation sexuelle spéciale. Il procède de la manière suivante : debout, derrière l'homme qu'il veut coiffer, il utilise de la brillantine et des peignes, qu'il porte toujours sur lui, et peigne les cheveux en les appuyant vers l'arrière de la tête. Lorsque le peigne passe au sommet du crâne, l'éjaculation se produit. Or le même résultat est obtenu lorsqu'il fait glisser sa main sur les cheveux soyeux d'un homme, surtout lorsque notre patient se tient derrière son sujet ou qu'il l'effleure de son corps. Quand de telles occasions se présentent, il ne dénude point ses parties génitales, mais il déclare qu'il aimerait fort que ce fût le cas, mais qu'un sentiment de honte l'empêche de se procurer cette jouissance. Remarquons qu'il lisse ses cheveux, strictement brossés vers l'arrière, qu'il se peigne souvent, mais préfère peigner les autres. Lorsqu'il aperçoit, au hasard de la rue, un homme qui a des cheveux qui lui plaisent, il le suit et lui adresse la parole. Il conte que, jeune officier, lorsqu'il rendait visite à la jeune fille avec laquelle il entretenait des rapports sexuels, il se brossait soigneusement les cheveux, et au moment psychologique, à l'instant du spasme de l'orgasme, il pensait à ses cheveux, si bien entretenus, comme au symbole suprême de l'émotion sexuelle. Le patient ne comprend pas pourquoi un être peut couper des mèches de cheveux, sous l'emprise d'une impulsion sexuelle, mais il imagine facilement que près du lit de mort d'un bon ami, qu'il sait perdu pour toujours, il prendrait volontiers une boucle de cheveux en tant que souvenir.

Grâce à une association d'idées qui l'obsède, la vue d'une tête coiffée avec goût le transporte à l'époque heureuse où, pour des raisons professionnelles, il avait à soigner les coiffures des jeunes gens, et ces moments vivent dans sa mémoire, symbolisant « l'expression suprême » du « monde des idées et des sentiments » dans lequel il se meut comme « dans un cercle étroit dont le centre est une tête bien sculptée, aux cheveux sombres, lisses et brossés avec soin — point de mire d'un univers dans lequel la vie est représentée uniquement par un rayon de lumière ». Le patient, dont la conduite fait autour de lui une certaine sensation, est connu sous le surnom de « coiffeur », parmi ses amis et relations. Au reste, le milieu qu'il fréquente ne correspond ni à son origine aristocratique ni à sa situation sociale ; ce sont surtout des gens simples, parmi lesquels il se sent à l'aise.

Le coloris des cheveux, en général, joue un rôle sélectif important. Parfois, ce sont les cheveux clairs, de différentes nuances, d'autres fois, les cheveux foncés qui attirent le fétichiste. Ce choix dépend, dans une large mesure, de facteurs psychologiques connus sous la désignation (scientifiquement peu précise) qu'on appelle la « mode ».

Or même les cheveux « poivre et sel » ou blancs peuvent être un fétiche. La femme d'un de nos patients devait porter, pendant l'acte sexuel, une perruque blanche. Les perruques des juges et des avocats anglais exercent souvent une action fétichiste sur les jeunes filles. Mais, à l'ordinaire, les perruques exercent une action antifétichiste repoussante, comme par exemple dans le cas suivant, qui n'est d'ailleurs pas sans un certain humour. Il s'agit de l'annulation d'un mariage :

« Dans cet exemple, où j'avais été consulté en tant qu'expert, le mari déclara qu'après les noces l'épouse se débarrassa tout à coup de la magnifique chevelure qui lui avait procuré tant de joie lors de leurs fiançailles. Presque chauve, pour ainsi dire, la femme se coucha sur le lit nuptial, et, comme il ne lui était jamais venu à l'idée que sa femme pût porter perruque, il en fut bien péniblement surpris. Il se détourna d'elle, son membre en érection redevint flasque et, à partir de ce moment, tout espoir de légitimes rapports conjugaux était perdu. Attendu que sa femme portait de faux cheveux et qu'elle ne lui en avait point fait l'aveu, l'époux nia, avec succès, consommation et validité du mariage. »

Dans ce cas, la déception du jeune marié doit être considérée comme un choc, et ce serait une grave erreur de la stigmatiser comme une forme d' « antifétichisme pathologique ». Comme nous l'avons spécifié plus haut, il est difficile de limiter avec précision et netteté la vie sexuelle normale de la vie sexuelle pathologique.

L'effet psychologique produit par les poils de la barbe sur les femmes est presque aussi puissant que l'influence que possèdent les cheveux des femmes sur les hommes, et une moustache peut devenir un fétiche. Ici aussi, des facteurs de la psychologie des masses, à savoir la mode, jouent un rôle capital. Les jeunes filles allemandes du début du siècle étaient obsédées par la fameuse moustache en croc de l'Empereur, et les jeunes filles allemandes d'un temps plus récent étaient séduites par la moustache en « brosse » de Hitler, dont « l'invention » doit être attribuée à Charlie Chaplin.

Très rare est le cas communiqué par Krafft-Ebing, concernant un homme qui aimait les femmes barbues. Après la mort de sa première femme, véritable Xantippe, il n'eut de cesse jusqu'à ce qu'il eût trouvé, et épousé, une autre dame dont le minois s'ornât d'une barbe respectable. C'est l'exemple-type d'un fétichisme conséquent à une homosexualité sublimée. Les rapports sexuels désirés avec la femme barbue étaient destinés à compenser les rapports sexuels interdits avec des hommes. D'un point de vue assez semblable, nombre de sexologues considèrent que les goûts de nos contemporains ou pour les visages rasés des hommes, d'une part, ou pour les corps minces et souples des femmes, d'autre part, accusent et révèlent les tendances d'une époque décadente. Il est évident qu'il faut accepter cette théorie *cum grano salis.*

Le fétichisme des yeux et du nez est moins fréquent que celui des cheveux, mais il est malgré tout plus répandu qu'on ne pourrait le supposer. Ainsi les sourcils qui se rejoignent au-dessus du nez sont souvent l'objet d'une véritable obsession du fétichiste, et cette constatation est valable aussi en ce qui concerne les défectuosités de la vue, telles que la myopie, le regard « plein d'âme » contenu dans les yeux globuleux des individus atteints de la maladie de Basedow ou des personnes atteintes de cécité. En ce qui concerne la cécité, lorsque la pitié, un complexe de supériorité et une forme de sadisme indirect jouent en tant que facteurs capitaux, il est difficile de décider ici s'il s'agit, à priori, de fétichisme.

Binet a communiqué le cas suivant où il existe une sorte de combinaison entre le fétichisme des yeux et le fétichisme du nez :

X..., âgé de trente-quatre ans, professeur de lycée, avait souffert, comme nourrisson, de convulsions. A l'âge de dix ans, il commença à se masturber, et cette pratique était suivie de jouissance érotique et d'imaginations très bizarres. Il était amoureux des yeux de femme, et, comme il voulait se représenter l'acte sexuel (sans toutefois avoir la moindre idée du déroulement technique précis de l'acte sexuel), il imaginait — afin de se rapprocher le plus près possible de sa passion des yeux — que les organes génitaux féminins devaient être placés dans les narines. Depuis cette époque, ses désirs sexuels intenses étaient comme centrés autour de cette pensée singulière. Il dessinait des croquis représentant le profil « grec » d'une femme dont les narines étaient assez larges pour permettre l'*immisio penis*. Un jour, dans l'autobus, il remarqua une jeune fille dans laquelle il crut reconnaître son idéal. Il la suivit jusqu'à son domicile et lui demanda tout de go si elle voulait l'épouser. Les parents le mirent à la porte, mais il revint à la charge jusqu'au jour où la famille le fit arrêter. X... n'avait jamais eu de rapports sexuels avec les femmes.

Dans les cas de penchant fétichiste pour le nez, le culte inconscient du phallus joue toujours un rôle important. Ce culte provient d'une vieille croyance populaire qui, cela va de soi, n'est pas établie sur des faits solides, à savoir que les dimensions du nez ont un quelconque rapport avec les dimensions du pénis.

Dans la littérature, le fétichisme du nez s'est immortalisé dans la personne de « Cyrano de Bergerac », de Rostand. Il existe en outre un poème d'un fétichiste anglais, publié par Krafft-Ebing :

Oh sweet and pretty little nose,
So charming unto me ;
Oh were I but the sweetest rose,
I'd give my scent to thee.
Oh, make it full with honey sweet
That I may suck it all ;
T' would be for me the greatest treat,
A real festival.
How sweet and how nutritious your darling nose does seem.
It would be more delicious than strawberries and cream.

O joli petit nez chéri
Tu sembles si charmant ;
Oh ! si j'étais la rose odorante
Je t'offrirais mon parfum.
Oh ! si tu étais plein de miel
Je butinerais ta douceur,
Ce serait pour moi le plus grand plaisir,
Un véritable festin.
Comme ton nez chéri semble doux et nourrissant.
Il serait plus délicieux que des fraises à la crème.

Ce n'est point surprenant que l'auteur ait publié ce poème sans signature... !

Dans la documentation fétichiste, il existe également un cas du fétichisme de la bouche. Il s'agissait d'un cas curieux, celui d'un homme de loi dont l'activité sexuelle se bornait à presser ses lèvres sur celles d'une autre personne. Ce baiser ne s'étendait pas vers le contact de la langue, mais, infailliblement, il provoquait l'éjaculation. Des lèvres très charnues exerçaient sur cet homme un attrait irrésistible ; peu importait d'ailleurs qu'elles fussent celles d'une femme ou celles d'un homme, elles étaient pour lui le summum de la jouissance.

Il existe, en outre, le fétichisme des larmes (qui fait partie du sadisme), et même un fétichisme de la salive, qui se manifeste dans le besoin qui pousse un être à sentir dans sa bouche la salive de la personne aimée. On a pu observer de nombreux cas où des femmes étaient attirées par certains hommes parce qu'ils « pouvaient cracher d'une manière forte et virile. » Ici, le mécanisme du fétichisme fait aussi apparaître ses secrets, car, de la même manière que le nez est considéré comme la symbolique du pénis, l'action de cracher est le symbole de l'éjaculation masculine.

Les parties du tronc les plus agissantes, en tant que stimuli fétichistes, sont les seins, les hanches et les organes génitaux. Or, en dehors de ces zones principales, le tronc humain est pour ainsi dire presque aussi riche en fétiches que le visage. Le fétichisme du cou appartient à ce groupe. Le cou court et épais et le cou long et mince ont leurs admirateurs fétichistes. Le col de la chemise bien ouvert pour les hommes et le décolleté des femmes peuvent être des objets de fétichisme. Un de nos patients, instituteur, avait le besoin constant de glisser sa main dans le corsage des jeunes filles. Un autre était fasciné par la « septième vertèbre cervicale ». A chaque occasion qui se présentait, ses yeux se fixaient avec joie sur cet endroit élu.

L'encolure, les épaules arrondies de la femme, le « cou de taureau » des hommes et les seins des deux sexes sont des objets d'attraits fétichistes. Nombre de femmes sont amoureuses d'une poitrine d'homme assez velue, tandis que beaucoup d'hommes activent leur stimulation fétichiste la plus intense par des seins féminins, la plus importante des zones érogènes secondaires avec toutes ses fossettes et replis, des mamelons jusqu'aux aréoles brunes et teintées qui les entourent. Les duvets très fins sur les seins exercent parfois une fascination fétichiste. Bien que les seins féminins puissent exercer une attraction puissante sur les sens de l'homme, notamment sur les plans visuel et tactile, il advient aussi qu'un homme développe une aversion antifétichiste pour la poitrine féminine, comme en témoigne l'exemple suivant :

« Il s'agit d'un médecin, âgé de trente-cinq ans, marié, hétéro-sexuel, ayant une libido puissante. Il éprouve une aversion prononcée contre les seins féminins, et elle est si intense que les mots tels que « seins », « gorge » suffisent à ce qu'il ressente du dégoût. Il devait faire un tel effort pour prononcer le mot « sein » que, pour cette raison, il évitait de le nommer. Cette aversion contre les mots précis et déterminés est une caractéristique classique inhérente à l'antifétichisme, et elle correspond à la force attractive verbale du fétichisme. Le patient avait déclaré en outre que sa femme chantait souvent l'adorable lied de Heine : « Lorsque je regarde en tes yeux... » et que, lorsqu'elle arrivait au vers : « Et quand je me penche sur ta gorge... » il tremblait et il avait honte devant son épouse, qui ignorait d'ailleurs son aversion. Le patient affirmait aussi que la seule pensée qu'une goutte de lait puisse être sécrétée par un mamelon suffisait à le rendre malade. Il est écœuré, dégoûté par le spectacle d'une femme qui porte une robe trop décolletée ou d'une mère qui allaite son enfant, ou d'une femme à forte poitrine, ou de peintures, dans le genre de la Vénus du Titien. Les vitrines des magasins qui offrent des gaines et des soutiens-gorge lui paraissent le comble de l'obscénité. Dans l'exercice de sa profession, cette aversion insurmontable l'a souvent placé dans des situations délicates. Ainsi il ne peut ausculter une femme que de dos. Une dame l'ayant consulté au sujet d'une grosseur suspecte qu'elle sentait sur le sein, il se trouva dans l'incapacité de toucher sa poitrine et il l'adressa à un spécialiste. Pour échapper le plus possible à la vue de cette partie abhorrée du corps féminin, il se spécialisa dans la pédiatrie. Il est incapable de fournir une explication plausible quant à son antipathie bizarre et fort gênante. »

Nous ne risquons guère de nous tromper en concluant, en fonction de ce cas, à la manifestation d'un élément homosexuel refoulé et subconscient qui subsiste chez ce patient prétendu parfaitement hétéro-sexuel, car il semble que l'on puisse interpréter dans cette direction son aversion des seins féminins. D'une manière générale, la poitrine féminine exerce une action fétichiste très accentuée et sous ses différentes formes, des petits seins des fillettes jusqu'aux seins lourds et hypertrophiés, elle peut être un fétiche. Une des formes répandues des rapports sexuels, spécifiquement fétichistes, est le *coïtus intermammalis*, exécuté entre les seins.

Il y a aussi les fétiches des parties situées entre la poitrine et la taille. Cette dernière notamment, fine et bien prise, peut être un objet très convoité du fétichiste.

En ce qui concerne le fétichisme génital, il ne s'agit naturellement pas des réflexes nuancés qui aboutissent, selon l'instinct sain et normal, au désir d'entrer en contact avec les organes génitaux du partenaire, mais il s'agit d'une fixation exclusive, comme « monopolisante » — ou sur le plan de l'attraction ou sur le plan de la répulsion — sur des organes génitaux, ou masculins ou féminins. Certains savants, et parmi eux Krafft-Ebing, nient la possibilité d'un fétichisme génital, tandis que d'autres, comme Bloch et Hirsch, en affirment l'existence. Quant à nous, nous croyons que l'argument est ici purement une question de terminologie et, selon le cas, la fixation exclusive sur les organes génitaux du partenaire peut être, ou peut ne pas être, une fixation fétichiste. Pour cette raison, nous citerons les deux exemples suivants puisés dans les archives de Moll et dans les nôtres, sans commentaires :

« Fille d'un fonctionnaire, Mlle X... est affligée d'une anomalie bien spéciale. Un de mes amis, qui fréquentait sa famille, s'aperçut bien vite que son comportement n'était pas celui d'une jeune fille « bien élevée ». Mon ami la persuada assez facilement de lui rendre visite dans sa garçonnière. Or, lorsqu'il tenta de la posséder, la jeune fille, tout naturellement, saisit son pénis et le porta à sa bouche. Si, depuis plusieurs années, elle entretenait des rapports sexuels, elle déclara que cette pratique était la seule et unique façon de lui procurer plaisir des sens et satisfaction sexuelle. »

L'exemple suivant représente, pour ainsi dire, la contrepartie du cas cité ci-dessus :

« Le drapier Karl Sch..., né en 1867, a été placé en observation et en traitement à l'Institut de Sexologie. Conformément à son propre désir, nous publions les observations suivantes recueillies de l'expertise du professeur Pfister datée du 29 juin 1919. Pour tentatives abortives, donc illégales, le patient avait été frappé, à trois reprises, de peines de prison. Il déclara qu'en pratiquant les interventions en question l'idée d'un avortement n'avait jamais effleuré son esprit et que ses manœuvres lui avaient servi uniquement de prétexte pour persuader les femmes à se prêter aux manipulations dont il avait besoin pour aboutir à la satisfaction sexuelle, c'est-à-dire ici à la vue et à l'attouchement des organes génitaux féminins. Il utilisait à cet usage un instrument totalement inadapté et inadéquat à une opération sérieuse et s'en servait de telle manière qu'un avortement eût été possible. Dans deux des cas, entre autres, les femmes n'étaient d'ailleurs pas enceintes et si, dans le troisième cas, l'avortement en effet eut lieu, ce ne fut pas à la suite de ses manœuvres, car la seringue dont il se servait n'était d'abord pas destinée à cet usage et il l'avait introduite de telle manière que le peu d'eau qu'elle contenait n'avait pu pénétrer dans le vagin. Il l'avait tenue de la main gauche, tandis qu'il avait posé sa main droite sur le ventre de la femme. Par conséquent, le patient affirma que, dans les deux premiers cas, les femmes n'étaient pas enceintes et que, dans le troisième cas, l'instrument n'était pas celui qu'il fallait pour provoquer un avortement, et qu'en définitive il n'avait pas agi avec l'intention délibérée de provoquer un avortement. Il avait fait accroire à ces femmes qu'il pouvait les faire avorter, parce qu'il voulait se servir de leurs corps, sans qu'elles s'en aperçussent, pour ses manipulations sexuelles. Les besoins sexuels de cet être, de nature bien singulière, se bornaient à la vue et à l'attouchement des organes sexuels féminins. Dans les trois cas, il aboutissait à la satisfaction sexuelle, c'est-à-dire à l'orgasme et à l'éjaculation. Le patient déclara qu'il était incapable d'exécuter l'acte sexuel normal. Pour ses manœuvres, il n'avait exigé ni reçu aucune rémunération. »

Si l'on peut considérer les deux cas précités comme un fétichisme génital, ce qui, nous l'avons écrit plus haut, n'est qu'une question de terminologie et même de casuistique, on serait alors autorisé à affirmer que le fétichisme génital existe. Si beaucoup d'hommes sont attirés par les femmes et, en même temps, ressentent une aversion incompréhensible et inexplicable envers la vulve et le vagin, ils affirment alors que le contact avec ces organes est, pour eux, aussi repoussant que celui d'une « bête visqueuse ». D'autre part, un homme vint nous consulter au sujet de sa femme ; il en était séparé et voulut divorcer parce qu'elle refusait catégoriquement de toucher son membre. Si, par ailleurs — et il faut insister, — les impulsions d'un individu sont normales, ce genre d'aversion peut être amélioré à l'aide d'un traitement hypnotique ou psychothérapeutique intelligent.

Un sous-groupe du fétichisme génital est le fétichisme du scrotum. Pour beaucoup de femmes, le scrotum est un « jouet » fascinant qui les attire irrésistiblement. Il existe aussi un fétichisme du prépuce. Un de nos patients déclara que le *glans penis* d'un circoncis lui procurait une véritable répulsion parce qu'il lui paraissait indécent et obscène. Le fétichisme du clitoris et des lèvres, s'ils sont tant soit peu hypertrophiés, est fréquent. La plupart des fétichistes du clitoris pratiquent aussi le *cunnilinctus*. A ce propos, nous avons observé un cas bien spécial. Il s'agissait d'un fétichiste de l'hermaphrodisme. Le patient s'était fait photographier assis sur une femme, de telle manière que la partie supérieure de son corps semblait comme fondue avec la partie inférieure du corps de la femme, si bien que l'image donnait l'illusion d'un véritable hermaphrodite. Le fétichisme génital se manifeste parfois à travers un penchant pour les forts effluves des organes sexuels des deux sexes, très appréciés par certains, et qui peuvent être des fétiches, tandis que d'autres éprouvent pour eux une répulsion antitrophique comme nauséabonde. Les « amateurs » des odeurs de l'anus, qui les recherchent jusque dans les vêtements en contact avec cette zone du corps, souffrent d'autant plus de cette impulsion fatale qu'ils sont, par ailleurs, extrêmement propres et soignés. Leur penchant pour la zone anale peut devenir si puissant qu'en dépit de l'anomalie dont ils sont parfaitement conscients ils pratiquent l'*anilinctus* avec une véritable passion. Dans tous les pays du monde, le jargon érotique a créé des expressions particulières quant à cette pratique.

Ceci nous amène au dernier des fétichismes du tronc, à savoir le fétichisme du fessier. A propos il y a, dans la documentation de Krafft-Ebing, la confession extrêmement intéressante d'un jeune médecin que nous reproduirons en raison de l'excellence des qualités d'observation :

« Agé de trente ans, j'ai exercé depuis six années la profession de médecin. Mes parents sont en parfaite santé, des êtres peu compliqués et de tempérament flegmatique. J'ai deux frères et deux sœurs, et mon frère aîné est neurasthénique. Sans aucun doute, tous deux ont encore de nos jours l'habitude de se masturber. Mes deux sœurs sont mariées et, apparemment, très sensuelles. Je sais que ma sœur cadette, âgée de vingt-sept ans, a encore l'habitude de se masturber, malgré son état de femme mariée. Deux mois après ses noces, je l'ai surprise sur le fait. Or ceci est d'autant plus singulier que son époux, non seulement très viril, aime passionnément ma sœur, qui est d'une grande beauté.

» Souffrant d'une hypospadie légère, je suis par ailleurs en bonne santé et résistant. Enfant précoce, j'étais très admiré par mon entourage ; à l'âge de cinq ans, je savais lire et écrire et je connaissais la table de multiplication. C'est sans effort que j'ai réussi brillamment mes examens.

» Ma libido s'est manifestée très tôt et mes souvenirs à ce propos datent de ma septième année. A cette époque, j'avais l'habitude de soulever les jupes de nos servantes pour regarder leur croupe. Je crois que cette idée m'était venue à l'esprit le jour où j'avais aperçu celle de ma mère, quand elle était accroupie pour uriner. Je me souviens très bien que ce spectacle m'avait profondément impressionné. Agé de neuf ans, je rêvais que j'étais dans une école de filles et que l'institutrice m'ordonnait de me dévêtir. A quatorze ans, j'ignorais la masturbation, et, lorsqu'un camarade m'y initia, je n'en éprouvai qu'un plaisir très modéré. A quinze ans, je commençai à me masturber non pas à l'aide de mes mains, mais en frottant mon pénis contre le drap du lit. Depuis, je n'ai jamais totalement abandonné cette pratique, et, à certaines époques, je me masturbais jusqu'à trois fois par jour. Or j'étais capable de m'en abstenir plusieurs mois avant mes examens. Pendant de longues années, je continuai à frotter mon pénis contre le drap, puis j'eus l'idée d'enduire mon membre de savon et de me masturber à l'aide de la main, et cette pratique m'a toujours procuré un plaisir intense. Je n'ai jamais entretenu de rapports sexuels avec des hommes et, jusqu'à ma dix-septième année, je n'ai pas approché de femme. A partir de cette époque, et jusqu'à mon entrée à l'Université, j'avais coutume de fréquenter les prostituées, mais, en général, l'éjaculation se produisait immédiatement après l'introduction de mon pénis.

» Après avoir mené, jusqu'à ma vingt et unième année, une vie sexuelle assez normale, je commençai à développer des tendances plus particulières. Mon intérêt pour les reins féminins, qui, comme je viens de l'écrire, s'était éveillé à la vue de la croupe de ma mère, devint alors le facteur essentiel en fonction du choix de mes amies. Les seins féminins ne m'excitaient nullement, mais ma sensualité fut et est immédiatement enflammée lorsque j'aperçois une femme au fessier arrondi et ferme qui se penche en avant ou qui porte une robe étroite et bien ajustée moulant bien ses formes. Dans la rue, je ne peux résister au désir de fixer mon regard sur une femme bien faite, et, en imagination, je caresse ses formes. Pendant les cours pratiques, à la seule vue d'un beau fessier, une excitation identique s'emparait de moi. Si un beau visage me plaît infiniment, j'avoue qu'une fille laide — si elle n'est pas repoussante, si son corps correspond à mon goût — m'excite davantage qu'une fille mince avec un visage attrayant.

» Etudiant à Leipzig, j'entretenais plusieurs liaisons. J'étais, et je suis encore, extrêmement viril et je rencontrais mes maîtresses deux à quatre fois par semaine ; j'accomplissais l'acte sexuel jusqu'à quatre fois de suite. Dans l'intervalle, je me masturbais quand même, bien que moins souvent, surtout lorsque je lisais un livre « excitant ». Avec l'une des jeunes filles que je fréquentais à Leipzig, les rapports sexuels ne furent normaux qu'au début de notre liaison. Je m'étais vite aperçu que la jeune fille, âgée de vingt ans, était peu exaltée par l'acte sexuel, mais que son excitation était totale lorsque je caressais son clitoris. Nous abandonnions alors les rapports sexuels normaux et pratiquions la masturbation mutuelle. La même jeune fille manifesta un jour le désir de pratiquer le *fellatio*, mais, par crainte que mon hypospadie, aussi faible qu'elle fût, puisse la choquer, je ne le lui permis point.

» Un jour, un collègue me raconta qu'il préférait le *cunnilinctus* à tous les plaisirs sexuels. Il décrivit cette pratique d'une manière si séduisante, et évoqua surtout la volupté de la femme avec tant de persuasion, que je fus saisi de curiosité et du désir de pratiquer cette forme de rapports sexuels qui, pour moi, était nouvelle et inconnue. Toutefois, à la première occasion qui m'eût permis de tenter l'expérience, l'idée que cet acte pouvait être obscène m'empêcha de l'exécuter. Un jour, une prostituée me persuada de le tenter. Cette femme était jolie, passionnée, et d'une grande habileté érotique. Au plafond, au-dessus de son lit, elle avait fixé un miroir qui lui permettait de suivre visuellement ses ébats érotiques. Elle me demanda d'abord de mordre ses aisselles, et j'avoue que j'avais ignoré, jusqu'à ce jour, que cette pratique pouvait intensifier l'excitation sensuelle. J'accédai à son désir et j'en fus visiblement excité. Puis elle me demanda si j'avais déjà pratiqué le *cunnilinctus*. Devant ma réponse négative, elle répliqua qu'elle me l'apprendrait et qu'elle l'avait enseigné à nombre d'étudiants. Je fis alors une tentative, mais je dus abandonner bien vite, car j'avais comme un début de nausée, et nous accomplîmes alors l'acte sexuel normal.

» Or, plus tard, je m'entraînai pour ainsi dire dans l'art du *cunnilinctus*. Lorsque je m'aperçus, au cours de mes premières tentatives, à quel point les femmes en étaient transportées, je commençai peu à peu à éprouver un grand plaisir à cet acte, et bien souvent, au moment où la femme aboutissait à l'orgasme, j'y aboutissais aussi en même temps. Actuellement, le *cunnilinctus,* à la condition expresse que ma partenaire fût propre et soignée, ne me répugne et ne m'écœure plus, mais, au contraire, me procure une grande jouissance. Toutefois, il n'est pour moi qu'un moyen destiné à exalter ma partenaire et, si je m'aperçois qu'elle n'en est point stimulée, je cesse immédiatement mes ébats.

» Dans une ville universitaire, j'ai entretenu des relations sexuelles stables et suivies avec une prostituée qui était la plus sensuelle des femmes que j'aie connues. Dès que je m'approchais, elle se mettait littéralement à trembler. Un fois, je restai une nuit entière près d'elle et nous pratiquâmes alternativement le coït et le *cunnilinctus*. La fille me priait, à chaque fois, de l'autoriser à m'embrasser, et bien que je n'éprouve, à l'ordinaire, nul penchant pour ce plaisir passif, je fus contraint d'y accéder et, *positione ad hoc facta eodem lambebarnus. Semen meum magna cum cupiditate devoravit.* Cette femme aimait beaucoup le coït normal, et je fus d'autant plus surpris lorsqu'elle me raconta qu'elle avait une amie qu'elle aimait et pour laquelle elle s'adonnait parfois au *cunnilinctus*. Un jour, je rencontrai cette amie et je pratiquai le *cunnilinctus* avec les deux femmes. Elles m'offrirent ensuite le spectacle de l'amour lesbien, où la prostituée jouait le rôle actif.

» A Berlin, j'eus pendant quatre années une liaison avec une femme veuve. Elle répondait parfaitement à mes goûts, aussi bien sur le plan intellectuel que sur le plan physique. Je la rencontrais régulièrement deux fois par semaine et, chaque fois, nous nous adonnions au coït deux à quatre fois.

» Je n'ai essayé avec elle le *cunnilinctus* qu'une seule fois, et nos rapports sexuels étaient normaux. Je suis, avant tout, tenté de m'adonner au *cunnilinctus* avec des femmes que je rencontre pour la première fois ou que je connais depuis peu. Malgré mes relations sexuelles régulières avec mon amie veuve, je rends visite à des femmes, généralement de mœurs légères, tous les dix jours environ, afin de pratiquer avec elles, comment dirais-je, des « spécialités ».

» Petit à petit, j'ai cédé à des pratiques voluptueuses qui, je le croyais, calmeraient et équilibreraient mon penchant pour les croupes féminines. Je ne connais d'autre plaisir sexuel dépassant celui-ci, auquel je m'adonnais. Je procédais de cette manière. J'abordais, dans la rue, une femme qui, d'instinct, me paraissait sensuelle et possédant une croupe bien tournée. En marchant à ses côtés, j'accusais déjà une érection. Dans l'escalier qui menait à ma chambre, je ne pouvais me retenir de pincer et de caresser sa croupe. Entre mes quatre murs, je me déshabillais avec une hâte fébrile et je la pressais de se dévêtir. Je lui demandais de garder d'abord ses culottes, que je tirais lentement pour me repaître de la beauté de ses fesses, que je couvrais de baisers ardents. Puis je lui retirais ses culottes, et elle devait s'allonger sur le lit, de manière à s'appuyer sur la jambe droite, en me présentant son dos. Cette attitude m'excite au plus haut degré. Puis, avec ma langue, je caressais son épine dorsale et la fente du fessier. J'introduisais doucement mon doigt. C'est avec une sorte de pur ravissement que je me précipitais sur l'anus, que je caressais de ma langue. En général, j'aboutis alors à l'orgasme. Une légère odeur *sui generis* ne me repousse point, et, au contraire, elle m'est agréable. Souvent, je terminais par le coïtus à posteriori.

» C'est ce genre de rapports sexuels qui m'excitent et me satisfont le plus. Comme je viens de l'écrire, je cède à ce besoin tous les dix jours environ, et, quand le moment approche, je suis incapable de penser à autre chose, exception faite pour mon travail professionnel. Obnubilé comme sous une contrainte violente à laquelle je ne puis échapper, j'évoque et je pense à cet acte sexuel. Dans ces moments, je ne suis pas libéré de cette obsession quand je rends visite à mon amie et que je la possède normalement. Je suis alors comme contraint de m'abandonner à mon penchant, que je goûte d'ailleurs beaucoup plus que le *cunnilinctus*. Ce dernier n'est qu'un moyen permettant d'exciter ma partenaire, tandis que mon penchant particulier, par contre, m'exalte au plus haut point, même si ma partenaire reste indifférente, bien que ma jouissance en soit augmentée si mon vis-à-vis y trouve également plaisir. De telles compagnes finissent toujours par exiger ensuite le *cunnilinctus* ou le coït. Quelques-unes — et elles n'étaient point toutes des prostituées — me confièrent que ce n'était pas tant la pratique en soi qui les excitait, mais plutôt la pensée de savoir qu'un jeune homme s'intéressât à ce point à cette partie de leur anatomie.

» J'ai appris, par des prostituées et par des amis avec lesquels j'échange des confidences, que mon penchant n'est pas si rare qu'on pourrait le croire. Heureusement, je n'ai pas éprouvé la moindre envie de goûter aux fèces, et j'espère que je ne céderai jamais. Toutefois, je n'en suis point totalement assuré, car, il y a dix ans, je n'aurais jamais cru qu'il me serait possible de me livrer à des actes qui, de nos jours, sont pour moi une pratique courante. Par rapport à ce que je viens d'écrire, on pourrait supposer que j'ai des tendances masochistes. Or je ne crois pas qu'il en soit ainsi. Il m'est indifférent d'avoir en face de moi une femme fière et autoritaire ou une femme douce et soumise : seul le corps de la partenaire m'importe. D'autre part, si une femme, qui incarnerait l'idéal du masochiste, m'ordonnait *nates et paresertim anum lambere,* cette exigence ne me procurerait aucun plaisir, à moins que je ne pressente qu'elle en éprouverait une intense envie. Je n'ai d'ailleurs jamais éprouvé le désir d'être dominé, lié et battu par une femme. Une fois, j'ai rencontré une fille soumise, spécialisée dans le traitement des masochistes, et qui avait une clientèle importante de ce genre de pervertis. Or son comportement ne m'a nullement impressionné, et, pour moi, elle n'était qu'une femme avec une belle et jolie croupe. Lorsqu'elle m'administra, selon son désir, un coup de verges sur les fesses, cela ne provoqua en moi aucune excitation sexuelle, mais simplement une douleur très désagréable, et je la priai de cesser sur l'instant.

» Pour toutes ces raisons, je peux affirmer que je ne suis pas masochiste. D'après moi, *je suis un simple fétichiste dont le fétiche est une croupe féminine, pleine et arrondie.* Il faut ajouter que j'ai une libido puissante qui, en dehors des pratiques anormales, peut être satisfaite dans un coït fréquent et par la masturbation. Je me considère donc comme la manifestation d'un cas d'hyperesthésie associée à un penchant fétichiste pour la croupe féminine. »

C'est sur les bras et sur les jambes que le fétichiste trouve un certain nombre de points de fixation importants. En ce qui concerne les extrémités supérieures, ce sont les mains ; quant aux extrémités inférieures, ce sont les mollets qui occupent la première place. Les biceps et les muscles du bras de l'homme peuvent exercer un attrait irrésistible sur certaines femmes.

La déclaration suivante est caractéristique pour le fétichiste de la main :

« J'ai une passion irrépressible pour les mains fines et bien formées qui, sans boursouflures et sans chairs superflues, ont des lignes délicates et qui sont propres et bien soignées. J'éprouve le désir irrésistible de caresser ces mains. Lorsque je peux en toucher une qui, je dois l'avouer, me fascine, je ressens un grand soulagement, une véritable détente, tandis que je suis épuisé après le coït le plus normal. »

Les ongles des doigts, avec toutes leurs finesses, forment un chapitre du fétichisme en soi. Il y a quelques années, un procès sensationnel eut lieu à Berlin. Un étranger d'origine aristocratique, qui avait une passion pour les ongles sales, avait été assassiné. Son singulier penchant avait poussé cet homme du monde à fréquenter les quartiers et les bas-fonds les plus mal famés, et il y trouva la mort. Il fut assassiné par un souteneur. Les cuisses féminines et masculines peuvent également être une attraction aux désirs des fétichistes. Cette observation est exacte aussi en ce qui concerne les mollets, et spécialement ceux des fillettes. Ce sont, en premier lieu, les exhibitionnistes qui manifestent souvent une fixation aux mollets des enfants. L'exemple suivant en témoigne :

« Le 15 octobre 19..., à 19 h. 30, l'accusé se rendit à la cabine téléphonique publique de la ville de X..., située en face du n° ... La cabine était occupée et il attendit dehors, en compagnie d'une fillette âgée de onze ans environ, qui lui était inconnue. L'enfant entra la première dans la cabine, tandis que l'accusé attendit encore son tour devant la porte. « Lorsqu'un quart d'heure se fut écoulé, déclara l'accusé, il me sembla impossible que la fillette puisse être encore en communication avec un interlocuteur. J'entrouvris alors la porte de la cabine, et je compris qu'elle voulait parler avec son cousin, mais qu'elle ignorait le numéro de téléphone. Elle refusait d'admettre, en toute naïveté, que la Centrale téléphonique ne puisse la mettre en communication ! L'enfant était charmante, et elle avait l'air de ne point avoir froid aux yeux. Je lui demandai de bien vouloir me laisser téléphoner. Elle m'y autorisa, et, pendant que j'étais en communication avec mon interlocuteur, elle tenait son genou appuyé sur ma chaise. Devant ce spectacle — ses jolies jambes bien galbées étaient nues jusqu'à ses petites culottes, — j'éprouvai le besoin, comme irrésistible, de lui montrer mon pénis, et il me fallut faire un effort surhumain pour résister à cette impulsion. Je quittai la cabine téléphonique avec l'enfant. Je lui demandai son adresse et, tout en me répondant, la fillette marchait devant moi. Ses jambes droites, fines et bien galbées exercèrent une telle attirance sur moi que j'eus une folle envie de les toucher avec mon pénis. Je la suivais toujours, lorsqu'elle traversa la cour située devant la maison où elle habitait. Je tremblais de tout mon être, comme enfiévré, et, tout à coup, je n'y tins plus et sortis mon pénis. A ce moment, fou, comme égaré, je ne savais ce que je faisais. » L'accusé déclara que, sans qu'il l'en eût priée, la fillette avait commencé à manipuler son pénis. « Et lorsque le témoin T... survint, poursuivit l'accusé, une honte profonde m'envahit et je tentai de m'enfuir. »

En ce qui concerne l'énumération des parties du corps qui servent de fétiche, il convient de les classer d'après l'anatomie du corps humain, tandis que, pour l'examen du fétichisme des particularités physiques, la classification effectuée suivant la signification du sujet sera plus exacte, précise et adéquate.

En ce qui concerne les impressions visuelles, ce sont avant tout les mouvements et les gestes de l'être aimé qui agissent en tant que fétiches. La démarche ondoyante et à pas menus d'une femme est aussi fatale pour beaucoup d'hommes que l'est celle, ferme et assurée, de l'homme pour nombre de femmes. Au cours de la guerre, je passais un jour à La Haye, avec ses rues grouillantes de soldats anglais dont la démarche souple et rapide attira mon attention. A la remarque que j'en fis à l'ami qui m'accompagnait, un vieillard sage et savant de Hollande, celui-ci répondit : « Cette démarche si particulière est la cause principale qui fit mères des centaines de jeunes Hollandaises ! »

Le fétichisme *acoustique* concerne en premier lieu la voix humaine. On n'ignore pas que la voix, et surtout la voix de ténor des chanteurs d'opéra, exerce une action purement fétichiste sur les femmes. A propos d'un certain type de femmes, comme enragées des représentations d'opéras, un sexologue plein d'esprit affirmait qu'elles entendaient avant tout à l'aide « du clitoris ». Les voix défaillantes ou défectueuses peuvent aussi être des fétiches. Un de nos patients, homme d'affaires (du type efféminé), ne pouvait être sexuellement excité que grâce à des voix de femmes graves et viriles.

L'un des cas de fétichisme acoustique les plus extravagants fut celui d'un de nos patients, âgé de soixante ans, qui affirma que, depuis sa toute jeunesse, seuls, les borborygmes qu'il pouvait surprendre dans l'organisme d'autrui avaient le pouvoir de l'exciter sexuellement. Un vieille dame était sexuellement exaltée lorsqu'elle entendait, dans la rue, le bruit des bottes des soldats qui scandaient le pavé. Seule, dans son appartement, elle avait coutume d'attendre le passage ou le défilé des troupes, et plus le bruit des bottes résonnant sur le pavé approchait, davantage elle était excitée. Le pas rythmé d'une marche de fantassins l'incitait à se masturber.

L'évolution fétichiste de l'*odorat* peut se fixer aux exhalaisons diverses du corps, comme par exemple la sueur, ou l'arôme d'un parfum, et même l'expiration des poumons, etc. A ce propos, nous avons mentionné le rôle joué par les odeurs si caractéristiques de la zone génitale. Le fétichisme, orienté vers certains vêtements dont il sera question plus loin, est souvent exalté par l'odeur inhérente à un vêtement déterminé.

L'objet du fétichisme *tactile* est la texture de la peau, sa douceur ou sa fermeté, son velouté ou sa rugosité. Ainsi, certaines femmes sont sexuellement stimulées lorsqu'elles caressent la peau ou le visage barbu d'un homme. La température, c'est-à-dire la chaleur ou le froid, peut également être l'objet d'un attrait ou d'une aversion. Un de nos patients était obsédé par le désir de vite s'asseoir sur un siège précédemment occupé par une femme. Par contre, il ne pouvait supporter un siège qui, précédemment, avait été occupé par un homme. Dans les hôtels et autres endroits publics, il s'égarait volontiers dans les toilettes réservées aux dames et s'exposait ainsi à maintes situations pénibles, ridicules et très délicates.

Un cas de fétichisme du froid très intéressant est résumé dans l'exemple suivant :

« L'évocation ou la vue de vêtements très légers, ou leur représentation par l'image, me procure un plaisir érotique intense. Bien sûr, ma femme ne se doute pas et n'a aucune idée quant à mes anormales émotions à cet égard, et quand j'esquisse un dessin de ce genre, soit une jeune fille les bras et les épaules nus, vêtue d'une robe transparente qui patine sur la glace, mon épouse croit que c'est une cocasse plaisanterie, et ces exagérations paradoxales, qui font ma joie et mon plaisir, ne sont pour elle qu'un jeu de l'esprit. Quand, pour des raisons physiologiques, nos rapports conjugaux sont interrompus un certain temps, de telles fantaisies s'emparent de mon cerveau et, alors, je pratique la masturbation. Et ces imaginations gravitent toujours autour d'une très jeune fille qui, au plus fort de l'hiver, porte une robe légère ! »

Dans ce cas, le caractère sadique du penchant fétichiste est très apparent.

Comme on a déjà pu le constater, le choix du fétiche n'obéit pas à des considérations d'ordre esthétique, mais, au contraire, il est souvent à l'opposé d'un semblable choix. Cette constatation apparaît surtout lorsque ce sont des défauts ou des déformations physiques qui servent de fétiche. L'anomalie la plus fréquente, et la plus répandue dans ce domaine, est le penchant des hommes pour les femmes boiteuses.

Dans son ouvrage célèbre, *Vie des dames illustres françaises et étrangères*, Brantôme conte qu'Anne de Bretagne, épouse de Charles VIII, qui était fort belle, avait une jambe beaucoup plus courte que l'autre. L'auteur affirme qu'il a connu beaucoup de femmes affligées de la même déformation, entre autres la duchesse de Condé, et il suppose que les mouvements qui résultent de la différence de la longueur des jambes exercent une sorte de fascination sur les hommes.

Krafft-Ebing a communiqué, à ce propos, un cas très intéressant, un des rares de la pathologie sexologique où un succès thérapeutique a été obtenu :

« X..., âgé de vingt-six ans, ayant une situation sociale indépendante, de tempérament artiste, est issu d'une famille chargée d'une lourde hérédité. Enfant, il ressentait déjà une pitié profonde pour les êtres paralysés ou boiteux. Il s'amusait alors — et à cette époque son plaisir secret n'était pas encore de nature sexuelle — à se soutenir sous les aisselles, comme des béquilles, avec deux manches à balai, ou quelquefois à boitiller dans une rue déserte. Peu à peu, il associait à ces jeux innocents l'idée qu'il était « un beau garçon paralysé » qui rencontrait dans les rues « une belle fillette » pouvant éprouver pour lui une grande pitié. La pitié des hommes, par contre, l'eût repoussé. X..., de naissance aristocratique, avait bénéficié dans sa jeunesse d'un enseignement privé et déclarait que, jusqu'à sa vingtième année, il ignorait tout ce qui concerne le domaine sexuel. Il avait coutume d'imaginer — et jusqu'à cette époque ses fantaisies lui paraissaient inoffensives — qu'il rencontrerait un jour ou une jeune fille paralysée des jambes et qu'il l'aimerait, ou bien il se suggestionnait qu'il était lui-même paralysé et qu'il jouissait de la sympathie d'une jeune fille saine et belle. Peu à peu, des émotions et des sensations érotiques s'associèrent à ces divagations et, à l'âge de vingt ans, il en fut un jour si perturbé qu'il se masturba et, depuis lors, s'adonna à cette pratique très souvent. Lentement, il devint ce qu'on appelle un neurasthénique sexuel, et son excitabilité était si intense qu'il lui suffisait d'apercevoir, dans la rue, une jeune fille avec un pied bot pour aboutir spontanément à l'orgasme. Bien entendu, la masturbation et les pollutions nocturnes étaient accompagnées par ce genre de visions. X... s'aperçut alors qu'il ne s'intéressait pas précisément à la jeune fille au pied bot, mais uniquement au pied déformé. Jusqu'alors, il n'avait jamais tenté de copuler avec une femme affligée d'une telle infirmité constituant pour lui un fétiche. Si l'acte ne l'attira pas, il douta aussi de sa virilité. Il souhaitait simplement se masturber à genoux devant la jeune boiteuse. Quelquefois, il imaginait qu'il pourrait conquérir l'amour d'une jeune infirme, belle et innocente, touchée par le fait même qu'il aime précisément la malformation dont elle a honte, et qu'un jour une semblable jeune fille pourrait le libérer de son fétichisme en « dirigeant son amour de l'esprit du pied malade et infirme vers *le pied sain de son esprit* » ! Il considérait qu'un tel miracle serait son salut, car il se savait profondément malheureux. »

Ce cas bien spécial a eu une solution heureuse, car cet homme s'intéressa par la suite à une dame qui avait une grande compréhension pour sa perversion, et qui l'épousa. Non seulement cette femme n'était point infirme, mais elle était normale, parfaitement équilibrée et extrêmement intelligente. Elle sut comment il fallait « éduquer » son époux, et, de temps en temps, elle se pliait à son caprice, feignant même de boiter, et elle réussit, peu à peu, à le libérer de son obsession. Ce merveilleux résultat fut la conséquence de la grandeur des principes moraux, très élevés, des deux époux.

Le penchant pour les femmes boiteuses n'est pas rare, et les filles de mœurs légères ne l'ignorent pas.

Le moignon d'une jambe amputée peut servir de fétiche, et il suffit de se remémorer le succès de la prostituée à la jambe de bois des Grands

Boulevards de Paris, particulièrement appréciée par la clientèle anglaise. Lydston a communiqué le cas d'un homme qui avait eu une liaison avec une femme amputée d'une jambe. Après la rupture de leurs relations, il chercha une femme qui avait subi la même amputation. Il n'est pas exceptionnel de lire, dans les journaux, sous la rubrique « mariages », des annonces concernant des femmes qui ont perdu une jambe.

Un des cas les plus singuliers, en ce qui concerne le fétichisme des déformations physiques, est celui du fétichisme des béquilles :

« S..., écrivain, âgé de trente ans, d'origine hollandaise, sur la demande de sa femme, est venu me consulter. Il exige de son épouse, pendant leurs rapports conjugaux, qu'elle se munisse, comme lui-même a l'habitude de le faire, d'une paire de béquilles. Le patient déclara que ses premières émotions sexuelles se sont éveillées à la vue d'un garçonnet portant des béquilles. Depuis ce temps-là, la vue d'une paire de béquilles a exercé sur lui une sorte de charme et d'attrait érotique. En tant qu'objet sexuel, la femme, pendant de longues années, ne l'avait point intéressé. Depuis sa toute jeunesse, il pensait, avec un évident plaisir, à des béquilles, et à plusieurs reprises il en avait acheté pour les détruire ensuite, comme empli de honte et de dégoût de soi. Or, chaque fois, il en avait racheté, peu de temps après sa résolution. Il préférait se promener la nuit au jour, appuyé sur les béquilles. Il n'avait donc pas l'arrière-pensée d'attirer ainsi la pitié d'autrui ; ce qui l'exaltait, c'était la béquille pour elle-même, avec son appui rembourré qu'il aimait sentir et serrer sous ses aisselles. Avant son mariage, il n'avait jamais eu de rapports sexuels avec des femmes. Son épouse, de treize ans son aînée, est pour lui très attirante, non seulement à cause de sa personnalité, mais à cause des somptueuses fourrures qu'elle porte et qui exercent également une profonde action érotique sur ses sens. Au début de leur mariage, elle montra beaucoup de compréhension pour l'anomalie de son mari. Il était particulièrement heureux lorsqu'elle le soutenait sous les aisselles ou dans la rue, ou en montant un escalier. Or, depuis un certain temps, cette femme considère que le penchant dont témoigne son mari pour les béquilles constitue une sorte de rabaissement de sa propre valeur érotique. Cette attitude, il faut le dire, est fréquente chez les femmes dont les maris sont des fétichistes déclarés.

» Le patient, de taille élancée, légèrement gibbeux, de santé plutôt faible, a un système nerveux qui n'accuse pas de symptômes particuliers. Sur le plan psychologique, il est doux, impressionnable et sensible, émotif et vulnérable, et il est doué d'une évidente imagination poétique. Le traitement thérapeutique, à l'aide de la suggestion, a obtenu des résultats positifs mais, il faut le constater, de nature passagère. »

CHAPITRE XXV

LES OBJETS INANIMES EN TANT QUE FETICHE

La mode et la vie sexuelle. La nudité. Un cas de Moll. Le fétichisme du costume. Le bonnet de nuit et le bouton de col. Les sous-vêtements. Les corsets. Les fétichistes de la chaussure. Distribuer et recevoir des coups de pied. Exemples. Le fétichiste qui ouvre un magasin. Gœthe était-il un fétichiste de la chaussure ? Le cireur. Les fourrures, le velours et la soie. Cas. Le cristal comme fétiche.

De tout temps, les rapports et les relations qui existent entre la mode et la vie sexuelle ont attiré l'attention des historiens et, pour notre part, nous y avons fait allusion à plusieurs reprises. La mode, d'ailleurs, a créé des « caractères » sexuels artificiels, notamment pour les femmes, qui se prêtent volontiers aux passagères exigences du goût du jour qui impose ou des hanches larges et une taille de guêpe, ou des hanches étroites et minces, ou une poitrine ample et plantureuse ou des seins menus comme ceux des adolescentes. Quant aux hommes, à certaines époques, la mode exigeait qu'ils dissimulassent jusqu'aux caractères sexuels primaires, et il suffit de penser au pantalon à pont et au rabat de « modestie » des habits des juges du Moyen Age.

Dans la vie sociale contemporaine, la nudité joue un rôle subordonné et peu important et, depuis sa prime enfance, l'homme est habitué à considérer son anatomie et ses vêtements comme un ensemble « faisant corps » ; pour cette raison, il est parfaitement naturel que les habits constituent, dans la vie sexuelle, un facteur d'une importance capitale. Pour les hommes surtout, l'idée de l'attraction sexuelle est associée à l'habillement féminin, et il est certain qu'un jeune homme qui voit, pour la première fois de son existence, une femme entièrement nue trouve ce spectacle non seulement très singulier, mais un peu intimidant. L'association étroite qui existe entre l'attraction sexuelle féminine et les vêtements féminins peut alors avoir un caractère tellement inséparable que la femme vêtue sera préférée, en définitive, à la femme nue, j'entends par des individus affligés d'une anomalie sexuelle qui les empêche de satisfaire leurs instincts sexuels d'une façon normale et naturelle.

Par écrit, nous avons posé à 1 000 hommes la question, à savoir comment préfèrent-ils le corps de la femme : nu, ou demi-nu, ou vêtu ? 350 individus étaient attirés par le corps complètement nu ; 400 préféraient le corps demi-nu, et 250 proclamaient leur nette préférence pour le corps entièrement vêtu. Devant ces chiffres, on comprend aisément les raisons qui poussent les prostituées expérimentées à prendre soin de porter du linge de corps raffiné et « excitant », et les raisons qui incitent une certaine catégorie d'hommes à accuser une tendance identique. Le fait, assez alarmant il faut le dire, que, dans le « symposium » ci-dessus, 65 p. 100 des hommes se sont déclarés en faveur du corps féminin, ou vêtu ou demi-nu, et non pour la nudité totale, ce fait démontre l'influence déplorable que l'hypocrisie de notre civilisation a exercée sur la vie sexuelle des hommes, car de ce choix au fétichisme pathogène des vêtements la différence est minime. Moll a cité le cas-type d'un homme qui ne pouvait accomplir l'acte sexuel qu'avec une femme entièrement vêtue :

« X..., âgé de trente-cinq ans, qui vient de se fiancer à une charmante personne du sexe, est très inquiet au sujet de sa virilité, car, avant ses rapports sexuels, il a toujours souffert d'une grande nervosité. X... a beaucoup fréquenté les prostituées et, à l'occasion, il les rencontre encore, mais, quand la fille est nue, il est toujours resté impuissant. Si elle enlève ses vêtements et s'allonge à ses côtés, l'érection et le désir les plus forts disparaissent comme par enchantement, tandis que sa virilité est parfaitement normale lorsque la femme est entièrement vêtue. Or, précisément dans ses rêves, souvent suivis de pollutions, les femmes nues jouent un rôle essentiel. Il est venu me consulter et m'a avoué qu'il ne pourrait, même marié, passer outre et qu'il n'envisageait remplir ses devoirs conjugaux qu'à la condition expresse que son épouse fût vêtue. Je lui fis alors observer qu'il ne pouvait attendre d'une femme qu'elle consente à cette manie si bizarre. Il me comprit très bien et déclara qu'il tenterait de rompre ses fiançailles. Or, quelques jours plus tard, le patient revint me voir et m'informa qu'il épouserait malgré tout sa fiancée, sinon elle serait sérieusement compromise. Il espérait convaincre sa future épouse de garder ses vêtements pendant leurs rapports conjugaux. D'autre part, il faut le signaler, l'amour qu'il avait éprouvé pour sa fiancée avait considérablement baissé.

» X... avait coutume de se masturber, mais seulement après avoir absorbé des boissons alcoolisées. Aucune imagination érotique n'accompagnait cette pratique, car, pour lui, la masturbation était un acte purement physique. »

Le fétichisme des vêtements peut aussi se manifester par la préférence pour un costume déterminé. Merzbach a communiqué le cas d'une dame anglaise, de fort tempérament, qui ne pouvait aboutir à l'orgasme qu'à la condition que son amant, pendant l'acte sexuel, fût vêtu d'un smoking et d'une cravate noire. Beaucoup d'hommes accusent un net fétichisme pour les vêtements de deuil. Il est d'ailleurs vraisemblable qu'un tel fétichisme est mitigé d'un sadisme caché. Certains fétichistes ont un penchant pour les femmes en costume d'infirmière, d'autres préfèrent les jeunes filles revêtues du tablier de servante. Or c'est l'uniforme qui joue, à coup sûr, le rôle principal dans le fétichisme des vêtements. Notamment en ce qui concerne les femmes d'origine très simple, ce genre de fétichisme peut prendre des formes pour ainsi dire « épidémiques ». Ce sont les uniformes de marins qui fascinent particulièrement les fétichistes ou homo- ou hétéro-sexuels. Un de nos patients avait soulevé, à plusieurs reprises, de véritables scandales parce qu'il avait tenté d'approcher des fillettes et des garçons habillés en costume de marin. La femme et les enfants du patient devaient porter des costumes de marin.

En ce qui concerne le fétichisme des vêtements, observons que la majorité des spécialistes pensent que c'est la théorie de Binet, basée sur la force agissante de la première impression sexuelle, qui fait foi dans ce domaine.

Le problème semble être plus délicat et plus complexe lorsqu'il s'agit de fétichisme orienté sur la partie d'un vêtement déterminé. La multiplicité exceptionnelle, quant au choix de l'objet, prouve à nouveau que *le fétichisme, en tant que tel, ne peut pas être inné.* Seule la tendance, telle que nous l'avons définie plus haut, peut être innée et c'est elle qui, obéissant à certaines associations d'idées, choisit son objet à travers la multiplicité des manifestations extérieures.

En fonction du fétichisme des vêtements, nous suivrons le même ordre de classification que nous avons observé quant au fétichisme du corps et, par conséquent, nous commencerons avec les accessoires concernant la tête. Un cas bien extraordinaire, cité d'après Charcot et Magnan, fut celui d'un fétichiste des bonnets de nuit :

Cet homme, dont les proches parents étaient ce que l'on appelle des « excentriques », avait eu sa première érection à l'âge de cinq ans, lorsqu'il avait vu un des siens, âgé de trente ans et dont il partageait la chambre, enfiler un bonnet de nuit. Il eut la même réaction peu de temps après lorsqu'il aperçut la vieille servante de la famille nouer les rubans de son bonnet de nuit. Depuis ce jour, la seule pensée d'une vieille femme coiffée d'un bonnet suffisait à déclencher l'érection. Parfois, l'attouchement de ce vêtement provoquait l'éjaculation. Jusqu'à sa vingt et unième année, le patient n'a pratiqué ni la masturbation, ni les rapports sexuels normaux, mais il épousa alors une belle jeune fille de vingt-quatre ans. Pendant la nuit des noces, et les nuits suivantes, sa virilité fit défaut, mais il eut l'idée d'imaginer que lors de l'acte son épouse était une vieille femme coiffée d'un bonnet de nuit. Ce subterfuge lui permit de retrouver sa puissance sexuelle. De nos jours, marié depuis six ans, il s'est toujours servi de ce moyen pour accomplir ses devoirs conjugaux. Or cette divagation si pénible, mais vraiment indispensable, inquiète et torture l'esprit de notre patient, qui croit en son for intérieur qu'il humilie et « dégrade » sa femme et la dignité de son union conjugale.

Un cas bizarre semblable, et sans doute très rare, est celui d'une dame qui était torturée par un fétichisme des *boutons de col.*

D'ordinaire, et par principe, elle ressentait une véritable haine fétichiste contre les boutons de col, et quand elle en apercevait un (ou la trace qu'il avait laissée sur le cou d'un homme) elle accusait une profonde irritation. Elle craignait même de toucher ces petits accessoires de la toilette masculine. Or, quand un homme l'attire sexuellement, son aversion se transforme en un désir violent de regarder l'objet abhorré, et elle éprouve le besoin de le mettre dans sa bouche puis, si possible, de le briser.

A l'opposé de telles raretés, il y a les innombrables cas du fétichisme des sous-vêtements. Comme nous l'avons écrit précédemment, l'odeur du corps de la personne qui les porte constitue un facteur complémentaire important de ce genre de fétichisme, mais il est également possible que l'attrait fétichiste s'étende à de la lingerie neuve, qui n'a pas encore été en contact avec un corps humain. Parfois, les fétichistes des sous-vêtements dérobent les objets qui les fascinent, et quelques-uns sont de véritables kleptomanes qui volent la lingerie féminine aux endroits où ils l'aperçoivent, dans les magasins ou quand elle sèche, sur les cordes à linge. Ces êtres pratiquent quelquefois la mendicité. Wulffen a communiqué les exemples suivants :

Depuis sa treizième année, un cordonnier, âgé de quarante-cinq ans, ne témoignant d'aucun symptôme de dégénérescence, a dérobé des sous-vêtements féminins. Il les revêtait la nuit et, en évoquant par l'imagination les femmes, il avait des pollutions. Un jour, lors d'une perquisition à son domicile, on découvrit trois cents articles de lingerie fine. Un autre individu éprouvait depuis sa onzième année le besoin de revêtir la chemise de sa sœur aînée et, par la suite, cette habitude l'amenait à l'orgasme et à l'éjaculation. Adulte, il avait coutume d'acheter des chemises de femme et, les revêtant, il éprouvait, disait-il, des sensations érotiques. Un autre avait des pollutions lorsqu'il déchiquetait de fines pièces de lingerie féminine. Un quatrième, à l'âge de quatorze ans, s'était souvent masturbé devant un tablier, accroché sur une corde à linge, et plus tard, à la seule vue d'un tablier, que ce fût celui d'une femme ou celui d'un homme, il accusait des émotions érotiques. Un autre fétichiste des vêtements avait l'habitude de voler dans les blanchisseries des chemises ou des combinaisons blanches et, les essayant, il éprouvait des sensations d'ordre sexuel. Il déclara que, depuis de longues années, il n'avait jamais pratiqué de rapports sexuels sans porter une chemise de femme. Il cherchait toujours à utiliser, dans ces occasions, une chemise toute « neuve », dérobée depuis peu de temps, car ses sensations sexuelles étaient plus faibles lorsqu'il en portait une usagée. Un autre fétichiste avait coutume de se rendre dans un pré où il enfonçait, en cercle, des pieux sur lesquels il accrochait des jupons, puis il en caressait et embrassait quelques-uns. Tout à coup, il se précipitait pour ainsi dire sur l'un deux, le pressait contre son corps et se masturbait. Il déclara que son impulsion, qui périodiquement se manifestait, était insurmontable et irrésistible. Parfois, au milieu de la nuit, il sautait hors du lit, saisissait un jupon et se rendait à la hâte vers un endroit bien à découvert pour aboutir à la détente sexuelle. A ces moments, il était comme obnubilé et ignorait où il se trouvait et ce qu'il faisait. Quand il reprenait conscience, il se retrouvait dans un champ, dans un pré ou dans une forêt.

O'Monroy a noté un cas, aussi intéressant qu'instructif, concernant le fétichisme des chemises. Il s'agissait d'un mari qui tombait « amoureux » d'une chemise de sa femme et qui, de cette manière, transférait un peu de ce « charme » qui l'envoûtait sur elle. Cette dame était ravie de l'éveil peut-être tardif de l'amour de son conjoint, mais, lorsqu'elle s'aperçut que les caresses de l'époux se limitaient de plus en plus sur la chemise qu'elle portait, elle en fit cadeau à sa servante. A partir de ce jour, le mari transféra son « amour » sur la bonne.

Ce cas démontre clairement le mécanisme à « contresens » des relations fétichistes. Ce n'est point le « rayonnement » de la personne aimée qui se transmet sur le fétiche, c'est, au contraire, le « rayonnement » du fétiche qui rend désirable la personne qui le possède.

Au début du siècle, le fétichisme des corsets était très répandu. De nos jours, il a pour ainsi dire disparu. A son sujet, on observe aussi l'étroite corrélation qui existe entre le fétichisme et la mode qui, par ailleurs, n'est pas en opposition avec nos théories. Or, si la mode exerce une influence évidente et certaine sur les tendances congénitales, la raison est bien que le moteur de la psychologie des masses se saisit, dans une large mesure, du processus de l'association des idées qui permet et opère le choix du fétiche.

Le fétichisme des vêtements peut provoquer, chez des êtres parfaitement normaux par ailleurs, des obsessions pour ainsi dire maniaques, comme en témoigne le cas d'un de nos patients dont la femme avait introduit une instance de divorce parce que son époux exigeait qu'elle portât, pendant leurs rapports conjugaux, des culottes en flanelle. Si, à son corps défendant, l'épouse avait accédé à son désir, elle considérait néanmoins que la manie de son mari était pour elle une humiliation. « S'il m'avait demandé au moins de porter de la soie ! s'écria-t-elle, mais une matière aussi vulgaire et grossière que de la flanelle ! »

En dehors du « coupeur de cheveux », le type de fétichiste le plus connu du public est celui du fétichiste de la chaussure. En effet, il représente la forme la plus fréquente, et répandue, du fétichisme orienté vers les pièces d'habillement. En outre, le fétichisme de la chaussure est très différencié et très spécialisé. Les talons, les lacets, les semelles et même les clous constituent des objets de fixation. Le type de la chaussure (chaussures de danse, gros souliers, etc.) ainsi que la matière employée (cuir, daim, soie, etc.) jouent un rôle important. La couleur même peut être un élément déterminant.

En ce qui concerne les chaussures, le contact direct avec le corps féminin n'existe pas dans le même ordre que le contact du corps en fonction de la lingerie, mais les chaussures offrent, d'autre part, une association d'idées essentielle avec l'action de donner et de recevoir des coups de pied, c'est-à-dire une corrélation d'idées sado-masochistes. Pour cette raison, dans la littérature spécialisée, le fétichisme de la chaussure est souvent analysé en même temps que le sadisme et le masochisme.

Nous citerons deux cas de fétichisme de la chaussure associés à des tendances masochistes manifestes. Le premier exemple est celui cité dans tous les ouvrages traitant de la sexualité pathologique et qui concernait un homme qui avait convenu avec sa partenaire qu'elle porterait une paire de chaussures élégantes avec des éperons pour lui labourer les flancs dénudés. Cet homme croyait alors qu'il incarnait un cheval de cirque et que la femme était sa cavalière. Le second exemple nous a été communiqué par une dame qui resta mariée une année :

« Mes bottines à haute tige devaient être de cuir noir avec de hauts talons, ornées de petits boutons (noirs). Mon mari aimait les sentir contre son visage. Mes bas et mes culottes devaient aussi être de couleur noire. Il était heureux lorsque je serrais ma taille, et il tirait lui-même sur les lacets. Pendant nos rapports conjugaux, je devais porter un corset, des bas et des bottines russes, sinon sa virilité faisait défaut. Lors de l'acte, il prenait toujours la position en dessous, d'habitude réservée aux femmes. Avant qu'il pût me posséder, il fallait lui frotter le pénis avec de l'eau de Cologne, le serrer à l'aide d'un lacet de cuir, puis placer dessus le talon de mes bottines russes. »

Ici, l'amour des souliers signifie le désir de la soumission. D'autre part, en ce qui concerne la catégorie des fétichistes de la chaussure, qui ont l'habitude de donner des coups de pied, l'élément sadique apparaît nettement. Häussler a communiqué un cas de ce genre. A Osnabrück, en 1822, un jeune étudiant avait la manie de marcher sur les pieds des jeunes filles. Ce « piétineur » saisissait à bras-le-corps les belles filles qu'il rencontrait dans la rue et piétinait leurs pieds avec une telle violence que certaines avaient de graves blessures qui les obligeaient à garder le lit.

Charcot et Magnan ont communiqué un cas de fétichisme de la chaussure, associé à un élément sado-masochiste :

Il s'agissait d'un homme sexuellement stimulé lorsqu'il apercevait des clous sur les semelles des chaussures de femmes. Dans la neige ou sur la terre meuble, il avait coutume de chercher les traces laissées par les chaussures de femme. Il éprouvait une grande jouissance en imaginant qu'il « clouait » des femmes, et il se masturbait en évoquant les clous des souliers féminins. Un jour, devant la vitrine d'un magasin de chaussures, il se masturba en public. Comme obnubilé, en véritables transes, il restait immobile pendant de longues minutes devant les vitrines des magasins de chaussures. Une jeune fille de sa connaissance le touchait-elle, par hasard, de sa chaussure, et surtout si c'était un gros soulier de montagne garni de clous : il aboutissait à l'orgasme.

Or l'élément sadique, ou masochiste, n'est pas obligatoire dans les cas de fétichisme de la chaussure. Lorsqu'il est possible de retrouver les symptômes de ce trouble sexuel jusqu'à la prime enfance, on découvre chaque fois un événement où les chaussures ont joué un rôle capital. L'association d'idées acquise de cette manière est par la suite entretenue et consolidée à l'aide de manipulations et de divagations permanentes. L'exemple suivant, communiqué par Hammond, illustre clairement l'évolution de ce mécanisme.

« Issu d'une famille chargée de lourdes tares (le grand-père et un oncle maternels avaient eu une maladie mentale, une de ses sœurs était épileptique, une autre souffrait de constantes migraines et ses parents étaient hyper-nerveux), X..., âgé de vingt-quatre ans, avait eu, à plusieurs reprises, des convulsions au moment de faire ses dents. A sept ans, une servante lui avait appris à se masturber. Or ces manipulations lui procurèrent pour la première fois un véritable plaisir lorsque la même servante taquina son pénis avec le bout de ses chaussures. Cette comédie suscita dans l'esprit du garçonnet une association d'idées qui, par la suite, provoqua chez lui une excitation sexuelle d'abord à la vue seule, puis à l'évocation d'une chaussure de femme. Il se masturbait en regardant ou en se représentant par l'imagination un soulier de femme. A l'école, les chaussures de l'institutrice, ainsi que toutes celles légèrement cachées sous les longues jupes des femmes, avaient le pouvoir de l'exalter. Un jour, incapable de résister à son impulsion, il saisit le pied de l'institutrice et, à cet instant, son excitation fut intense. Malgré les punitions dont il fut l'objet, il était incapable de résister à ce besoin. Lorsqu'on aperçut enfin que son comportement obéissait à des motifs d'ordre malsain et anormal, on le remit entre les mains d'un professeur. Or il évoquait sans cesse en imagination l'incident avec l'institutrice et accusait alors des érections et l'orgasme et, à partir de quatorze ans, il obtenait des éjaculations. En outre, il avait l'habitude de se masturber en regardant un soulier de femme. Un jour, il conçut l'idée que sa jouissance serait plus intense encore s'il utilisait la chaussure elle-même pour se masturber, au lieu de sa main. Il déroba alors les chaussures de ses sœurs pour les utiliser dans ses pratiques secrètes. En dehors de ces manipulations solitaires, les femmes n'exerçaient sur lui aucune action d'ordre sexuel, et l'idée du coït l'épouvantait. Quant aux hommes, ils ne l'intéressaient guère.

» Agé de dix-huit ans, il acheta un fonds de commerce et, entre autres articles, il vendait des chaussures de femme. Pour lui, ce fut une joie immense, un plaisir sensuel merveilleux, que d'essayer les chaussures neuves aux clientes et de tenir les souliers usés qu'elles portaient. Or, un jour, essayant des chaussures à une femme, il eut une attaque d'épilepsie et, peu de jours après, tandis qu'il se masturbait, il en eut une seconde. Il comprit alors la nature nocive et dangereuse de ses pratiques sexuelles. Il réussit alors à surmonter son besoin de se masturber, puis il cessa de vendre des chaussures et fit tous ses efforts pour réprimer les malsaines associations d'idées entre les chaussures de femme et la sexualité. Il accusa alors de fréquentes pollutions nocturnes précédées de rêves incohérents où il était toujours question de chaussures féminines, et les attaques d'épilepsie se répétèrent. Bien qu'il n'éprouvât aucun intérêt pour le sexe, il se décida au mariage, car il crut que c'était l'unique moyen susceptible de guérir son anomalie.

» Il épousa une femme jeune et belle. Malgré les fortes érections provoquées par les divagations autour des chaussures de sa femme, il était impuissant chaque fois qu'il tentait d'accomplir l'acte sexuel, car son aversion pour le coït était bien plus forte que ne l'était l'excitation due à l'association d'idées en fonction des chaussures. En raison de son impuissance sexuelle, le patient consulta Hammond. Le praticien prescrivit un remède contre l'épilepsie et lui conseilla de fixer, au-dessus de son lit, une chaussure de femme et de ne point la quitter des yeux pendant l'acte et d'imaginer, en même temps, que sa femme était une « chaussure ». Le patient fut guéri de l'épilepsie, reconquit sa virilité et, par la suite, fut capable, une fois par semaine, d'accomplir ses devoirs conjugaux. En outre, l'excitation sexuelle, éveillée à la vue des chaussures de femme, diminua graduellement. »

Or le fétichisme des chaussures n'adopte pas toujours des formes aussi outrancières. Comme nous l'avons précisé déjà à plusieurs reprises, il est délicat de séparer d'une manière précise les éléments fétichistes, à peine perceptibles, inhérents à la vie sexuelle normale, du fétichisme pathologique, car les limites séparant l'une de l'autre sont vagues et indécises. Le grand Gœthe, qui, à coup sûr, n'était pas un fétichiste pathologique de la chaussure, à l'âge de cinquante-quatre ans, a écrit à Christine Vulpius, sa compagne, les lignes suivantes, qui feront bien réfléchir les sexologues :

« A la prochaine occasion, expédie-moi tes dernières chaussures de bal, bien éculées par tes exploits, et desquelles tu m'as écrit qu'elles étaient une partie de toi-même que je pouvais serrer contre mon cœur. » (Geiger : *Gœthe et ses gens.*)

Nombre de fétichistes éprouvent une forte émotion sexuelle à la vue des souliers que les voyageurs, dans les hôtels, placent devant la porte de leur chambre pour les faire cirer. Un de nos patients déclara qu'il se livrait à la masturbation quand il apercevait, devant la porte d'une chambre, une paire de solides brodequins d'homme à côté d'une élégante paire de chaussures de femme. Il avait l'habitude de s'approcher, subrepticement, pour les caresser, les flairer et les couvrir de baisers ! Souvent, ce patient, qui était prêtre, avait payé les domestiques pour qu'ils lui permettent de nettoyer et de cirer, le matin, les chaussures des clients. S'il était très affecté par son anomalie, il était incapable de réprimer sa passion pour les chaussures. Nous avons pu observer un cas identique à Constantinople. Une personne de notre connaissance attira notre attention sur un vieillard digne et grave, cordonnier de son état et qui, autrefois, dans sa ville natale en Angleterre, fut un homme très en vue. Il avait émigré en Turquie afin d'être libre de s'adonner à sa passion. Les élégantes dames turques, qui l'honoraient de leur clientèle, ne se doutaient point que l'ardeur dont le vieillard témoignait en polissant leurs chaussures était, en réalité, une activité d'ordre purement érotique.

Krafft-Ebing a classé et défini la passion pour les fourrures, les cuirs, les velours, la soie, et beaucoup d'autres étoffes, comme une forme très spéciale du fétichisme, car il s'agit ici d'un penchant non pour des vêtements en général, mais pour une matière déterminée. Sacher-Masoch a noté, par exemple, que l'attouchement de la fourrure provoquait chez lui une excitation sexuelle. Dans son fameux roman *La Vénus à la Fourrure,* il a tenté d'expliquer que l'effet excitant que possèdent les fourrures était le résultat naturel et direct de leurs propriétés physiques, telles que leur qualité de chaleur et leur nature électrique. Il est exact que des sensations strictement tactiles, déclenchées par l'attouchement et la caresse de la soie et des velours, peuvent exercer une action sensuelle immédiate sur des individus hyper-érotiques et, dans certains cas, ces sensations peuvent être intensifiées par le froissement et le bruissement de ces étoffes. En ce qui concerne le cuir, des « perceptions » olfactives jouent aussi un rôle.

S'il est facile de concevoir que les perceptions déterminées des sens puissent provoquer une excitation génitale, il faut constater que ce processus est habituellement associé à un élément d'ordre psychique. De toute évidence, il s'agit ici d' « associations d'idées secondaires qui ont leur origine dans les chaussures et dans les gants, et d'autres accessoires, pour se transférer sur le matériau avec lequel ils sont manufacturés ». Ainsi on découvre à nouveau le mécanisme des associations d'idées propres au fétichisme et qui est clairement illustré dans le cas suivant :

Il s'agit d'un fétichiste des gants de peau qui avait acquis cette anomalie dans son enfance lorsque, échappant à toute surveillance, il avait enfilé un gant en peau de chamois sur son pénis et avait abouti à l'orgasme. Plus tard, il collectionna des gants de femme de fines peaux tannées avec lesquels il avait coutume de caresser son visage et ses parties génitales. Il ne pouvait accomplir ses devoirs conjugaux qu'à la condition que sa femme plaçât sur l'oreiller, près de son visage, une paire de gants.

Voici quelques exemples puisés dans la documentation spécialisée :

« Dans une maison de tolérance de Vienne, un client était connu sous le doux nom de « velours ». Il avait l'habitude de revêtir la fille qu'il avait choisie d'une robe de velours noir, et il stimulait son désir puis assouvissait ses impulsions sexuelles tout en caressant son propre visage, simplement avec l'ourlet de la robe, sans que la fille intervînt de quelque façon que ce soit. » (Krafft-Ebing.)

Tarnowsky a noté le cas suivant :

« Un jour, par hasard, en couvrant ses épaules d'une fourrure de renard, un jeune garçon de douze ans ressentit quelques satisfactions sexuelles. Par la suite, il prit l'habitude de se masturber à l'aide d'un petit morceau de fourrure ou bien en prenant dans son lit un chien à poils longs. Quelquefois, l'orgasme était suivi par une crise d'hystérie. Ses pollutions nocturnes étaient précédées de rêves érotiques où il se voyait couché et enveloppé dans de riches fourrures. Les femmes (et les hommes) ne l'attiraient d'aucune manière. Neurasthénique, il était obsédé à l'idée que tout le monde l'épiait et était renseigné quant à son anomalie sexuelle. Il finit par être terrassé par l'aliénation mentale. Issu d'une famille chargée d'une lourde hérédité, les organes génitaux du patient étaient déficients, mal conformés, et il accusait en outre de nombreux symptômes de dégénérescence. »

Les fétichismes orientés vers des objets inanimés et autres que ceux précédemment énumérés sont assez rares. En outre, à ce propos, le nom de « fétichisme » doit être souvent pris au sens figuré, de la même manière que l'on fait allusion, par exemple, au fétichisme des bijoux (ou des perles) pour les femmes. Quant au cas du fétichisme *des objets de cristal,* observé par nos soins, il est difficile d'affirmer dans quelle mesure il s'agit ici d'une anomalie érotique ou d'un sentiment purement platonique :

« Depuis ma plus tendre enfance, écrit la patiente, je me suis adonnée aux joies que le cristal m'a dispensées. Je suis incapable d'expliquer ce qui a éveillé en moi cette passion et autrefois, avant de la transférer sur les beaux objets en cristal de ma famille, j'avais déjà eu de merveilleux rêves. J'habitais des palais rutilants de cristal et j'étais convaincue qu'ils existaient réellement quelque part dans le vaste globe. Plus tard, pendant de longues heures, j'observais les images des grottes quaternaires avec leurs concrétions cristallines aux formes fantastiques, et j'imaginais les merveilles que seraient les jeux de lumière sur cette matière transparente. A une certaine époque de ma vie, le flacon de cristal contenant le vinaigre était pour moi l'objet le plus beau, le plus gracieux du service de table et, aux repas, j'attendais avec impatience le dessert, parce qu'il était servi dans un plat de cristal. Lorsque, enfin, il était arrivé devant mes yeux, la joie et l'excitation m'empêchaient de manger, parce que les jeux de lumière sur le cristal semblaient une manifestation d'essence divine. Qu'ils fussent servis sur des plats et dans des coupes de cristal, ce rituel a fortement contribué au plaisir que j'éprouvais à manger et à boire certains mets et certaines boissons. Un jour, dans un pré attenant à notre maison, j'ai trouvé, enveloppé dans une feuille de journal, un morceau de cristal provenant d'un lustre. Lorsque je dépliai le papier et que je découvris le prisme qui, sous les rayons du soleil, s'animait de multiples éclats resplendissants, je fus si exaltée que je me masturbai. J'avais l'habitude de regarder avec ravissement les lustres en cristal, et j'étais toujours comme envoûtée par les miroitantes couleurs. J'observais les lustres de la maison aux différentes heures du jour et de la nuit et je savais à quel moment les rayons du soleil les caressaient, et je ne manquais jamais d'aller les admirer. Les fines lumières qui rayonnaient alors en tous sens éveillaient en moi une joie intense, et j'avais la sensation que mes veines charriaient je ne sais quel fluide d'or. Mon corps entier tressaillait, comme secoué par des ondes chaleureuses. Souvent, j'entrais dans les magasins et je demandais les prix des plats, des verres, des coupes et des vases en cristal, car, de cette manière, je pouvais tenir ces objets dans mes mains, caresser leurs contours et, surtout, les soupeser, parce que le volume des cristaux de valeur me procurait un plaisir particulier. Un jour, j'avais à peu près vingt ans, j'aperçus dans la vitrine d'un magasin une saucière de cristal fumé d'une rare splendeur. Elle paraissait comme irréelle, et la lumière se brisait sur elle en mille feux opaques, qui me la présentaient comme d'essence mystérieuse. Depuis cette découverte, tous les jours, j'étais comme poussée par une force irrésistible vers le magasin pour contempler la merveille, et je rêvais de l'installation d'une pièce, à la maison, dans laquelle elle serait placée. Il y aurait des petites tables incrustées de pierres précieuses, des soies somptueuses et multicolores sur lesquelles je poserais mon trésor, pour qu'il puisse refléter toutes les riches couleurs qui l'environneraient. Puis je plaçais, dans mon imagination, la saucière de cristal sur un plateau d'argent, simple et sans ornement, sans autre teinte que le reflet lunaire du pâle métal. D'autres fois, je la mettais sur une colonne, haute et fine, au milieu d'une large pièce éclairée par des chandelles. Dans la saucière, je versais alors de l'huile, liquide clair comme l'eau d'une source, mais épais et lourd, qui donnerait au cristal un reflet étrange et qui ferait luire la base du récipient comme s'il contenait des étoiles. J'y jetterais alors un rubis ! Et les rêves dorés des merveilles qui se dévoileraient à mon âme étonnée n'avaient pas de fin ! Je n'ignorais pas que l'objet était trop onéreux pour moi et je retournais souvent au magasin ; je demandais encore le prix, car, ainsi, j'avais l'occasion de le caresser et de le soupeser. Pendant plusieurs jours, j'ai cherché par quel moyen miraculeux je pourrais acquérir le précieux objet. Or, le jour suivant, je m'aperçus qu'il avait disparu de la vitrine. Lorsque je sus qu'il avait été vendu, j'en fus profondément attristée et déprimée. »

Comme nous l'avons écrit plus haut, il n'est pas certain que l'on puisse classer ce cas parmi les « perversions sexuelles ». Toutefois, il faut constater que la jeune fille n'avait jamais éprouvé d'émotions sexuelles en face d'un homme ou d'une femme, et qu'elle n'était stimulée, masturbation comprise, que par la vue du cristal. Il nous a été impossible de découvrir la genèse de cette singulière tendance.

Un de nos patients entretenait une « liaison avec un vieux chêne » dans le Grunewald, près de Berlin. Il déclara qu'il « adorait le chêne », et, la nuit, il avait l'habitude de presser son pénis contre l'écorce de l'arbre dans une sorte d'extase mystique. Il aboutissait ainsi à l'orgasme.

On serait tenté de caractériser les deux derniers cas comme une sorte de culte de la nature, venu, d'ailleurs, d'un facteur atavique inné. Ce culte des scintillements de la lumière qui se brisait dans le cristal et qui exaltait la jeune fille jusqu'aux plus profondes réactions de la zone génitale découvre une remarquable similitude avec le culte de l'adoration du soleil des époques préhistoriques.

Ce processus mental si exceptionnel supportera-t-il une analyse scientifique précise ? Seule l'expérience qu'il faudrait encore acquérir dans ce domaine serait susceptible d'en fournir la clé. Il est certain qu'en suivant ces anomalies sexuelles jusqu'à leur point de départ on découvrira souvent des origines ataviques, comme par exemple le culte phallique pour les cas des exhibitionnistes. Les régressions infantiles, en fait la rétrogradation vers l'enfance, sont étroitement liées aux régressions ataviques et héréditaires, c'est-à-dire la rétrogradation vers l'ère préhistorique. Le premier, Sigmund Freud a tenté d'analyser ces corrélations, si vagues et si indéterminées. Or seule l'investigation approfondie et exacte de la Science sera capable, dans le futur, de relier cette *terra incognita* de l'esprit humain au domaine des faits précis et des réalités positives.

CHAPITRE XXVI

L'EXHIBITIONNISME

Généralités. Un cas de Hirschfeld. La périodicité des manifestations. Les exhibitionnistes du sexe féminin. L'exhibitionniste à la fenêtre. Explications de Hirschfeld : expertise pour une procédure. D'autres théories. Le désir de mettre à nu les enfants. Un cas de Stekel. D'autres exemples. La régression infantile. Cas.

L'exhibitionnisme est une impulsion d'ordre pathologique qui cherche à obtenir une satisfaction sexuelle dans la dénudation des parties génitales (ou d'autres parties intimes du corps) en présence de la personne qui exerce une attraction érotique sur le sujet atteint de l'impulsion pathologique en question. Cette anomalie se manifeste avant tout chez les hommes, et elle est assez répandue, comme en témoignent les statistiques qui précisent que l'exhibitionnisme provoque, à lui seul, environ un tiers des délits d'ordre sexuel.

Pour cette raison, la documentation, dans ce domaine, est extrêmement riche et apporte la description détaillée et précise de centaines de cas cliniques. Or il semble que, malgré cela, les hommes de l'art n'ont pas encore réussi à découvrir et à démontrer la véritable nature de l'anomalie. Il faut reconnaître, d'autre part, la difficulté que rencontrent les observations purement cliniques. En effet, la matière expérimentale, c'est-à-dire le vaste champ d'expérience des cas des plus ordinaires aux plus complexes, cette matière expérimentale, à laquelle les spécialistes doivent se référer, c'est celle qui constitue les clauses même des procédures judiciaires. Car les exhibitionnistes ne consultent à l'ordinaire le médecin que lorsqu'ils sont déjà en conflit grave avec la loi. Or ce sont en général des gens timides, d'une modestie même exagérée, dont les attitudes prudes et puritaines constituent un contraste très singulier et très caractéristique avec l'impudence et l'impudeur de leurs comportements.

Dans la majorité des cas, c'est le pénis qui, ou en érection ou en état de flaccidité, sera mis à nu, mais il est également possible qu'une autre partie du corps, comme par exemple le fessier, soit aussi choisie.

Le trait essentiel, qui caractérise le comportement de l'exhibitionniste, est l'immense joie qu'il éprouve devant les réactions de sa victime. Or ces réactions sont, à vrai dire, la source de sa volupté érotique. La satisfaction sexuelle de l'exhibitionniste sera ou totale ou incomplète (en fonction même des réactions de la victime), ou intense (la peur, les troubles, l'effroi, la fuite), ou faible, quand la victime semble volontairement ignorer le pénis ou toute autre partie du corps exposé. Tous les exhibitionnistes veulent déclencher chez autrui de puissantes réactions, des sensations fortes et brutales et, pour eux, tous les gestes et les attitudes qui accompagnent la mise à nu n'ont qu'une importance secondaire. Lorsque l'exhibitionniste se sert, comme c'est souvent le cas, d'un vocabulaire obscène, c'est dans l'espoir d'attirer l'attention sur ses parties dénudées. Certains individus obtiennent ce résultat en toussant ou en sifflant légèrement, d'autres offrent aux enfants des bonbons ou une pièce de monnaie.

Dans la plupart des cas, l'exhibitionniste frotte ou remue son membre ou bien, avec les mouvements exagérés de son corps, il fait des contorsions destinées à imiter le coït. Les actes obscènes qui accompagnent l'exhibition du malade l'amènent souvent à l'éjaculation, qui peut aussi, d'ailleurs, avoir lieu de façon spontanée, sans autre activité que l'exhibition *stricto sensu*. Or, dans un grand nombre de cas, l'éjaculation ne se produit pas.

Si les mots obscènes, proférés par l'exibitionniste au moment où ses parties génitales sont mises à nu aux regards des autres, ont une importance d'ordre secondaire, ils peuvent aussi, à eux seuls, constituer l'exhibition. Comme la joie et le plaisir de ces êtres consistent dans les réactions qu'ils déclenchent, ils peuvent s'adonner à leur impulsion en proférant tout simplement, devant une femme ou devant une jeune fille, des mots et des phrases indécentes et grossières. Ce type d'exhibitionniste est appelé exhibitionniste verbal, et il est bien plus rare que le type courant. Pour réussir à atteindre son but, l'exhibitionniste verbal utilise parfois le téléphone, et les cris de la voix outrée d'une victime, scandalisée, suffisent souvent à déclencher l'effet escompté.

En général, l'exhibitionniste rôde dans les parcs et dans les bois — à Londres, c'est Hyde Park ; à Paris, c'est le Bois de Boulogne, etc. Il est fréquent aussi qu'un semblable individu se poste près des voies de chemin de fer et se dénude lorsque passe un train. Il hante aussi les wagons des trains, le métro, les portes cochères, les escaliers des immeubles et les alentours des écoles de filles. Les exhibitions ont lieu aussi dans les théâtres et dans les églises. Pendant une représentation de *Parsifal*, à l'Opéra de Vienne, un homme, qui s'était dévêtu au fond de sa loge, s'était présenté devant le public complètement nu !

Nombre d'exhibitionnistes s'habillent de manière à faciliter l'accomplissement de leur perversion. Le « manteau de l'exhibitionniste » n'est pas un mythe, et nombre de ces individus se promènent dans les rues, le membre nu n'étant recouvert que par un pan de leur manteau.

En dehors des exhibitionnistes de type habituel et des exhibitionnistes verbaux, il y a les exhibitionnistes, pourrait-on dire, de la « psychologie », dont le besoin d'étaler ce qu'ils appellent leur franchise les pousse à avouer à leur entourage, aux inconnus, des faiblesses que d'autres chercheraient à dissimuler. *Les Confessions* de Jean-Jacques Rousseau et Les *Mémoires* de Frank Harris sont ce que l'on appelle de l'exhibitionnisme psychologique.

Avant d'observer l'aspect scientifique de l'exhibitionnisme, nous citerons quelques exemples caractéristiques de cette anomalie. L'exemple suivant, choisi parmi 157 cas que nous avons traités, est peut-être un des plus intéressants. C'est l'aveu d'un être qui, malgré ses troubles, était un ouvrier parfaitement honorable.

Le patient a conté d'abord son enfance. Enfant timide, il grandit au milieu de nombreux frères et sœurs dans un milieu assez pauvre ; il restait solitaire, triste, à l'écart, et toujours renfermé. Les souvenirs du patient ne révélaient aucun événement particulier qui permît de tirer des conclusions quant à la genèse de ses troubles. Aucun symptôme n'indique le début ou l'évolution de l'anomalie, qui s'est manifestée d'une manière spontanée.

« Avec le début de la puberté, écrit-il, et avant même de savoir ce qu'était la masturbation, je fus conscient de la force brutale d'une impulsion bizarre qui me poussait à dévêtir certaines parties de mon corps, normalement couvertes, et, me mettant ainsi à nu, j'éprouvais le désir d'être regardé par une personne du sexe. Je ne prétends pas que cette impulsion, au commencement, fût irrésistible et insurmontable, mais je crois qu'elle était le résultat de ma timidité, et je pensais établir, de cette manière (et, bien sûr, inconsciemment), un contact humain entre ma vie sexuelle et le sexe féminin.

» Mes premières et timides tentatives furent rares, jusqu'au jour où j'arrivai à Berlin. J'étais employé comme infirmier à l'hôpital de la Charité. Au printemps, cette passion s'empara de tout mon être, comme une terrible fièvre. Une force inconnue me contraignait à parcourir les rues, mes parties génitales exposées à la vue de tous. Je n'éprouvais pas le désir de me masturber devant les jeunes filles, j'étais simplement content et satisfait lorsque leur regard était attiré par mon sexe et qu'elles accusaient leurs réactions. Lorsque je croyais apercevoir sur leur visage une expression souriante et amusée, ma satisfaction en était accrue. Ne me montraient-elles que mépris ou indifférence : j'étais triste et peiné.

» Lors de telles exhibitions, je ne pratiquais la masturbation que lorsque mon excitation était particulièrement intense, mais, en général, je ne m'y adonnais qu'en rentrant chez moi, écrasé et épuisé. De la même manière que le désir du coït éprouvé par un être sain et normal peut être permanent, le désir de m'exhiber, je dois l'avouer, l'était aussi. De la même façon qu'un travail physique, ou intellectuel, détourne l'attention d'un être normal de ce genre de préoccupation permanente, pour la fixer à une autre activité qui l'intéresse, de la même manière mon besoin d'exhibition était absorbé par une autre activité. Or, par périodes, cette impulsion devenait plus impérieuse et supprimait, pour ainsi dire, tout autre champ d'action et tout autre sentiment. Quand ces troubles s'emparent de moi, mes nerfs sont dans un état d'excitation extrême et j'ai l'impression que toutes les fibres, tous les muscles de mon corps sont comme brassés par une sorte de tournoiement infernal. Tout raisonnement, toute réflexion sont alors comme annihilés. Mon organisme entier est comme un poulpe qui aspirerait en tout sens ses possibles assouvissements.

» Rien ne peut alors me tempérer. Nul risque, nul danger ne m'effraient. La faim, la soif, la chaleur, le froid, l'épuisement physique, rien ne peut freiner ni arrêter cette passion qui me possède depuis quinze ans. Or, dans toutes mes entreprises, je n'ai jamais pu réussir complètement, car, chaque fois que mes travaux et mes études avaient atteint un stade satisfaisant et prometteur, la Force Infernale s'emparait de moi et, pendant des jours et des semaines, j'étais contraint de m'y adonner. »

Ce cas découvre quelques traits caractéristiques de l'exhibitionnisme, que nous rencontrons d'ailleurs dans d'autres exemples :

1° Hors de son anomalie, le patient est parfaitement normal.

2° Une enfance particulièrement dure et pénible.

3° L'être ignore absolument les motifs qui le poussent à agir.

4° Les réactions des témoins ont une valeur capitale.

5° Une force insurmontable et irrésistible le contraint et, pendant ses activités perverses, une sorte d'insensibilité s'empare de son être entier.

On examinera plus loin la signification de ces diverses caractéristiques. Il convient d'examiner d'abord quelques aspects généraux et fondamentaux de l'exhibitionnisme. Ce qui s'impose immédiatement à l'esprit, c'est le fait que la littérature spécialisée ne mentionne pratiquement aucun cas d'exhibitionnisme féminin. Les praticiens ne traitent, à de très rares exceptions près, que des hommes. Selon nos observations personnelles, l'exhibitionnisme pathologique est rare chez les femmes et les procédures légales n'en font pratiquement pas mention. Il semblerait que, chez les femmes, l'action de mettre à nu la poitrine et les mouvements imprimés aux seins correspondraient à l'exhibition des parties génitales des hommes, mais, en dehors des cas d'imbécillité évidente, ces actes sont rarement d'ordre pathologique.

D'une façon bien surprenante, et bien superficielle pour un savant de la valeur de Stekel, celui-ci croit que la rareté de l'exhibitionnisme féminin est due au fait que « la pudeur est, chez les femmes, plus développée que chez les hommes et que la mode, les mœurs, les usages et les coutumes sociales permettent aux femmes de s'adonner, dans une certaine mesure, à l'exhibitionnisme » (le décolleté des robes, les jupes courtes, etc.). De telles hypothèses n'ont guère contribué à résoudre le problème, et elles ont moins de valeur que l'aveu de l'ignorance dans laquelle on se trouve, par rapport au sujet.

L'exemple suivant, communiqué par Stekel, démontre que le cas de Jean-Jacques Rousseau — qui a écrit, dans ses *Confessions*, qu'un jour il fut saisi par l'impulsion subite et démoniaque de montrer son derrière nu à un groupe de lavandières — n'est pas unique dans son genre :

« Un écrivain connu vint me consulter pour son besoin d'exhibitionnisme qui faillit le mettre en conflit avec la loi. Tous les deux ou trois mois, il éprouve l'impulsion irrépressible de montrer son derrière à la fenêtre de sa chambre. Habituellement, il cède à ce besoin pendant la nuit, et il n'accuse aucune érection. Tout de suite après avoir accompli cet acte, il est envahi par un si profond sentiment de honte qu'il a l'impression d'être un homme lâche et inconscient qui, la tête baissée, va mettre à exécution son suicide. Il déclare que, au moment de ces violentes attaques, il agit comme dans un rêve et qu'il ne s'éveille qu'après l'accomplissement de son geste. Une plainte déposée par une vieille dame habitant l'appartement situé en face du sien était restée sans effet. On accusait cette dame d'avoir inventé l'histoire de toutes pièces et, lorsqu'elle connut l'identité du malheureux, le célèbre écrivain X..., elle lui présenta des excuses. Le patient désirait se débarrasser de ses troubles par un traitement à l'hypnotisme et refusait de se soumettre à la psychanalyse qui, pourtant, eût permis de déceler l'origine de son anomalie. Or il me fit remarquer qu'il se sentait vivre bien souvent comme dans un état second, un état de rêve où, comme absent, il créait alors ses œuvres les meilleures. C'était, tout à coup, en plein travail que l'impulsion perverse de l'exhibitionnisme s'emparait de lui. Il se souvint que son père et sa mère lui administraient fréquemment des fessées. Il avait, en outre, une légère tendance au masochisme et une nette inclination à l'homosexualité, si prononcée qu'il la sublimait, en partie, dans ses amitiés profondes pour les hommes.

Stekel a commenté ce cas de la façon suivante :

« Il est intéressant de constater que ces êtres exhibent précisément la zone érogène qui les attire chez les autres. L'exhibition de soi et le désir de voir la nudité de l'autre vont de pair. » Il ne faut pas prendre au pied de la lettre cette pertinente observation du savant, car, si elle est exacte en ce qui concerne la psychologie élémentaire de l'exhibitionnisme, elle ne peut être d'aucune utilité en fonction de ses multiples manifestations.

Dans le but de préciser le résultat des connaissances acquises et pour resserrer davantage l'explication scientifique de cette si curieuse perversion sexuelle, nous reproduirons, pour aborder le problème, un extrait de l'expertise médicale qui nous fut demandée lors du procès intenté contre le lieutenant T... :

« Nombre de spécialistes sont d'avis qu'un acte dépourvu de sens, comme l'est celui de mettre à nu ses propres parties génitales devant des témoins, porte le sceau de l'anomalie pathologique. Ces savants spécifient donc que le sens le plus naturel de la retenue et de la décence la plus élémentaire ainsi que l'intimité entre les partenaires sont des éléments essentiels de l'activité sexuelle. Par conséquent, si un homme d'excellente famille, cultivé, ambitieux et respecté, tel que l'est T..., si un tel homme commet un attentat contre la pudeur en exhibant ses parties génitales, il doit nécessairement y avoir une faille dans sa vie psychique, car seule cette logique conclusion semble expliquer une réalité qui apparaît inexplicable.

» Or, même sans tenir compte de cette logique conclusion (si rationnelle), le cas du lieutenant T... présente tous les symptômes propres à l'impulsion pathologique, c'est-à-dire les résultats d'une action exécutée sous une contrainte. Tous les symptômes considérés comme pathognomoniques, c'est-à-dire ayant un caractère pathologique en fonction de ce que l'on appelle des obsessions, tous ces symptômes se révèlent d'une manière apparente à travers les exhibitions des parties génitales. On peut observer l'activité d'une inquiétude croissante, les sensations d'oppression et des poussées internes impérieuses qui, avec une intensité graduelle et progressante, cherchent à se délester. C'est alors l'incapacité de résister à l'impulsion, puis l'exécution de l'acte pervers dans un état d'esprit où l'être est imperméable à toute influence de la volonté et, finalement, la sensation de soulagement et de détente qui suit immédiatement l'action. Le système nerveux perturbé reprend alors son équilibre normal, comme débarrassé d'un poids trop lourd. On reconnaît ici l'évolution de l'impulsion pathologique qui existe donc, dans une très large mesure, en fonction de l'exhibitionnisme.

» Or l'exhibitionnisme en soi n'est pas une maladie, il est le symptôme d'une affection généralisée des centres nerveux. Il existe trois groupes d'affections avec lesquelles il peut se manifester. Premièrement, l'exhibition volontaire, qui existe chez les faibles d'esprit, parmi lesquels il faut compter aussi les individus atteints de démence sénile ou d'idiotie infantile, et les « niais », dont l'évolution s'est arrêtée à un stade d'infantilisme. Deuxièmement, l'exhibitionnisme se manifeste chez les êtres atteints d'épilepsie et, dans ce cas, il se substitue à la crise d'épilepsie elle-même. Le troisième groupe, qui est le plus important, est composé de névropathes dont beaucoup sont atteints de troubles et de diverses obsessions. L'impulsion d'exhiber une partie du corps naît d'une idée fixe, et elle est parfois si impérieuse et si irrépressible qu'elle échappe totalement au contrôle de la volonté.

» Ce diagnostic est exact en ce qui concerne le cas de l'accusé, le lieutenant T... L'histoire de sa vie démontre qu'il est névropathe ; en outre, nous avons pu établir sans contestation possible qu'il exhibait ses parties génitales sous la contrainte d'une force plus puissante que sa volonté.

» S'ils ont coutume de recourir, en général, à certaines précautions, il ne faudrait pas croire que les exhibitionnistes sont capables d'opposer à leurs impulsions la réflexion et une opposition même légère à leur penchant. Tel exhibitionniste prend garde de ne point être observé par un homme ; tel autre — comme ce fut le cas de T... — se couvre sous un manteau ou s'abrite derrière un parapluie lorsqu'il remarque des témoins aux yeux desquels il veut cacher son acte. Or un psychiatre averti n'ignore pas qu'un tel geste de prudence réfléchie, et utile pour la sécurité du perverti, n'est pas exceptionnel, même lorsque l'individu est sous l'emprise d'un état hallucinatoire, et cette observation est d'autant plus pertinente en fonction de l'exhibitionnisme où le conscient est troublé, certes, mais ne fait pas complètement défaut. Ici, le facteur pathologique est bien l'obsession centrée sur un but déterminé, bien plus puissante que la volonté de l'individu qui en est la victime, c'est-à-dire que l'obsession est si forte qu'elle domine la retenue, la discipline, la contrainte de soi et la décence les plus élémentaires et naturelles. Or cela n'exclut pas les multiples manifestations de la volonté par rapport aux réflexes et aux actes qui ne sont pas en corrélation directe avec l'exhibition. »

Dans une autre expertise, nous avons écrit :

« ... En ce qui concerne R..., il ne peut être question de faiblesse d'esprit, ou congénitale ou acquise, et encore moins d'absence de tout sens moral. Si on l'observe, après les manifestations de son anomalie, l'accusé témoigne, au contraire, d'un sens moral très développé et considère sa perversion comme une activité bizarre et hostile, qui empoisonne son existence. R... n'est pas atteint d'épilepsie et n'accuse aucun trouble mental chronique, dont l'exhibitionnisme est un des symptômes. »

Sur le plan scientifique, notre expertise prend une place intermédiaire entre les thèses des auteurs anciens, tels que Féré, Lasègue et Krafft-Ebing, et les spécialistes modernes de l'Ecole de psychanalyse. D'après les savants anciens, l'exhibitionnisme est un acte exercé sous la contrainte d'une obsession et qui est exécuté par un être dégénéré. Ces spécialistes soulignaient, avant tout, la corrélation qui existe entre la perversion et l'épilepsie, c'est-à-dire ils croyaient qu'elle était limitée aux individus qui étaient atteints ou d'imbécillité ou de démence sénile. Pour notre part, nous pensons que l'exhibitionnisme doit être attribué non seulement à des causes organiques, mais également à des causes d'ordre fonctionnel et psychogène. Cette opinion caractérise l'étape intermédiaire entre la thèse des spécialistes du passé et celle des psychanalystes qui admettent l'origine psychique de l'exhibitionnisme et, pour cette raison, se penchent uniquement sur les processus psychiques à travers lesquels l'anomalie évolue.

Puisé dans la documentation de Stekel, nous citerons un cas intéressant et précis dans lequel, suivant les méthodes de l'Ecole de psychanalyse, l'enfance du sujet occupe une place importante. L'exposé sera suivi des commentaires de Stekel, avec qui nous ne sommes pas absolument d'accord sur tous les points.

Le patient, accusé d'avoir exhibé son pénis en érection devant une fillette de dix ans, est photographe et artiste peintre de son état. Agé de trente-neuf ans, à la suite d'une plainte déposée contre lui, il vint me voir et me supplia de le guérir.

Ses parents étaient sains, sans tares héréditaires, et nulle trace dans la famille d'êtres anormaux ou atteints de maladie mentale. Le patient lui-même possède une bonne conformation et n'accuse aucun symptôme de dégénérescence. Son évolution, en tous points, fut normale. A l'âge de six ans, il perdit sa mère. Il portait à son père, très bon à son égard, une affection d'une rare intensité, mais, par contre, il souffrait beaucoup de la sévérité et de l'humeur changeante de sa belle-mère. Il était d'autant choqué par le sans-gêne de la dame, car elle n'hésitait point à se dévêtir et à faire sa toilette en sa présence. Elle avait aussi l'habitude, à la maison, d'aller et de venir entièrement nue. L'enfant était fort énervé par ce spectacle, et son évolution sexuelle en fut, il est vrai, accélérée. A l'âge de douze ans, il s'adonnait à la masturbation.

Il n'avait pas encore atteint sa treizième année lorsque la belle-mère approcha l'enfant d'une manière plus intime. Quand le père était absent, elle s'allongeait sur son lit, à côté de lui, caressait son pénis et, sous le faux prétexte qu'il serait bientôt un homme, elle lui prodiguait de nombreuses instructions « pratiques ». Un jour, ils copulèrent, la femme occupant la position supérieure, à cheval sur lui. Dès la première fois, il émit une si copieuse éjaculation que l'orgasme fut intense. Mais le jeune garçon fut torturé de remords. Incapable de regarder son père droit dans les yeux, il prit la ferme résolution de résister dorénavant à la tentation. Or, dès qu'il fut encore seul avec sa belle-mère, elle l'excita à un tel point qu'il fut incapable de résister. Elle occupait encore la position au-dessus, de sorte qu'il avait toujours un rôle passif. Or de temps à autre, au cours de relations qui se prolongèrent pendant un an, il prit la position d'un homme viril.

A quatorze ans, il quitta la maison paternelle et entra en apprentissage pour apprendre le métier de garçon de café. Il ne cherchait pas à connaître les jeunes filles. Préoccupé exclusivement de sa jolie belle-mère, il saisissait la moindre occasion qui s'offrait à lui pour retourner à la maison et renouer des relations coupables avec elle. Il n'avait nul autre désir. Il se contentait, en se livrant à la masturbation, d'évoquer l'image séduisante de sa belle-mère et, si les confidences et les conseils qu'il recevait de ses collègues ne l'incitaient guère à rechercher la compagnie des femmes, ils contribuèrent, au contraire, à stimuler ses divagations imaginaires.

Depuis son enfance, il avait été attiré par les choses mystérieuses, les activités secrètes et magiques, et il voulait être prestidigitateur. Il était déjà fort habile dans cet art, et il souhaitait en faire un métier. Il croyait être doué de forces surnaturelles, d'un pouvoir plus puissant que celui des jeunes gens de son entourage. Or à l'époque où sa belle-mère, avec sa nudité, l'avait tant excité, il l'avait fortement désirée. Or comme elle était délibérément venue vers lui, il avait attribué ce succès à son pouvoir magique. D'autre part, sa belle-mère avait admiré son corps, droit et bien bâti, et aussi « son merveilleux pénis » que, disait-elle, « on était obligé d'admirer et d'aimer, qu'on le veuille ou non ». Ainsi il était arrivé à croire au pouvoir magique de ses désirs, comme à celui émanant de son apparence physique.

A l'âge de dix-sept ans, il s'engagea dans l'armée comme volontaire, où il servit pendant sept ans et fut nommé sergent-major. Puis, pendant la guerre, il combattit au front pendant trois ans. Pendant cette période de dix années, il n'encourut aucun blâme. A plusieurs reprises, il fut distingué et décoré pour sa conduite exemplaire, ce qui prouve qu'il ne peut être question ici d'une « infériorité psychopathique », qui, si elle avait existé, unie à l'irritabilité maladive qui la caractérise, eût entraîné un comportement anormal et instable.

L'évolution de la vie sexuelle du patient ne manque pas d'intérêt. Ayant pratiqué la masturbation depuis sa douzième année, de nos jours il recourt à cette manœuvre dès que son impulsion exhibitionniste se manifeste. C'est alors l'unique moyen qui lui permet d'échapper à l'emprise de l'exhibitionnisme.

Séduit par les femmes, et même par les jeunes filles, il n'osait les approcher. Quand il prétend que les occasions lui ont manqué, il se trompe. C'est bien parce qu'il était toujours obsédé et sous l'emprise de sa belle-mère, à laquelle il était incapable d'échapper, qu'il a fui les femmes.

Son père mourut. Sa belle-mère se remaria lorsque le jeune homme atteignit l'âge de dix-neuf ans. Il semble que cet événement fut la source de son aversion pour les femmes, car, tout à coup, il eut un dégoût profond pour les femmes et pour la vie sexuelle en général. Comme nombre d'artistes, il crut qu'il était « homosexuel ». Toutefois, il n'osa jamais pratiquer un acte homosexuel.

A l'âge de vingt ans, ses tendances hétéro-sexuelles réapparurent, mais, seules, les toutes jeunes filles l'attirèrent. Une fille de dix-huit ans ne l'intéressait déjà plus, au point de vue sexuel. Quand il pouvait apercevoir les pieds nus et les culottes des fillettes de huit à quatorze ans, c'étaient elles qui l'excitaient. Cette passion s'empara de lui, subitement, en plein travail, et elle fut si impérieuse qu'il fut incapable de résister. Le patient a décrit son état de la manière suivante :

« Je suis parfaitement conscient de la monstruosité de ma passion, et je suis l'être le plus malheureux de la terre parce que je ne connais aucun moyen qui puisse me libérer de ma terrible manie ; la seule échappatoire qui me reste serait de me débarrasser de cette abjecte existence. Maintes fois, je fus fermement décidé à ne plus céder à la tentation, mais les meilleures résolutions étaient impuissantes à me retenir lorsque j'apercevais, par exemple, une petite fille selon mes goûts (jupe courte, socquettes, culottes, etc.). Je suis malheureux comme les pierres, les remords me torturent et je regrette le crime que j'ai commis, moi qui ne ferais pas de mal à une mouche et qui, sans me vanter, n'ai pas d'autres défauts ! Je suis damné. Cette passion a fait obstacle à ma carrière et, sans elle, j'aurais mieux réussi dans la vie. Ma fatale manie me poursuit partout, et, au travail, je suis contraint de chercher un refuge dans la masturbation lorsque des images obscènes hantent mon cerveau. Et c'est le cas, pour ainsi dire, tous les jours !

Mon seul espoir est en Dieu et dans la Science ; peut-être pourrais-je guérir et recommencer une vie nouvelle, plus clémente et heureuse ? »

Il était décidé à faire n'importe quel sacrifice pour se débarrasser, et pour toujours, de sa passion morbide. Il est allé jusqu'à se poser la question : la castration ne le libérerait-elle pas de son mal ?

Pour analyser le cas, commençons par observer un point, apparemment peu important, de son histoire, à savoir que le patient « voulait être prestidigitateur ». Très jeune encore, il souhaitait que sa belle-mère s'approchât de lui et, quand elle s'exécutait, il crut qu'il le devait à « son » pouvoir magique. Ce caprice, qui semble bien enfantin, est en vérité la manifestation typique de la « foi dans le pouvoir absolu de la pensée », si caractéristique chez les névrosés. Inconsciemment, le patient croyait au pouvoir magique de ses désirs et de sa prestance physique ; la belle-mère admirait son pénis, et il crut, de la sorte, au pouvoir magique de son membre. Nous touchons ici à la genèse de l'exhibitionnisme : la croyance dans la beauté de son sexe, que l'individu croit irrésistible. L'admiration, l'idée de surestimer son propre corps est, pour les psychanalystes, le phénomène qui résout les mystères des philtres magiques du Moyen Age, et ce mobile peut être retrouvé dans le culte et l'adoration du phallus dans l'Antiquité. Les Romains avaient coutume de faire graver sur les pierres tombales leur visage et leur phallus.

Les spécialistes anciens avaient relevé la corrélation, et ils apercevaient dans l'exhibitionnisme de vieilles survivances du culte phallique.

Or l'exhibitionnisme n'est pas une régression de l'atavisme, mais une régression de l'infantilisme. Dans la vie de l'individu, la prime enfance représente l'époque primitive de l'humanité. L'enfant est un jeune sauvage, vivant à un stade primitif de la civilisation, et ses instincts ne sont pas encore assouplis et policés. De la même manière que les races primitives s'adonnaient au culte phallique, l'enfant, très jeune, voue à ses parties génitales une sorte de culte. Le fait a été démontré par Freud et par ses disciples. Ce ne sont pas seulement ses propres parties génitales qui exercent sur l'enfant une attraction irrésistible, comme si elles étaient un totem doué de forces magiques, l'enfant veut aussi regarder les parties génitales des adultes, et le pénis de son père éveille en lui une admiration qui est aussi, pour ainsi dire, un culte. S'ils ne sont pas assez surveillés et disciplinés, la mise à nu réciproque des parties génitales n'est pas rare entre les enfants.

L'exhibitionnisme pratiqué par des adultes civilisés est donc une régression vers l'enfance non civilisée. Tant que l'état de crise existe, l'exhibitionniste est à nouveau un enfant, qui croit accorder une grande faveur au témoin de son acte, et, pour cette raison, l'exhibition se pratique devant les enfants.

Dans le mécanisme psychologique de l'exhibitionnisme, on peut donc reconnaître deux facteurs importants, à savoir, d'abord, la foi que le sujet professe en fonction des forces magiques dont il pense être doué, pour en disposer en maître, et qui est associée à l'appétence des réactions des témoins, puis, enfin, la régression infantile.

Or quelle est donc la nature du processus qui contraint l'exhibitionniste à retourner vers son enfance et qui provoque en lui une sorte d'hallucination à l'état éveillé ? On peut conclure que les névrosés sexuels sont des êtres qui, en raison de leur évolution particulière, ne peuvent obtenir aucune satisfaction dans la sexualité normale et qui, obsédés par cette raison, pourchassent sans répit le paradis perdu de leur enfance. Irrésistiblement, ils sont attirés vers les sources des plaisirs enfantins. Ils ont des rêves éveillés qui aboutissent à ces actes exécutés sous une contrainte obsessionnelle, et au cours desquels l'exhibitionniste, à l'aide d'une sorte d'hallucination, revit les sensations et les émotions de son enfance qui lui apparaissent, alors, comme éclairées par une lumière magique.

Le patient ne se doute pas que l'origine de sa manie réside dans un événement de son enfance, qu'il a réprimé ou refoulé. Or c'est précisément le centre actif de son trouble. Dans le cas de notre patient, l'événement précoce fut sa liaison avec sa belle-mère, expérience qu'il regrettait amèrement et qu'il cherchait à oublier en « refoulant » jusqu'au souvenir. Or l'expérience s'était comme intégrée dans ses impulsions, d'une manière si irrévocable que, ainsi, son destin fut fixé. Avant de le séduire, la belle-mère s'était découverte toute nue devant lui, et le garçon, sous l'influence de ces manœuvres, en avait été fortement excité. Adulte, il avait procédé de lui-même à l'exhibition de son corps, grâce au processus de l'*identification,* c'est-à-dire il s'était identifié avec sa belle-mère, en se montrant nu comme elle l'avait fait. A ce processus s'ajoutait aussi un autre facteur, celui de la foi qu'il nourrissait grâce à son pouvoir magique pour ses désirs et son pénis.

Comme ils ne sont pas en rapport étroit avec les considérations précises de ce chapitre, nous n'analyserons point les autres aspects que le cas ci-dessus présente, comme, par exemple, la période homosexuelle du patient, mais il convient de souligner qu'il n'existe pas d'exemples absolument précis et délimités où l'anomalie sexuelle est circonscrite à une perturbation seule et unique.

Citons, pour terminer, un cas très courant, qui illustre clairement le mécanisme « normal » et typique de la régression infantile de l'exhibitionnisme :

« Z. T..., avocat, vingt-quatre ans, vint consulter le docteur Stekel. Il exhibait son sexe aux yeux des fillettes et les incitait à le toucher. Il avait aussi le besoin impérieux de déshabiller les enfants et de palper leurs parties génitales. Parfaitement conscient de la nature pathologique de son instinct, il voulait guérir ces troubles dangereux qui menaçaient de ruiner son existence. Lors de sa dernière exhibition, une fuite rapide et précipitée l'avait préservé de l'arrestation.

» Timide et craintif, le patient mène une existence solitaire. Entre sa onzième et sa dix-huitième année, il avait coutume de se masturber. Il n'a jamais entretenu de rapports sexuels avec une femme, car il nourrit, à cet égard, des principes très sévères, désirant arriver « pur » au mariage. Il ne boit ni ne fume, et il est membre d'une ligue contre l'alcoolisme. C'est un végétarien convaincu. Sa seule passion, c'est l'exhibitionnisme. Une fois par mois environ, cette passion s'empare de lui et alors son être entier est différent. Il devient impertinent, voire impudent, tel qu'il le fut dans son enfance. Il se cache dans des couloirs sombres des écoles de jeunes filles, ou dans des écoles de musique, peu surveillées. Là, dissimulé dans une encoignure, il exhibe son sexe et demande à une enfant qui passe de le toucher. Certaines accèdent à son désir. Or, dès que la fillette approche, il se sauve à toutes jambes et s'éveille de son hallucination. Le patient déclare avoir un rêve, comme stéréotypé, qui se répète toujours et se termine avec une pollution. Ce rêve est le suivant :

« Je joue avec une fillette que je ne connais pas. Elle soulève sa chemise et me montre sa petite vulve. Je sors mon sexe et je le pose dans sa main. Elle le saisit et, à ce moment précis, je m'éveille et j'ai une pollution. »

Observons les éléments principaux de l'analyse de Stekel. Le patient est sûr de lui, et il *croit à la toute-puissance de ses pensées.* Il a beaucoup d'amour pour lui-même et, souvent, il s'admire entièrement nu dans une glace. Il regarde son pénis dans le miroir et prend plaisir à constater ses fortes proportions. La constitution physique du patient est solide.

Après un traitement psychanalytique difficile, l'expérience de base qu'il avait réprimée et refoulée fut éclaircie. C'était un événement dont il avait toujours eu conscience, mais — et ceci est essentiel et caractéristique — auquel il n'avait jamais pensé. Comme une île qui surgit des profondeurs à la surface de l'océan, l'événement remonta à la surface de sa conscience.

Il a une sœur, de deux ans sa cadette. Dans son enfance, il avait répété de nombreuses fois la scène dont il avait coutume, adulte, de rêver. Dans ses manifestations d'exhibitionnisme, il cherchait à revivre cette expérience. Or ce n'est que par le moyen d'une régression psychique totale, telle qu'elle a lieu pendant ses crises, qu'il peut redevenir garçonnet. A ce moment, il a besoin, il lui faut, une partenaire qui, symboliquement, doive remplacer sa petite sœur, et avec laquelle il puisse répéter l'événement de l'enfance.

L'exhibitionnisme n'est pas limité à un âge déterminé, et il se manifeste souvent, et d'une façon imprévue, à un âge même avancé. Il est possible qu'il doive être attribué aux modifications organiques du cerveau qui transforment le caractère de l'individu et affaiblissent la puissance des réactions morales. Un grand nombre de cas d'exhibitionnisme des vieillards est dû à la démence sénile. En outre, la vieillesse, on le sait, se caractérise par une tendance à la régression vers l'enfance. Pour cette raison, les perversions exhibitionnistes qui se manifestent chez les personnes âgées doivent être considérées comme les symptômes d'une régression psychique due à l'absence des réactions morales qui, jusque-là, avaient agi d'une manière normale et suffisante.

CHAPITRE XXVII

LA SCOPOPHILIE

Le désir normal et naturel d'observer. La différence qui existe entre ce désir et la scopophilie pathologique. Les caractéristiques. Un cas typique : le trou dans le mur. Les causes de la scopophilie. L'impuissance. L'élément sadique : le viol par les yeux. L'élément masochiste : l'individu tombe en syncope devant l'objet de son désir. La scopophilie homosexuelle. Les toilettes. L'amour entre enfants. La scopophilie passive : scopophilie et exhibitionnisme. Le club de « beauté » et les bordels. Cas. Un cas de scopophilie criminelle. La scopophilie et le choc traumatique. Résumé.

L'une des anomalies sexuelles les plus répandues et, relativement, une des plus inoffensives est la scopophilie, ou le « désir de voir ». Cette expression comprend, au sens le plus large, la vision et l'observation d'une action ou d'un processus actif quelconque, dans le but de stimuler l'émotion sexuelle.

Or, comme c'est le cas pour d'autres activités sexuelles, il est assez délicat de séparer la scopophilie habituelle, pour ainsi dire « normale », de la scopophilie pathologique. Si, dans une certaine mesure, chaque individu est tant soit peu exhibitionniste, il est aussi, dans un certains sens, scopophile. Une femme qui met en valeur ses avantages et ses charmes n'est point exhibitionniste, et un homme qui éprouve un évident plaisir érotique à regarder une jolie femme n'est certes pas scopophile. Or, entre ces plaisirs normaux et naturels et la scopophilie pathologique, le passage, la transition sont trop vagues et indéterminés pour qu'il soit possible d'établir, sur le plan théorique, une délimitation claire et précise.

Or, dans la pratique, il est possible de déceler, avec précision, les traces de l'anomalie pathologique. L'un des critères principaux, en fonction du diagnostic de la scopophilie, est le caractère *impérieux* de l'impulsion, sa force irrépressible qui pousse quelquefois le sujet à commettre un crime. Une autre caractéristique est la manie de vouloir regarder choses, organes et actions qui n'ont pas de rapports directs avec la vie sexuelle *stricto sensu*, comme, par exemple, la manie du scopophile qui éprouve un véritable plaisir sexuel en observant dans les toilettes des tiers en train de déféquer. La troisième caractéristique de la scopophilie pathologique est la substitution de l'acte sexuel par une activité scopophilique où la perversion ne sert pas à préparer l'être à l'acte sexuel normal, mais remplace totalement cet acte.

Le cas suivant (Wulffen : *Le crime sexuel*) offre l'exemple d'une scopophilie pathologique accusée :

Le maître d'hôtel d'un palace avait percé un trou dans le mur séparant une des chambres d'une grande pièce généralement louée à de jeunes mariés. Percé bien au-dessus de la hauteur d'un homme, il n'était pas facile à découvrir. Le maître d'hôtel avait l'habitude de monter sur une chaise et de coller son œil au trou et, de cette manière, il embrassait l'ensemble de la pièce voisine et notamment le grand lit et le lavabo. Quand la chambre était louée à de jeunes mariés en voyage de noces, il s'arrangeait de sorte que la pièce avoisinante ne fût pas occupée. Il tenait au jour le jour un carnet dans lequel il notait les innombrables « nuits de noces » qu'il avait observées au cours de son existence. Selon les conclusions qu'il tirait de ses « observations », les couples étaient classés en deux catégories : ceux dont la jeune femme était encore vierge et ceux dont la jeune femme ne l'était plus. Il y avait aussi une rubrique où il consignait les coïts précédés du *cunnilinctus* ou du *fellatio*. La jeune mariée se dévêtait-elle entièrement : il contresignait le fait avec la lettre N. Le « voyeur », quand il observait un couple, se masturbait souvent et même, parfois, il avait une pollution spontanée. Afin d'intensifier davantage son excitation, il « initia » un jeune garçon qu'il fit grimper sur une chaise pour qu'il puisse regarder par le trou et s'exciter à son tour, tandis que lui observait la même scène par un trou qu'il avait percé un peu plus bas. En même temps, il caressait et commençait un *fellatio* avec le pénis en érection du jeune garçon. C'est dans cette attitude qu'un jour on les surprit.

Ce scandale avait fait une telle sensation que, au cours des années suivantes, des reproductions de ce « joli spectacle » étaient mises en vente et circulaient de main en main dans le monde souterrain du « milieu », en Allemagne, en Angleterre et dans d'autres pays d'Europe. En effet, le plaisir avec lequel certains individus collectionnent ce genre d'images et la jouissance qu'ils éprouvent à les regarder représentent un des aspects de la scopophilie pathologique ou pseudo-pathologique.

Il est intéressant de constater que l'exemple cité plus haut présente une similitude frappante avec *L'Enfer*, le roman de Henri Barbusse, qui, peu de temps avant la première guerre mondiale, avait obtenu un immense succès. Ecrit comme une sorte d'autobiographie, ce livre relate les souvenirs d'un jeune homme qui, à travers un trou percé dans le mur, observe les activités sexuelles des individus à l'intérieur d'une chambre de « passe » dans un petit hôtel de Paris. On y trouvait des descriptions précises et détaillées des faits et gestes d'individus jeunes et âgés, d'homosexuels et de tout jeunes enfants et, à aucun moment, ce livre n'est ou indécent ou obscène. Or ce roman est une preuve qu'en observant les êtres avec une grande compréhension il est possible de hausser, sur un plan un peu plus élevé, des actions et des gestes qu'on a l'habitude de considérer, en général, comme inconvenants, impudiques, repoussants et obscènes. De nos jours, la majorité des êtres éclairés abordent, comprennent et traitent sous cette optique les anomalies sexuelles, mais, par contre, la jurisprudence refuse de reconnaître ici toute valeur à cette réalité de fait, et que de malheureux atteints par les perversions et les anomalies sexuelles sont, de cette façon, précipités fatalement à leur perte et à la ruine de leur existence !

*
**

Bien qu'ils soient ordinairement impuissants, pour des raisons physiques (l'âge par exemple) ou psychiques, les scopophiles ne peuvent pas dominer leurs instincts qui, en général, sont en corrélation avec des impulsions ou sadiques ou masochistes. L'élément sadique se déclenche surtout dans les cas où le scopophile observe, à leur insu, les femmes et les jeunes filles occupées aux soins les plus intimes de leur vie organique et physique. Sa jouissance érotique présente alors des tendances nettement agressives, et, si elles ne se manifestent pas par des actes de violence, le scopophile éprouve une profonde jouissance, une ivresse intense, à l'idée qu'il partage l'intimité d'une femme inconnue et qu'il exerce un « pouvoir » sur elle, ne serait-ce que celui de ses yeux. L'expression « le viol par les yeux » ne paraîtra donc ni vaine ni exagérée au psychologue averti. L'exemple suivant, d'après Wulffen, est très caractéristique de cette catégorie de scopophiles :

Le propriétaire d'un établissement de bains avait percé un trou dans le mur qui séparait son bureau d'une cabine habituellement réservée à des écolières. Il était percé de manière à permettre une vue embrassant une partie de la cabine et les marches en bois qui descendaient dans l'eau. Afin d'inciter les jeunes filles à s'arrêter à un endroit déterminé, il avait fait apposer une pancarte portant l'inscription suivante : « Avant de pénétrer dans l'eau, prière de s'arrêter ici pour procéder à une rapide toilette. »

Certes, il n'est guère possible d'évaluer avec exactitude l'importance des éléments qui composent cette forme de perversion. Dans certains cas, l'impulsion d'agressivité est dominante ; dans d'autres, c'est l'élément masochiste qui joue le rôle capital. Le sujet éprouve alors dans ce cas une sensation d'impuissance à la vue de la femme qu'il observe et qu'il ne peut posséder.

Comme en témoigne cet autre exemple, l'homosexualité peut être un élément partiel de la scopophilie.

Un médecin, spécialiste des maladies vénériennes, vint me consulter parce qu'il ressentait l'irrésistible désir de visiter les uns après les autres les chalets de nécessité pour observer, par des trous percés par des pervertis comme lui, les tiers qui occupaient la toilette voisine. Il était particulièrement excité lorsqu'un usager caressait voluptueusement son sexe en se masturbant, ce qui, selon l'avis unanime des scopophiles, est fréquent dans les chalets publics. Il est curieux de constater que ce perverti, obligé d'examiner un très grand nombre de pénis en sa qualité de médecin, n'était excité que par la vision de phallus, pourrait-on dire, « extra-professionnels » !

Un autre patient avait l'habitude de lancer des préservatifs au-dessus du mur de séparation des toilettes, puis d'épier les réactions et les gestes du « voisin ». Si ce dernier les essayait sur son sexe, le patient était stimulé et excité au plus haut point.

Il existe une catégorie de scopophiles exclusivement attirés par les enfants. Les hommes atteints de cette perversion hantent les parcs et les terrains de jeux pour y trouver, après une attente quelquefois prolongée, l'occasion d'apercevoir les parties génitales d'une fillette accroupie qui se penche en avant, ou de surprendre un garçonnet en train de se soulager. « De tels scopophiles, écrit Wulffen, appartiennent à toutes les classes sociales et à toutes les professions. Si les préfectures de police des grandes cités en relevaient les statistiques, on serait surpris d'y retrouver les noms de maints hommes en vue, financiers, juges, officiers, artistes, etc. »

Les parcs et les places publiques attirent les scopophiles qui ne se contentent pas d'épier les amoureux, mais qui, forts de ce qu'ils ont vu, exercent ensuite ou la violence ou le chantage. Beaucoup de jeunes gens, en général des étrangers, ont ainsi dû payer très cher leurs escapades amoureuses au Bois de Boulogne. Souvent, les scopophiles sont munis d'une lampe de poche, dont ils dirigent le faisceau lumineux sur un couple qu'ils ont découvert caché dans un taillis. Il y a aussi les scopophiles qui s'adonnent à leurs manies en l'exploitant d'une manière pour ainsi dire « commerciale ». Ils sont en « affaire » avec une prostituée et lui amènent des clients. Ils « contactent » les soldats, les marins, les ouvriers, les étudiants, auxquels ils proposent de leur « offrir » une visite chez la fille, à la condition expresse qu'ils puissent assister à l'entretien. Signalons que ces offres sont plus souvent acceptées que refusées.

En dehors de ce genre d'individus, classés comme des scopophiles « actifs », il y a les scopophiles « passifs » qui, eux, veulent être observés par un tiers lorsqu'ils pratiquent le coït. Comme l'a parfaitement vu Stekel, « l'exhibition de soi et le désir de regarder la nudité de l'autre vont de pair ». L'exhibitionniste est, en même temps, scopophile, et la réciproque est vraie. Malgré tout, l'un des deux éléments est quelquefois réprimé et refoulé, et l'on ne peut le déceler qu'à l'aide de l'examen de la névrose, qui est à la base. Soulignons qu'il existe, entre le pur exhibitionniste et le scopophile passif, une nuance subtile, car le plaisir érotique du passif ne dépend pas, dans la même mesure, de l'exhibition *stricto sensu*.

Il va de soi que les exhibitionnistes et les scopophiles sont précieux et recherchés par les tenanciers des maisons closes (privées et publiques), ainsi que par les « clubs de beauté », etc. Dans le passé, les maisons closes de Paris offraient à leur clientèle une sorte de « hors-d'œuvre », un spectacle destiné à satisfaire leur appétence scopophilique. Les établissements de luxe organisaient et représentaient des petites revues qui mimaient le coït et d'autres activités sexuelles. Les acteurs étaient recrutés parmi les filles de la maison qui, lorsqu'elles tenaient les rôles masculins, portaient des phalli artificiels. Quelquefois, un homme faisait partie de la « troupe ».

Depuis l'essor de l'industrie cinématographique, les individus obsédés par leurs perversions ont utilisé l'écran pour satisfaire leur instinct et il s'est créé, exploitée pendant de longues années, une industrie cinématographique « souterraine » qui travaillait pour ce genre de public. Dans quelques films, les scènes représentées étaient « authentiques », mais, la plupart du temps, c'étaient d'habiles truquages, et les actrices qui collaboraient aux films — le fait paraît surprenant, mais il est néanmoins vrai — les actrices ne se doutaient pas de la nature du rôle qu'elles jouaient. Ces projections de films immoraux étaient suivies et goûtées non seulement par les pervertis, mais aussi par les dames de la société, avides de « sensations ».

Dans les lupanars de luxe du continent, les clients, on ne l'ignore pas, sont souvent accompagnés par leurs épouses ou par leurs maîtresses. Attablés devant une bouteille de champagne, ils suivent le spectacle sur la scène. Parfois, ces messieurs incitent leurs compagnes à copuler avec un tiers, pour qu'ils puissent, de cette manière, satisfaire leurs instincts scopophiliques.

« Il y a peu de temps, une dame originaire d'une ville rhénane vint me consulter. Mariée depuis de longues années, elle déclara que son époux, peu après leur mariage, lui avait adressé une prière à laquelle elle n'avait accédé qu'à son corps défendant, et après de longues supplications. Le mari désirait inviter à dîner un collègue. Elle devait le recevoir, vêtue d'une robe du soir transparente et très élégante, et excuser son mari qui avait été obligé, par un motif grave, de partir précipitamment. Après le dîner, succulent et bien arrosé, elle chanterait un lied romantique en s'accompagnant au piano, puis elle flirterait d'une manière très « encourageante ». Le mari avait donné à son épouse des instructions minutieuses quant à la conduite à observer vis-à-vis de son invité, mais on a compris déjà que lui n'avait nullement l'intention de quitter les lieux... Il voulait suivre le déroulement des événements à travers une fente qu'il avait faite dans la porte. Et ce qui importait, avant tout, c'était que l'invité ne se doutât pas de la mise en scène et des accords tacites entre les époux. L'épouse et l'inconnu, après avoir échangé d'intimes caresses, devaient s'adonner au coït sur le divan du salon. Quelques instants après, sous prétexte qu'elle était lasse, elle devait congédier l'invité. Or la jeune femme avait exécuté à la lettre les instructions de son mari et, dès le départ de l'intrus, il s'était précipité vers elle et l'avait possédée avec une ardeur passionnée. Le couple avait un fils âgé de quinze ans. La dame déclara que son mari était la bonté même quand elle accédait à son désir, mais qu'il était d'une humeur « infernale » quand elle refusait de se prêter à cette ignoble comédie. Elle souffrait profondément de cet état de choses et désirait savoir s'il fallait, d'une part, attribuer le singulier comportement de son époux à une quelconque maladie, et si, comme il l'en avait souvent menacée, elle serait considérée comme adultère, d'autre part, au cas où elle voudrait divorcer. Si l'on peut répondre par l'affirmative à la première question, il faut dire non à la seconde.

Comme dernier exemple, nous citerons un cas typique, puisé dans notre collection :

De jeunes couples, qui, en voyage de noces, étaient descendus dans des palaces de Berlin, reçurent des lettres tapées à la machine qui relataient, avec force détails, les gestes et les actes les plus intimes qui s'étaient déroulés les nuits précédentes. Les destinataires, scandalisés, se plaignirent à la direction de l'hôtel, qui déposa une plainte à la police. Or, malgré les enquêtes les plus sérieuses, la police ne réussit pas à découvrir le coupable jusqu'au jour où un client de l'hôtel, en quittant sa chambre pendant la nuit, surprit un homme de petite taille, un loup sur le visage, vêtu d'un étroit pantalon noir, et qui était blotti dans une encoignure, dans l'espace libre d'une double porte. Le client saisit l'homme au collet et, enfin, il fut arrêté. Lors de l'interrogatoire, l'homme, âgé de quarante ans, déclara que, depuis de longues années, il s'adonnait à la scopophilie et qu'il n'avait jamais entretenu de rapports sexuels normaux.

***

Pour comprendre la nature de la scopophilie, il faut prendre, comme point de départ, la base physiologique de la scopophilie normale et naturelle, c'est-à-dire le désir normal de l'homme et de la femme de se regarder, qui est un prélude plus ou moins indispensable à l'acte sexuel. Stekel, qui est, à notre avis, le savant le plus éminent de l'Ecole psychanalytique, a accordé à la scopophilie une valeur très secondaire, en soulignant malgré tout ses étroites corrélations avec l'exhibitionnisme. C'est sous cet angle qu'il a examiné un cas de scopophilie féminine qu'il a classé, d'ailleurs, dans un chapitre traitant de l'exhibitionnisme. Il s'agissait d'une femme, dominée par l'impulsion qui la poussait à hanter les parages des toilettes réservées aux hommes afin de les observer en train de boutonner leurs braguettes. Elle était particulièrement curieuse et avide de surprendre les exhibitionnistes et, à deux reprises, elle avait eu « la chance » de pouvoir en observer. Après ces « promenades », elle rentrait chez elle et se masturbait devant une glace à l'aide d'un pénis artificiel.

Le traitement qu'elle suivait chez le docteur Stekel révéla qu'à *l'âge de sept ans elle avait été séduite par son père* ! A plusieurs reprises, il avait posé son sexe dans les petites mains de l'enfant, et, une fois, il avait tenté de l'introduire dans son petit vagin. Il s'était finalement abstenu, parce que la fillette avait ressenti une douleur violente.

Ici, le *mécanisme traumatique,* à la genèse des troubles de la patiente, est très apparent. Selon l'Ecole de psychanalyse, les êtres perturbés par une anomalie sexuelle et qui, en raison de leurs impulsions perverses, entrent en conflit avec la société et avec ses lois sont, sans répit, à la recherche de l' « événement » vécu de leur enfance, et, en général, ils n'ont pas conscience de leur obsession, pour ainsi dire subconsciente, qui les torture. Ainsi, la patiente de Stekel ne pouvait échapper au souvenir de la vision du pénis de son père. Comme dans une véritable « chasse » au souvenir, elle cherchait à se remémorer cette vision, à la fois pénible et voluptueuse, et, lorsqu'elle pouvait surprendre les faits et les gestes d'un exhibitionniste, elle était comblée et heureuse, parce que cette vision ressemblait à la scène qu'elle avait elle-même vécue.

Pour conclure, nous ne répéterons jamais assez que la scopophilie est une des anomalies sexuelles les plus répandues et, relativement, l'une des plus inoffensives. Toutefois, si elle n'est qu'une « aberration » bénigne chez les êtres qui s'y adonnent uniquement dans le but de stimuler leurs sens « émoussés », elle est une grave anomalie pathologique chez les individus qui la pratiquent sous ses formes plus brutales.

Jusqu'ici, les spécialistes n'ont pas encore tenté de fournir une explication, purement physiologique, de la scopophilie, et il est peu probable que l'on puisse trouver une solution satisfaisante avec les observations et les données cliniques. Si Stekel et avec lui l'Ecole psychanalytique l'attribuent à un choc traumatique, il faut avouer qu'il n'existe pas, en ce qui concerne la scopophilie, un fil conducteur sûr et catégorique auquel on puisse faire confiance pour remonter aux sources, et cela pour envisager les multiples cas qui se présentent à la science et à la perspicacité des savants.

Psychanalyse et Civilisations
Série Trouvailles et Retrouvailles
dirigée par Jacques Chazaud

Renouer avec les grandes œuvres, les grands thèmes, les grands moments, les grands débats de la Psychopathologie, de la Psychologie, de la Psychanalyse, telle est la finalité de cette série qui entend maintenir l'exigence de préserver, dans ces provinces de la Culture et des Sciences Humaines, la trace des origines. Mais place sera également donnée à des Essais montrant, dans leur perspective historique, l'impact d'ouverture et le potentiel de développement des grandes doctrines qui, pour faire date, continuent de nous faire signe et nous donnent la ressource nécessaire pour affronter les problèmes présents et à venir.

Déjà parus

Elles. Les femmes dans l'œuvre de Jean Genet, Caroline DAVIRON, 2007.
Éléments pour une histoire de la psychiatrie occidentale, Jacques POSTEL, 2007.
Les psychonévroses et leur traitement moral, Dr DUBOIS, 2007.
Demifous et demiresponsables, J. GRASSET, 2007.
La conscience humaine, Pierre MARCHAIS, 2007.
Van Gogh sa vie, sa maladie et son œuvre, Dr F. MINKOWSKA, 2007.
Écrits sur l'analyse existentielle, Roland KUHN, textes réunis et présentés par Jean-Claude Marceau, 2007
Les phénomènes d'autoscopie, Paul SOLLIER, 2006.
Vagabondages psy..., Albert LE DORZE, 2006.
La théorie de l'émotion, William JAMES, 2006.
Enrique Pichon-Rivière, une figure marquante de la psychanalyse argentine, Eduardo MAHIEU et Martín RECA (dir.), 2006.
Une psychothérapie existentielle : La logothérapie de Viktor Frankl, Pascal Le VAOU, 2006.
L'esprit et le corps, Alexander BAIN, 2005.

L'HARMATTAN, ITALIA
Via Degli Artisti 15 ; 10124 Torino

L'HARMATTAN HONGRIE
Könyvesbolt ; Kossuth L. u. 14-16
1053 Budapest

L'HARMATTAN BURKINA FASO
Rue 15.167 Route du Pô Patte d'oie
12 BP 226
Ouagadougou 12
(00226) 50 37 54 36

ESPACE L'HARMATTAN KINSHASA
Faculté des Sciences Sociales,
Politiques et Administratives
BP243, KIN XI ; Université de Kinshasa

L'HARMATTAN GUINÉE
Almamya Rue KA 028
En face du restaurant le cèdre
OKB agency BP 3470 Conakry
(00224) 60 20 85 08
harmattanguinee@yahoo.fr

L'HARMATTAN CÔTE D'IVOIRE
M. Etien N'dah Ahmon
Résidence Karl / cité des arts
Abidjan-Cocody 03 BP 1588 Abidjan 03
(00225) 05 77 87 31

L'HARMATTAN MAURITANIE
Espace El Kettab du livre francophone
N° 472 avenue Palais des Congrès
BP 316 Nouakchott
(00222) 63 25 980

L'HARMATTAN CAMEROUN
BP 11486
Yaoundé
(00237) 458 67 00
(00237) 976 61 66
harmattancam@yahoo.fr

645709 - Mars 2016
Achevé d'imprimer par

1livre.com
du rêve à la réalité !

www.ingramcontent.com/pod-product-compliance
Lightning Source LLC
LaVergne TN
LVHW021740071126
851857LV00039B/572